全国中医药行业高等教育必修课程·课堂笔记丛书

配套全国中医药行业高等教育"十三五"规划教材

全国高等中医药院校规划教材配套辅导读本

中药药剂学课堂笔记

盛华刚　主编

同济大学 出版社
TONGJI UNIVERSITY PRESS

内 容 提 要

本书是全国中医药行业高等教育"十三五"国家级规划教材《中药药剂学》的教辅用书。内容包括《中药药剂学》各章节中的教学要点解析和同步练习,最后为3套全真模拟试卷,同步练习和全真模拟试卷均附参考答案。本书与《中药药剂学》教学大纲、教学内容一致,其编写顺序与《中药药剂学》规划教材同步,以方便学生与教材配套复习。

图书在版编目(CIP)数据

中药药剂学课堂笔记/盛华刚主编. --上海:同济大学
出版社,2018.10
ISBN 978 - 7 - 5608 - 8152 - 2

Ⅰ.①中… Ⅱ.①盛… Ⅲ.①中药制剂学－高等学校—教学参考资料 Ⅳ.①R283

中国版本图书馆 CIP 数据核字(2018)第 212340 号

中药药剂学课堂笔记

主 编 盛华刚

责任编辑 沈志宏 陈红梅 责任校对 徐春莲 封面设计 陈益平

出版发行	同济大学出版社 www.tongjipress.com.cn	
	(地址:上海市四平路1239号 邮编:200092 电话:021-65985622)	
经 销	全国各地新华书店	
印 刷	上海同济印刷厂有限公司	
开 本	787mm×1092mm 1/16	
印 张	18.5	
字 数	462000	
版 次	2018年10月第1版 2018年10月第1次印刷	
书 号	ISBN 978 - 7 - 5608 - 8152 - 2	
定 价	58.00元	

《中药药剂学课堂笔记》编委会

前　言

中药药剂学是中药学类专业的主干课程。为了深化教育教学改革,全面推进素质教育,培养符合新世纪中医药事业发展要求的创新人才,在全国中医药行业高等教育"十三五"国家级规划教材《中药药剂学》出版、经过几学期教学的基础上,我们组织编写了与上述规划教材配套的教学辅导用书——《中药药剂学课堂笔记》,目的是使学生对课本上已学过的知识,以要点解析和同步练习的形式进行复习、巩固、强化,也为学生自我测试学习效果、参加考试提供便利。

本书内容与现行全国高等中医药院校本科教学大纲一致,与上述规划教材《中药药剂学》一致。内容覆盖规划教材的全部知识点,对必须熟悉、掌握的基本知识和重点内容以变换题型的方法予以强化。内容编排与相应教材的章、节同步,方便学生同步练习,也便于学生复习考试。题型与各院校现行考试题型一致。命题要求科学、严谨、规范,注意提高学生分析问题、解决问题的能力。

本书的编者都是来自多所相关院校的教学一线教师,多年从事中药药剂学的教学工作,具有丰富的教学经验,为本书的编写提供了保证。本书的使用对象为高等中医院校本科生(课程考试)、专科生(专升本考试)、研究生(入学考试)及其他学习中医药人员。

为编写好本书,全体编委密切合作,发挥了各自的水平。但由于本书部分章节中的学习指导涉及的内容较多,需要有高度的提炼和概括能力,同时同步练习中的习题命题是一项科学性、规范化要求较高的工作,随着教材和教学内容的不断更新与发展,限于编者水平,不足之处在所难免。因此,殷切希望广大读者在使用本书时,不断总结经验,提出宝贵修改意见和建议,以使本书不断修订提高,更好地适应本科教学和各种考试的需要。

《中药药剂学课堂笔记》编委会

2018 年 5 月

目　录

第一章 绪 论

【要点解析】

第一节 概 述

一、中药药剂学的性质和任务

1. 中药药剂学的性质 中药药剂学是一门以中医药理论为指导,运用现代科学技术研究中药药剂的配制理论、生产技术、质量控制、合理用药等内容的综合性应用技术学科。

2. 中药药剂学的任务

(1) 学习、继承和整理中医药学中有关药剂学的理论、技术与经验。

(2) 充分吸收和应用现代各学科的理论知识和研究成果,加速实现中药制剂现代化。

(3) 加强中药药剂学基本理论研究。

二、中药药剂学常用术语

1. 药物与药品 凡用于预防、治疗和诊断疾病的物质总称为药物,包括原料药与药品。药品一般指将原料药物经过加工制成的可直接应用的成品。药物包括药品。

2. 剂型 将原料药加工制成适合于医疗或预防应用的形式称为药物剂型,简称剂型。它是药物施用于机体前的最后形式。

3. 制剂 根据《中华人民共和国药典》《中华人民共和国卫生部药品标准》《国家食品药品监督管理局药品标准》《制剂规范》等标准规定的处方,将原料药物加工制成具有一定规格的药物制品称为制剂。

4. 调剂 调剂是指按照医师处方专为某一患者配制,注明用法用量的药剂调配操作。

5. 中成药 为中药成药的简称,指以中药饮片为原料,在中医药理论指导下,按法定处方和制法大批量生产,具特有名称,并标明功能主治、用法用量和规格,实行批准文号管理的药品。

第二节 中药药剂学的基本内容

一、中药药剂学的基本理论

(一) 传统中药药剂学理论

1. 剂型理论

(1) 剂型特点 古人对汤剂、散剂、丸剂等传统剂型的适用病症、释药速度、药剂原理等有较为精辟的认识。

(2) 剂型选择 "方-证-剂"对应思想,核心内容为根据病证治疗需求与方药性质选择相应剂型。

2. 制药理论

(1) 制药技术 古人对干燥、粉碎、汤剂煎制等制药技术的特点、要求和选择进行了总结,对制药与临床用药的紧密联系亦有论述。

(2) 制剂辅料 中药制剂使用辅料有两个特点:①一是"药辅合一",即根据制剂工艺要求,直接从处方药味中选择适宜性能的药料为辅料;②二是处方外添加的辅料一般均具有辅助该方起效的特殊功能,将辅料作为处方的一味药使用。

3. **施药理论**

古人在给药途径、服药时间、服药方法上有规律性认识。

（二）现代药剂学理论

现代药剂学理论包括物理药剂学、生物药剂学与药物动力学、工业药剂学、药用辅料学与药用高分子材料学等相关学科。

二、中药制剂剂型的重要性

（1）剂型影响中药制剂的作用性质；

（2）剂型影响中药制剂的起效速度；

（3）剂型影响中药制剂的作用强度；

（4）剂型影响中药制剂的稳定性；制剂的剂型不同，其稳定性存在显著差异。

三、中药制剂的制备工艺

1. **制剂前处理工艺** 中药制剂前处理工艺是将方中各药味制成可供制剂使用的半成品的过程。主要包括炮制、粉碎、提取、纯化、浓缩、干燥等环节。

2. **制剂成型工艺** 制剂成型是将前处理所得半成品，制成可供临床使用的某一剂型的过程。制剂辅料是制剂中除主药外一切物质的总称，是制剂成型的物质基础。制剂辅料的功能：①辅助制剂的成型加工；②改善制剂的生物利用度和顺应性；③提高主药的稳定性；④辅助识别不同的药物制剂。

第三节　中药药剂学的发展简况

中国药剂学发展的历史回顾

时代	发 展 情 况
夏禹时代	酿酒产生，出现了药酒
商汤时期	伊尹首创汤剂，总结出《汤液经》
战国时期	《黄帝内经》中记载有汤、丸、散、膏、丹、药酒等不同剂型及其制法
秦汉时代	《五十二病方》中用药记载有外敷、内服、药浴、烟熏或蒸汽熏、药物熨法等，所载药物剂型最常用的是丸剂
东汉	《神农本草经》是现存最早的本草专著。该书论及了制药理论和制备法则，强调根据药物性质需要选择剂型
东汉末年	张仲景《伤寒论》和《金匮要略》记载了煎剂、丸剂、散剂、酒剂、浸膏剂、软膏剂、栓剂、脏器制剂等十余种剂型及制备方法
晋代	葛洪《肘后备急方》首次提出"成药剂"的概念，主张批量生产贮备，供急需之用，记载铅硬膏、蜡丸、锭剂、条剂、药膏剂、灸剂、熨剂、尿道栓剂、饼剂等剂型
梁代	陶弘景《本草经集注》提出了以治病的需要来确定剂型
唐代	由政府组织编纂并颁布的《新修本草》是我国历史上第一部官修本草，具有药典的性质
宋元时代	宋代由太医院颁布的《太平惠民和剂局方》，收载中药制剂788种，是我国历史上由官方颁布的第一部制剂规范
明清时代	《本草纲目》中载药1892种，收载了近40个剂型

第四节　中药药剂工作的依据

法定依据	内　　容
药典	1.《中国药典》:是国家监督管理药品质量的最高法定技术标准。现行药典为2015年版,分为一、二、三、四部,一部收载药材和饮片,植物油脂和提取物,成方制剂和单味制剂;二部收载化学药品、抗生素、生化药品、放射性药品;三部收载生物制品;四部收载药用辅料、制剂通则、检定方法、标准物质、试剂试药等 2. 国外药典:《英国药典》(BP)、《美国药典》(USP)、《日本药局方》(JP)、《欧洲药典》(EP)、世界卫生组织(WHO)出版的《国际药典》
部颁、局颁药品标准	卫生部颁布的《部颁药品标准》包括中药材分册、中药成方制剂分册,国家食品药品监督管理总局颁布的标准为局颁标准
药品管理法规	中国人民共和国药品管理法、药品注册管理办法、中药材生产质量管理规范(GAP)、药品非临床研究质量管理规范(GLP)、药品临床试验管理规范(GCP)、药品生产质量管理规范(GMP)
知识产权	药品专利权、药品商标权、医药商业秘密权、药品行政保护

第五节　剂型分类与选择原则

一、剂型的分类

(一) 按发展历程分类

分类	内　　容
传统剂型	丸、散、膏、丹、酒、露、汤、饮、胶、曲、茶、锭、灸、熨、线、钉
现代剂型	片剂、胶囊剂、颗粒剂、浓缩丸剂、合剂、糖浆剂、滴丸、注射液、栓剂、气雾剂、膜剂、软膏剂、橡胶贴膏剂

(二) 按物态分类

分类	内　　容
固体	散剂、颗粒剂、丸剂、片剂、胶剂
半固体	煎膏剂、软膏剂、糊剂
液体	汤剂、合剂、糖浆剂、酒剂、露剂、注射剂
气体	气雾剂、烟剂

(三) 按制法分类

分类	内　　容
浸出药剂	浸出方法制备的汤剂、合剂、酒剂、酊剂、流浸膏剂、浸膏剂
无菌制剂	用无菌方法或无菌操作法制备的注射剂、滴眼剂

（四）按给药途径和方法分类

分类	内　　容
经胃肠道给药	口服胃肠道：汤剂、合剂、糖浆剂、煎膏剂、酒剂、流浸膏剂、散剂、颗粒剂、丸剂、片剂、胶囊剂
	直肠给药：灌肠剂、栓剂
不经胃肠道	注射给药：注射剂
	皮肤给药：软膏剂、膏药、橡胶贴膏剂、糊剂、搽剂、洗剂、涂膜剂
	黏膜给药：滴眼剂、滴鼻剂、含漱剂、舌下片、吸入剂、栓剂、膜剂
	呼吸道给药：气雾剂、吸入剂、烟剂

（五）按分散系统分类

分类	内　　容
真溶液	芳香水剂、溶液剂、露剂、甘油剂、部分注射剂
胶体溶液	胶浆剂、火棉胶剂、涂膜剂
乳浊液	乳剂、静脉乳剂、部分搽剂
混悬液	合剂、洗剂、混悬剂
气体剂型	气雾剂
固体剂型	散剂、丸剂、片剂

二、剂型的选择原则

（1）根据防治疾病的需要。①因为病有缓急，证有表里，因人病施治，对症下药，因此，对剂型的要求也各不相同。②为了适应给药部位的特点需要，也需有不同剂型。③为了发挥和增强药物的疗效，加速或延缓药物的作用，或增强药物对某些系统的指向性、靶组织的滞留性、对组织细胞的渗透性，以适应治疗的需要，可以加入各种赋形剂，采用新技术制备新剂型。

（2）根据药物的性质选择。中药的药物性质主要包括药性特点、理化性质、生物药剂学性质等方面的内容，在很大程度上影响着剂型的选择。例如天花粉蛋白用于妊娠生产，制成注射剂有效而口服无效。

（3）根据五方便的要求选择。即根据便于服用、携带、生产、运输、贮藏等要求选择适当的剂型。如汤剂味苦量大，服用不便，可改制成颗粒剂、口服液、胶囊剂等。

【同步练习】

一、选择题

（一）单选题

1. 以中医药理论为指导，运用现代科学技术，研究中药药剂的配制理论、生产技术、质量控制与合理应用的综合性应用技术科学，称为（　　）

　　A．中成药学　　　B．中药制剂学　　C．中药调剂学　　D．中药药剂学　　E．工业药剂学

2. 按照医师处方专为某一患者配制，注明用法用量的操作称为（　　）

　　A．制药　　　　　B．制剂　　　　　C．调剂　　　　　D．配方　　　　　E．方剂

3. 《药品生产质量管理规范》的简称是（　　）

　　A．GMP　　　　　B．GSP　　　　　C．GAP　　　　　D．GLP　　　　　E．GCP

4. 《中华人民共和国药典》第一版是（　　）

A．1949年版　　　B．1950年版　　　C．1951年版　　　D．1952年版　　　E．1953年版

5．《中华人民共和国药典》是（　　）

　　A．国家组织编纂的药品集

　　B．国家组织编纂的药品规格标准的法典

　　C．国家食品药品监督管理总局编纂的药品集

　　D．国家食品药品监督管理总局编纂的药品规格标准的法典

　　E．国家药典委员会编纂的药品集

6．世界上第一部药典是（　　）

　　A．《佛洛伦斯药典》　　　　　　　B．《纽伦堡药典》　　　　　　C．《新修本草》

　　D．《太平惠民和剂局方》　　　　　E．《神农本草经》

7．药品生产、供应、检验及使用的主要依据是（　　）

　　A．药品管理法　　　　　　　　　B．药典

　　C．药品生产质量管理规范　　　　D．药品经营质量管理规范

　　E．调剂和制剂知识

8．我国最早的制药技术专著《汤液经》的作者是（　　）

　　A．后汉张仲景　　B．晋代葛洪　　C．商代伊尹　　D．金代李杲　　E．明代李时珍

9．我国第一部由政府颁布的制剂规范是（　　）

　　A．《神农本草经》　　　　　　　　B．《五十二病方》

　　C．《太平惠民和剂局方》　　　　　D．《经史证类备急本草》

　　E．本草纲目

10．将液体药剂分为溶液、胶体溶液、混悬液和乳浊液，属于（　　）

　　A．按照分散系统分类　　　　　　B．按照给药途径分类

　　C．按照制备方法分类　　　　　　D．按照物态分类　　　　　　E．按照性状分类

11．根据《局颁药品标准》将原料药加工制成的制品，称为（　　）

　　A．调剂　　　　B．药剂　　　　C．制剂　　　　D．方剂　　　　E．剂型

12．中药材经过加工制成具有一定形态的成品，称为（　　）

　　A．成药　　　　B．中成药　　　　C．制剂　　　　D．药品　　　　E．剂型

13．对我国药品生产具有法律约束力的是（　　）

　　A．《美国药典》　　　　　　　　　B．《英国药典》　　　　　　C．《日本药局方》

　　D．《中国药典》　　　　　　　　　E．《国际药典》

14．《中华人民共和国药典》一部收载的内容为（　　）

　　A．中草药　　B．化学药品　　C．生化药品　　D．生物制品　　E．中药

15．下列叙述中不属于中药药剂学任务的是（　　）

　　A．吸收现代药剂学及相关学科中的有关理论、技术、方法

　　B．完善中药药剂学基本理论　　C．研制中药新剂型、新制剂

　　D．寻找中药药剂的新辅料　　　E．合成新的药品

16．最早实施GMP的国家和时间是（　　）

　　A．法国，1965年　　　　　　　　B．美国，1963年　　　　　　C．英国，1964年

　　D．加拿大，1961年　　　　　　　E．德国，1960年

（二）多选题

1．中药药剂工作的法定依据包括（　　）

　　A．《中国药典》　B．《局颁标准》　C．《地方标准》　D．药品专利权　E．药品商标权

2．下列叙述正确的是（　　）

　　A．药品的质量是生产出来的　　　B．药品的质量不是检验出来的

　　C．执行现行GMP时要具有前瞻性　D．实施GMP就是要建立严格的规章制度

E．GMP 是中药现代化的最终目的

3．GMP 适用于（　　）

   A．原料药生产的所有工序   B．输液剂的生产

   C．片剂、丸剂、胶囊剂的生产   D．原料药的关键工艺的质量控制

   E．中药材的生产

4．药典是（　　）

   A．药品生产、检验、供应与使用的依据   B．记载药品规格标准的工具书

   C．由政府颁布施行，具有法律的约束力   D．收载国内允许生产的药品质量标准

   E．由药典委员会编纂的

5．下列属于半固体剂型的是（　　）

   A．煎膏剂   B．软膏剂   C．糊剂   D．胶剂   E．栓剂

6．下列属于药品的是（　　）

   A．太太口服液   B．板蓝根颗粒   C．冬虫夏草   D．丹参片   E．阿胶

7．下列说法正确的是（　　）

   A．目前我国已取消了药品地方标准

   B．国家食品药品监督管理总局成立后原卫生部颁布的《部颁药品标准》已经废除

   C．《中国药典》2015 年版一部收载中药

   D．中药药剂工作必须遵照各种药品管理法规

   E．中药药剂工作必须遵从《中国药典》和《局颁药品标准》

8．中药药剂学是以中医药理论为指导，运用现代科学技术，研究中药药剂的一门综合性应用技术科学，其研究内容包括（　　）

   A．配制理论   B．药理作用   C．生产技术   D．质量控制   E．合理应用

9．研制新药时，选择药物剂型必须考虑的因素有（　　）

   A．生产、服用、携带、运输和贮藏的方便性

   B．制剂的稳定性和质量控制   C．制剂的生物利用度   D．药物本身的性质

   E．医疗、预防和诊断的需要

10．药物是治疗、预防及诊断疾病的物质，包括（　　）

   A．中药材   B．疫苗   C．血液制品   D．原料药   E．中药饮片

11．药物制成剂型的目的是（　　）

   A．提高某些药物的生物利用度及疗效   B．方便运输、贮藏与应用

   C．满足防病治病的需要   D．适应药物的密度

   E．适应药物本身性质的特点

12．应当将药品标准作为法定依据，遵照执行的包括（　　）

   A．药品生产企业   B．药品使用单位   C．药品检验部门

   D．药品管理部门   E．药品使用对象

13．下列属于真溶液类剂型的包括（　　）

   A．露剂   B．涂膜剂   C．合剂   D．芳香水剂   E．甘油剂

14．《中国药典》2015 年版一部收载的内容包括（　　）

   A．药材   B．饮片   C．植物油脂和提取物

   D．成方制剂   E．单味制剂

15．我国现行的药品标准包括（　　）

   A．各省、市、自治区药品标准   B．部颁药品标准

   C．中国药典   D．出口药品标准   E．局颁药品标准

二、填空题

1．从中药药剂学角度，复方丹参滴丸应该称为_____。

2. 药典是由国家组织编纂,政府颁布施行,具有_____。

3. 中药制剂与西药制剂的差别在于_____不同。

4. 我国历史上第一部官修本草,具有药典性质的是_____。

5. 药物液体按分散系统可分为_____类、胶体溶液类、_____类和乳浊液类等。

6. 药物剂型按物态可分为_____类、半固体类、_____和气体类等。

7. 实施 GMP 的目的是向社会提供_____的药品。

8. 将原料药加工制成临床直接应用的形式,称为_____。

9. 中国的药品标准分为_____和_____。

10. 《国际药典》是_____编撰的。

11. 我国现行的《中国药典》是_____年版。

12. 中药药剂学包括_____和中药制剂两部分内容。

13. 药典是药品_____、检验、经营与_____的主要依据。

14. 以中药饮片为原料,在中医药理论指导下,按法定处方和制法制成一定剂型的药品,称为_____。

三、判断题

1. 大黄制剂中检查土大黄苷是为了确保制剂的安全性。(   )

2. 从分散系统分中药汤剂属于混悬液。(   )

3. 中药制剂前处理工艺主要包括炮制、粉碎、提取、纯化、浓缩、干燥等环节。(   )

4. 我国药品行政保护的依据是《药品管理法》和《中药品种保护条例》。(   )

5. GCP 是药品非临床研究质量管理规范。(   )

四、术语解释

1. 药物   2. 药品   3. 剂型   4. 制剂   5. 调剂   6. 中成药   7. GMP

五、简答题

1. 试述中药制剂剂型的重要性。

2. 简述中药制剂使用辅料的特点。

3. 简述中药药剂学的任务。

4. 简述中药药剂工作的法定依据中的中药品管理法规的内容。

5. 简述制剂辅料的功能。

六、论述题

1. 试述药物剂型的选择原则。

2. 试述近几年来中药药剂学的研究进展。

3. 试述中药药剂的传统剂型和现代剂型有哪些。

【参考答案】

一、选择题

(一) 单选题

1. D 2. C 3. A 4. E 5. B 6. C 7. B 8. C 9. C 10. A 11. C 12. B 13. D 14. E 15. E
16. B

(二) 多选题

1. ABDE 2. ABC 3. BCD 4. ACE 5. ABC 6. BDE 7. ACDE 8. ACDE 9. ABCDE
10. ABCDE 11. ABCE 12. ABCD 13. ADE 14. ABCDE 15. BCE

二、填空题

1. 制剂 2. 法律约束力 3. 原料 4.《新修本草》 5. 真溶液 混悬液 6. 固体 液体 7. 优良
8. 剂型 9.《中国药典》 部颁、局颁药品标准 10. WHO 11. 2015 12. 中药调剂 13. 生产 使用
14. 中成药

三、判断题

1. √ 2. × 3. √ 4. √ 5. ×

四、术语解释

1. 药物 是指用于预防、治疗和诊断疾病的物质,包括原料药与药品。

2. 药品 是指将原料药物经过加工制成的可直接应用的成品。

3. 剂型 是指将原料药加工成适合于医疗或预防应用的形式称为药物剂型。

4. 制剂 是指根据《中国药典》《卫生部药品标准》《国家食品药品监督管理局药品标准》《制剂规范》等标准规定的处方,将原料药物加工制成具有一定规格的药物制品。

5. 调剂 是指按照医师处方专为某一患者配制,注明用法用量的药剂调配操作。

6. 中成药 是指以中药饮片为原料,在中医药理论指导下,按法定处方和制法大批量生产,具有特有名称,并标明功能主治、用法用量和规格,实行批准文号管理的药品。

7. GMP 也就是《药品生产质量管理规范》,是指在药品生产过程中,运用科学、合理、规范化的条件和方法来保证生产优质药品的一整套科学管理方法。

五、简答题

1. 试述中药制剂剂型的重要性。

答:①剂型影响中药制剂的作用性质;②剂型影响中药制剂的起效速度;③剂型影响中药制剂的作用强度;④剂型影响中药制剂的稳定性。

2. 简述中药制剂使用辅料的特点。

答:中药制剂使用辅料有两个特点:①一是根据制剂工艺要求,直接从处方药味中选择适宜性能的药料为辅料;②二是处方外添加的辅料一般均具有辅助该方起效的特殊功能。

3. 简述中药药剂学的任务。

答:①学习、继承和整理中医药学中有关药剂学的理论、技术与经验;②充分吸收和应用现代各学科的理论知识和研究成果,加速实现中药制剂现代化;③加强中药药剂学基本理论研究。

4. 简述中药药剂工作的法定依据中的中药品管理法规的内容。

答:药品管理法规内容包括:中华人民共和国药品管理法、药品注册管理办法、中药材生产质量管理规范(GAP)、药品非临床研究质量管理规范(GLP)、药品临床试验管理规范(GCP)、药品生产质量管理规范(GMP)。

5. 简述制剂辅料的功能。

答:①辅助制剂的成型加工;②改善制剂的生物利用度和顺应性;③提高主药的稳定性;④辅助识别不同的药物制剂。

六、论述题

1. 试述药物剂型的选择原则。

答:(1) 根据防治疾病的需要。①因为病有缓急,证有表里,须因病施治,对症下药,因此,对剂型的要求也各不相同。②为了适应给药部位的特点需要,也须有不同剂型。③为了发挥和增强药物的疗效,加速或延缓药物的作用,或增强药物对某些系统的指向性、靶组织的滞留性、对组织细胞的渗透性,以适应治疗的需要,可以加入各种赋形剂,采用新技术制备新剂型。

(2) 根据药物的性质选择。中药的药物性质主要包括药性特点、理化性质、生物药剂学性质等方面的内容,在很大程度上影响着剂型的选择。

(3) 根据五方便的要求选择。即根据便于服用、携带、生产、运输、贮藏等要求选择适当的剂型。

2. 试述近几年来中药药剂学的研究进展。

答:近年来中药药剂的研究进展主要有以下几个方面:①新剂型的研究与应用:如颗粒剂、片剂、胶囊剂、注射剂、气雾剂等现代剂型的引入以及肠溶制剂、经皮给药系统、口服缓释控释制剂、靶向给药系统以及中药复方多元释药系统等新型给药系统等的研究与应用;②新技术的研究与应用,如超微粉碎技术、新的提取技术、分离纯化技术、浓缩干燥技术、中药制粒技术、中药包衣技术、固体分散技术、包合技术等;③新设备的研究与应用:如自动化流水线,快速搅拌制粒机、沸腾制粒机、喷雾干燥机、高速压片机等;④新辅料的研究与应用:

如纤维素衍生物、淀粉衍生物、磷脂、合成表面活性剂、乙烯聚合物等为中药缓控释制剂、靶向制剂等新型给药系统的研究提供了物质基础。

3. 试述中药药剂的传统剂型和现代剂型有哪些。

答：①传统剂型：丸、散、膏、丹、酒、露、汤、饮、胶、曲、茶、锭、灸、熨、线、钉等；②现代剂型：片剂、胶囊剂、颗粒剂、浓缩丸剂、合剂、糖浆剂、滴丸、注射液、栓剂、气雾剂、膜剂、软膏剂、橡胶贴膏剂等。

（盛华刚）

第二章 中药调剂

【要点解析】

第一节 概 述

中药调剂系指调剂人员根据医师处方,按照配方程序和原则,及时、准确地调配和发售药剂的一项操作技术。中药调剂工作可分为中药饮片调剂和中成药调剂。

第二节 处 方

一、处方的概念与种类

(一) 处方的概念

处方是医疗和药剂配制的重要书面文件,广义地讲,凡制备任何一种药剂的书面文件均可称为处方;狭义的处方又称医师处方,是指医师诊断患者病情后,为其预防和治疗需要而写给药房配发药剂的文件。

(二) 处方的种类

1. **法定处方** 系指《中国药典》、局颁药品标准(或部颁药品标准)所收载的处方,具有法律的约束力。

2. **协议处方** 指医院医师与药房根据临床需要,互相协商所制定的处方。经上级主管部门批准可以制成医院制剂,只限用于本单位使用。

3. **医师处方** 系指医师对患者治病用药的书面文件。医师处方在发药后应保存一定的时间。普通处方、急诊处方、儿科处方保存期限为 1 年;医疗用毒性药品、第二类精神药品处方保存期限为 2 年;麻醉药品和第一类精神药品处方保存期限为 3 年。不同处方以不同颜色纸印刷,且在处方右上角以文字注明不同类别的处方。

4. **经方** 系指《伤寒论》《金匮要略》等经典医籍中所记载的处方。

5. **古方** 泛指古代医籍中记载的处方。

6. **时方** 系指清代至今出现的处方。

7. **单方、验方和秘方** 单方一般是比较简单的处方,往往只有 1~2 味药。验方是民间和医师积累的经验处方。秘方一般是指过去秘而不传的单方和验方。

二、医师处方的内容与特点

(一) 处方的内容

完整的医师处方包括:①处方前记;②处方正文;③处方后记。

(二) 处方的特点

1. **中药处方的特点**

(1) 处方正文中所用的中药按"君、臣、佐、使"及药引子的顺序书写。

(2) 饮片、中成药、西药三类药品分别开写处方,不得在同一处方上书写。

(3) 中药处方中有正名、别名、"并开"及"脚注"。

(4) 中成药处方书写法同西药处方。

2. **西药处方的特点**

(1) 处方均以 Rp 起头。

(2) 处方中各种药物按照作用性质依次排列:主药、辅药、矫味剂、赋形剂。

(3) 服用方法：通常以"Sig."为标志。服用方法指示术语一般用拉丁文缩写。

三、处方药与非处方药

（一）处方药与非处方药的概念

1. 处方药的概念 处方药是指必须凭执业医师或执业助理医师处方才可调配、购买，在医师、药师或其他医疗专业人员监督或指导下方可使用的药品，这类药品一般专用性强或副反应大。

2. 非处方药的概念 非处方药是指国务院药品监督管理部门公布的，不需要凭执业医师或执业助理医师处方即可自行判断、购买和使用的药品，又称为柜台发售药品（OTC）。这类药品具有安全、有效、价廉、使用方便的特点。非处方药分为甲、乙两类。

3. 中药非处方药的遴选原则 应用安全、疗效确切、质量稳定、使用方便。

（二）处方药与非处方药管理特点

（1）国家食品药品监督管理总局负责处方药与非处方药分类管理方法的制定及负责非处方药目录的遴选、审批、发布和调整工作。

（2）所有药品的生产企业必须具有《药品生产许可证》，且生产品种必须取得药品批准文号。

（3）药品批发企业和经营处方药、甲类非处方药的零售企业必须有《药品经营许可证》。

（4）处方药只准在专业性医药报刊进行广告宣传，非处方药经审批可以在大众传媒上进行广告宣传。

（5）非处方药每个销售基本单元包装必须附有标签和说明书。

（6）处方药在社会零售药店中销售时，需凭医生处方。

第三节 中药处方的调配

一、处方的调配程序

中药处方的调配程序为：审查处方→计价→调配→复核→发药。

（一）审查处方

1. 审查项目与处理 审方内容包括：①病人姓名、年龄、性别、婚否、住址或单位、处方日期、医生签名；②药名、剂量、规格、用法用量是否正确，毒、麻药品处方是否符合规定，处方中是否有十八反、十九畏及妊娠禁忌，需特殊处理的药物是否有脚注，药味是否有短缺，处方中自费药是否开自费处方；③如发现有问题，应及时与处方医师联系，请医师更改或释疑后重新签字，否则可拒绝调配。

2. 毒性药 毒性药系指毒性剧烈，治疗量与中毒量相近，使用不当可致人中毒死亡的中药。

3. 配伍禁忌 中药配伍使用后有"七情"变化，即单行、相须、相使、相畏、相杀、相反和相恶，其中相反和相恶一般为药物的配伍禁忌。中药配伍禁忌多参考"十八反"和"十九畏"。

4. 妊娠禁忌 但凡毒性药、峻下逐水药、破血逐瘀药及具有芳香走窜功能的中药均属于妊娠禁忌用药范围。《中国药典》2015 年版将妊娠禁忌用药分为妊娠禁用药、妊娠忌用药和妊娠慎用药 3 类。

5. 并开药物 并开药物系指处方中 2～3 种中药同开在一起。药物并开的两种情况：一是疗效基本相同的药物，二是配伍可产生协同作用。

6. 脚注 脚注系指医师开处方时在某味药的右上角或右下角所加的注解。其作用是简明指示调剂人员对该饮片采取的不同的处理方法。

（二）调配处方

配方时按处方药物顺序逐味称量，多剂处方应先称总重，按"等量递减""逐剂复戥"原则分剂量。需特殊处理的药物应单独包装，并注明处理方法。急诊处方应优先调配；细料药、毒性药须两人核对调配；一张药方调配完毕才能调配另一张处方。

二、中药"斗谱"的排列原则

1. 斗谱的概念 斗谱是指药斗架内饮片的编排方法。斗谱编排的目的是为了便于调剂操作，减轻劳动强度，避免差错事故，保证患者用药安全。

2. 斗谱排列原则

(1) 按处方需要排列：常用药装入斗架中层，不常用药装在最远处或上层；较常用者装在两者之间。质重的和易染色他药的药物宜装在下层药斗内；质轻且用量少的宜放在斗架高层；质轻而体积大的饮片宜装入下层大药斗内。

(2) 按方剂组成排列：同一方剂内药物宜装在同一药斗或临近药斗中，以方便调配。

(3) 按入药部位排列。

(4) 按药物性味功能排列：性味功能基本相仿的，放在同一药斗或临近药斗中。

(5) 按需特殊保管的药物特殊排列：一般不装药斗，用特殊容器贮存。

第四节　其他形式的饮片

一、中药配方颗粒

1. 中药配方颗粒的概念　系指以符合炮制规范的中药饮片为原料，根据各类药材的不同特性，参照传统煎煮方法，利用现代化的生产工艺，经粉碎或"全成分"提取、浓缩、干燥、制粒、包装而成的供医生配方使用的系列单味中药颗粒剂。

2. 中药配方颗粒的特点　中药配方颗粒与传统饮片相比，其特点为：规格统一，标准一致，疗效确切、稳定；药性强、药效高、作用迅速；服用剂量小，临用时用温开水配成冲剂，药品名称印刷清晰，配方清洁卫生，有利于加强中药管理。

二、小包装中药饮片

1. 小包装中药饮片的概念　系将加工炮制合格的中药饮片，按设定的剂量单味定量包装，由配方药师直接"数包"调配，无须称量的中药饮片。

2. 小包装中药饮片的特点　小包装中药饮片保持了中药饮片原有的性状，不改变中医临床用药特色；剂量准确；保证了中药饮片的纯净度与质量，有利于贮存与养护，提高了调剂效率，易于复核；能有效避免浪费；显著改善了中药饮片处方调剂的工作环境；有利于促进中药饮片的量化管理和计算机管理；有利于增进人们对中医药的认知度，并促进中药饮片生产的规范化、标准化、品牌化。

【同步练习】

一、选择题

（一）单选题

1. 处方中有生附子，调剂人员应（　　）
   A. 拒绝调配　　　　　　　　B. 自行改方　　　　　　　　C. 照方调配
   D. 与其他调剂人员协商后调配　　E. 与医生协商，医生重新签字

2. 关于处方调配的错误操作是（　　）
   A. 毒性药应两人核对调配　　　　B. 鲜药与群药同放，写明用法用量
   C. 黏软带色药物应后称取　　　　D. 体积泡松药物应先称取
   E. 分剂量时按照"等量递减""逐剂复戥"的原则抓药调配

3. 遇缺药或特殊情况需要修改处方时，要由（　　）
   A. 院长修改后才能调配　　　　　B. 药局主任修改后才能调配
   C. 两名以上调剂人员协商修改后才能调配
   D. 处方医师修改后才能调配
   E. 处方医师修改，并在修改处签字后才能调配

4. 调配处方时应先（　　）
   A. 审查处方　　B. 校对计算器具　C. 核对药价　　D. 调配贵细药品　E. 调配毒性药品

5. 《局颁药品标准》所收载的处方属于( )

    A. 法定处方　　　　B. 协定处方　　　　C. 医师处方　　　　D. 局方　　　　E. 时方

6. 下列有关处方的意义的叙述,**不正确**的是( )

    A. 是调剂人员鉴别药品的依据　　　　　　B. 为指导患者用药提供依据

    C. 是计算医疗药品费用的依据　　　　　　D. 是调剂人员配发药品的依据

    E. 是医师对患者治病用药的凭证

7. 调配人员发现处方已被修改,应该( )

    A. 向处方医生问明情况后调配　　　　　　B. 要求处方医生在涂改处签字后调配

    C. 令患者请求处方医生写清后调配　　　　D. 仔细辨别,看清后调配

    E. 请示单位领导批准后调配

8. 下列有关妊娠禁忌药的叙述,**不正确**的是( )

    A. 能影响胎儿生长发育、有致畸作用的药物

    B. 能造成堕胎的药物

    C. 具有消食导滞功能的药物　　　　　　　D. 具有芳香走窜功能的药物

    E. 峻下逐水药、毒性药、破血逐瘀药

9. 载有罂粟壳的处方应保留( )

    A. 1 年　　　　B. 2 年　　　　C. 3 年　　　　D. 4 年　　　　E. 5 年

10. 下列**不属于**中成药非处方药遴选原则的是( )

    A. 应用安全　　　　B. 作用迅速　　　　C. 疗效确切　　　　D. 质量稳定　　　　E. 使用方便

11. 下列属于中成药非处方药遴选范围的是( )

    A. 处方中虽含有毒性中药,但没有麻醉中药的中成药品种

    B. 治疗大病的中成药　　　　　　　　　　C. 治疗重病的中成药

    D. 上市时间不久,但疗效特好的新药

    E. 《中国药典》一部、《局颁药品标准》中药成方制剂各分册及《局颁药品标准》新药转正标准各分册收载的中成药品种

12. 中药斗谱排列的目的是( )

    A. 便于审核发药　　　　　　B. 便于特殊药品的存放　　　　　　C. 便于药品质量自查

    D. 便于调剂操作　　　　　　E. 便于监督部门的检查

13. 下列在药斗架中**不用**特殊存放的中药是( )

    A. 麻醉中药　　　　　　　　B. 有恶劣气味的药物　　　　　　　C. 贵重药物

    D. 毒性中药　　　　　　　　E. 需要先煎或后下的药物

14. 下列**不属于**并开药名的是( )

    A. 潼白蒺藜　　　　B. 冬瓜皮子　　　　C. 马蹄决明　　　　D. 苍白术　　　　E. 猪茯苓

15. 下列有关麻醉药品管理的叙述,**不正确**的是( )

    A. 专柜加锁　　　　B. 专用账册　　　　C. 专用处方　　　　D. 专册登记

    E. 单人负责,他人不得介入

16. 2～3 种疗效基本相似或有协同作用的饮片缩写在一起而构成药名称为( )

    A. 正名　　　　B. 别名　　　　C. 并开药名　　　　D. 处方名　　　　E. 俗名

17. 处方中**未注明**炮制要求,应该给付生品的是( )

    A. 草乌　　　　B. 穿山甲　　　　C. 王不留行　　　　D. 自然铜　　　　E. 黄芩

18. 脚注术语**不包括**( )

    A. 先煎　　　　B. 包煎　　　　C. 另煎　　　　D. 烊化　　　　E. 密封

(19～22 题共用备选答案)

    A. 椭圆形背景下的 OTC 三个英文字母　　　　　　B. 非处方药

    C. 处方药　　　　D. PD　　　　E. Rp

19. 只有国家批准和公布的"非处方药品目录"中发布的药品才是(　　)
20. 非处方药的专有标识为(　　)
21. 处方药简称为(　　)
22. 用作处方起头的是(　　)

(二)多选题

1. 中药处方脚注的内容一般包括(　　)
   A．炮制法　　B．煎法　　　　C．服法　　　　D．调配方法　　E．包装方法
2. 古籍中属于中药调剂范畴的有(　　)
   A．修合　　　B．修治　　　　C．和药　　　　D．合药分剂　　E．合和
3. 所载处方称为经方的经典著作的是(　　)
   A．《黄帝内经》　B．《伤寒论》　　C．《金匮要略》　D．《神农本草经》E．《山海经》
4. 下列叙述正确的是(　　)
   A．医疗机构可以使用处方药、非处方药
   B．处方药、非处方药必须由取得《药品生产许可证》的企业生产
   C．处方药、非处方药必须由取得《药品经营许可证》的企业经营
   D．处方药、非处方药均可在大众传播媒介进行广告宣传
   E．处方药必须凭医师处方购买
5. 法定处方是指(　　)
   A．《中国药典》处方　　　　　　B．《局颁药品标准》处方　　　　C．医院处方集
   D．地方药品标准处方　　　　　　E．协定处方

二、填空题

1. 在中药配伍"七情"中,属于配伍禁忌的是_____、_____。
2. 非处方药简称_____,甲类非处方药的专有标识为_____色,乙类非处方药更安全,其专有标识为_____色。
3. 一般药品处方需留存1年,医疗用毒性药品、精神药品及戒毒药品处方需留存_____,麻醉药品处方需留存_____。
4. 《金匮要略》所收载的处方称_____,清代至今出现的处方称_____,古代典籍中记载的处方称_____,有一定疗效,但秘而不传的处方称_____,在民间流行有一定疗效的简单处方称_____。
5. 需专人、专柜保管的药物有毒性药、麻醉药和_____。
6. 中药调剂分为中药_____调剂和_____调剂。
7. 处方内容一般分为处方前记、_____、_____。

三、判断题

1. 根据协议处方所制备的药品,可以在其他医院使用。(　　)
2. 发药时要做到三核对:核对病人姓名、取药凭证和剂量。(　　)
3. 质轻体积大的药物宜装在上层药斗内。(　　)

四、术语解释

1. 处方　2. 法定处方　3. 协议处方　4. 处方药　5. 非处方药　6. 毒性药

五、简答题

1. 简述中药处方调配程序。
2. 什么是中药"斗谱"? 简述其编排的目的。
3. 简述审方的内容。

六、论述题

1. 试论中药"斗谱"的编排原则。
2. 试述处方药与非处方药在使用上的主要区别。甲类非处方药、乙类非处方药在销售上的主要区别。

【参考答案】

一、选择题

（一）单选题

1. E 2. B 3. E 4. A 5. A 6. A 7. B 8. C 9. C 10. B 11. E 12. D 13. E 14. C 15. E
16. C 17. E 18. E 19. B 20. A 21. D 22. E

（二）多选题

1. ABC 2. DE 3. BC 4. ABE 5. AB

二、填空题

1. 相反 相恶 2. OTC 红色 绿色 3. 2年 3年 4. 经方 时方 古方 秘方 验方 5. 贵重药
6. 饮片 中成药 7. 正文 后记

三、判断题

1. × 2. × 3. ×

四、术语解释

1. 处方 系指医师诊断患者病情后，为其预防和治疗需要而写给药房配发药剂的文件

2. 法定处方 系指《中国药典》、局颁药品标准(或部颁药品标准)所收载的处方，具有法律的约束力。

3. 协议处方 指医院医师与药房根据临床需要，互相协商所制定的处方。

4. 处方药 是指必须凭执业医师或执业助理医师处方才可调配、购买，在医师、药师或其他医疗专业人员监督或指导下方可使用的药品。

5. 非处方药 是指国务院药品监督管理部门公布的不需要凭执业医师或执业助理医师处方即可自行判断、购买和使用的药品，又称为柜台发售药品(OTC)。

6. 毒性药 指毒性剧烈，治疗量与中毒量相近，使用不当可致人中毒死亡的中药。

五、简答题

1. 简述中药处方调配程序。

答：中药处方的调配程序为：审查处方→计价→调配→复核→发药。

2. 什么是中药"斗谱"？简述其编排的目的。

答："斗谱"是指药斗架内饮片的编排方法。"斗谱"编排的目的是为了便于调剂操作，减轻劳动强度，避免差错事故，保证患者用药安全。

3. 简述审方的内容。

答：审方的内容包括：①病人姓名、年龄、性别、婚否、住址或单位、处方日期、医生签名；②药名、剂量、规格、用法用量是否正确，毒、麻药品处方是否符合规定，处方中是否有十八反、十九畏及妊娠禁忌，需特殊处理的药物是否有脚注，药味是否有短缺，处方中自费药是否开自费处方？③如发现有字迹不清，配伍禁忌，超剂量、超时间用药，服用方法有误，毒麻药使用违反规定等方面的疑问，应及时与处方医师联系，请医师更改或释疑后重新签字，否则可拒绝调配。

六、论述题

1. 试述中药"斗谱"的编排原则。

答：中药"斗谱"的编排原则如下：

① 按处方需要排列：常用药入斗架中层，不常用药装在最远处或上层；较常用者装在两者之间。质重和易染色他药的药物宜装在下层药斗内；质轻且用量少的宜放在斗架高层；质轻而体积大的饮片宜装入下层大药斗内。

② 按方剂组成排列：同一方剂内药物宜装在同一药斗或临近药斗中，以方便调配。

③ 按入药部位排列。

④ 按药物性味功能排列：性味功能基本相仿的，放在同一药斗或临近药斗中。

⑤ 按需特殊保管的药物特殊排列，一般不装药斗，用特殊容器贮存。如：毒性药、麻醉药应设专柜、专锁、专账、专人管理，贵重细料药应专柜存放、专人管理。

2. 试述处方药与非处方药在使用上的主要区别。甲类非处方药、乙类非处方药在销售上的主要区别。

答：处方药与非处方药在使用上的主要区别：处方药一般在药效上专用性强或副作用大，需凭执业医师或执业助理医师处方在专业人士指导下方可购买、使用。非处方药一般安全、有效、价廉，可不凭医师处方自行购买、使用。

甲类非处方药、乙类非处方药在销售上的主要区别：甲类非处方药的零售企业应具有《药品经营许可证》，商业企业经药品监督管理部门批准可以零售乙类非处方药。

（李秀英）

第三章 制药卫生

第一节 概 述

一、制药卫生的重要性

制药卫生是 GMP 的一项重要内容,也是药品生产最基本的要求之一;是药剂制备过程中加强文明生产,保证成品质量,防止微生物污染的重要措施。制药卫生对于确保药品质量和人民用药安全有效具有十分重要的意义。

二、中药制剂的卫生标准与检验方法

检查项目	方法	检查项目	方法
热原检查	家兔致热试验法	微生物限度检查	微生物计数法,控制菌检查法
无菌检查	薄膜过滤法或直接接种法	细菌内毒素检查法	鲎试剂检测

三、微生物污染的途径及预防措施

原辅料与包装材料(原料药材、辅料、包装材料);生产过程与贮藏过程(环境卫生、操作人员、设备与器具、运输与贮藏)。

第二节 制药环境的卫生管理

一、中药制药环境的基本要求

1. 厂房与设施的确定原则

2. 厂区环境和布局要求

3. 厂房设计与设施要求

二、空气洁净技术与应用

空气洁净技术主要应用于以下三个方面:一是以控制微粒为目的,例如电子行业的工业洁净厂房;二是以控制微生物为主要目的,例如医院手术室的生物洁净室;三是对生产环境中的微粒或微生物必须同时加以控制的药品生产企业的洁净厂房。

1. 非层流型洁净技术 非层流型洁净技术是用高度净化的空气将操作室内的尘粒加以稀释的空气净化技术。其作用原理是"稀释原理",气流运动形式混乱、非单向流或称紊流。其特点:净化空调装置送入的空气属紊流状气流。非层流型洁净空调系统作用:可使空气中夹带的混悬粒子迅速混合,由小粒子聚结成大粒子;可使室内静止的微粒重新飞扬;室内的部分空气出现停滞状态。

2. 层流型洁净技术 层流型洁净技术是用高度净化的气流作载体,将操作室内的尘粒以平行层流状态排出的空气净化方式。层流型洁净技术可以分为垂直层流和水平层流。其特点:层流是一种粒子流体连续稳定的运动形式,使一切粒子保持在层流层中的运动。层流型洁净净化系统的作用:新脱落或产生的微粒被经过的气流很快带走,具有自行除尘能力;可避免不同药物粉末的交叉感染;室内空气不会出现停滞状态。

三、洁净室的净化标准

我国 2010 年 GMP 修订版将无菌药品生产所需洁净区分为 4 个级别：

A 级　高风险操作区，如：灌装区、放置胶塞桶、敞口安瓿瓶、敞口西林瓶的区域及无菌装配或连续操作的区域，应当用单向流操作台（罩）维持该区的环境状态。

B 级　指无菌配制和灌装等高风险操作 A 级区所处的背景区域。

C 级和 D 级　指生产无菌药品过程中重要程度较低的洁净操作区。

第三节　灭菌方法与灭菌操作

一、相关概念

1. 灭菌　是指采用物理或化学方法将所有致病和非致病的微生物繁殖体和芽孢全部杀灭的技术。所谓菌就是微生物，包括细菌、真菌、病毒等。

2. 除菌　是利用过滤介质或静电法将杂菌予以补集、截留的技术。

3. 防腐　是指以低温或化学药品防止和抑制微生物生长与繁殖的技术。

4. 消毒　是指采用物理和化学方法将病原微生物杀死的技术。

5. 灭菌法　系指用适当的物理或化学手段将物品中活的微生物杀灭或除去，从而使物品残存活微生物的概率下降至预期的无菌保证水平的方法。

6. 无菌操作　是将制备过程控制在无菌环境下进行操作的一种技术。

7. 无菌药品　是指将法定药品标准中列有无菌检查项目的制剂和原料药，包括无菌制剂和无菌原料药。

二、灭菌工艺参数及其相关性

1. D 值　在一定温度下杀灭微生物 90% 或残存率为 10% 时所需的灭菌时间。D 值越大，表明微生物抗热性越强，需要加热灭菌时间较长才能将其杀死。微生物的种类、环境、灭菌方法、灭菌温度不同，D 值也不同。

2. Z 值　在一定温度条件下对特定的微生物灭菌时，降低一个 $\lg D$ 值所需升高的温度数。Z 值越大，微生物对灭菌温度变化的敏感性就越弱，期望通过升高灭菌温度来加速杀灭微生物的效果就越不明显。

3. F 值　在一定温度（T）下杀死全部微生物所需的时间（t）。

4. F_0 值　Z 值为 10℃时，一定灭菌温度（T）产生的灭菌效果与 121℃ 产生的灭菌效力相同时所相当的时间（min）。即将被灭菌药品各不同受热温度折算到与湿热灭菌 121℃ 产生的灭菌效力相同时所相当的灭菌时间。

F_0 值的计算对于灭菌过程的设计及验证灭菌效果极其有用，它将温度与时间对灭菌的效果统一在 F_0 值中，充分体现出 F_0 值作为灭菌参数的科学性和准确性。为确保灭菌效果，实际操作应将计算的 F_0 增加 50%，如规定 $F_0 = 8$，则应控制 $F_0 \geqslant 12$。

三、灭菌的方法

（一）灭菌方法

		干热灭菌法	火焰灭菌法 干热空气灭菌法
灭菌方法	物理灭菌法	湿热灭菌法	热压灭菌法 低温间歇灭菌法 流通蒸汽灭菌法 煮沸灭菌法
		紫外线灭菌法	

	微波灭菌法	
	辐射灭菌法	
滤过除菌法	微孔薄膜滤器	
	垂熔玻璃滤器	
	砂滤棒	
化学灭菌法	气体灭菌法	
	浸泡与表面消毒法	

（二）物理灭菌法及使用范围

灭菌方法	操作	特点	应用情况
火焰灭菌法	火焰直接灼烧物品	彻底、简便、应急的方法	适用于耐火焰材质的物品如金属、玻璃及瓷器等用具的灭菌,不适用于药品的灭菌
干热空气灭菌法	利用高温干热空气,一般在干热灭菌器或高温烘箱中进行	干热空气穿透力弱,不均匀。因此温度高,时间长,不适用于大部分药品和橡胶、塑料制品	使用于耐热容器及器械、不允许湿气穿透的油脂类材料、耐高温的粉末材料等
热压灭菌法	注意事项:①检查仪表;②排尽空气;③准确计时;④安全开启	被公认是最可靠的灭菌方法($F_0 = 8 \sim 12$)采用饱和蒸汽	凡能耐高压蒸汽的药物制剂、玻璃容器、金属容器、瓷器、橡胶塞、膜过滤器等均能采用此法
流通蒸汽与煮沸灭菌法	灭菌时间一般为30~60 min	可杀灭繁殖型细菌,但不一定能完全杀灭芽孢	适于含有抑菌剂药液的灭菌,1~2 ml的注射剂及不耐高温的品种灭菌
低温间歇灭菌法	将待灭菌的药品先用60~80℃加热1 h以杀死繁殖菌,在室温或孵化箱中24 h,再同法操作	操作时间长,灭菌效果不理想,杀死芽孢不完全。采用本法灭菌的药品常需添加抑菌剂	必须采用加热灭菌但有不耐较高温度的药品
紫外线灭菌法	波长254~257 nm的紫外线杀菌力最强。属于电磁波非电离辐射	使微生物核酸蛋白变性死亡,空气受紫外线照射后产生微量臭氧也起灭菌作用;紫外线是以直线进行传播,穿透能力很差	使用于物体表面和无菌空气及蒸馏水的灭菌;不适用于药液和固体物质深部的灭菌
微波灭菌法	频率在300 MHz到300 kMHz之间的电磁波	利用高频电场使物质内部分子极化迅速升温。靠热力而灭菌。同时微生物中的活性分子能被微声波高强度电场破坏。能穿透到介质的深部,可以均匀加热、升温迅速	适于以水为溶媒的液体药剂、中药饮片及固体制剂的灭菌。对含少量水分药材饮片及固体制剂也有灭菌的作用

灭菌方法	操作	特点	应用情况
辐射灭菌法	β、γ 射线	灭菌物品温度变化小；γ 射线穿透能力强；适用面广；杀菌可靠；可防止二次污染	已包装好的药品的灭菌。含挥发性成分或不耐热药品的灭菌

(三)影响湿热灭菌的因素

1. 不同细菌的不同发育期和数量 不同细菌,同一细菌的不同发育阶段对热的抵抗力有所不同；繁殖期对热的抵抗力比衰老期大得多,细菌芽孢的耐热性更强；细菌数越少,灭菌时间越短。如注射液在配制灌封后应立即灭菌,可缩短整个灭菌时间,且能使灭菌充分。

2. 灭菌温度与灭菌时间 一般来说灭菌时间与灭菌温度有关,高温灭菌即可缩短灭菌时间,但温度越高,药物的分解速度越快；低温长时间灭菌,也增加药物的分解量。为保证药物的稳定性与有效性,应在达到有效灭菌的前提下适当选择灭菌温度和灭菌时间。

3. 蒸汽的性质 蒸汽有饱和蒸汽、湿饱和蒸汽和过热蒸汽。饱和蒸汽含热量高,潜热大,穿透力大,灭菌效力高。湿饱和蒸汽带有水分,热含量较低,穿透力差,灭菌效力低。过热蒸汽温度高,但穿透力差,灭菌效力低。

4. 介质的性质 制剂中含有营养物质,如糖类、蛋白质等,能增强细菌的抗热性。

5. 被灭菌物品 被灭菌物品的种类、大小、灭菌载量和装载方式,也会影响灭菌效果。

(四)化学灭菌法的机制

化学灭菌法的杀菌机制可能是：①能使细胞蛋白质变性死亡；②与酶系统结合影响代谢；③降低细菌的表面张力,改变膜壁通透性使细胞破裂或溶解。

(五)理想的化学灭菌剂的特点

理想化学灭菌剂应满足以下特点：①杀菌谱广；②有效杀菌浓度低；③作用迅速；④性质稳定,不容易受其他理化因素影响；⑤易溶于水；⑥可在低温下使用；⑦毒性低,无腐蚀性,不易燃易爆；⑧无色,无臭,无味,无残留；⑨来源广,价格低廉,便于运输。

(六)常用化学灭菌法特点及应用

1. 气体灭菌法 利用化学药品的气体或产生蒸汽进行杀火微生物的方法。常用的化学药品有甲醛、环氧乙烷、丙二醇或过氧醋酸、乳酸、β-丙内酯、三甘醇。气体灭菌法的特点：适用于不能采用加热灭菌和滤过除菌的固体药物或辅助材料等。环氧乙烷杀菌力强,可以杀死微生物的繁殖体和芽孢。具有可燃性,对皮肤、眼黏膜有损害。应用：环氧乙烷易穿透塑料、纸板或固体粉末,因此可用于纸或塑料包装、对热敏感固体药料、橡胶制品、衣物、敷料及器械的灭菌。甲醛比环氧乙烷的杀伤力大,但穿透力差,只用于空气杀菌。

2. 浸泡与表面消毒法 常用的有醇类、酚类、表面活性剂、氧化剂等。如 70%～80%乙醇、0.1%～0.2%洁尔灭、苯扎溴铵、0.5%苯酚、0.2%～0.5%过氧醋酸。其特点：化学消毒剂大多仅能杀死微生物的繁殖体而不能杀死芽孢,能控制一定范围的无菌状态。适用于：物体表面灭菌,多数化学消毒剂仅对细菌繁殖体有效,不能杀死芽孢,目的在于减少微生物的数量。

四、无菌生产工艺

无菌生产工艺系指必须在无菌控制条件下生产无菌制剂的方法,常见的工艺是无菌分装及无菌冻干。药物制剂中将一些不耐热的药物制成注射剂、眼用溶液、眼用软膏、皮试液等采用无菌生产工艺制备。按无菌生产工艺制备的产品,最后一般不灭菌,但需通过无菌检查法检查检验证实。

第四节 防 腐

一、理想防腐剂的特点

理想防腐剂应符合：①用量小,无毒性和刺激性；②溶解度能达到有效抑菌浓度；③抑菌谱广,能抑制多种微生物的生长繁殖；④性质稳定，不与制剂中的其他成分起反应，对 pH 值和温度变化的适应性强，贮存时也不改变性状；⑤无特殊的不良气味和味道。

二、常用防腐剂及应用特点

1. **苯甲酸与苯甲酸钠** 苯甲酸与苯甲酸钠的防腐机制是其分子型的苯甲酸透入菌体膜壁而起效（离子型无效），所以不论使用苯甲酸或苯甲酸钠，都应在 pH4 以下的药液中使用。pH>6 则防腐效果不确切。苯甲酸与苯甲酸钠的离子几乎没有抑菌作用。一般用量为 0.1%~0.25%。

2. **对羟基苯甲酸酯类（尼泊金类）** 对羟基苯甲酸酯类有甲酯、乙酯、丙酯和丁酯，是一类性质优良的防腐剂。在酸性溶液中作用最强，在微碱性溶液中作用减弱，其中丁酯的抑菌力最强。各种酯单用即可，若几种酯合用效果更佳。在水中不容易溶解，通常采取 80℃左右的水溶解或用少量的乙醇溶解后使用。本品不宜用于含吐温类的液体药剂。

3. **山梨酸** 特别适用于含有聚山梨酯的液体药剂防腐。对细菌和霉菌都有较强的抑菌能力。依靠其未解离的分子发挥防腐作用，因此在酸性水溶液中效果最好。应用时注意在水溶液中易氧化。

4. **乙醇** 20%以上乙醇具有防腐作用。

5. **酚类及其衍生物** 苯酚在低温与碱性溶液中抑菌力较弱；甲酚比苯酚作用强 3 倍；氯甲酚对眼睛略有刺激性。

6. **季铵盐类** 常用的有洁尔灭、新洁尔灭、杜灭芬，具有杀菌和防腐作用。洁尔灭、新洁尔灭一般用作外用溶液，杜灭芬可用于口含消毒剂。

7. **醋酸氯己定** 广谱杀菌剂。

8. **其他** 30%以上的甘油溶液具有防腐作用，适量的植物挥发油也有防腐作用。

【同步练习】

一、选择题

（一）单选题

1. 制药厂的生产车间的无菌装配区要求达到何级标准（   ）
   A. A级　　　　B. B级　　　　C. C级　　　　D. D级　　　　E. E级

2. 可产生臭氧而起灭菌作用的是（   ）
   A. 紫外线灭菌法　　　　B. 辐射灭菌法　　　　C. 微波灭菌法
   D. 低温间歇灭菌法　　　　E. 滤过灭菌法

3. 最可靠的湿热灭菌法是（   ）
   A. 流通蒸汽灭菌法　　　　B. 热压灭菌法　　　　C. 低温间歇灭菌法
   D. 煮沸灭菌法　　　　E. 干热空气灭菌法

4. 热压灭菌器灭菌时，所用蒸汽应为（   ）
   A. 不饱和蒸汽　　B. 饱和蒸汽　　C. 湿饱和蒸汽　　D. 过热蒸汽　　E. 以上均不对

5. 可用于软膏剂使用的防腐剂为（   ）
   A. 羟苯乙酯　　B. 硬脂酸钠　　C. 甲醛　　D. 洁尔灭　　E. 酚类

6. 下列能采用干热空气灭菌的是（   ）
   A. 粉针剂　　B. 丸剂　　C. 塑料制品　　D. 注射用油　　E. 容器

7. 口服药品的卫生标准之一是大肠埃希菌在每克（每毫升）制剂中（   ）
   A. 不得检出　　　　B. 不得超过 50 个　　　　C. 不得超过 100 个
   D. 不得超过 500 个　　　　E. 不得超过 1 000 个

8. 制备凡士林软膏时应对基质采取哪种方法灭菌（   ）
   A. 紫外线灭菌　　B. 干热灭菌　　C. 热压灭菌　　D. 流通蒸汽灭菌　E. 化学灭菌法

9. 关于环氧乙烷的论述**错误**的是（   ）
   A. 可燃性　　　　B. 爆炸性

C．通过与菌体分子一些基团结合达到灭菌效果

D．通常不需混合惰性气体使用　　　E．吸入产生毒性

10. 灭菌效率最高的是（　　）

A．干热蒸汽　　　B．过热蒸汽　　　C．饱和蒸汽　　　D．湿饱和蒸汽　　　E．煮沸灭菌法

11. 1～2 ml 注射剂及不耐热的品种宜采用下列何种条件灭菌（　　）

A．热压灭菌,条件为121.5℃,灭菌20 min

B．流通蒸汽灭菌法　　　　　　　C．干热灭菌法　　　　　　　D．紫外线灭菌法

E．煮沸灭菌法

12. 用物理或化学方法将所有致病和非致病的微生物、细菌的芽孢全部杀死的操作,称为（　　）

A．消毒　　　B．抑菌　　　C．灭菌　　　D．防腐　　　E．无菌操作

13. 下列适用于空气灭菌的方法是（　　）

A．微波灭菌　　　B．紫外线灭菌　　　C．γ射线灭菌　　　D．β射线灭菌　　　E．火焰灭菌法

14. 微孔滤膜用于滤过除菌的孔径是（　　）

A．0.12 μm　　　B．0.22 μm　　　C．0.32 μm　　　D．0.42 μm　　　E．0.52 μm

15. 下列**不能**作为气体灭菌剂的是（　　）

A．环氧乙烷　　　B．甲醛　　　C．丙二醇　　　D．甘油　　　E．臭氧

16. 尼泊金酯类防腐剂防腐效果在何环境下最强（　　）

A．酸性　　　B．碱性　　　C．中性　　　D．与pH值无关　　　E．不确定

17. pH值对苯甲酸类的抑菌效果影响很大,下列pH环境中苯甲酸防腐作用最好的是（　　）

A．pH 3　　　B．pH 5　　　C．pH 7　　　D．pH 9　　　E．pH 11

18. 在一定温度下灭菌,微生物死亡速度符合哪一级化学动力学方程（　　）

A．M—M　　　B．零级　　　C．二级　　　D．一级　　　E．以上都不是

19. 采用紫外线灭菌时,最好用哪个波长的紫外线（　　）

A．286 nm　　　B．250 nm　　　C．365 nm　　　D．265 nm　　　E．254 nm

20. 下列**不宜**采用热压灭菌法灭菌的物品是（　　）

A．微孔滤膜　　　B．蜜丸　　　C．口服液　　　D．输液剂　　　E．脱脂棉

21. 属于化学灭菌法的是（　　）

A．热压灭菌法　　　　　　　B．辐射灭菌法　　　　　　　C．紫外线灭菌法

D．火焰灭菌法　　　　　　　E．环氧乙烷灭菌法

22. 100级洁净厂房适合于生产下列哪种剂型（　　）

A．片剂　　　B．颗粒剂　　　C．口服液　　　D．胶囊剂　　　E．粉针剂

23. 对热压灭菌法叙述正确的是（　　）

A．灭菌效力很强　　　　　　　B．不适用于手术器械及用具的灭菌

C．用湿饱和蒸汽杀灭微生物　　　D．大多数药剂宜采用热压灭菌

E．通常温度控制在160℃～170℃

24. 滑石粉宜采用的灭菌方法是（　　）

A．干热空气灭菌法　　　　　　　B．滤过除菌法　　　　　　　C．火焰灭菌法

D．热压灭菌法　　　　　　　E．流通蒸汽灭菌法

25. 能滤过除菌的是（　　）

A．超滤　　　　　　　B．砂滤棒　　　　　　　C．C_4垂熔玻璃滤器

D．聚氯乙烯滤器　　　　　　　E．0.65 μm微孔滤膜

26. 属于湿热灭菌法的是（　　）

A．滤过除菌法　　　　　　　B．UV灭菌法　　　　　　　C．煤酚皂溶液灭菌

D．流通蒸汽灭菌法　　　　　　　E．高速热风灭菌法

27. 下列叙述滤过除菌**不正确**的是（　　）

A. 加压和减压滤过均可采用,但加压滤过较安全

B. 滤材孔径在 $0.2\ \mu m$ 以下,才可有效地阻挡微生物及芽孢的通过

C. 本法同时除去一些微粒杂质

D. 本法属物理灭菌法,可机械滤除活的或死的细菌

E. 本法适用于多数药物溶液,但不适于生化制剂

28. 在某一温度,杀死被灭菌物中 90% 的微生物所需的时间用什么表示(　)

A. $t_{0.9}$　　B. F 值　　C. $\lg D$　　D. Z 值　　E. D 值

29. 下列有关药品卫生的叙述**不正确**的是(　)

A. 各国对药品卫生标准都作严格规定

B. 药剂被微生物污染,可能使其全部变质、腐败,甚至失效,危害人体

C. 《中国药典》2015 年版四部附录对中药制剂微生物限度标准作了严格规定

D. 制药环境空气要进行净化处理

E. 药剂的微生物污染主要由原料、辅料造成

30. 应采用无菌操作法制备的是(　)

A. 粉针　　B. 糖浆剂　　C. 片剂　　D. 口服液　　E. 颗粒剂

31. 对于含有聚山梨酯的药物,其防腐能力**不会**受到破坏的防腐剂是(　)

A. 对羟基苯甲酸　B. 甲酚　　C. 山梨酸　　D. 苯甲酸钠　　E. 苯甲酸

32. 苯甲酸的一般用量(　)

A. $0.5\% \sim 1.0\%$　B. $1\% \sim 3\%$　C. $0.2\% \sim 0.3\%$　D. $0.1\% \sim 0.25\%$　E. $0.01\% \sim 0.25\%$

33. 尼泊金类防腐剂是(　)

A. 聚乙烯类　　　B. 聚山梨酯　　　C. 对羟基苯甲酸酯类

D. 山梨酸钾　　　E. 苯甲酸钠

34. 甲醛等蒸汽熏蒸法是(　)

A. 干热灭菌　B. 防腐剂　　C. 化学气体灭菌　D. 消毒剂消毒　F. 湿热灭菌

35. 天花粉蛋白粉针采用(　)

A. 火焰灭菌　B. 紫外线灭菌　C. 微孔滤膜过滤　D. 热压灭菌　E. 辐射灭菌

36. 属于辐射灭菌法的是(　)

A. ^{60}Co-γ 射线灭菌法　　B. 环氧乙烷灭菌法　　C. 用 G_6 垂熔玻璃滤器

D. 低温间歇灭菌法　　E. 高速热风灭菌法

37. 对霉菌、细菌均有较强的抑制作用的是(　)

A. 山梨酸钾　B. 尼泊金类　C. 30% 甘油　D. 苯甲酸类　E. 75% 乙醇

38. 使分子间产生摩擦而升温,灭菌的方法是(　)

A. 超滤　　　B. 流通蒸汽灭菌法　　C. 微波灭菌法

D. 热压灭菌法　　E. 低温间歇灭菌法

39. 应符合无菌要求的是(　)

A. 口服制剂　　　B. 含动物药的制剂

C. 用于手术、烧伤或严重创伤的局部给药制剂

D. 气雾剂　　　E. 外用制剂

40. 适用于已包装好的药品灭菌(　)

A. 干热空气法　　B. 热压灭菌法　　C. 紫外线灭菌法

D. 微波灭菌法　　E. 辐射灭菌法

41. 紫外线灭菌法杀菌力最强的波长为(　)

A. $220 \sim 230$ nm　B. $240 \sim 250$ nm　C. $254 \sim 257$ nm　D. $258 \sim 265$ nm　E. $365 \sim 370$ nm

42. 下列滤过除菌法论述**错误**的是(　)

A. 利用细菌不能通过致密具孔滤材的原理以除去气体或液体中微生物

　　B．通常用于热不稳定的药品溶液

　　C．一般过滤器孔径在 0.45 μm，可以有效地阻挡微生物及芽孢

　　D．本法需要配合无菌操作技术

　　E．在滤除细菌的同时可以除去一些微粒杂质

43. 下列哪个方面**不是**药物可能被微生物污染的途径（　　）

　　A．操作人员　　　B．药用辅料　　　C．制药设备　　　D．制药环境　　　E．外包装材料

44. **不能**在万级操作区操作的是（　　）

　　A．注射用的原料药的精制、烘干、分装

　　B．滴眼液的配液、滤过、灌封

　　C．需除菌滤过但不能在最后容器中灭菌的无菌制剂的配液

　　D．能在最后容器中灭菌的大体积注射用药品的配液及小体积注射用药品的配液、滤过、灌封

　　E．不能在最后容器中灭菌的无菌制剂的配液和灌封

45. 利用能形成气体或产生蒸汽的化学药品灭菌是（　　）

　　A．紫外线灭菌法　　B．辐射灭菌法　　C．气体灭菌法　　　D．加热灭菌法　　　E．流通蒸汽灭菌法

（二）多选题

1. 下列哪一种药物为气体杀菌剂（　　）

　　A．过氧醋酸　　　B．尼泊金乙酯　　C．甲醛　　　D．75％乙醇　　E．环氧乙烷

2. 关于苯甲酸的防腐作用叙述正确的是（　　）

　　A．在 pH4 以下的药液中使用效果好　　B．在 pH7 的药液中使用效果好

　　C．在 pH7 以上的药液中使用效果好　　D．发挥防腐作用的是苯甲酸未解离的分子

　　E．发挥防腐作用的是苯甲酸解离型

3. 下列物质**不可以**用作糖浆剂、防腐剂的是（　　）

　　A．苯甲酸钠　　　B．山梨酸　　　C．1％吐温-80　　　D．新洁尔灭　　　E．羟苯乙酯

4. 紫外线灭菌可用于（　　）

　　A．1～2 ml 安瓿灭菌　　　　　　B．操作室空气灭菌　　　　　C．口服液灭菌

　　D．物体表面灭菌　　　　　　　　E．注射液灭菌

5. 下列属于物理灭菌法的是（　　）

　　A．甲醛气体灭菌法　　　　　　　B．辐射灭菌法　　　　　　　C．加热灭菌法

　　D．紫外线灭菌法　　　　　　　　E．滤过除菌法

6. 下列对无菌操作论述正确的是（　　）

　　A．应采用无菌层流洁净空气技术

　　B．用甲醛等蒸汽熏蒸法消毒和紫外线灭菌法进行空气环境灭菌

　　C．室内用具、墙、桌、等暴露面用消毒剂喷、擦消毒

　　D．进入无菌操作的物品可热压或干热法灭菌

　　E．操作人员衣、帽、鞋、手等应消毒及灭菌

7. 一般只能杀死细菌繁殖体**不能**保证全部杀死细菌孢子的物理灭菌法是（　　）

　　A．流通蒸汽灭菌法　　　　　　　B．辐射灭菌法　　　　　　　C．煮沸灭菌法

　　D．紫外线灭菌法　　　　　　　　E．滤过除菌法

8. 化学灭菌法杀菌的机制可能是（　　）

　　A．使微生物蛋白质变性　　　　　　　　　　B．与细菌酶系统结合，影响代谢功能

　　C．使细菌中的水分子产生摩擦而迅速升温　　D．产生微量臭氧

　　E．改变细菌膜壁的通透性

二、填空题

1. 中药制剂的微生物污染主要来源于原辅料包装材料、生产过程和＿＿＿＿过程。

2. 能创造洁净空气环境的各种技术总称为＿＿＿＿技术。

3. 利用火焰或干热空气进行灭菌的方法称为_____。

4. 在高压灭菌器内,利用高压水蒸气杀灭微生物的方法称为_____。

5. 用微孔薄膜滤过除菌,薄膜滤材的孔径一般应选用_____μm 以下的。

6. 苯甲酸钠作为防腐剂用于内服和外用制剂,一般用量为_____。

7. 山梨酸依靠其未解离分子发挥防腐作用,应用时一般介质的 pH 值以_____左右为宜。

8. 热压灭菌是目前最可靠的_____灭菌法,适用于对热稳定的药物制剂的灭菌,特别是输液的灭菌常用此。

三、判断题

1. 防腐剂对微生物的芽孢有杀灭作用。(　　)

2. 湿热灭菌时制剂中有营养物质对微生物有一定的保护作用。(　　)

3. 聚山梨酯类和聚乙二醇等能增加尼泊金类的防腐效能。(　　)

4. 热压灭菌器内的蒸汽,若达到过热蒸汽,由于温度高,灭菌效果更好。(　　)

5. 含吐温类的药液中,不宜采用尼泊金类作防腐剂。(　　)

6. 未解离的苯甲酸分子抑菌作用强。(　　)

7. 操作室室内的空气洁净度要求达到 100 级,应当采用非层流型空调系统。(　　)

8. 我国《药品生产质量管理规范》实施指南规定,产品灭菌效果的 F_0 值应≥8.0。(　　)

9. 普通玻璃可以吸收紫外线,故玻璃容器中的药物可采用紫外线灭菌法灭菌。(　　)

10. 辐射灭菌过程中,被灭菌的物品温度变化小,一般温度升高 20~30℃,故适用于含挥发性成分或不耐热药品的灭菌。(　　)

四、术语解释

1. 无菌操作法　2. 防腐　3. 消毒　4. 灭菌法

五、简答题

1. 简述环氧乙烷灭菌法、甲醛蒸汽熏蒸灭菌法的特点与应用。

2. 分析影响湿热灭菌法的因素。

3. 简述物理灭菌法的含义,并写出 5 种常用的物理灭菌法。

4. 简述理想的化学灭菌剂应具备的条件。

5. 简述防腐剂的含义,并写出 5 种中药制剂常用的防腐剂。

六、论述题

1. 试述中药制剂微生物污染的原因及预防措施。

2. 试述空气洁净技术的含义、应用价值及技术特点。

3. 试述热压灭菌器使用时应注意的问题。

4. 试述各类物理灭菌法的特点及选用要点。

【参考答案】

一、选择题

(一) 单选题

1. A　2. A　3. B　4. B　5. A　6. D　7. A　8. B　9. D　10. C　11. B　12. C　13. B　14. B
15. D　16. A　17. A　18. D　19. E　20. B　21. E　22. E　23. A　24. A　25. A　26. D　27. E
28. E　29. E　30. A　31. C　32. E　33. C　34. C　35. C　36. A　37. A　38. C　39. C　40. E
41. C　42. C　43. E　44. E　45. C

(二) 多选题

1. ACE　2. AD　3. ABCE　4. ABDE　5. BCD　6. ABCDE　7. AC　8. ABE

二、填空题

1. 贮藏　2. 空气洁净　3. 干热灭菌法　4. 热压灭菌法　5. 0.22　6. 0.1%~0.25%　7. 4.5　8. 湿热

三、判断题

1. × 　2. √ 　3. × 　4. × 　5. √ 　6. √ 　7. × 　8. √ 　9. × 　10. ×

四、术语解释

1. **无菌操作法**　系指必须在无菌控制条件下生产无菌制剂的方法。

2. **防腐**　是指用物理或化学方法防止和抑制微生物生长繁殖的操作。

3. **消毒**　是指用物理或化学方法将病原微生物杀死的操作。

4. **灭菌法**　是指杀灭或除去所有微生物的繁殖体和芽孢的方法。

五、简答题

1. 简述环氧乙烷灭菌法、甲醛蒸汽熏蒸灭菌法的特点与应用。

答：环氧乙烷易穿透塑料、纸板或固体粉末，因此可用于纸或塑料包装、对热敏感固体药料、橡胶制品、衣物、敷料及器械的灭菌，不适用于含氯物品及能吸附环氧乙烷的物品。甲醛比环氧乙烷的杀菌力大，但穿透力差，只能用于空气杀菌。

2. 分析影响湿热灭菌法的因素。

答：①微生物的种类和数量：繁殖期的微生物抗热能力小，细菌芽孢耐热性强；微生物数量多，需要灭菌时间长。②药物与介质的性质：制剂中的营养物质对微生物有一定的保护作用，微生物一般在中性环境中耐热性大。③蒸汽的性质：饱和蒸汽的热含量高，穿透力强，灭菌效果好。④灭菌时间：达到灭菌要求的前提下，适当降低温度和缩短时间。

3. 简述物理灭菌法的含义，并写出5种常用的物理灭菌法。

答：物理灭菌法是利用物理因素如温度、声波、电磁波、辐射等达到灭菌目的的方法。常用的物理灭菌法有火焰灭菌法、干热空气灭菌法、热压灭菌法、流通蒸气灭菌法、紫外线灭菌法。

4. 简述理想的化学灭菌剂应具备的条件。

答：理想的化学灭菌剂应具备的条件包括：①杀菌谱广；②有效杀菌浓度低；③作用速度快；④性质稳定；⑤易溶于水，能在低温下使用；⑥毒性低，使用安全；⑦无色，无味，无臭，无残留；⑧价格低廉，来源丰富。

5. 简述防腐剂的含义，并写出5种中药制剂常用的防腐剂。

答：能抑制微生物生长繁殖的化学物品称为防腐剂。中药制剂中常用的防腐剂有苯甲酸、苯甲酸钠、尼泊金乙酯、山梨酸、乙醇等。

六、论述题

1. 试述中药制剂微生物污染的原因及预防措施。

答：中药制剂的微生物污染主要来源于原辅料、包装材料、生产过程和贮藏过程。①中药制剂所用的原药材不仅本身带有大量的微生物、虫卵等，而且在采集、贮藏、运输过程中还会受到各种污染，应当对原药材进行洁净处理，以避免或减少微生物污染。②中药制剂制备过程中使用的各种辅料，也可能含有一定数量的微生物，使用前应严格按标准进行选择并作适当处理，以防止微生物带入制剂。③中药制剂的包装材料，特别是与药品直接接触的包装材料，由于各种原因均有污染微生物的可能，应采用适当的方法清洗、洁净，并作相应的灭菌处理。④制药场所的环境包括空气中含有一定的微生物，从而污染药物原辅料、制药用具和设备，最终导致中药制剂的污染。因此，应采用适当的技术和方法，控制环境卫生和达到空气净化的要求，同时对相应的制药用具和设备进行必要的洁净与灭菌处理。⑤药品生产过程中，操作人员是最主要的微生物污染源，应严格执行卫生管理体制，防止污染。⑥药品贮藏过程中，除了注意包装材料的密封性外，还应提供适宜的贮藏条件。

2. 试述空气洁净技术的含义、应用价值及技术特点。

答：空气洁净技术是指能创造洁净空气环境的各种技术的总称，制药过程中应用空气洁净技术是提高中药制剂质量，保证产品纯度的有效技术手段。空气洁净技术一般可分为非层流型空调系统和层流洁净技术。非层流型空调系统设备费用低，安装简单，但不易将空气中存在的尘粒除尽，只能达到稀释空气中尘粒浓度的效果。设计较好的装置可使操作室内的洁净度达到10万级或1万级标准。层流洁净技术可使操作室内达到很高的洁净度。层流环境中，粒子不易聚结，在空气中浮动，不会蓄积和沉降。室内空气不会出现停滞状态。外界空气净化，无尘粒带入室内。洁净室内产生的污染物，也能被运动的气流带走，有自行除尘能力。

可避免不同药物粉末的交叉感染。

3. 试述热压灭菌器使用时应注意的问题。

答： 热压灭菌的一种高压设备,使用时必须严格按照操作规程操作,应注意:①使用前认真检查灭菌器的主要部件。②灭菌时,首先将灭菌器内的冷空气排出。③灭菌时间必须从全部待灭菌物品达到预定的温度算起,并维持规定的时间。④灭菌完毕后停止加热,待压力表逐渐下降至零,才能放出锅内蒸汽,开启灭菌器,待被灭菌物品温度下降至80℃左右时,才能把灭菌器的门完全打开。

4. 试述各类物理灭菌法的特点及选用要点。

答： 各类物理灭菌法的特点及选用要点:①火焰灭菌法操作简单,灭菌效果可靠,适宜于不易被火焰损伤的物品的灭菌。②干热灭菌法灭菌温度较高,适用于耐高温材料及不允许湿气穿透的油脂类材料的灭菌,但干热空气的穿透力差,温度不均匀,不适宜用于大部分药品及橡胶、塑料制品的火菌。③湿热灭菌法由于水蒸气的比热较大,穿透力强,容易使蛋白质凝固变性,灭菌效果可靠,操作简单方便,是目前制剂生产中应用最广泛的一种灭菌方法,但不适用于在湿热环境中不稳定药品的灭菌。④紫外线灭菌法灭菌力最强的是波长为 254～257 nm,的紫外线,但紫外线的穿透能力弱,适用于空气灭菌与物体表面灭菌。⑤微波灭菌法升温迅速、均匀,灭菌效果可靠,灭菌时间短,但其灭菌作用必须在有一定含水量的物品中才能显示。⑥辐射灭菌法穿透力强,适用于已包装密封的物品的灭菌,其效果可靠,并可有效防止物品的"二次污染"。灭菌过程中,被灭菌物品温度变化小,适用于含挥发性成分或不耐热药品的灭菌。

（居瑞军）

第四章 中药制剂的原辅料

【要点解析】

第一节 中药制剂原料

一、中药制剂原料的含义
中药制剂原料是指中药制剂中使用的中药饮片及其加工品,包括中药饮片、植物油脂和提取物等。

二、中药制剂原辅料的特点
1. 来源的多样性 中药材来源于植物、动物和矿物,其中80%以上来源于植物,具有显著的多样性特征。

2. 成分、性味、功效的多样性 中药制剂原料成分复杂,一种药物往往包含多种活性成分,尤其是中药饮片更具备多样性的属性特征。

3. 质量影响因素的多样性 中药制剂原料质量的影响因素众多,如药材的品种产地、采收加工、运输、贮藏等。同一种药物,基原不同,质量差异较大,即使是同一基原,受生态环境、采收季节、加工方法等的影响,其质量亦有一定的区别。

三、中药制剂原料的分类
1. 中药饮片 指药材经过炮制后可直接用于中医临床或制剂生产的处方药品。

2. 植物油脂

(1) 植物挥发油:是存在于植物体内的一类具有挥发性、可随水蒸气蒸馏、与水不相混溶的油状液体,大多具有芳香气味。

(2) 植物脂肪油:指经过压榨、精制而得到的物质,如茶油、香果酯、麻油、蓖麻油等。

3. 中药提取物

(1) 总提取物:指根据处方功效、药味性质和制剂制备需要,经提取、分离、浓缩、干燥等工艺制得的综合提取物,用作中药制剂的原料,一般包括流浸膏、浸膏或干浸膏等。

(2) 有效部位:指从植物、动物、矿物中提取的一类或者数类有效成分,其有效部位含量应占提取物的50%以上,并对每类成分中的代表成分和有效成分进行含量测定且规定其下限,条件许可的也可规定上限,对于含有毒性成分的必须增加上限控制。

(3) 有效成分:指起主要药效的物质,一般指化学上的单体化合物,纯度应在90%以上,能用分子式或结构式表示,并具有一定的理化性质,如灯盏花素、岩白菜素等。

第二节 中药制剂辅料

一、中药制剂辅料的含义
药用辅料系指生产药品和调配处方时使用的赋形剂和附加剂。中药制剂辅料系指中药制剂成型时,用以保持稳定性、安全性、均质性,或为适应制剂特性以促进溶解、缓释等目的而添加的物质,也可以是制剂处方中所含有的某种药物。

二、中药制剂辅料的特点
1. "来自天然,药辅合一" 制剂处方中某些药味,既可作药物制剂的辅料,也可作为药物。

2. "药引" 即为引药归经,指某些药物能引导其他药物的药力到达病变部位或某一经脉,起"向导"

作用。

三、中药制剂辅料的分类

1. 按药物剂型及制剂物态分类　如固体、半固体、液体、气体等剂型的辅料。

2. 按剂型分散系统分类　如溶液型、胶体溶液型、乳剂型、混悬型、气体分散型、微粒分散型、固体分散型等七种类型的辅料。

3. 按中药制剂辅料的用途分类　如赋予制剂形态结构的辅料；提高制剂稳定性的辅料；控制药物释放和吸收行为的辅料；提高患者用药依从性的辅料等。

四、中药制剂辅料的作用

中药制剂辅料的作用体现在如下几方面：①中药制剂辅料是中药制剂成型的基础；②中药制剂辅料可以改变药物的理化性质；③中药制剂辅料可以改变药物的给药途径和适应证；④中药制剂辅料可促进或延缓药物的吸收；⑤中药制剂辅料有利于提高制剂稳定性；⑥中药制剂辅料可促进新剂型的形成；⑦中药剂型辅料有利于提高患者临床用药的顺应性。

五、中药制剂辅料选择的基本原则

（1）根据制剂剂型的需要选择辅料。

（2）根据给药途径选择辅料。

（3）根据主要药效成分的性质选择辅料。

六、中药制剂辅料选择的注意事项

中药制剂辅料选择的注意事项为：①必须符合药用要求；②注射剂用药用辅料应符合注射用质量要求；③经安全性评价对人体无毒害作用；④化学性质应稳定，且不易受温度、pH 值、保存时间等的影响；⑤与药物成分之间无配伍禁忌；⑥应不影响制剂的质量检查，或可按允许的方法除去对制剂检查的结果；⑦残留溶剂、微生物限度或无菌检查应符合要求；应注意辅料规格不同在使用时的适应证及注意事项。

【同步练习】

一、选择题

多选题

1. 中药提取物一般包括(　　)

A. 含量占提取物 50% 以上的有效部位

B. 含量占提取物 30% 以上的有效部位

C. 含量占提取物 70% 以上的有效成分

D. 含量占提取物 90% 以上的有效成分

E. 含量占提取物 80% 以上的有效成分

2. 中药制剂辅料的作用表现为(　　)

A. 是中药制剂成型的基础　　　　B. 可促进或延缓药物的吸收

C. 有利于提高制剂稳性　　　　　D. 不能改变药物的给药途径和适应证

E. 不能改变药物的理化性质

二、填空题

1. 中药制剂用传统辅料具有_____和_____两大显著特点。

2. 药用辅料系指生产药品和调配处方时使用的赋形剂和_____。

3. 植物油脂分为植物_____和植物_____两类。

三、简答题

1. 中药制剂辅料选择的基本原则。

四、论述题

1. 中药制剂辅料选择的注意事项。

【参考答案】

一、选择题

1. AD   2. ABC

二、填空题

1. 药辅合一   引药   2. 附加剂   3. 挥发油   脂肪油

三、简答题

1. 中药制剂辅料选择的基本原则。

答：根据制剂剂型的需要选择；根据药效成分性质选择；根据给药途径选择。

四、论述题

1. 中药制剂辅料选择的注意事项。

答：①须符合药用要求；注射剂用药用辅料应符合注射用质量要求；②经安全性评价对人体无毒害作用；③化学性质应稳定，且不易受温度、pH值、保存时间等的影响；④与药物成分之间无配伍禁忌；⑤应不影响制剂的质量检查，或可按允许的方法除去对制剂检查的影响；⑥残留溶剂、微生物限度或无菌检查应符合要求；⑦应注意辅料规格不同在使用时的适应证及注意事项。

（居瑞军）

第五章 粉碎、筛析、混合

【要点分析】

第一节 粉 碎

一、粉碎的概念

粉碎是指借机械力将大块固体物质碎成规定细度的操作过程,也可以是借助其他方法将固体药物粉碎成一定粒度的粉体的操作。

二、粉碎的目的

药物粉碎的目的:①增加药物的表面积,促进药物的溶解与吸收,提高药物的生物利用度;②便于调剂和服用;③加速中药中有效成分的浸出或溶出;④为制备多种剂型奠定基础,如混悬液、散剂、片剂、丸剂、胶囊剂等;⑤有利于药物的干燥与贮存。

三、粉碎的基本原理

粉碎是指将大块固体物质借助机械力破碎成规定细度的操作过程,物质依靠其分子间的内聚力而聚结成一定性状的块状物,粉碎过程主要依靠外加机械力的作用破坏物质分子间的内聚力来实现的,即将机械能转变成表面能的过程。

四、粉碎的原则

在药物粉碎过程中,应遵循以下几点原则:①粉碎后应保持药物的组成和药理作用不变;②根据应用目的和药物剂型控制适当的粉碎程度;③粉碎过程中应注意及时过筛,以免部分药物过度粉碎,而且也可以提高工效;④中药必须全部粉碎应用,较难粉碎部分不应随意丢弃。

五、粉碎方法与使用范围

粉碎方法		适用范围及特点
湿法粉碎(水或其他液体可以减少分子间的引力;避免粉尘飞扬)	水飞法	非水溶性药料,如朱砂、珍珠、滑石粉等,通常选用药物遇湿不膨胀、不起变化、对药效不妨碍的液体
	加液研磨法	非极性晶体物质樟脑、冰片、薄荷脑、麝香,"轻研冰片,重研麝香"
干法粉碎	将药物经过适当干燥后进行粉碎的方法,干法粉碎中药物的水分一般为5%以下,大多数药物都可以采取干法粉碎	
	单独粉碎	含义:将一味中药进行单独粉碎 使用范围:贵重中药(如牛黄、羚羊角、西洋参、麝香,主要目的是避免损失);毒性或刺激性较强的中药(红粉、轻粉、蟾酥、斑蝥,主要目的是便于劳动保护和避免对其他药品的污染);氧化性与还原性强的中药(如雄黄、火硝、硫黄,主要目的是避免混合粉碎发生爆炸);质地坚硬不便与其他药物混合粉碎的中药(如代赭石、磁石)
	混合粉碎	含义:将方中某些性质和硬度相似的中药,全部或部分混合在一起进行粉碎的方法 串料粉碎:先将处方中其他中药粉碎成粗粉,再将含有大量糖分、树脂、树胶、黏液质的中药陆续掺入,逐步粉碎成所需粒度。例如乳香、没药、黄精、玉竹、熟地、山萸肉、枸杞、麦冬、天冬等

粉碎方法	适用范围及特点
	串油粉碎：先将处方中其他中药粉碎成粗粉，再将含有大量油脂性成分的中药陆续掺入，逐步粉碎成所需粒度，或将油脂类中药研成糊状再与其他药物粗粉混合粉碎所需粒度。例如桃仁、苦杏仁、火麻仁、核桃仁等。 蒸罐粉碎：先将处方中其他中药粉碎成粗粉，再将用适当方法蒸制过的动物类或其他中药陆续掺入，经干燥，再粉碎成所需粒度。例如动物的皮、肉、筋、骨；植物药乌鸡、鹿胎、制何首乌、酒黄芩、熟地、酒黄精、红参等
低温粉碎	低温粉碎的方法：药物冷却或在低温下粉碎或与干冰、液化氮气混合粉碎；粉碎机在循环冷却下粉碎 低温粉碎的特点：低温粉碎适用于常温下难以粉碎的药物、软化点低、熔点低和热可塑性药物，如树脂胶类：乳香、没药等；含水、含油虽少，但是富含糖分，具有一定黏性的药料，如人参、玉竹、牛膝等；希望能够保留挥发性成分或得到更细药物粉末
超微粉碎	超微粉碎是指将粉粒物料磨碎到粒径为微米级以下的操作，超微粉体又称超细粉体，通常分为微米级、亚微米级和纳米级粉体 超微粉碎可以增加药物的利用率，提高疗效；为剂型改变创造条件

六、粉碎设备及使用范围

（一）常规粉碎设备

1. 柴田式粉碎机　亦称万能粉碎机。主要作用力包括撞击、挤压、研磨（甩盘、打板、挡板、风扇）。柴田式粉碎机的特点及应用：粉碎能力大、结构简单、容易操作、使用方便，广泛适用于黏软性、纤维性、坚硬药料的粉碎，但对于油性过多的药料不适用。

2. 万能磨粉机　是一种应用较广泛的粉碎机。主要作用力包括撞击、撕裂、研磨（圆盘、交错的钢牙、环状筛）。其特点及应用：①加入的辅料应是大小适宜的段块；②粉碎过程中容易发热，不适用于含有大量挥发性成分、黏性强或软化点低且遇热发黏的药物。③适用于粉碎干燥的非组织性药物、结晶性药物及干浸膏颗粒。

3. 球磨机　主要作用力为撞击、研磨；实用转速为 75％临界转速；装填圆球的体积占球罐体积的 30％～35％；药料不超过 1/2。其特点及应用：①密闭粉碎，能量消耗大，间歇操作，粉碎时间长；②适用于结晶性、树胶类、刺激性、吸湿性、挥发性、贵重药材；③可进行无菌药物的粉碎和混合。也可以用于湿法粉碎。

（二）超细粉碎设备

1. 流能磨　主要作用力为撞击（高速弹性流体）。其特点及应用：气流在粉碎室膨胀时会产生冷效应，使被粉碎物料的温度不升高，因此适用于抗生素、酶、低熔点或其他热敏性药物；粉碎的同时可以进行分级。

2. 振动磨　主要作用力为撞击、摩擦、剪切（可以用于干法或湿法工作，一般是连续操作）。其特点及应用：与球磨机相比，粉碎比高、粉碎时间短、可连续粉碎、通过改变振动的振幅和排料口径等可进行超细粉碎。

第二节　筛　析

一、筛析的基本知识

1. 筛析　固体粉末的分离技术，筛析可以使药物粉末分等和具有混合作用。

2. 过筛　粉碎后的药料粉末通过网孔性的工具使粗粉和细粉分离的操作。

3. 离析　粉碎后的药料粉末借助空气或液体的旋转之力，使粗（重）粉和细（轻）粉分离的操作。

4. 药筛的种类　编织筛和冲眼筛；药典选用国家标准 R40/3 系列，规定了 9 种筛号。

5. 粉末的分等　按照《中国药典》粉末分六等，分别为最粗粉、粗粉、中粉、细粉、最细粉、极细粉。

6. 过筛的正确操作 振动;粉末应干燥;分层厚度应适宜。

二、《中国药典》筛号、工业标准筛目与粉末分等对照表

粉末分等	筛号	筛目(孔/2.45 cm)	粉末分等	筛号	筛目(孔/2.45 cm)
最粗粉	一号筛	10	细粉	五号筛	80
粗粉	二号筛	20		六号筛	100
	三号筛	50	最细粉	七号筛	120
中粉	四号筛	65		八号筛	150
			极细粉	九号筛	200

第三节 混 合

一、混合的基础知识

1. 混合 是指将两种以上固体粉末相互均匀分散的过程或操作。

2. 混合目的 使多组分物质含量均匀一致。

3. 混合原则 ①药物比例量相差悬殊时应该用"等量递增法"混合;②药物密度相差悬殊时应注意混合操作中的检测;③药物的粉体性质会影响到混合均匀性。

4. 混合机制 ①切变混合;②对流混合;③扩散混合。

5. 混合方法 ①搅拌混合;②研磨混合;③过筛混合。

二、混合器械

1. 槽型混合机 主要结构为混合槽,内有"S"形搅拌桨;主要适用于各种粉末混合,还可用于颗粒剂、片剂、丸剂、软膏等团块的混合与捏合。

2. 混合筒 主要结构为V字形,双圆锥形及正立方体形容器不对称旋转;适用于密度相近的粉末混合。

3. 双螺旋锥形混合机 主要结构为锥形容器和内装的螺旋桨、摆动臂和转动部件,类似搅拌混合。

三、影响混合的因素

1. 组分药物比例量 组分药物比例量相差悬殊时,不易混合均匀,这时可以采用"等量递增法"混合。

2. 组分药物的密度 组分药物密度相差悬殊时,较难混匀。一般应将密度小者先放入混合容器中,再放入密度大者。

3. 组分药物的色泽 组分药物的色泽相差悬殊时影响混合的均匀性,这时可以采用"打底套色法"来解决。

4. 组分药物的粉体性质 组分药物的形态、粒度分布、含水量、黏附性等均会影响混合的均匀性。

第四节 粉 体 学 理 论

一、粉体的概念

粉体是指细小固体粒子的集合体。粒子是粉体运动的最小单元,包括粉末和颗粒。通常说的粉末、粉粒或颗粒都属于粉体学的范畴。

二、粉体的特性

(一)粒子的大小与测定

1. 粒子大小 几何学粒径、有效粒径、比表面积粒径。

2. **粒径测定方法**　显微镜法、筛选法、间接测定法、沉降法、电测法。

（二）粒子形态

扁平度（宽/长）、延伸度（长/宽）；表面形态系数、体积形态系数、皱度系数。

（三）粉体的比表面积

单位重量或容积微粉所具有的总的表面积，分为体积比表面积和重量比表面积。多孔微粒的表比面积用吸附法或透过法等测定。

（四）粉体的密度与孔隙率

1. **真密度**　除去微粉本身的孔隙及粒子之间的孔隙占有的容积后求得物质的容积，并测定其质量，所计算得到的密度，采用气体置换法测定。

2. **粒密度**　除去粒子之间的孔隙，但不排除粒子本身的细小孔隙，测定其容积而求得的密度，采用液体置换法测定。

3. **堆密度**　是指粉体质量除以粉体所占容器的容积求得的密度，该容积包括微粉本身的孔隙以及微粒间的空隙在内的总容积。堆密度小，则堆容积大，属于"轻质"；反之属于"重质"。

4. **孔隙率**　粉体中的孔隙包括微粉本身的孔隙和微粒间的空隙。孔隙率是指微粉本身的孔隙及粒子之间的空隙占有的容积与微粉容积之比。微粉的孔隙率受很多因素的影响，如粉体形态、粉体大小、粉体表面的摩擦系数、温度及压力等。

（五）粉体的流动性

微粉的流动性与粒子间的作用力、粒度、粒度分布、粒子形态及表面摩擦力等因素有关。一般用休止角和流速表示，休止角越小或流速越快，则微粉的流动性越好，休止角的测定方法有固定漏斗法、固定圆锥槽法、倾斜箱法、转动圆柱体法。一般认为休止角小于或等于30°时流动性好，休止角小于或等于40°时可以满足生产过程中流动性的要求。

（六）粉体的润湿性和吸湿性

1. **润湿性**　液滴在微粉表面的黏附现象称为润湿。固体的润湿性通常用接触角来衡量，接触角大于90°，则不易润湿，接触角小于90°为易润湿。接触角的测定方法有直角法、透过法和 h－ε 法。

2. **药物的吸湿性**

（1）水溶性药物的吸湿　在相对湿度较低的环境下水溶性药物几乎不吸湿，当相对湿度增加到一定值时，吸湿量迅速增加，此时的相对湿度称为临界相对湿度（CRH）。CRH 是水溶性药物的特征参数，用来衡量药物吸湿的难易程度。在复方制剂中，水溶性物质的吸湿性更强。

（2）水不溶性药物的吸湿　水不溶性药物的吸湿性随相对湿度的变化而发生缓慢变化，无临界值。水不溶性药物的混合物的吸湿性具有加和性。

三、粉体学在药剂中的应用

粉体学在药剂中的应用：①对混合的影响；②对分剂量的影响；③对可压性的影响；④对片剂崩解的影响；⑤对混悬型液体药剂的影响；⑥对药物疗效的影响。

【同步练习】

一、选择题

（一）单选题

1. 朱砂宜采用何种方法粉碎（　　）

　　A. 水飞法　　　　　B. 加液研磨法　　　C. 蒸罐法　　　　　D. 串油法　　　　　E. 串料法

2. 乌鸡宜采用何种方法粉碎（　　）

　　A. 水飞法　　　　　B. 加液研磨法　　　C. 蒸罐法　　　　　D. 串油法　　　　　E. 串料法

3. 下列**不采用**湿法粉碎的是（　　）

　　A. 朱砂　　　　　　B. 薄荷脑　　　　　C. 炉甘石　　　　　D. 冰片　　　　　　E. 人参

4. 含脂肪油较多的药物宜采用的粉碎方法为（　　）

    A．水飞法　　　　B．加液研磨法　　　C．蒸罐法　　　　D．串油法　　　　E．串料法

5. 加液研磨粉碎的药物是(　　)

    A．芒硝　　　　B．明矾　　　　C．硼砂　　　　D．冰片　　　　E．朱砂

6. 我国药典标准筛下列哪种筛号的孔径最大(　　)

    A．一号筛　　　　B．二号筛　　　　C．三号筛　　　　D．四号筛　　　　E．五号筛

7. 《中国药典》一号筛的孔径相当于工业筛的目数(　　)

    A．200目　　　　B．80目　　　　C．50目　　　　D．30目　　　　E．10目

8. 关于筛与析的叙述**错误**的是(　　)

    A．均是将粗粉与细粉分离的操作　　　　B．筛是借助于药筛

    C．析是借助于冲眼筛　　　　D．水飞法实际上也是一种析法

    E．筛后有混合的作用

9. 全部通过八号筛并含能通过九号筛**不少于**95%的粉末(　　)

    A．粗粉　　　　B．中粉　　　　C．细粉　　　　D．最细粉　　　　E．极细粉

10. 水飞法粉碎最常用的粉碎方法是(　　)

    A．对低熔点药物　　　　B．易挥发、刺激性较强的药物

    C．比重较大、难溶于水而又要求特别细的药物

    D．含水低于5%的一般药物　　　　E．水溶性药料

11. 下列关于混合粉碎法的叙述**错误**的是(　　)

    A．处方中某些药物的性质及硬度相似,则可以将它们掺合在一起进行混合粉碎

    B．混合粉碎不能起到发挥混合的作用

    C．一些黏性药物宜混合粉碎

    D．含脂肪油较多的药物宜混合粉碎　　E．混合粉碎可节约机械能

12. 一般**不采用**单独粉碎的是(　　)

    A．贵重细料药　　　　B．树脂树胶类　　　　C．毒性药

    D．氧化性或还原性强的药　　　　E．含大量油脂性药料

13. 樟脑、冰片宜采取的粉碎方法为(　　)

    A．混合粉碎　　　　B．水飞法　　　　C．超微粉法　　　　D．加液研磨粉碎　　　　E．低温粉碎

14. 下列可以对原料药材进行细胞粉碎的粉碎方法为(　　)

    A．低温粉碎　　　　B．加液研磨粉碎　　　C．串料粉碎　　　　D．超细粉碎　　　　E．混合粉碎

15. 珍珠粉碎用(　　)

    A．加液研磨法　　　　B．水飞法　　　　C．超微粉碎法　　　　D．低温粉碎　　　　E．混合粉碎

16. 将物料与干冰或液化氮气混合再进行粉碎的方法(　　)

    A．加液研磨法　　　　B．水飞法　　　　C．超微粉碎法　　　　D．低温粉碎　　　　E．混合粉碎

17. 复方制剂中的多数药材粉碎时采用粉碎和混合操作一并进行的是(　　)

    A．加液研磨法　　　　B．水飞法　　　　C．超微粉碎法　　　　D．低温粉碎　　　　E．混合粉碎

18. 全部通过一号筛,但混有能通过三号筛**不超过**20%的粉末(　　)

    A．最粗粉　　　　B．粗粉　　　　C．细粉　　　　D．最细粉　　　　E．极细粉

19. 最适用于对热敏感的药物进行超微粉碎的设备是(　　)

    A．万能粉碎机　　　　B．万能磨粉机　　　C．球磨机　　　　D．流能磨　　　　E．振动磨

20. 下列关于筛析的陈述,**错误**的是(　　)

    A．药典筛号的划分系以筛孔内径为标准

    B．工业筛以每平方英寸长度上有多少孔来表示

    C．编织筛易于移位,所以在交叉处固定

    D．冲眼筛多安装在粉碎机上或用于丸剂分档

    E．筛析是固体粉末的分离技术

21. 直接测定粒径为 0.5~500 μm 的粉体,宜用何种方法（　　）

  A．显微镜法 B．筛选法   C．沉降法   D．电测法   E．以上都不对

22. 以含量均匀一致为目的的单元操作称为（　　）

  A．粉碎   B．过筛   C．混合   D．制粒   E．干燥

23. 药材粉碎前应充分干燥,一般要求水分含量（　　）

  A．＜5%   B．＜7%   C．＜8%   D．＜10%   E．＜15%

24. 乳香、没药宜采用的粉碎方法为（　　）

  A．串料法   B．串油法   C．低温粉碎法 D．蒸罐法   E．串研法

25. 流能磨的粉碎原理是（　　）

  A．不锈钢齿的撞击与研磨作用   B．旋锤高速转动的撞击作用

  C．机械面的相互挤压作用   D．圆球的撞击与研磨作用

  E．高速弹性流体使药物颗粒之间或颗粒与室壁之间的碰撞作用

26. 有关粉碎机械的使用,叙述**错误**的是（　　）

  A．应先加入物料再开机   B．首先应根据物料选择适宜的机械

  C．应注意别除物料中的铁渣石块 D．粉碎后要彻底清洗机械

  E．电机应加防护罩

27. 不同中药饮片有不同硬度的原因是（　　）

  A．内聚力不同 B．用药部位不同 C．密度不同   D．黏性不同   E．弹性不同

28. 要使非脆性晶形药材(冰片)受力变形**不易碎裂**,粉碎时应如何处理（　　）

  A．降低温度 B．加入粉性药材 C．加入少量液体 D．干燥   E．加入脆性药材

29. 对树脂非晶形药材(乳香)受力引起的弹性变形,粉碎时应如何处理（　　）

  A．干燥   B．加入少量液体 C．加入脆性药材 D．低温粉碎 E．加入粉性药材

30. 下列药物中,**不采用**加液研磨湿法粉碎的是（　　）

  A．冰片   B．牛黄   C．麝香   D．樟脑   E．薄荷脑

31. 以下除哪一项外,均为粉碎操作时应注意的问题（　　）

  A．粉碎过程中及时过筛   B．粉碎剧毒药时应避免中毒

  C．药材入药部位必须全部粉碎 D．药物不宜过度粉碎

  E．药料必须全部混匀后粉碎

32. **不宜**采用球磨机粉碎的药物是（　　）

  A．沉香   B．硫酸铜   C．松香   D．蟾酥   E．五倍子

33. 在无菌条件下可进行无菌粉碎的是（　　）

  A．锤式粉碎机 B．球磨机   C．石磨   D．柴田式粉碎机 E．羚羊角粉碎机

34. 利用高速流体粉碎的是（　　）

  A．柴田式粉碎机 B．锤击式粉碎机 C．流能磨   D．球磨机   E．万能粉碎机

35. 100 目筛相当于《中国药典》几号标准药筛（　　）

  A．五号筛   B．七号筛   C．六号筛   D．三号筛   E．四号筛

36.《中国药典》五号标准药筛相当于工业用筛目数是（　　）

  A．100 目   B．80 目   C．140 目   D．20 目   E．以上都不对

37. 最细粉是指（　　）

  A．全部通过八号筛,并含能通过九号筛不少于 60% 的粉末

  B．全部通过五号筛,并含能通过六号筛不少于 95% 的粉末

  C．全部通过六号筛,并含能通过七号筛不少于 95% 的粉末

  D．全部通过七号筛,并含能通过八号筛不少于 95% 的粉末

  E．全部通过八号筛,并含能通过九号筛不少于 95% 的粉末

38. 含油脂的黏性较强药粉,宜选用哪种过筛机（　　）

　　A．电磁式簸动筛粉机　　　　　B．手摇筛　　　　　　　C．旋风分离器
　　D．振动筛粉机　　　　　　　　E．悬挂式偏重筛粉机

39. 下列有关微粉特性的叙述,**不正确**的是(　　)
　　A．微粉轻质、重质之分只与真密度有关
　　B．堆密度指单位容积微粉的质量
　　C．微粉是指固体细微粒子的集合体
　　D．比表面积为单位重量微粉具有的表面积
　　E．真密度为微粉的真实密度,一般由气体置换法求得表面积

40. 微粉流速反映的是(　　)
　　A．微粉的润湿性　　　　　　　B．微粉的粒密度　　　　C．微粉的空隙度
　　D．微粉的流动性　　　　　　　E．微粉的比表面

41. 用沉降法测定的微粉粒子直径又称(　　)
　　A．外接圆径　　　B．长径　　　C．比表面积粒径　D．定方向径　　　E．有效粒径

42. 下面给出的粉末的临界相对湿度(CRH),哪一种粉末最易吸湿(　　)
　　A．45%　　　　B．48%　　　　C．53%　　　　D．0%　　　　　E．56%

43. 可将药材粉碎至粒径5 μm左右的粉碎方法是(　　)
　　A．湿法粉碎　　　B．低温粉碎　　C．蒸罐处理　　　D．混合粉碎　　E．超微粉碎

44. 贵重药、毒性药物的粉碎应采用的办法是(　　)
　　A．单独粉碎　　　B．水飞　　　　C．串料　　　　　D．加液研磨　　E．串油

45. 比表面积表示(　　)
　　A．微粒物质的真实密度　　　　　B．微粒的流动性
　　C．单位容积微粉的质量　　　　　D．单位重量微粉具有的表面积
　　E．微粒粒子本身的密度

46. 水飞法的特点是(　　)
　　A．增加药物表面积,极细粉末与液体分离
　　B．粗细粉末分离、混合
　　C．粉碎与混合同时进行,效率高
　　D．粗细粉末分离、粉末与空气分离
　　E．减小物料内聚力而使易于碎裂

47. 药物有毒需单独粉碎的是(　　)
　　A．朱砂　　　　B．杏仁　　　　C．马钱子　　　　D．冰片　　　　E．玉竹

48. 最细粉全部能通过的是(　　)
　　A．八号筛　　　　B．七号筛　　　C．六号筛　　　　D．五号筛　　　E．二号筛

49. 以粉粒外接圆的直径代表粒径的(　　)
　　A．外接圆径　　　B．短径　　　　C．有效粒径　　　D．比表面积粒径　E．定方向径

50. 将水不溶性矿物药、贝壳类药物粉碎成极细粉应采用的方法为(　　)
　　A．单独粉碎　　　B．水飞　　　　C．串料　　　　　D．加液研磨　　E．串油

51. 药物用串料法粉碎的是(　　)
　　A．朱砂　　　　B．杏仁　　　　C．马钱子　　　　D．冰片　　　　E．玉竹

52. 处方中性质、硬度相似的药材的粉碎方法是(　　)
　　A．湿法粉碎　　　B．低温粉碎　　C．蒸罐处理　　　D．混合粉碎　　E．超微粉碎

53. 加液研磨的特点是(　　)
　　A．增加药物表面积,极细粉末与液体分离
　　B．粗细粉末分离、混合
　　C．粉碎与混合同时进行,效率高

D．粗细粉末分离、粉末与空气分离

E．减小物料内聚力而使易于碎裂

54．含大量黏性成分药料的粉碎应采用的方法为（　　）

A．单独粉碎　　　B．水飞　　　　　C．串料　　　　　D．加液研磨　　　E．串油

（二）多选题

1．宜采用串料法粉碎的药物有（　　）

A．熟地　　　　　B．柏子仁　　　　C．天冬　　　　　D．乌鸡　　　　　E．杏仁

2．下列关于粉碎的陈述，正确的是（　　）

A．极性晶体药物如石膏、硼砂等易于粉碎

B．非极性晶体如樟脑、冰片等易于粉碎

C．非晶体药物如乳香、没药等应低温粉碎

D．含油性成分较多的药材应单独粉碎

E．含黏性成分较多的药材应单独粉碎

3．宜串油粉碎的药物是（　　）

A．葛根　　　　　B．酸枣仁　　　　C．柏子仁　　　　D．冰片　　　　　E．桂圆肉

4．下列关于粉碎的陈述，正确的是（　　）

A．非极性晶形药物如樟脑、冰片等不易粉碎

B．极性晶形药物如生石膏、硼砂等易粉碎

C．含油性黏性成分多的药材宜单独粉碎

D．非晶形药物如树脂、树胶等应低温粉碎

E．药材粉碎后易溶解与吸收，稳性增强

5．球磨机粉碎效果与下列哪些因素有关（　　）

A．装药量　　　B．转速　　　　　C．球磨机直径　　D．球的大小　　　E．药物性质

6．如何让药材易于粉碎（　　）

A．减小脆性　　B．增加韧性　　　C．减小韧性　　　D．降低黏性　　　E．增加脆性

7．处方中含量大，需串料粉碎的有（　　）

A．山药　　　　B．苏子　　　　　C．枸杞　　　　　D．天冬　　　　　E．熟地

8．哪些方法制得的颗粒流动性好（　　）

A．高速搅拌制粒　B．滚转法制粒　　C．挤出制粒　　　D．喷雾干燥制粒　E．流化喷雾制粒

9．人参常用的粉碎方法是（　　）

A．串料粉碎　　　B．低温粉碎　　　C．湿法粉碎　　　D．混合粉碎　　　E．单独粉碎

10．微粉的特性对制剂有哪些影响（　　）

A．对制剂有效性有影响　　　　　　　B．对片剂崩解有影响

C．对分剂量、充填的准确性有影响　　D．对可压性有影响

E．影响混合的均一性

11．下列关于过筛原则，叙述正确的有（　　）

A．选用适宜筛目　　　　　　　　　　B．药筛中药粉的量越多，过筛效率越高

C．加强振动，并且振动速度越快，过筛效率越高

D．药筛中药粉的量适中　　　　　　　E．粉末应干燥

12．常用于表示微粉流动性的术语有（　　）

A．堆密度　　　B．休止角　　　　C．流速　　　　　D．孔隙率　　　　E．比表面积

13．需经特殊处理后再粉碎的药物有（　　）

A．含有动物的皮、肉、筋骨的药料　　B．含有大量贵重细料药料

C．含有大量油脂性成分的药料　　　　D．含有大量粉性成分的药料

E．含有大量黏性成分的药料

二、填空题

1. 湿法粉碎包括加液研磨法和_____法。

2. 粉碎、离析同步完成的方法是_____。

3. 研磨混合不宜用于具吸湿性和_____成分的混合。

4. 实验室常用的混合方法有_____、_____、_____。

5. 对含有剧毒药品、贵重药品或各组分混合比例相差悬殊时采用_____的原则进行混合。

6. 固体药物被机械粉碎的过程,就是借助机械力来部分破坏物质分子间的_____,即机械能转变成_____的过程。

7. 干法粉碎的药材含水量应小于_____。

8. 球磨机除广泛用于干法粉碎外,亦可用于_____。

9. 微粉流动性的表示方法有流速、内摩擦系数和_____。

10. 常用的离析器械有旋风分离器、_____。

11. 密度相近的粉末,可采用_____混合。

12. 干法制粒最大的优点在于物料不需要经过_____的过程。

13. 药粉有"轻质"与"重质"之分,是指其_____不同。

14. 堆密度的容积是指包括微粒本身的孔隙和_____的空隙在内的总容积。

15. 真密度系指除去微粒本身的孔隙和_____的空隙占有的容积后求得的容积。

三、判断题

1. 粉碎过程若有不易粉碎部位且不含有效部位可以弃。(   )

2. 先将量少药物放入混合设备中,逐渐加入与混合物等量多药物进行混合,该混合方法为打底套色法混合。(   )

3. 药典标准筛筛号越大,孔眼越粗。(   )

4. 粉碎过程系机械能转变成表面能的过程。(   )

5. 球磨机的最佳转速是最大转速的75%。(   )

6. 《中国药典》规定:细粉指能全部通过四号筛,但混有能通过五号筛不超过60%的粉末。(   )

7. 混合粉碎可使粉碎与混合操作同时进行,粉碎产品的粒度较一致、且混合均匀。(   )

8. 粉碎度又称粉碎比,是药物在粉碎前的粒径与粉碎后的粒径之比。粉碎度越大,粉体的粒度越大。(   )

9. 一般来说,球磨机中球体的直径越大、密度越大越适合于物料的微粉碎。(   )

四、术语解释

1. 粉碎 2. 休止角 3. 水飞法 4. 打潮

五、简答题

1. 粉碎的目的是什么?

2. 粉碎的方法有哪些?

3. 何谓"自由粉碎"?意义何在?

4. 湿法粉碎的原理及应用特点是什么?液体的选择原则是什么?

5. "离析"的含义是什么?其如何分类?

6. 万能粉碎机与万能磨粉机在结构和应用上的主要区别是什么?

六、论述题

1. 试述低温粉碎的特点与方法。

2. 试述球磨机的粉碎原理、适用范围及影响其粉碎效果的因素。

3. 试述"等量递增"混合的含义、操作步骤及注意事项。

4. 试述流能磨粉碎的动力来源及该法的主要特点。

5. 试述药物微粉化可采用的方法。

【参考答案】

一、选择题

(一) 单选题

1. A 2. C 3. E 4. D 5. D 6. A 7. E 8. C 9. E 10. C 11. E 12. E 13. D 14. D 15. B
16. D 17. E 18. A 19. D 20. B 21. A 22. C 23. A 24. C 25. E 26. A 27. A 28. C
29. D 30. B 31. E 32. A 33. B 34. C 35. C 36. B 37. C 38. A 39. A 40. D 41. E
42. A 43. E 44. A 45. D 46. A 47. C 48. E 49. A 50. B 51. E 52. D 53. A 54. C

(二) 多选题

1. AC 2. AC 3. BC 4. ABC 5. ABDE 6. CDE 7. CDE 8. ABDE 9. BE 10. ABCDE
11. ADE 12. BC 13. ACE

二、填空题

1. 水飞 2. 水飞法 3. 爆炸性 4. 搅拌混合 研磨混合 过筛混合 5. 等量混合 6. 内聚力 表面能
7. 5% 8. 湿法粉碎 9. 休止角 10. 袋滤器 11. 混合筒 12. 湿和热 13. 堆密度或松密度 14. 微粒间 15. 微粒间

三、判断题

1. × 2. × 3. × 4. √ 5. × 6. × 7. × 8. × 9. ×

四、术语解释

1. 粉碎　是指借用机械力将大块固体物质碎成规定细度的操作过程。

2. 休止角　是微粉粒子黏着性的一个间接衡量指标,亦称堆角。是指物料在水平而堆积形成的堆表面与水平面之间的夹角。

3. 水飞法　指先将药物达成碎块,除去杂质,放入研钵或电动研钵中,加适量水,用研锤重力研磨的方法。

4. 打潮　指粉碎药材时加少量的水。

五、简答题

1. 粉碎的目的?

答:粉碎的目的是增加药物的表面积,促进药物的溶解与吸收,提高生物利用度;便于调剂和服用,便于干燥;加速药材中有效成分的浸出或溶出;为制备多种剂型奠定基础;有利于药物的干燥与贮存。

2. 粉碎的方法有哪些?

答:粉碎的方法有干法粉碎,湿法粉碎,低温粉碎,超微粉碎、单独粉碎、混合粉碎等。

3. 何谓"自由粉碎"? 意义何在?

答:"自由粉碎"为使机械能尽可能有效地用于粉碎过程,应将已达到细度要求的粉末随时分离移去,使粗粒有充分机会接受机械能,这种粉碎方法称为"自由粉碎"。

意义是若细粉始终保留在系统中,不但能在粗粒中间起缓冲作用,而且要消耗大量机械能,影响粉碎效率,同时也产生了大量不需要的过细粉,所以在粉碎过程中必须随时分离细粉。

4. 湿法粉碎的原理及应用特点是什么? 液体的选择原则是什么?

答:湿法粉碎的原理及其应用特点是水或其他液体以小分子深入药物颗粒的裂隙,减少其分子间的引力而利于粉碎。该法适用于难以粉碎的矿物药、非极性晶体药物、某些、有较强刺激性或毒性药物,用此法可避免粉尘飞扬。液体的选择原则是通常选用药物遇湿不膨胀,两者不起变化,不妨碍药效的液体。

5. "离析"的含义是什么? 其如何分类?

答:"离析"的含义系指粉碎后的药物粉末借空气或液体(水)流动或旋转的力,使粗粉(重)与细粉(轻)分离的操作,离析操作又分为"风析"与"水飞"。

6. 万能粉碎机与万能磨粉机在结构和应用上的主要区别是什么?

答:万能粉碎机与万能磨粉机在结构和应用上的主要区别是:(1)粉碎主要工作部件:①万能粉碎机:甩盘段机壳内侧铸成的沟槽与甩盘上的钢质"打板";②万能磨粉机:粉碎室的转子及室盖内侧相互交叉排列的钢齿。(2)作用力形式:①万能粉碎机:以撞击为主;②万能磨粉机:撞击、劈裂、撕裂与研磨的作用。(3)

适用范围：①万能粉碎机：范围广，适于含油多、黏性强的药物；②万能磨粉机：范围广，但不适于黏性强的药物。

六、论述题

1. 试述低温粉碎的特点与方法。

答：低温粉碎的特点：①适用于在常温下粉碎困难的物料，软化点低、熔点低及热可塑性物料，以及富含糖分，具一定黏性的药物；②低温使物料脆性增加，易于粉碎，可获得更细的粉末；③能保留挥发性成分。

低温粉碎的办法：①将物料先行冷却或在低温条件下迅速通过高速撞击或粉碎机粉碎；②粉碎机壳通入低温冷却水，在循环冷却下进行粉碎；③待粉碎的物料与干冰或液化氮气混合再进行粉碎；④组合运用上述冷却方法进行粉碎。

2. 试述球磨机的粉碎原理、适用范围及影响其粉碎效果的因素。

答：球磨机的粉碎原理：球磨机圆筒内装有一定数量和大小的钢质或瓷质圆球。圆筒转动，将圆球抛上然后沿筒壁滚下，产生撞击作用，同时兼有研磨作用。

适用范围：球磨机适用于粉碎各种性质的药物，如结晶性、树胶、树脂类药物，药材浸提物，刺激性、吸湿性、挥发性药物，贵重药物。球磨机可用于干法或湿法粉碎，还可用于无菌粉碎。

影响粉碎效果的因素：球磨机转速，圆球大小、重量、数量，被粉碎物料的性质等。

3. 试述"等量递增"混合的含义、操作步骤及注意事项。

答："等量递增法"混合的含义：两种组分药物比例量相差悬殊时，取量小的组分与等量的量大组分同时置于混合器中混匀，再加入混合物等量的量大组分稀释均匀，如此等倍量增加，至加完全部量大的组分为止，混匀，过筛。该法又称"配研法"。

操作步骤：①先用少量量大组分饱和研钵表面能。②加入量小的组分。③取与量小的组分等量的量大组分共同研磨混合。④再加入与混合粉等量的量大组分混匀……如此反复加入混合，直至量大组分加完，混匀。

注意事项：该法通常用量大组分饱和研钵表面能，以减弱或消除研钵的吸附作用，避免量小的组分损失。该法特别适用于毒性药物制备倍散。

4. 试述流能磨粉碎的动力来源及该法的主要特点。

答：流能磨粉碎的动力来源：高速、高压弹性流体（空气、蒸气或惰性气体）。

流能磨粉碎的特点：①粉碎过程中，由于气流在粉碎室中膨胀时的冷却效应，被粉碎物料的温度不升高，故适用：抗生素、酶、低熔点或其他对热敏感的药物的粉碎。②粉碎的同时能进行分级，可以得到 $5\ \mu m$ 以下均匀的微粉。

5. 试述药物微粉化可采用的方法。

答：药物微粉化可采用流能磨、球磨机、胶体磨、微化器等器械。也可以用控制结晶法、溶剂转换法、固体分散法等办法，制得微晶。还可以用微粒分散法，将药物制成与水不相混溶的溶液，口服后药物再沉淀析出，在胃中呈微粒分散，并再溶解。

（居瑞军）

第六章　浸提、分离、精制、浓缩与干燥

【要点解析】

第一节　概　述

一、药材成分与疗效

有效成分：起主要药效的物质，一般指化学上的单体化合物，能用分子式和结构式表示，例：一种中药往往含多种有效成分，如甘草的生物活性成分，已知的有甘草酸、甘草次酸、甘草苷、异甘草苷、苦甘草苷等，而其中仅甘草苷具有肾上腺皮质激素样作用、抗变态反应作用、抗溃疡作用、抗动脉硬化作用、抗 HIV 作用和解毒作用等。

辅助成分：本身无特殊疗效，但能增强或缓和有效成分作用的物质，或指有利于有效成分的浸出或增强制剂稳定性的物质，如麦角中的蛋白质分解成的组胺、酪胺、乙酰胆碱等，均能增强麦角生物碱的缩宫作用。

无效成分：指无生物活性，不起药效的物质。有的甚至会影响浸出效能、制剂的稳定性、外观和药效等，如某些蛋白质、鞣质、油脂、树脂、淀粉等。

组织物质：指构成药材细胞或其他不溶性物质，如纤维素、栓皮、石细胞等。

二、浸提、精制、分离的目的

中药制剂的疗效，在很大程度上取决于中药浸提、分离、精制、浓缩与干燥等方法的选择是否恰当，工艺过程是否科学合理。这些操作的目的是尽量浸提出有效成分或有效部位，最低限度地浸出无效甚至有害的物质；减小服用剂量；增加制剂的稳定性；提高疗效。

第二节　浸　提

一、浸提概念

浸提系指采用适当的溶剂和方法使药材中所含有的有效成分或有效部位浸出的操作。中药的浸提过程可以分为浸润、渗透、解吸、扩散等几个相互联系的阶段。

二、浸提的过程

（一）浸润与渗透阶段

浸提的目的是利用适当的溶剂和方法将药材中的有效成分提取出来。因此，溶剂需要在加入药材后能够润湿药材的表面，并能进一步渗透到药材的内部。

1. **浸润**　溶剂润湿药材表面的过程。影响浸润的因素有溶剂的性质、药材的性质，大多数药材与常用的浸提溶剂之间有较好的亲和性，能较快地完成浸润过程，但是如果溶剂选择不当或药材中含有特殊有碍浸出的成分则浸润会困难。解决溶剂浸润困难的方法为加入适量表面活性剂。

2. **渗透**　溶剂经过润湿后进入到药材内部的过程。影响溶剂渗透速度的因素有药材所含成分的性质、药材的性质、粒度及浸提压力等。

（二）解吸与溶解阶段

溶剂进入细胞后，可溶性成分逐渐溶解，浸出液的浓度逐渐加大，渗透压升高，溶剂继续向细胞内渗入，部分细胞壁膨胀破裂。

1. **解吸过程**　溶剂解除药材成分相互之间或细胞壁之间吸附的过程。

2. **溶解过程**　药材成分以分子、离子或胶体粒子等形式或状态分散于溶剂中的过程。

解吸和溶解是两个紧密相连的阶段,其快慢主要取决于溶剂对有效成分的亲和力大小。成分能否被溶解遵循"相似相溶"原理,加热提取或在溶剂中加入酸、碱、甘油、表面活性剂等可以增加某些成分的溶解性能,有利于解析和溶解阶段的完成。

(三) 扩散阶段

当浸出溶剂溶解大量药物成分以后,细胞内液体浓度显著增高,使细胞内外出现浓度差和渗透差,所以,细胞外侧纯溶剂或稀溶液向细胞内渗透,细胞内高浓度的液体不断地向周围低浓度方向扩散,至内外浓度相等,渗透压平衡时,扩散终止,扩散速度与药材的粒径及表面状态、浓度梯度、温度成正比,与扩散物质分子半径和液体的黏度成反比。

三、影响浸提的因素

1. **药材粒度** 在浸提过程中,药材应该粉碎成适宜粒度。药材粒度小,有利于溶剂的渗透及成分的扩散,但过细的药材粒度由于其吸附作用增强,会影响到扩散速度;药材中大量的细胞破碎,导致细胞内的大量树脂、黏液质等高分子物质溶出,大大增加杂质类成分的浸出,给浸提操作的滤过等环节带来不便。

2. **药材成分** 通常分子小的成分比分子大的成分容易浸出,与溶剂性质接近的成分容易浸出。

3. **浸提温度** 浸提温度升高可以提高浸出效果,但是应注意温度升高能使药材中不耐热成分或挥发性成分分解、变质或挥发散失,此外,高温浸提液中,通常无效杂质比较多,影响制剂质量和稳定性,所以浸提温度应适当。

4. **浸提时间** 浸提时间延长会增加药物成分的浸出,但当扩散达到平衡后,时间即不起作用,反而会使大量杂质溶出。

5. **浓度梯度** 浓度梯度是扩散作用的主要动力,浓度梯度增加,扩散速度增加,浸出工艺及设备应以创造最大浓度梯度为基础,浸提过程中不断搅拌、经常更换新鲜溶剂、强制浸出液循环流动,或采用流动溶剂渗漉法,均可增大浓度梯度,提高浸出效果。

6. **溶剂 pH** 浸提溶剂的 pH 值与浸提效果有密切的关系。在中药材浸提过程中,适当调节 pH 值有助于药材中某些弱酸、弱碱等成分的溶出。

7. **浸提压力** 提高浸提压力有助于增加润湿渗透过程,使开始发生溶剂扩散过程所需时间缩短;加压下的渗透能使部分细胞破裂,促进药物成分的扩散。

8. **其他** 新技术的应用,如超声波提取技术、超临界流体萃取技术、微波提取技术等。

四、常用浸提溶剂及辅助剂

(一) 溶剂

1. **水** 优点:经济易得,极性大,溶解范围广。缺点:浸出范围广,选择性差,容易浸出大量无效成分,给后续操作带来困难。

2. **乙醇** 乙醇为半极性溶剂,溶解性能介于极性与非极性之间,可以溶解水溶性的某些成分,又能溶解非极性溶剂所能溶解的一些成分。乙醇能够与水以任意比例混合,可以通过调节乙醇的浓度,选择性的提取药材有效成分或有效部位。

浓度	提取范围	浓度	提取范围
90%以上	树脂、有机酸、挥发油、叶绿素等	大于40%	能延缓脂类、苷类等成分的水解,增加稳定性
50%~70%	生物碱、苷类等	20%以上	有防腐效果
50%以下	苦味质、蒽醌苷类化合物等		

(二) 浸提辅助剂

1. **酸** 浸提溶剂中加酸的目的:①能促进生物碱类成分的浸出;②增加部分生物碱类成分的稳定性;③促使有机酸游离,便于采取有机溶剂浸提;④除去酸不溶性杂质。在应用过程中应注意控制使用量。

2. **碱** 浸提溶剂中加碱的目的是能够增加偏酸性类有效成分的溶解度和稳定性。一般应用氨水,因为它是挥发性弱碱,便于控制用量。

3. 表面活性剂 浸提溶剂中加入适量的表面活性剂的目的是能降低药材与溶剂间的界面张力,使润湿角变小,提高浸出效能。但浸提液中杂质往往也比较多。

五、常用浸提方法与设备

(一) 煎煮法

1. 含义 煎煮法指用水作为溶剂,通过加热煮沸浸提药材成分的方法,又称煮提法或煎浸法。适用于有效成分能溶于水,且对湿和热较稳定的药材的提取。

2. 特点 浸提成分广,浸出的杂质多;可以分为常压煎煮和加压煎煮。常压煎煮适用于一般药材的煎煮;加压煎煮适用于药材成分在高温下不易被破坏,或在常压下不易煎透的药材;常用提取设备有敞口倾斜式夹层锅、多能提取罐、球型煎煮罐(多用于阿胶的煎煮)。

(二) 浸渍法

1. 含义 指用适当的溶剂,在一定的温度下,将药材浸泡一定的时间,以浸提药材成分的一种方法。

2. 分类 冷浸渍法;热浸渍法;重浸渍法。

3. 特点 浸渍法适用于黏性药材、无组织结构、新鲜、易膨胀药材、价格低廉的芳香性药材;不适用于贵重药材、毒性药材及高浓度的制剂;静态浸出,溶剂利用率低,有效成分浸出不完全;耗时长,不宜以水为溶剂,多为不同浓度醇或白酒;溶剂用量大、效率差,不能制得高浓度制剂;提取效率为重浸渍法>热浸渍法>冷浸渍法,常用设备为浸渍器、压榨器。

(三) 渗漉法

1. 含义 指药材粗粉置渗漉器内,溶剂连续地从渗漉器的上部加入,渗漉液不断从下部流出,从而浸出药材中有效成分的一种方法。

2. 分类 单渗漉法、重渗漉法、加压渗漉法、逆流渗漉法等。

3. 单渗漉法的操作步骤 药材粉碎→药材润湿→装筒→排除气泡→浸渍→收集渗漉液。

4. 特点 渗漉法适用于贵重药材、毒性药材、有效成分含量较低的药材的提取;高浓度制剂的制备;不适用于新鲜的及易膨胀的药材、无组织结构的药材的提取;动态浸出,浓度差高,溶剂利用率高,有效成分浸出完全;耗时长,不宜以水为溶剂,多为不同浓度醇或白酒;浸出效率为重渗漉法、加压渗漉和逆流渗漉均好于单渗漉法。

(四) 回流法

1. 含义 指用乙醇等挥发性有机溶剂浸提,浸提液被加热,挥发性溶剂馏出后又被冷凝,重复流回浸出器中浸提药材,直至有效成分回流提取完全的方法。

2. 分类 回流热浸法、回流冷浸法。

3. 特点 适用于对湿、热稳定,有效成分溶于有机溶剂的药材的提取,不适用于受热易被破坏的成分的提取;用有机溶剂提取,溶剂能循环使用,耗用量少。

(五) 水蒸气蒸馏法

1. 含义 指将含有挥发性成分药材与水共蒸馏,使挥发性成分随水蒸气一并馏出的一种浸提方法。适用于具有挥发性,可以随着水蒸气蒸馏而不被破坏、与水不发生反应、不溶或难溶于水的挥发性成分的提取。

2. 基本原理 道尔顿定律,即相互不溶也不起化学作用的液体混合物的蒸汽总压等于该温度下各组分饱和蒸汽压之和。

3. 分类 共水蒸馏法、通水蒸馏法、水上蒸馏法。

(六) 超临界流体提取法

1. 含义 指利用超临界流体的强溶解性,对药材成分进行提取和分离的一种方法。该法适用于亲脂性、分子量小的药物成分的提取;含热敏、易氧化成分的提取。

2. 特点 一般用超临界 CO_2 流体萃取,提取温度低,能很好地避免热敏性成分的破坏;有提取与蒸馏的双重作用,效率高,杂质少;流程简单,操作方便,节能、不污染环境;能防止药物成分的氧化与分解。

(七) 酶法

1. 含义 指利用酶作为生物催化剂,温和地将植物壁分解,较大幅度提高提取效率和提取物的纯度的方法。

2. 特点 专一性、可降解性、高效性;反应条件温和;能减少化学品的使用及残留等。

(八) 超声波提取法

1. 含义 指利用超声波通过增大溶剂分子的运动速度及穿透力来提取中药的有效成分的方法。

2. 特点 省时、节能、提取效率高。

(九) 微波提取法

1. 含义 指利用微波对中药与适当溶剂的混合物进行辐照处理,从而在短时间内提取中药有效成分的一种新的提取方法。

2. 特点 ①利用微波对极性分子的选择性加热从而使其选择性溶出;②提取速度快;③受溶剂亲和力的限制较小,可供选择的溶剂较多,可减少溶剂的用量;④应用于大生产,安全可靠,无污染,生产线组成简单,可节省投资。

第三节 分离与精制

一、分离

将固体-液体非均相体系用适当方法分开的过程称为分离。分离方法一般包括沉降分离法、离心分离法和滤过分离法。

1. 沉降分离法 根据本身重力在液体介质中的自然沉降,用虹吸法吸取上清液,使固/液达到分离。适用于溶液中固体微粒多而质重的粗分离,对固体物含量少,粒子细而轻的浸出液不适用。

2. 离心分离法 通过离心技术使料液的固液或两种不相混溶的液体产生不同离心力而达到分离。适用于含水量高、不溶性微粒或黏度大的滤浆;密度不同且不相混溶液体的分离。

3. 滤过分离法 通过滤材使微粒被截留,经介质孔道流出滤液达到分离。滤过机制:过筛作用和深层滤过。主要滤过方法有常压滤过、减压滤过、加压滤过、薄膜滤过、超滤等。

4. 影响滤过速度的因素

(1) 滤渣层两侧的压力差:压力差越大,则滤速越快,故常用加压或减压滤过。

(2) 滤器的面积:在滤过初期,滤过速度与滤器面积呈正比。

(3) 滤材和滤饼毛细管半径:滤饼半径大,滤过速度快。

(4) 毛细管长度:滤饼毛细管长度越长,滤速越慢。

(5) 料液的黏度:黏稠性越大,滤速越慢。

二、常用精制方法及适用范围

方法	要 点
水提醇沉法	利用中药材中有效成分大部分既溶于水又溶于醇的原理,通过水和不同浓度乙醇交替处理而进行精制的方法 ①50%～60%乙醇可除去淀粉、黏液质等杂质;②70%以上乙醇可除去蛋白质;③80%以上乙醇可除去多糖 操作要点:药液的浓缩、加醇的方式、加醇量的计算、冷藏与处理
醇提水沉法	原理与操作与水提醇沉法类似,适用于醇溶性成分和在醇、水中都有较好溶解的成分,能避免大量高分子类杂质成分的浸出
酸碱法	针对药物成分与酸碱有关的性质,通过酸碱的加入来调节 pH 值使药物成分溶解或析出,从而达到分离目的的方法,常用于中药中生物碱的提取分离
大孔树脂吸附法	利用大孔树脂的多孔性和大的比表面积,从中药提取液中选择性的吸附有效成分

方法	要　　点
盐析法	在含蛋白质等高分子溶液中加入大量电解质,降低高分子物质溶解度使其沉淀析出而与其他成分分离。 影响盐析因素: ① 粒子强度:粒子强度增大,使蛋白质的溶解度减小 ② 氢离子浓度:溶液的 pH 值距蛋白的等电点的远近,决定沉淀所需的中性盐浓度。一般越近,所需中性盐的浓度越小 ③ 蛋白质浓度:蛋白质浓度越高,所需盐的饱和度越低,但与其他蛋白质的共沉作用也越强 ④ 蛋白质性质:各种蛋白质盐析沉淀所需的离子强度不同,可以通过调节电解质浓度达到分离各种蛋白质的目的 ⑤ 温度:一般可在室温下操作,处理某些对温度敏感的蛋白质和酶时,最好在 4℃ 左右进行
澄清剂法	利用澄清剂具有可降解某些高分子杂质,降低药液黏度,或能吸附、包合固体微粒等特性来加速药液中悬浮粒子的沉降,经滤过去除沉淀物的方法,具有操作简单,能耗低的特点 常用的有壳聚糖、101 果汁澄清剂、ZTC1 + 1 天然澄清剂
透析法	利用小分子物质在溶液中可通过半透膜,大分子物质不能通过,而达到分离,中药提取液中的多糖、蛋白质、鞣质、树脂等高分子物质,不能通过半透膜,操作要点: ① 药液经过预处理;一定温度下透析 ② 保持透析膜外一定的液面 ③ 经常更换透析袋外蒸馏水,以保持膜内外较大浓度差。判断透析是否完全,可用定性反应检查膜内药液有效成分或指标成分

第四节　浓　　缩

一、影响浓缩效率的因素

浓缩:采用加热的方法将药物溶液中的部分溶媒蒸发并去除,用以达到提高药物溶液浓度的方法。浓缩是缩小中药提取液体积的重要操作单元。

浓缩的应用手段:蒸发是浓缩药液的重要手段,此外,浓缩还可以采用反渗透法、超滤法等方式。

影响蒸发效率的因素:传热温度差(Δtm)和传热系数(K)。

传热温度差(Δtm)提高方法:①提高加热蒸汽的压力;②降低冷凝器中二次蒸汽的压力。

传热系数(K)提高方法:①加强搅拌,定期除垢以减少垢层热阻(Rs);②提高隔层流动以增加溶液沸腾传热膜系数(a_i)。

二、浓缩方法与设备

(一) 常压蒸发

1. 含义　指料液在一个大气压下进行蒸发的方法,又称常压浓缩。

2. 特点　①浓缩速度慢,时间长,药物成分容易破坏;②适用于非热敏性而且溶剂又无燃烧性、无毒性和经济价值的药液浓缩,而对于含热敏性成分的药物溶液则不适用;③常压浓缩时应注意搅拌以避免药液表面结膜,影响蒸发,并应随时排走所产生的大量水蒸气。因此在其操作室内经常配备电扇和排风扇。

(二) 减压蒸发

1. 含义　指在密闭蒸发器内抽真空降低液面蒸汽压,使药液沸腾点降低而进行蒸发的操作,又称减压浓缩。

2. 特点　①由于压力的降低,降低了药物溶液的沸点,能使药物溶液在较低的温度下沸腾,进而可以减少或避免热敏性药物成分的破坏;增大传热温度差,使蒸发效率得以提高;对热源的要求降低,可以将低压蒸汽或废气作加热源;②通过减压可以排除蒸发时所产生的溶剂蒸汽,降低冷凝器中二次蒸汽的压力;③可以回收乙醇等有机溶剂;④药物溶液沸点降低,会引起黏度增加,气化潜能热增大,蒸发浓缩所需的能量增大;⑤常用的设备有减压蒸馏、真空浓缩。

(三)薄膜蒸发

1. **含义** 指使料液在蒸发时形成薄膜,增加气化表面积进行蒸发的方法,又称薄膜浓缩。

2. **特点** ①能防止或减少热敏性物质的分解,效率较高,溶媒可回收;②比减压蒸发更具优越性。浸出液浓缩速度快,受热时间短,成分不易被破坏;能连续操作,可在常压或减压下进行;能将溶剂回收重复使用

3. **常用设备** 升膜式蒸发器;降膜式蒸发器;刮板式薄膜蒸发器;离心式薄膜蒸发器。

(四)多效蒸发

1. **含义** 将两个或多个减压蒸发器并联形成的浓缩设备。

2. **特点** 节能型蒸发器。将前效所产生的二次蒸汽引入后一效作为加热蒸汽,最后一效引出的二次蒸汽入冷凝管,一般在真空状态下操作。

3. **分类**

根据加料方式:①顺流式:料液与加热蒸汽的走向一致,适用于随温度的降低黏度升高不大,随浓度增大热敏性提高、温度高溶解度变小的料液;②逆流式:适用于与顺流式相反的情况;③平流式:适用于从各较容易析出结晶的料液;④错流式:具有顺流和逆流的特点。

根据热循环的方式:①内热循环式:泡沫多、容易跑料而损失;②外热循环式:液体内部不蒸发、不产生泡沫,不会引起跑料,但不能制得相对密度为1.4的中药浸膏。

第五节 干 燥

一、干燥的含义

干燥系指利用热能除去湿物料中的水分或其他溶剂,从而获得干燥物品的工艺过程。

二、干燥的基本理论

(一)干燥原理

在对流干燥过程中,湿物料与热空气接触时,热空气将热能传至物料表面,再由表面传至物料内部,这是一个传热过程;与此同时,湿物料得到热量后,其表面水分首先气化,这是一个传质过程。因此物料的干燥是传热和传质同时进行的过程,两者有着相互的联系。

当热空气不断把热量传递给湿物料时,湿物料的水分不断地被气化,并扩散至热空气的主体中由热空气带走,而物料内部的湿分又源源不断地以液态或气态扩散到物料表面,这样湿物料中的湿分不断减少而干燥。因此,干燥过程是水分从物料内部到物料表面再到气化主体的扩散过程。

(二)物料中所含水分的性质

1. **结晶水** 化学结合水,一般用风化方法去除。

2. **结合水** 存在于细小毛细管中的水分和渗透到物料细胞中的水分,难以去除。

3. **非结合水** 存在于表面的润湿水分;粗大毛细管中水分和物料孔隙中水分,易于去除。

4. **平衡水** 物料中的水分与空气处于动态平衡状态,此时物料中所含的水分称为该空气状态下物料的平衡水分,不能去除。

5. **自由水** 干燥过程中可以去除的水分,包括全部非结合水和部分结合水。

(三)湿空气的性质

能用于干燥的湿空气必须是不饱和空气,从而继续容纳水分。在干燥过程中,采用热空气作为干燥介质的目的不仅是为了提供水分所需的热量,而且是为了降低空气的相对湿度以提高空气的吸湿能力。为了达到有效的干燥目的必须选用适宜性质的空气和干燥方法。

(四) 干燥速率与干燥速率曲线

1. 等速阶段 在干燥的初期，由于水分从物料内部扩散速率大于表面气化速率，物料表面停留有一层非结合水。此时水分的蒸汽压恒定，表面气化的推动力不变，因而干燥速率主要取决于表面气化速率，所以出现等速阶段。此阶段又称为表面气化控制阶段。在等速阶段，凡能影响表面气化速率的因素均可影响等速阶段的干燥。如干燥介质的温度、湿度、流动情况等。

2. 降速阶段 当干燥进行到一定程度后，由于物料内部的水分的扩散速率小于表面气化速率，物料表面没有足够的水分满足表面气化的需要，所以干燥速率逐渐降低了，出现降速阶段。此阶段又称为内部迁移控制阶段。在降速阶段，干燥速率主要与内部扩散有关，因此，物料的厚度、干燥的温度等均可影响降速阶段的干燥。

二、影响干燥的因素

1. 被干燥物料的性质 湿物料的形状、大小、料层的厚度、水分的结合形式等均会影响干燥速率。一般来说，物料呈结晶状、颗粒状、堆积薄者、较粉末状、膏状、堆积厚者干燥速率快。

2. 干燥介质的温度、湿度与流速 在适当范围内，提高空气的温度，可使物料表面的温度亦相应提高，加快蒸发速度，有利于干燥。空气的相对湿度越低，干燥速率越大，降低有限空间的相对湿度亦可提高干燥效率。空气的流速越大，干燥速率越快，但空气的流速对降速干燥阶段几乎无影响。

3. 干燥速度与干燥方法 在干燥过程中，首先是物料表面液体的蒸发，然后是内部液体逐渐扩散到表面继续蒸发，直至干燥完全。当干燥速度过快时，物料表面的蒸发速度大大超过内部液体扩散到物料表面的速度，致使物料表面粉粒黏着或熔化结壳，阻碍内部水分的扩散和蒸发，出现假干现象。干燥方式与干燥速率也有较大关系。若采用静态干燥法，则温度只能逐渐升高，以使物料内部液体慢慢向表面扩散，源源不断的蒸发。否则，物料易出现结壳，形成假干现象。动态干燥法颗粒处于跳动、悬浮状态，可大大增加其暴露面积，有利于提高干燥效率。

4. 压力 压力与蒸发量成反比，因而减压是改善蒸发、加快干燥的有效措施。真空干燥能降低干燥温度，加快蒸发速度，提高干燥效率，且产品疏松易碎，质量稳定。

三、干燥方法与设备

1. 烘干法 在常压下进行干燥的方法。其特点为干燥时间长，易因过热引起有效成分的破坏，干燥后较难粉碎，属于静态干燥。

2. 减压干燥 又称真空干燥，在负压下条件下进行干燥的方法。其特点是：①温度较低，干燥速度快；②减少了物料与空气接触的机会，避免了物料被污染或氧化；③产品疏松容易粉碎；④挥发性的液体能够回收利用；⑤生产能力低，不能连续操作；⑥操作过程中物料容易起泡溢出，污染设备和损失物料。

3. 沸腾干燥 又称流床干燥，利用热空气使湿颗粒悬浮，呈流态化，似"沸腾状"，热空气在湿颗粒间通过，在动态下进行热交换，带走水气而达到干燥的目的的方法。其特点：①热利用率较高，干燥速度快，产品质量好；②干燥过程不需要翻料，能自动出料消耗热能大，清扫麻烦。

4. 喷雾干燥 喷雾干燥法是流态化技术用于浸出液干燥的一种较好方法。从药液直接得到干燥粉末的操作。直接将浸出液喷雾于干燥器内与通入干燥器内的热空气接触，水分迅速气化，从而获得干粉或颗粒的方法。其特点：①瞬间干燥技术；②产品质地松脆、质量好，可以保持原有的色泽气味等，溶解性能好；③是目前浸膏液固化的最常用方法；④主要取决于所喷雾的雾滴直径。

5. 冷冻干燥 将被干燥液体物料冷冻成固体，在低温减压条件下利用冰的升华性能，使物料低温脱水而达到干燥目的的一种方法。其特点：①能使药品避免高温分解变质；②干燥制品多孔疏松，易于溶解；③含水量低，一般为1%～3%，有利于药品长期贮藏。

6. 红外线干燥法 利用红外线辐射器产生的电磁波被含水物料吸收后直接转变为热能，使物料中水分气化而干燥的方法，属于辐射加热干燥。其特点为远红外线干燥优于近红外线干燥，干燥速率快，物料受热均匀，产品质量好。

7. 微波干燥法 微波干燥法系指把物料置于高频交变电场内，从物料内部均匀加热，迅速干燥的一种方法。其特点为微波可穿透介质较深，物质的内部和表面可同时均匀加热，热效率高，干燥时间短，不影响产品的色香味及组织结构且兼有杀虫和灭菌作用。

8. 其他方法

(1) 鼓式干燥法：适于浓缩药液及黏稠液体干燥,可连续生产,对热敏性液体可在减压下使用,干燥物料呈薄片状,易于粉碎。常用于中药浸膏的干燥和膜剂的制备。

(2) 吸湿干燥法：数量小、含水量低的药品适用。

(3) 带式干燥法：某些易结块和变硬的物料,药材饮片大量加工生产,茶剂的干燥灭菌等采用。此法干燥均匀,操作简单。

【同步练习】

一、选择题

（一）单选题

1. 正确浸出过程是（　　）

　　A．浸润、渗透、扩散、置换、乳化　　　　　　B．浸润、渗透、解吸、溶解、过滤

　　C．浸润、渗透、解吸、溶解、扩散　　　　　　D．浸润、溶解、过滤、浓缩、干燥

　　E．浸润、溶解、解吸、置换、过滤

2. 浸提的第一个阶段是（　　）

　　A．浸润　　　　　　B．解吸　　　　　　C．溶解　　　　　　D．扩散　　　　　　E．置换

3. 在浸提操作中哪一项是**错误**的（　　）

　　A．植物药粉碎得越细越好　　　　　　B．适当控制温度,不宜过高

　　C．根据需要调整溶媒的 pH 值　　　　　　D．植物药提取前要适当浸泡

　　E．保持较大的浓度梯度

4. 药材浸提时（　　）

　　A．浸提温度越高越好　　　　　　B．浸提时间越长越好　　　　　　C．药材粉碎越细越好

　　D．细胞内外浓度差越大越好　　　　　　E．浸提压力越大越好

5. 下列哪一种措施**不能**促进扩散（　　）

　　A．不断搅拌　　　　B．更换新鲜溶剂　　C．高压提取　　　D．动态提取　　　E．适当调节温度

6. 影响药材中有效成分浸出的最主要因素是（　　）

　　A．浓度差　　　　B．压力　　　　C．药材粒度　　　D．提取时间　　　E．溶剂 pH 值

7. 水作为溶媒下列哪一项叙述是**错误**的（　　）

　　A．经济易得　　　B．溶解范围广　　　C．易于霉变　　　D．杂质提取少　　　E．选择性差

8. 乙醇作为浸出溶媒所**不具备**的特点是（　　）

　　A．极性可调　　　　　　B．溶解范围广

　　C．不能避免药物的水解　　　　　　D．具有防腐作用,药液不易腐败

　　E．延缓药物的水解

9. 以下除哪项外均可作为浸出辅助剂（　　）

　　A．NH_4OH　　　　B．$Ca(OH)_2$　　　C．$NaOH$　　　D．$NaCO_3$　　　E．醋酸

10. 煎煮法作为最广泛应用的基本浸提方法的原因是（　　）

　　A．水经济易得　　　　　　B．水溶解谱较广　　　　　　C．可杀死微生物

　　D．符合中医传统用药习惯　　　　　　E．水提物含杂质少

11. 渗漉时的注意事项中,下面哪条是**错误**的（　　）

　　A．药材应粉碎成极细粉　　　　　　B．药粉先以溶媒润湿

　　C．装筒时药粉应均匀压紧　　　　　　D．控制渗漉速度　　　　　　E．排除气泡

12. 超临界流体萃取常用的萃取剂为（　　）

　　A．氮气　　　　B．二氧化碳　　　C．氧气　　　D．水蒸气　　　E．二氧化氮

13. 浸出方法中的单渗漉法一般包括 6 个步骤,正确者为（　　）

A．药材粉碎→润湿→装筒→排气→浸渍→渗漉

B．药材粉碎→装筒→润湿→排气→浸渍→渗漉

C．药材粉碎→装筒→润湿→浸渍→排气→渗漉

D．药材粉碎→润湿→排气→装筒→浸渍→渗漉

E．药材粉碎→润湿→浸渍→装筒→排气→渗漉

14. 能用于分子分离的方法是（　　）

A．垂熔玻璃漏斗滤过法　　　B．离心分离法　　　C．微孔滤膜滤过法

D．超滤膜滤过法　　　E．砂滤棒滤过法

15. 可以去除注射用水中热原的滤过方法是（　　）

A．砂滤棒滤过法　　　B．垂熔漏斗滤过法　　　C．微孔滤膜滤过法

D．超滤膜滤过法　　　E．离心分离法

16. 用水醇法提取，**不能**较多除去的是（　　）

A．蛋白质　　　B．鞣质　　　C．多糖　　　D．淀粉　　　E．氨基酸

17. 以下关于减压浓缩的观点的论述，**错误**的是（　　）

A．能防止或减少热敏性物质的分解　　　B．不利于乙醇提取液的回收浓缩

C．不断排除溶剂蒸汽，有利于蒸发顺利进行

D．可利用低压蒸汽作加热源　　　E．加快蒸发速度

18. 以下**不属于**减压浓缩装置的是（　　）

A．减压蒸馏器　　　B．真空浓缩罐　　　C．夹层锅

D．刮板式薄膜蒸发器　　　E．冷凝管

19. 不符合薄膜蒸发特点的是（　　）

A．速度快　　　B．受热时间短　　　C．可连续性操作

D．不可在减压下进行　　　E．成分不易被破坏

20. 三效蒸发器**不能**采用的加料方法是（　　）

A．顺流加料法　　　B．逆流加料法　　　C．萦流加料法　　　D．平流加料法　　　E．顺流和平流加料法

21. 可使物料瞬间干燥的是（　　）

A．冷冻干燥　　　B．沸腾干燥　　　C．喷雾干燥　　　D．减压干燥　　　E．微波干燥

22. 颗粒剂最适宜的干燥方法是（　　）

A．常压干燥　　　B．减压干燥　　　C．沸腾干燥　　　D．冷冻干燥　　　E．微波干燥

23. 冷冻干燥又可称为（　　）

A．低温干燥　　　B．真空干燥　　　C．固态干燥　　　D．升华干燥　　　E．流床干燥

24. 又称为流化床干燥技术的是（　　）

A．真空干燥　　　B．冷冻干燥　　　C．沸腾干燥　　　D．微波干燥　　　E．红外干燥

25. 物料在高真空和低温条件下的干燥是（　　）

A．微波干燥　　　B．沸腾干燥　　　C．喷雾干燥　　　D．红外干燥　　　E．冷冻干燥

26. 有升华干燥之称的是（　　）

A．微波干燥　　　B．沸腾干燥　　　C．喷雾干燥　　　D．红外干燥　　　E．冷冻干燥

27. 适于热敏性物料干燥的方法**不包括**（　　）

A．鼓式干燥　　　B．减压干燥　　　C．喷雾干燥　　　D．冷冻干燥　　　E．红外干燥

28. 喷雾干燥与沸腾干燥的区别在于（　　）

A．干燥速度快　　　B．产品质量好　　　C．适合于大规模生产

D．物料在一定速度的热气流中进行热交换

E．适用于一定浓度的液态物料干燥

29. 错误论述冷冻干燥方法的是（　　）

A．物料在高真空和低温条件下干燥　　　B．又称升华干燥　　　C．又称流化干燥

D．适用于热敏性物品　　　　　E．常用于注射用粉针剂的制备

30. 存在于物料表面的润湿及物料空隙中和粗大毛细管中的水分是（　　）

　　A．结合水　　　B．非结合水　　　C．平衡水　　　D．非平衡水　　　E．自由水

31. 利用重力、离心力使药液形成薄膜或使药液剧烈沸腾产生大量泡沫而进行蒸发的浓缩方法为（　　）

　　A．减压蒸发　　　B．加压蒸发　　　C．薄膜蒸发　　　D．常压蒸发　　　E．多效蒸发

32. 利用雾化器将一定浓度的液态物料喷射成雾状，在一定流速的热气流中进行交换，物料被迅速干燥的方法是（　　）

　　A．真空干燥　　　B．冷冻干燥　　　C．喷雾干燥　　　D．鼓式干燥　　　E．沸腾干燥

33. 常用于血清、抗生素等生物制品的干燥及制备注射用无菌粉末的是（　　）

　　A．真空干燥　　　B．冷冻干燥　　　C．喷雾干燥　　　D．鼓式干燥　　　E．红外干燥

34. 干燥品成薄片状，可连续生产，适用于中药浸膏的干燥和膜剂的制备（　　）

　　A．真空干燥　　　B．冷冻干燥　　　C．喷雾干燥　　　D．鼓式干燥　　　E．沸腾干燥

35. 根据药液的加入方式不同，蒸发设备有刮板式，离心式等（　　）

　　A．减压浓缩　　　B．常压浓缩　　　C．薄膜浓缩　　　D．加压浓缩　　　E．多效浓缩

36. 论述渗漉法，**错误**的是（　　）

　　A．属于动态浸出　　　　　　　B．有效成分浸出完全

　　C．适用于新鲜和易膨胀的药材　　D．适用于有效成分含量较低的药材

　　E．适用于贵重药材、毒性药材

37. 回流提取法的特点为（　　）

　　A．采用超临界流体　　　　　　B．根据道尔顿定律　　　　　　C．溶剂循环使用

　　D．适用于含热敏性成分药材的提取　E．提取液受热时间短

38. 一般需要将馏出液进行重蒸馏或加盐重蒸馏的提取方法为（　　）

　　A．回流法　　　B．水蒸气蒸馏法　　　C．渗漉法　　　D．煎煮法　　　E．浸渍法

39. 远红外干燥设备中能辐射出远红外线部分的是（　　）

　　A．基体　　　B．发热体　　　C．涂层　　　D．电源　　　E．机壳

40. 渗漉法和浸渍法常用的溶媒为（　　）

　　A．水　　　B．不同酸度水　　　C．不同碱度水　　　D．不同浓度乙醇　　　E．氯仿或丙酮

41. 提取药材中的香豆素、内酯等成分，采用的乙醇浓度一般为（　　）

　　A．90%　　　B．70%～90%　　　C．50%～70%　　　D．40%～50%　　　E．20%～30%

42. 药材浸提过程中渗透及扩散的推动力为（　　）

　　A．被动扩散　　　B．浓度差　　　C．主动转运　　　D．胞饮　　　E．温度差

43. 在纳米数量级选择性滤过的技术为（　　）

　　A．超滤　　　B．微孔滤膜滤过　　　C．大孔树脂吸附　　　D．板框压滤机　　　E．砂滤棒

44. 属于加压滤过法的是（　　）

　　A．布氏漏斗　　　B．砂滤棒　　　C．板框压滤机　　　D．蝶式离心机　　　E．搪瓷漏斗

45. 主要用于蛋白质分离纯化的方法是（　　）

　　A．盐析法　　　B．醇提水沉法　　　C．回流法　　　D．渗漉法　　　E．水提醇沉法

46. 可以用于芳香水中挥发油的分离方法是（　　）

　　A．水提醇沉法　　　B．离心分离法　　　C．醇提水沉法　　　D．盐析法　　　E．吸附澄清法

47. 可以使固液及两种不相混溶的液体分离的方法是（　　）

　　A．水提醇沉法　　　B．离心分离法　　　C．醇提水沉法　　　D．盐析法　　　E．吸附澄清法

48. 常采用虹吸法吸取上清液，适用于固体含量高的料液的粗分离是（　　）

　　A．沉降分离　　　B．离心分离　　　C．常压滤过　　　D．减压滤过　　　E．加压滤过

49. 分离效率高，适用于含粒径很小的不溶性微粒或黏度大的料液，或两种密度不同而且不相混溶的液体混合物的分离是（　　）

A．沉降分离　　　B．离心分离　　　C．常压滤过　　　D．减压滤过　　　E．加压滤过

50. 将含有挥发性成分的药材与水或水蒸气共同加热,使挥发性成分随水蒸气一并馏出,并经冷凝分取挥发性成分的一种浸提方法是(　　)
　　A．浸渍法　　B．回流法　　C．水蒸气蒸馏法　D．煎煮法　　E．渗漉法

51. 采用易挥发的有机溶剂提取药材成分,其中挥发性溶剂馏出后又被冷凝,流回浸出器中浸提药材,这样循环直至有效成分提取完全的方法是(　　)
　　A．浸渍法　　B．回流法　　C．水蒸气蒸馏法　D．煎煮法　　E．渗漉法

52. 适用于提取贵重药材、毒性药材、有效成分含量较低的药材;但不适用于新鲜的及容易膨胀的药材、无组织结构的药材是(　　)
　　A．浸渍法　　B．回流法　　C．水蒸气蒸馏法　D．煎煮法　　E．渗漉法

53. 可以同时得到药材中挥发性成分和水煎液的提取方法是(　　)
　　A．浸渍法　　B．回流法　　C．水蒸气蒸馏法　D．煎煮法　　E．渗漉法

54. 常用于新鲜动物药材的脱脂或脱水的是(　　)
　　A．水　　　　B．乙醇　　　C．丙酮　　　D．酸　　　E．碱

55. 提取过程中常用于增加偏酸性有效成分的溶解度和稳定性的是(　　)
　　A．水　　　　B．乙醇　　　C．丙酮　　　D．酸　　　E．碱

56. 浸提的基本原理是(　　)
　　A．溶剂的浸润与渗透,成分的溶解浸出
　　B．溶剂的浸润,成分的解吸与溶解
　　C．溶剂的浸润与渗透,成分的解吸与溶解,溶质的扩散与置换
　　D．溶剂的浸润,成分的溶解与滤过,浓缩液扩散
　　E．溶剂的浸润,浸出成分的扩散与置换

57. 药材浸提过程中推动渗透与扩散的动力是(　　)
　　A．温度　　　B．溶媒用量　　C．时间　　　D．浸提压力　　E．浓度差

58. 与溶剂润湿药材表面无关的因素是(　　)
　　A．浓度差　　B．药材性质　　C．浸提压力　　D．溶剂的性质　　E．接触面的大小

59. 浸提时,一般温度应控制在(　　)
　　A．浸提溶剂的沸点或接近沸点　　B．100℃　　　C．100℃以下
　　D．100℃以上　　　E．150℃

60. 浸提过程中,溶剂通过下列哪一个途径进入细胞组织(　　)
　　A．毛细管　　　　B．与蛋白质结合　　　C．与极性物质结合
　　D．药材表皮　　　E．细胞壁破裂

61. 浸提药材时(　　)
　　A．粉碎度越大越好　　B．温度越高越好　　C．时间越长越好
　　D．溶媒 pH 值越高越好　　E．浓度差越大越好

62. 下列哪一种方法不能增加浸提浓度梯度(　　)
　　A．不断搅拌　　B．更换新鲜溶剂　C．连续逆流提取　D．动态提取　　E．高压提取

63. 在扩散公式中 dc/dx 代表(　　)
　　A．浓度差　　B．扩散速率　　C．扩散系数　　D．扩散半径　　E．扩散浓度

64. 浸提过程中加入酸、碱的作用是(　　)
　　A．增加浸润与渗透作用　　B．增加有效成分的溶解作用　　C．增大细胞间隙
　　D．增加有效成分的扩散作用　　E．防腐

65. 下列关于单渗漉法的叙述,正确的是(　　)
　　A．药材先湿润后装筒　　B．浸渍后排气
　　C．慢漉流速为 1~5 ml/min　　D．快漉流速为 5~8 ml/min

E．大量生产时，每小时流出液应相当于渗漉容器被利用容积的 1/24～1/12

66. 渗漉法提取时，影响渗漉效果的因素是（　　）

A．与渗漉柱高度成正比，与柱直径成反比

B．与渗漉柱高度成反比，与柱直径成正比

C．与渗漉柱高度成反比，与柱直径成反比

D．与渗漉柱高度成正比，与柱直径成正比

E．与渗漉柱大小无关

67. 回流浸提法适用于（　　）

A．全部药材　　　　　　　B．挥发性药材　　　　　　C．对热不敏感的药材

D．动物药　　　　　　　　E．矿物药

68. 下列哪一种操作**不属于**水蒸气蒸馏浸提法（　　）

A．水中蒸馏　　B．挥发油提取　　C．水上蒸馏　　D．多效蒸发　　E．通水蒸气蒸馏

69. 稠浸膏的干燥宜选（　　）

A．烘干干燥　　B．减压干燥　　C．沸腾干燥　　D．喷雾干燥　　E．冷冻干燥

70. 关于分离因数的叙述，哪一项是正确的（　　）

A．分离因数是物料的重量与所受离心力之比值

B．分离因数是物料的所受离心力与重力乘积

C．分离因数越大，离心机分离容量越大

D．分离因数越小，离心机分离能力越强

E．分离因数越大，离心机分离能力越强

71. 下列哪一种分离方法属于沉降分离法（　　）

A．板框压滤机　　B．碟片式离心机　　C．水提醇沉法　　D．树脂分离法　　E．膜分离法

72. 以下关于水提醇沉法操作的论述哪一项是正确的（　　）

A．药液浓缩至稠膏　　　　　　B．水煎液浓缩后即可加入乙醇

C．用酒精计测定药液中的含醇量　　D．慢加醇，快搅拌

E．回收上清液，弃去沉淀

73. "架桥现象"容易在下列哪种方法中出现（　　）

A．水醇法　　B．醇水法　　C．吸附澄清法　　D．大孔树脂精制法

E．滤过法

74. 以下关于滤过速度的论述，**不正确**的是（　　）

A．滤渣层两侧的压力差越大，滤速越大

B．滤速与滤器的面积成正比

C．滤速与滤材毛细管半径成正比

D．滤速与毛细管长度成正比

E．滤速与料液黏度成反比

75. 下列关于滤过方法叙述**错误**的是（　　）

A．滤过方法的选择应综合考虑各影响因素

B．板框压滤机适用于醇沉液滤过

C．板框压滤机适用于黏度高的液体作密闭滤过

D．常压滤过法适用于小量药液滤过

E．垂熔玻璃滤器适用于注射剂滴眼液的精滤

76. 以下有关微孔滤膜滤过的特点的叙述，**不正确**的是（　　）

A．孔径均匀，孔隙率高、滤速高　　B．滤过阻力小　　　　　　C．滤过时无介质脱落

D．不易堵塞　　　　　　　　　　E．可用于热敏性药物的除菌净化

77. **不能**作为助滤剂的是（　　）

A．硅藻土　　　B．滑石粉　　　C．活性炭　　　D．药材粉末　　　E．陶瓷粉

78．下列哪一种料液可用板框压滤机滤过(　　)

A．丹参浓缩液　B．小青龙合剂　C．甘草流浸膏　D．黄精水煎煮液　E．滴眼液

79．**不宜**采用超滤膜滤过的药液是(　　)

A．中药注射剂　　B．中药合剂　　C．口服液　　　D．酊剂　　　E．酒剂

80．一般以分子量截留值为孔径规格指标的滤材是(　　)

A．微孔滤膜　　B．砂滤棒　　　C．滤纸　　　D．超滤膜　　　E．垂熔玻璃滤器

81．对离子交换树脂叙述错误的是(　　)

A．可以制备纯水　　　　　　　　B．可用于离子型活性成分的分离精制

C．含有极性与非极性基团两部分　D．只允许阴离子通过

E．不溶于水，但能吸水膨胀

82．有关大孔吸附树脂精制法的叙述**不正确**的是(　　)

A．大孔吸附树脂一般是先以乙醇洗脱杂质，再以不同浓度乙醇洗脱有效成分

B．大孔吸附树脂具有大的比表面积及多孔性

C．不同规格的大孔树脂有不同的极性

D．应结合成分性质选择大孔树脂的类型、型号、洗脱剂浓度

E．提取物上样前要滤过处理

83．下列有关药液浓缩过程的叙述,正确的是(　　)

A．必须一次性向溶液供给热能　　B．加热蒸汽温度越高越好

C．适当降低冷凝器中二次蒸汽压力,可降低溶液沸点

D．冷凝器中真空度越高越好　　　E．蒸发过程中,溶液的沸点随其浓度的增加而逐渐降低

84．以下关于减压浓缩的叙述,**不正确**的是(　　)

A．能防止或减少热敏性物质的分解　B．增大了传热温度差,蒸发效率高

C．不断排出溶剂蒸汽,有利于蒸发顺利进行

D．沸点降低,可利用低压蒸汽作加热源

E．不利于乙醇提取液的乙醇回收

85．下列关于流化干燥的叙述,**不正确**的是(　　)

A．适用于湿颗粒性物料的干燥　　B．热利用率高　　　　　C．节省劳动力

D．干燥速度快　　　　　　　　　E．热能消耗小

86．以下关于薄膜蒸发特点的叙述,**不正确**的是(　　)

A．浓缩速度快,受热时间短　　　B．不受液体静压和过热影响,成分不易被破坏

C．能连续操作,可在常压或减压下进行

D．能将溶剂回收反复使用　　　　E．能进行固液分离

87．下列**不适用**于药剂工业生产干燥方法是(　　)

A．吸附干燥　　B．减压干燥　　C．流化干燥　　D．喷雾干燥　　E．冷冻干燥

88．下列有关减压干燥叙述,正确的是(　　)

A．干燥温度高　　　　　　　　B．适用热敏性物料　　　　　C．干燥时应加强翻动

D．干燥时间长　　　　　　　　E．干燥产品较难粉碎

89．下列有关干燥介质对干燥影响的叙述,**不正确**的是(　　)

A．在适当的范围内提高干燥介质的温度,有利于干燥

B．应根据物料的性质选择适宜的干燥温度,以防止某些成分被破坏

C．干燥介质的相对湿度越大,干燥效率越低

D．干燥介质的相对湿度越大,干燥效率越高

E．干燥介质流动速度越快,干燥效率越高

90．下列**不能**提高干燥速率的方法是(　　)

A．减小湿度　　　　　　　B．加大热空气流动　　　　　C．增加物料堆积厚度
D．加大蒸发表面积　　　　E．根据物料性质选择适宜的干燥速度

（二）多选题

1．中药浸提过程中,选择的目标成分为(　　)
　　A．有效成分　　B．辅助成分　　C．无效成分　　D．组织物质　　E．总成分
2．下列关于影响浸提的因素叙述,正确的是(　　)
　　A．浓度梯度越大越好　　　　　　B．提取的次数越多越好
　　C．药材先润湿有利于溶剂的穿透浸提
　　D．浸提温度越高越好　　　　　　E．药材粉碎的越细越好
3．**不适宜**以水为提取溶剂的浸提方法有(　　)
　　A．煎煮法　　B．浸渍法　　C．渗漉法　　D．回流法　　E．水蒸气蒸馏法
4．下列有关渗漉法的正确叙述是(　　)
　　A．药粉越细,浸出越完全　　　　B．装筒前药粉用溶媒湿润
　　C．装筒时药粉应较尽量松,使溶剂容易扩散
　　D．药粉装完后,添加溶媒,并排出空气E．随意选择渗漉速度
5．滤过方法中,属于加压滤过法的是(　　)
　　A．玻璃漏斗　　B．压滤器　　C．布氏漏斗　　D．板框压滤机　　E．垂熔玻璃滤器
6．喷雾干燥的特点有(　　)
　　A．不适用于热敏性物料　　　　　B．可获得粉状制品　　　　C．可获得片状干燥品
　　D．是瞬间干燥　　　　　　　　　E．不适于大规模生产
7．适用于鼓式干燥的对象为(　　)
　　A．中药浸膏　　B．散剂　　C．颗粒剂　　D．膜剂　　E．药材
8．药物浸出萃取过程包括下列哪些阶段(　　)
　　A．粉碎　　B．溶解　　C．扩散　　D．浸润　　E．置换
9．影响浸提的因素有(　　)
　　A．药材粒度　　B．药材成分　　C．浸提温度、时间D．浸提压力　　E．加料顺序
10．在影响浸出的因素中,哪些选项**不能**无限增大,否则反而不利浸出(　　)
　　A．粉碎度　　B．浸出温度　　C．浸提时间　　D．浓度差　　E．溶媒极性
11．中药提取时常用的精制方法是(　　)
　　A．水醇法　　B．酸碱法　　C．大孔树脂法　　D．吸附澄清法　　E．醇水法
12．常用浓缩方式有(　　)
　　A．减压浓缩　　B．常压浓缩　　C．薄膜浓缩　　D．加压浓缩　　E．多效浓缩
13．薄膜浓缩的特点包括(　　)
　　A．浓缩速度快,受热时间短　　　B．可在常压下进行　　　　C．不能在减压下进行
　　D．能将溶剂回收　　　　　　　　E．不受液体静压和过热影响
14．减压蒸发的优点包括(　　)
　　A．可回收乙醇等溶剂　　　　　　B．沸点降低
　　C．能不断地排除溶剂蒸汽,有利于蒸发顺利进行
　　D．能防止或减少热敏性物质的分解　E．增大了传热温差,提高了蒸发效率
15．影响干燥速率的因素有(　　)
　　A．物料性质　　　　　　　　　　B．干燥速度　　　　　　　C．干燥介质的状态
　　D．压力　　　　　　　　　　　　E．干燥方法
16．喷雾干燥的特点有(　　)
　　A．适用于热敏性物料　　　　　　B．可获得粉状制品　　　　C．可获得颗粒状制品
　　D．瞬间干燥　　　　　　　　　　E．适于连续生产

17. 减压干燥的特点有（　　）

　　A．干燥温度低,速度快　　　　　　B．适于稠膏、热敏性物料及高温下易氧化物料的干燥

　　C．产品呈松脆海绵状,易于粉碎　　D．减少了物料与空气的接触

　　E．可以避免物料的污染或氧化

18. 下列适于热敏性物料干燥的方法有（　　）

　　A．冷冻干燥　　　B．常压干燥　　　C．减压干燥　　　D．喷雾干燥　　　E．红外干燥

19. 适用于液态物料的干燥方法有（　　）

　　A．冷冻干燥　　　B．微波干燥　　　C．减压干燥　　　D．喷雾干燥　　　E．红外干燥

20. 下列关于影响浓缩效率的陈述,正确的是（　　）

　　A．生产中浓缩是在沸腾状态下进行蒸发

　　B．沸腾蒸发效率以蒸发器生产强度表示

　　C．提高加热蒸汽压力可提高传热温度差

　　D．减压蒸发可以降低传热温度差

　　E．料液预热后进入薄膜蒸发器可加速蒸发

21. 下列关于减压蒸馏操作程序的陈述,**错误**的是（　　）

　　A．先抽真空,再吸入药液　　　　　B．夹层通蒸汽,放冷凝水,关闭

　　C．使药液保持适度沸腾　　　　　　D．蒸馏完毕,开放气阀

　　E．停抽真空,放出浓缩液

22. 浓缩药液的方法有（　　）

　　A．常压浓缩　　　B．减压浓缩　　　C．薄膜浓缩　　　D．反渗透浓缩　　　E．超滤浓缩

23. 下列关于喷雾干燥的陈述,正确的是（　　）

　　A．适于液态物料的干燥　　　　　　B．瞬间干燥,适于热敏性物质

　　C．制品是松脆颗粒或粉末　　　　　D．制品溶解性好,保持色香味

　　E．制品粗细度和含水量可调控

二、填空题

1. 植物药的浸提包括_____,解吸与溶解,扩散与置换等三个阶段。

2. Fick's 定律的表达式为_____。

3. 水蒸气蒸馏法的基本原理是根据_____定律。

4. 干燥速率曲线一般分等速和_____两个阶段。

5. 增加药材浸出液的蒸发量,提高浓缩速度可采用减压浓缩和_____。

6. 随着蒸发时间的延长,料液浓度增加,其沸点逐渐升高,会使 Δt_m_____。

7. 物料干燥速率取决于物料内部水分的扩散速率和_____速率。

8. 同一种物料,在不同的环境条件下,平衡水分_____。

9. 干燥初期,水分从物料内部向外扩散的速率大于表面汽化速率,出现_____的干燥。

10. 冷冻干燥的原理是将药液先冷冻成固体,然后适当调节温度和压力使其_____。

11. 中药材的浸提过程,包括润湿与渗透、_____及成分扩散等几个相互联系的阶段。

12. 可用作超临界流体的气体很多,但只有_____最常用。

13. 透析法是利用_____使小分子物质与大分子物质分离的方法。

14. 在含有某些高分子物质的溶液中加入大量的无机盐,使其溶解度降低沉淀析出,而与其他成分分离的一种方法称为_____。

15. 可用于分子分离的滤过方法是_____。

16. 在溶液中加入适量酸或碱,调节 pH 值至一定范围,使单体成分溶解或析出,以达到分离目的的办法称_____。

17. 应用水提醇沉法精制中药提取液时,当药液中含醇量达到 50%～60%时,主要可除去_____杂质。

18. 某种不耐热的药液需要干燥,比较适宜的干燥方法有_____、_____、_____。

19. 增加药材浸出液的蒸发量,提高浓缩速度可采用_____、增加_____的温度与流速、_____。
20. 在干燥方法中利用热气流达到干燥目的的是_____、_____、_____。
21. 蒸发锅多用铜、不锈钢、搪瓷和搪玻璃制成。铜质镀锡的蒸发锅可用于蒸发浸提液,但不适用于_____较强的药液。
22. 多数含生物碱、苷及维生素等有效成分的浸提液浓缩均应以_____为宜。
23. 一般减压蒸发温度要求在_____。
24. 干燥时若采用静态干燥法则温度宜_____,而流化操作则需较_____温度方可达到干燥目的。
25. 红外线干燥是利用红外线照射物料,由于_____的能量较小,被物料吸收后,不能引起分子与原子的电离,只能增加分子热运动的动能,使物料中的分子_____,温度_____,将水等液体分子从物料中驱出而达到干燥的目的。
26. 主要用于湿粒性物料如片剂及颗粒剂的湿颗粒干燥和水丸的干燥是_____。
27. 蒸馏回收的溶剂一般只用于制备同一品种制剂的溶剂,主要因为_____。
28. 药材成分可分为有效成分、_____、无效成分和组织成分。
29. 三种薄膜蒸发器中_____薄膜蒸发器目前应用范围最广。
30. 在浸提过程中常加入酸、碱的作用是为了增加有效成分的_____。
31. 丙酮既可作为_____又可作为脱水剂。
32. 渗漉法提取时,渗漉效果与渗漉柱高度成_____,与柱直径成_____。
33. 水蒸气蒸馏法可分为共水蒸馏法、通水蒸气蒸馏法及_____。
34. 有效成分受热易被破坏的贵重药材、毒性药材宜采取的提取方法为_____。
35. 乙醇含量在50%～70%时,适于浸提_____。
36. 在所有浸提方法中,_____法在提取过程中可保持最大的浓度梯度。

三、判断题

1. 蒸馏法与超临界流体提取法均可用于中药挥发油的提取。( )
2. 对于新鲜药材、无组织结构的药材,常选用渗漉法提取。( )
3. 浸提时药材成分的浸出速度与其分子大小有关而与其溶解性无关。( )
4. 为减少乙醇用量,水提液在醇沉前应尽可能地浓缩。( )
5. 渗漉操作中,于药材中加入溶剂时,应先将下端药液出口打开。( )
6. 为了提高药液的滤过速度,可以增大滤过面积,也可以降低滤液的温度。( )
7. 浸提的基本原理是溶剂的浸润与渗透,成分的解吸与溶解,溶质的扩散与置换。( )
8. 连续逆流提取能增加浸提浓度梯度。( )
9. 滤过时滤渣层两侧的压力差越大,滤速越快。( )
10. 中药注射剂不宜采用超滤膜过滤。( )
11. 一般来说,液体表面压力越大,蒸发速度越快。( )
12. 喷雾干燥是流化技术用于湿粒性物料干燥的良好方法。( )
13. 多效蒸发热效率和冷凝水消耗量都很高。( )
14. 过度除去水分可能导致物料吸湿性能的不利改变。( )
15. 喷雾干燥可以通过调节气体的流速来控制干燥后颗粒的粒度。( )
16. 冷冻干燥技术常用于生物活性物质制剂的制备。( )
17. 在药剂生产中,湿度较高的物料一般比湿度较低的物料在加热干燥过程中更易熔化。( )
18. 吸湿干燥往往用于含少量水分样品的干燥。( )
19. 浓缩和干燥都是为了除去药液中的水分。( )

四、术语解释

1. 有效成分 2. 提取 3. 解吸作用 4. 精制 5. 浸提辅助剂 6. 煎煮法 7. 表面活性剂 8. 浸渍法 9. 渗漉法 10. 离心分离法 11. 超滤 12. 透析法 13. 盐析 14. 水提醇沉淀法 15. 结晶水 16. 结合水 17. 非结合水 18. 平衡水分 19. 干燥

五、简答题

1. 简述水提醇沉法的操作过程。
2. 用多功能提取罐提取有何特点？
3. 说明冷冻干燥的基本原理？
4. 对具有完整细胞结构的药材来说,其成分的提取需经过几个阶段？
5. 单渗漉法的工艺流程是什么？
6. 重渗漉法有何优点？
7. 浓缩与蒸馏有什么不同？
8. 薄膜蒸发有何特点？
9. 物料中水的存在方式有几种？干燥过程除去何种水分？
10. 什么是减压蒸发？其有何特点？
11. 减压干燥有何特点？
12. 什么是冷冻干燥,其有何特点？
13. 沸腾干燥有何特点？
14. 简述提高蒸发效率应注意的问题。
15. 干燥物料的速度是否越快越好,为什么？
16. 对于含有挥发性成分的物料如何干燥？
17. 简述适用于含热敏性成分物料的干燥方法及其各自特点。
18. 什么是水提醇沉淀法？主要可除去哪些杂质？
19. 简述滤过机理。
20. 常用固体与液体分离的方法有哪些？

六、论述题

1. 影响浸出的因素有哪些？
2. 渗漉法操作过程中有哪些需要注意的问题？
3. 试述干燥的基本原理和影响干燥的因素。
4. 浸提时药材不宜粉碎得过细,为什么？
5. 试述浸渍法与渗漉法的异同点。
6. 水提醇沉法操作时应注意哪些问题。
7. 试述喷雾干燥与沸腾干燥的区别。
8. 论述蒸馏操作所需要注意的事项。
9. 如何辩证地认识中药材中的"有效成分"与"无效成分"？
10. 浸提时于溶剂中加入浸提辅助剂的主要目的是什么？常用的浸提辅助剂有哪些？

【参考答案】

一、选择题

（一）单选题

1. C 2. A 3. A 4. D 5. C 6. A 7. D 8. C 9. C 10. D 11. A 12. B 13. A 14. D
15. D 16. B 17. B 18. C 19. D 20. C 21. C 22. C 23. D 24. C 25. E 26. E 27. A
28. E 29. C 30. B 31. C 32. C 33. B 34. D 35. C 36. C 37. C 38. B 39. C 40. D
41. A 42. B 43. A 44. C 45. D 46. D 47. A 48. A 49. C 50. C 51. B 52. E 53. C
54. C 55. E 56. C 57. A 58. A 59. A 60. A 61. E 62. E 63. A 64. B 65. A 66. A
67. C 68. D 69. B 70. C 71. C 72. D 73. E 74. D 75. C 76. D 77. D 78. D 79. B
80. D 81. D 82. A 83. C 84. E 85. E 86. E 87. A 88. B 89. D 90. C

（二）多选题

1. AB **2.** AC **3.** BC **4.** BD **5.** BD **6.** BD **7.** AD **8.** BCDE **9.** ABCD **10.** ABCE **11.** ABCDE
12. ACE **13.** ABDE **14.** ABCDE **15.** ABCDE **16.** ABCD **17.** ABCDE **18.** ACDE **19.** AD
20. ABCE **21.** DE **22.** ABCDE **23.** ABCDE

二、填空题

1. 浸润与渗透 **2.** $ds = -DF(dc/dx)dt$ **3.** 道尔顿 **4.** 降速 **5.** 薄膜浓缩 **6.** 变小 **7.** 表面汽化
8. 不相等 **9.** 等速阶段 **10.** 升华 **11.** 解吸与溶解 **12.** 二氧化碳 **13.** 半透膜 **14.** 盐析法 **15.** 超
滤法 **16.** 酸碱法 **17.** 淀粉 **18.** 冷冻干燥法 减压干燥 喷雾干燥 **19.** 扩大蒸发面积 表面空气
加强搅拌 **20.** 气流干燥 喷雾干燥装置 流化床 **21.** 酸性和碱性 **22.** 减压蒸发 **23.** 40℃～60℃
24. 缓缓升高 高 **25.** 红外线光子 强烈振动 迅速升高 **26.** 沸腾干燥 **27.** 常含有被浸出药物的气
味 **28.** 辅助成分 **29.** 刮板式 **30.** 溶解作用 **31.** 脱脂剂 **32.** 正比 正比 **33.** 水上蒸馏法 **34.** 渗
漉法 **35.** 生物碱、苷类 **36.** 渗漉法

三、判断题

1. √ **2.** × **3.** × **4.** × **5.** √ **6.** × **7.** √ **8.** √ **9.** √ **10.** × **11.** × **12.** √ **13.** ×
14. √ **15.** × **16.** √ **17.** √ **18.** √ **19.** ×

四、术语解释

1. 有效成分 是指中药中起主要药效的单体化合物。

2. 提取 系指用适宜的溶剂和方法从药材中提取有效成分的操作过程。

3. 解吸作用 是指解除药材组织与成分间的亲和力,使成分转入溶媒。

4. 精制 是除去中药提取液中杂质的操作。

5. 浸提辅助剂 是指为提高浸提效果、增加浸提成分的溶解度以及制品的稳定性、除去浸提液中的杂质而
在浸提溶剂中加入的一些物质,称为浸提辅助剂。

6. 煎煮法 是用水作溶剂,将药材加热煮沸一定时间,以提取其所含成分的一种常用方法。

7. 表面活性剂 是指能降低两相间表面张力,增强某种物质溶解性的物质。

8. 浸渍法 是指用定量的溶剂,在一定温度下,将药材浸泡一定时间,使药材有效成分浸出的一种操作
方法。

9. 渗漉法 是将药材粗末置渗漉筒内,溶剂连续地从渗漉器上部添加,渗漉液不断地从下部流出,从而浸出
药材中有效成分的一种方法。

10. 离心分离法 系指通过离心,使料液中固体与液体或两种不相混溶的液体,产生大小不同的离心力而达
到分离的方法。

11. 超滤 是薄膜分离技术的一种,以多孔薄膜作为分离介质,依靠薄膜两侧的压力差作为推动力来分离溶
液中不同分子量的物质。

12. 透析法 是利用小分子物质在溶液中可通过半透膜,而大分子物质不能通过半透膜的性质,达到分离大
小分子目的的方法。

13. 盐析法 是在含蛋白质等高分子物质的溶液中加入大量的无机盐,使其溶解度降低,沉淀析出,而与其
他成分分离的一种方法。

14. 水提醇沉淀法 是先以水为溶剂提取药材有效成分,再用不同浓度的乙醇沉淀去除提取液中杂质的
方法。

15. 结晶水 是化学结合水,一般用风化方法去除,在药剂学中不视为干燥过程。

16. 结合水 是指存在于细小毛细管中的水分和渗透到物料细胞内的水分。

17. 非结合水 是指存在于物料表面润湿水分、粗大毛细管中水分和物料孔隙中水分。

18. 平衡水分 是指在一定温度、湿度情况下,物料中的水分与空气中的水分处于动态平衡时,物料中所含
的水分。

19. 干燥 是通过汽化而排除湿物料中的水分的过程。

五、简答题

1. 简述水提醇沉法的操作过程。

答：水提醇沉法的操作过程是将中药材饮片先用水提取,再将提取液浓缩至适量,加入适量乙醇,静置冷藏适当时间,分离去除沉淀,回收乙醇,最后制得澄清的液体。

2. 用多功能提取罐提取有何特点?

答：用多功能提取罐提取的特点是多功能提取罐提取的特点:①提取时间短,生产效率高;②可常压常温提取,也可加压高温提取,或减压低温提取;③无论水提、醇提、提油、蒸制、回收药渣中溶剂等均能适用;④采用气压自动排渣,操作方便,安全可靠;⑤设有集中控制台、控制各项操作,减轻劳动强度;⑥利于组织流水线生产。

3. 说明冷冻干燥的基本原理?

答：冷冻干燥的基本原理是将待干燥液体冷冻成固体,在低温减压条件下,利用冰的升华性能,使物料低温脱水而达到干燥的目的。

4. 对具有完整细胞结构的药材来说,其成分的提取需经过几个阶段?

答：具有完整细胞结构的药材,其成分的提取需经过浸润渗透阶段、解吸与溶解阶段、扩散阶段。

5. 单渗漉法的工艺流程是什么?

答：单渗漉法的工艺流程为:粉碎药材→润湿药材→药材装筒→排除气泡→浸渍药材→收集渗漉液。

6. 重渗漉法有何优点?

答：重渗漉法的优点有重渗漉法中一份溶剂能多次利用,溶剂用量较单渗漉法少;渗漉液中有效成分浓度高,可不必再加热浓缩,就可制得高浓度制剂(1∶1),因而可避免有效成分受热分解或挥发损失,成品质量较好。

7. 浓缩与蒸馏有什么不同?

答：浓缩与蒸馏的异同点:①皆是沸腾状态下,经传热过程,将挥发性不同的物质进行分离。②浓缩只能把不挥发或难挥发的物质在该温度下具有挥发性的溶剂分离至某种程度,得到具有一定相对密度的浓缩液,并不以收集挥散的蒸气为目的。③蒸馏是把挥发性不同的物质尽可能彻底分离,并以蒸气再凝结成液体为目的,即必须收集挥散的蒸气。

8. 薄膜蒸发有何特点?

答：薄膜蒸发的特点:①蒸发速度快,受热时间短;②不受过热静压和过热影响,成分不易被破坏;③可在常压或减压下连续操作;④能将溶剂回收,重复利用。

9. 物料中水的存在方式有几种? 干燥过程除去何种水分?

答：物料中水的存在方式有结合水、结晶水、非结合水。干燥过程除去全部非结合水和部分结合水。

10. 什么是减压蒸发? 其有何特点?

答：减压蒸发是在密闭的容器内,抽真空降低内部压力,使料液的沸点降低而进行蒸发的方法,又称减压浓缩.减压蒸发的特点:①防止或减少热敏性物质的分解;②增大传热温度差(Δtm),强化蒸发操作;③能不断地排除溶剂蒸气,有利于蒸发顺利进行;④沸点降低,可利用低压蒸气或废气加热。⑤但料液沸点降低,汽化潜热增大,即减压蒸发比常压蒸发消耗的加热蒸汽的量要多。

11. 减压干燥有何特点?

答：减压干燥的特点①适于热敏性或高温下易氧化,排出的气体有使用价值、有毒害、有燃烧性等物料;②干燥的温度低,干燥速度快;③减少了物料与空气的接触机会,避免污染或氧化变质;④产品呈松脆的海绵状,易于粉碎;⑤挥发性液体可以回收利用;⑥但生产能力小,间歇操作,劳动强度大。

12. 什么是冷冻干燥,其有何特点?

答：冷冻干燥是将被干燥液体物料冷冻成固体,在低温减压条件下利用冰的升华性能,使物料低温脱水而达到干燥目的的一种办法,故又称升华干燥。冷冻干燥的特点:①物料在高度真空及低温条件下干燥,故对某些极不耐热物品的干燥很适合,如血浆、血清、抗生素等生物制品,天花粉针和淀粉止血海绵等;②能避免药品因高温分解变质;③干燥制品多孔疏松,易于溶解;④含水量低,一般为 1%～3%,有利于药品长期贮存。⑤但冷冻干燥需要高度真空与低温,耗能大,成本高。

13. 沸腾干燥有何特点?

答：沸腾干燥的特点:①适于湿粒性物料,如片剂、颗粒剂制备过程中湿粒的干燥和水丸的干燥;②沸腾床干燥的气流阻力较小,物料磨损较轻,热利用率较高;③干燥速度快,产品质量好,一般湿颗粒流化干燥时间为,20分钟左右,制品干湿度均匀,没有杂质带入;④干燥时不需翻料,且能自动出料,节省劳动力;⑤适于大规模生产,组织片剂生产的流水线作业。⑥但热能消耗大,清扫设备较麻烦,尤其是有色颗粒。干燥时给清洁工作带来困难。

14. 简述提高蒸发效率应注意的问题。

答: 为了提高蒸发的效率应注意:①足够的加热温度;②药液蒸发面的面积;③搅拌;④蒸汽浓度;⑤液面外蒸汽的温度;⑥液体表面的压力。

15. 干燥物料的速度是否越快越好,为什么?

答: 干燥物料的速度不是越快越好,因为在干燥的过程中,首先使物料表面水分蒸发,然后内部水分扩散至表面继续蒸发。若干燥速度过快、温度过高,则物料表面水分蒸发后内部水分来不及扩散到物料表面,致使粉粒黏结,甚至熔化结壳,阻碍内部水分的扩散和蒸发,使干燥不完全,形成外干内湿的假干燥现象。

16. 对于含有挥发性成分的物料如何干燥?

答: 对于含有挥发性成分的物料应采用吸湿干燥法,即将干燥剂置于干燥柜或干燥室的架盘下层,将湿物料置于架盘上层进行干燥。

17. 简述适用于含热敏性成分物料的干燥方法及其各自特点。

答: 适用于含热敏性成分物料的干燥多采用冷冻干燥法,可以大量生产,但功耗较高,其特点是:物料在高真空和低温条件下干燥,成分不被破坏。干品多孔疏松,易于溶解。含水量低,有利于药品长期贮存。少量也可采用吸湿法。也可以采取减压干燥等方法干燥。还可以采用喷雾干燥的方法下干燥,其优点是瞬间干燥,产品质量好,保持原来的色香味,成品溶解性能好。因成品干燥后粉末极细,无须再进行粉碎加工,从而缩短了生产工序。

18. 什么是水提醇沉淀法?主要可除去哪些杂质?

答: 水提醇沉法是指用水煎煮,加醇液至一定浓度,使药液中所含部分成分析出的方法。本法可以用于分离多糖成分和糖蛋白,也可以用于除去药液中的多糖类、胶质、黏液质、蛋白质类等杂质。

19. 简述滤过机理。

答: 滤过机理一般认为有筛滤过和深层滤过两种。筛滤过是指浆中大于滤器孔隙的微粒全部被截留在滤过介质的表面。深层滤过是指滤浆中小于滤器孔隙的微粒被截留在滤过介质的深层,截留的原因为:①滤过介质固体表面存在范德华力和静电等吸附作用而被截留。②滤过介质的孔隙通道错综迂回而使微粒被截留其间。③滤渣在滤过介质的孔隙上聚集成具有间隙的致密滤层,即形成"架桥现象"滤液可以通过,小于滤过介质孔隙大于致密滤层间隙的微粒被截留。

20. 常用固体与液体分离的方法有哪些?

答: 常用固体与液体分离的方法有沉降分离法、滤过分离法、离心分离法等。

六、论述题

1. 影响浸出的因素有哪些?

答: 影响浸出的因素有:

(1)中药粒度:中药粒度小,在渗透阶段,溶剂易于渗入中药颗粒内部;在扩散阶段,由于扩散面大、扩散距离较短,有利于药物成分扩散。但粉碎的过细的植物中药粉末不适于浸出。因为①过细的粉末吸附作用增强,使扩散速度受到影响;②粉碎过细,使大量细胞破裂,致使细胞内大量高分子物质易胶溶入浸出液中,而使中药外部溶液的黏度增大,扩散系数降低,浸出杂质增加;③过细的粉末,给浸提操作带来不便。

(2)中药成分:分子小的成分由于分子半径小,运动速度快,而有较大的扩散系数,故比大分子成分易于溶出。

(3)浸提温度:浸提温度升高,可使分子的运动加剧,植物组织软化,促进膨胀,从而加速溶剂对中药的渗透及对药物成分的解析、溶解,同时促进药物成分的扩散,提高浸出效果。而且温度适当升高,可使细胞内蛋白质凝固破坏,杀死微生物,有利于浸出和制剂的稳定性。但浸提温度高能使中药中某些不耐热成分或挥发性成分分解、变质或挥发散失。

(4)浸提时间:浸提过程的每一阶段都需要一定的时间,因此若浸提时间过短,将会造成中药成分浸出不完全。但当扩散达到平衡后,时间即不起作用,此外,长时间的浸提往往导致大量杂质溶出,某些有效成分分解。若以水为溶剂时,长期浸泡则易霉变,影响浸提液的质量。

(5)浓度梯度:浓度梯度是指中药组织内的浓溶液与其外部溶液的浓度差。它是扩散作用的主要动力。浸提过程中若能始终保持较大的浓度梯度,将大大加速中药内成分的浸出。浸提过程中的不断搅拌、经常更换新溶剂、强制浸出液循环流动,或采用流动溶剂渗漉法等,这些均是为了增大浓度梯度,提高浸出效果。

(6)溶剂 pH:在中药浸提过程中,调节适当的 pH 值,将有助于中药中某些弱酸、弱碱性有效成分在溶剂中的解析和溶解。

(7)浸提压力:提高浸提压力可加速溶剂对中药的浸润于渗透过程,使中药组织内更快地充满溶剂,并形成浓浸液,使开始发生溶质扩散过程所需的时间缩短。同时,在加压下的渗透,尚可能使部分细胞壁破裂,亦有利于浸出成分的扩散。但当中药组织内已充满溶剂之后,加大压力对扩散速度则没有影响。对组织松软的中药,加压对浸出的影响也不很显著。

(8)新技术的应用:近年来新技术的不断推广,不仅可加快浸提过程,提高浸提效果,而且有助于提高制剂质量。如超声波提取、超临界流体提取、微波提取等。

2. 渗漉法操作过程中有哪些需要注意的问题?

答:渗漉法操作过程中有哪些需要注意:

(1)粉碎中药:中药的粒度应适宜,过细易堵塞,吸附性增强,浸出效果差;过粗不宜压紧,粉柱增高,减少粉粒与溶剂的接触面,不仅浸出效果差,而且溶剂消耗量大。

(2)润湿中药:药粉在装渗漉筒前应先用浸提溶剂润湿,使其充分膨胀,避免在筒内膨胀,造成装筒过紧,影响渗漉操作的进行。

(3)中药装筒:根据中药性质选择适宜的渗漉器,膨胀性大的药粉宜选用圆锥形渗漉筒;圆柱形渗漉筒适用于膨胀性不太大的药粉。先取适量脱脂棉,用浸提溶剂润湿后,轻轻垫铺在渗漉筒的底部,然后将已润湿膨胀的药粉分次装入渗漉筒中,每次投药后铺平。松紧程度视中药及浸出溶剂而定,若为含醇量高的溶剂则可压紧些,含水较多者宜压松些。装毕后,用滤纸或纱布将上面覆盖,并放少量玻璃珠或瓷块之类的重物,以防加溶剂时药粉冲浮起来。装筒时药粉的松紧及使用压力是否均匀,对浸出效果影响很大。药粉装得过松,溶剂很快流过药粉,造成浸出不完全,消耗的溶剂量多。药粉过紧又会使出口堵塞,溶剂不易通过,无法进行渗漉。因此装筒时,要分次装,并层层压平,不能过松过紧。

(4)排除气泡:药粉填装完毕,先打开渗漉液出口,再添加溶剂,以利于排除气泡,防止溶剂冲动粉柱,使原有的松紧度改变,影响渗漉效果。加入的溶剂必须始终保持浸没药粉表面,否则渗漉筒内药粉易于干涸开裂,这时若再加溶剂,则从裂隙间流过而影响浸出。

(5)浸渍中药:排除筒内剩余空气,待漉液自出口处流出时,关闭活塞,流出的漉液再倒入筒内,并继续添加溶剂至浸没药粉表面数厘米,加盖放置 24~48 小时,使溶剂充分渗透扩散。

(6)收集渗漉液:渗漉速度应适当,若太快,则有效成分来不及浸出和扩散,药液浓度低;太慢则影响设备利用率和产品。

3. 试述干燥的基本原理和影响干燥的因素。

答:干燥的基本原理和影响干燥的因素:

(1)干燥的基本原理:物料中的水分为结合水和非结合水。干燥过程可以除去全部非结合水和部分结合水,剩下的不能除去的水分称为平衡水分。干燥过程有两个阶段。在干燥的初期,由于水分从物料内部扩散速率大于表面汽化速率,物料表面停留有一层非结合水。此时水分的蒸气压恒定,表面汽化的推动力保持不变,因而干燥速率主要取决于表面汽化速率,所以出现等速阶段。当干燥进行到一定程度(C_0),由于物料内部水分的扩散速率小于表面汽化速率,物料表面没有足够的水分满足表面汽化的需要,所以干燥速率逐渐降低了,出现降速阶段。

(2)影响干燥的因素:凡能影响表面汽化速率的因素都可以影响等速阶段的干燥,例如干燥介质的温度、湿度、流动情况等。凡能影响内部扩散速率的因素都可以影响温度等。此时热空气的流速、相对湿度等已不是主要因素。

4. 浸提时药材不宜粉碎得过细,为什么?

答: 浸提时药材粉碎得过细不适于浸出。原因在于:

(1) 过细的粉末吸附作用增强,使扩散速度受到影响。因此,药材的粒度要视所采用的溶剂和药材的性质而有所区别。如以水为溶剂时,药材易膨胀,浸出时药材可粉碎得粗一些,或者切成薄片或小段;若用乙醇为溶剂时,因乙醇对药材的膨胀作用小,可粉碎成粗末(通过一号筛或二号筛)。药材不同,要求的粒度也不同,通常叶、花、草等疏松药材,宜粉碎得粗一些,甚至可以不粉碎;坚硬的根、茎、皮类等药材,宜用薄片。

(2) 粉碎过细,使大量细胞破裂,致使细胞内大量高分子物质(如树脂、黏液质等)胶溶进入浸出液中,而使药材外部溶液的黏度增大,扩散系数降低,浸出杂质增加。③过细的粉末,给浸提操作带来不便。如浸提液滤过困难,产品易浑浊;若用渗漉法浸提时,由于粉末之间的空隙太小,溶剂流动阻力增大,容易造成堵塞,使渗漉不完全或渗漉发生困难。

5. 试述浸渍法与渗漉法的异同点。

答: 浸渍法与渗漉法的主要区别:①浸渍法为静态提取,溶剂利用率低,有效成分浸出不完全;渗漉法为动态提取,溶剂利用率高,有效成分浸出不完全。②浸渍法适用于黏性药物、无组织结构的药材、新鲜及易于膨胀的药材、价格低廉的芳香性药材;渗漉法适用于贵重药材、毒性药材、有效成分含量较低的药材。③浸渍法不能直接制得高浓度制剂;渗漉法可直接制得高浓度制剂。④浸渍法需经滤过才能得到澄清液;渗漉法不经滤过可直接得到澄清的渗漉液。⑤渗漉法与浸渍法不宜用水做浸出溶剂。通常用不同浓度的乙醇或白酒,故应防止溶剂的挥发损失。

6. 水提醇沉法操作时应注意哪些问题。

答: 水提醇沉法操作时应注意具体操作时应注意以下问题:

(1) 药液的浓缩:水提取液应经浓缩后再加乙醇处理,浓缩时最好采用减压低温,浓缩前后可酌情调节pH 值,以保留更多的有效成分,尽可能去除无效物质。浓缩程度应为每毫升相当于原药材 1~2 g,若药液浓度太大,经醇沉回收乙醇后,如再进行滤过处理,则成分损失量大。

(2) 加醇的方式:逐步提高乙醇浓度的方法进行醇沉,有利于除去杂质,减少杂质对有效成分的包裹而被一起沉出损失。应将乙醇慢慢地加入浓缩药液中,边加边搅拌,使含醇量逐步提高。分次醇沉,每次回收乙醇后再加乙醇调至规定含醇量,可减少乙醇的用量,但操作较麻烦;梯度递增法醇沉,操作较方便,但乙醇用量大。

(3) 醇量的计算:调药液含醇量达某种浓度时,只能将计算量的乙醇加入药液中,而用乙醇计直接在含醇的药液中测量的方法是不正确的。乙醇计的标准温度为20℃,测量乙醇本身的浓度时,如果温度不是20℃,应做温度校正,实际生产中对浓缩药液和浓乙醇体积,用量取法很不方便,均用称重法。生产中常用回收乙醇来沉淀杂质,其量不够时再用浓乙醇补足。

(4) 冷藏与处理:加乙醇时药液的温度不能太高,加至所需含醇量,将容器口盖严,以防乙醇挥发。待含醇药液慢慢降至室温时,再移至冷库中,于5℃~10℃下静置12~24 小时,若含醇药液降温太快,微粒碰撞机会减少,沉淀颗粒越细,难于滤过。待充分静置冷藏后,先虹吸上清液,可顺利滤过,下层稠液再慢慢抽滤。

7. 试述喷雾干燥与沸腾干燥的区别。

答: 喷雾干燥是利用雾化器将一定浓度的液态物料喷射成雾状液滴,使总表面积极大增加(当雾滴直径为10 μm时,每升液体所形成的雾滴总表面积可达 400~600 m²),当与干燥介质热空气相遇时,能够充分接触,在数秒钟内即可完成水分蒸发,被干燥成细粉末或颗粒。

沸腾干燥是以颗粒形式在流化状态下干燥,颗粒与热空气充分接触,高速交流,热交换和水气传递迅速充分,故干燥效率也很高。

8. 论述蒸馏操作所需要注意的事项。

答: 蒸馏操作应注意:①蒸馏前应检查装置是否合格,有无漏气现象;②蒸馏器内的液体装量,最多不可超过容器容积的 2/3,否则液体沸腾时会冲进冷凝器;③添加待蒸馏液时,应先除去热源,稍冷后添加,切忌边加热边添加液体;④在蒸馏前加入止爆剂,以免爆沸现象发生,且每次蒸馏后应更换新的止爆剂;⑤蒸馏液为乙醇、乙醚、苯等有机溶剂时,因其极易燃烧,必须水浴加热,且冷凝一定要充分,防止溶剂蒸发逸出,造成中毒和燃烧等事故;⑥若蒸馏液为乙醇时,开始馏出部分浓度高,可另器保存,以后馏出的部分浓度逐渐降低,需要重新蒸馏或精馏;⑦回收的溶剂常含有被浸出药物的气味,故一般只用于制备同品种的制剂的溶剂。

9. 如何辩证地认识中药材中的"有效成分"与"无效成分"?

答: 广义上来讲,有效成分是指能作用于人体,产生某种效应,对于治疗疾病和改善人体机能有利的化学成分;狭义上来说有效成分是指中药中起主要药效的物质,如生物碱、苷类、挥发油、有机酸等。无效成分系指无生物活性,不起药效的物质,有的甚至会影响浸出效能、制剂的稳定性、外观和药效等。例如蛋白质、鞣质、脂肪、树脂、糖类、淀粉、黏液质、果胶等。事实上"有效成分"和"无效成分"的概念是相对的,应该根据医疗的需要和实际药效酌定。例如,鞣质在收敛固涩药五倍子和没食子中被认为是有效成分,在清热泻下药大黄中被认为是辅助成分,而在多数药材中则是无效成分。多糖通常为无效成分,而猪苓多糖对某些肿瘤有抑制作用,则为有效成分。

10. 浸提时于溶剂中加入浸提辅助剂的主要目的是什么? 常用的浸提辅助剂有哪些?

答: 浸提时于溶剂中加入浸提辅助剂的主目的是为提高浸提效果、增加浸提成分的溶解度以及制品的稳定性,除去浸提液中的杂质。常用的浸提辅助剂有酸(常用的酸有盐酸、硫酸、醋酸、酒石酸及枸橼酸等)、碱(常用的碱为氨水、碳酸钙、氢氧化钙、碳酸钠、碳酸氢钠、氢氧化钠等)、表面活性剂(阳离子型表面活性剂、阴离子型表面活性剂、非离子型表面活性剂等)、甘油、酶制剂等。

(居瑞军)

第七章 浸出制剂

【要点解析】

第一节 概　述

一、浸出制剂的含义与特点

浸出制剂系指用适宜的溶剂和方法浸提饮片中有效成分而制成供内服或外用的一类制剂。

浸出制剂特点：①体现方药多种浸出成分的综合疗效与特点；②服用量较少，使用方便；③部分浸出制剂可作为其他制剂的原料。

二、浸出制剂的种类

分类	范围	分类	范围
水浸出剂型	汤剂、中药合剂	含糖浸出剂型	煎膏剂、糖浆剂
含醇浸出剂型	酒剂、酊剂、流浸膏	其他浸出剂型	以饮片浸出物为原料，可制备颗粒剂、片剂、浓缩丸、注射剂等

第二节 汤　剂

一、概述

汤剂又称汤液，系指将饮片加水煎煮，去渣取汁而得到的液体制剂。主要为内服，也可以外用（洗浴、熏蒸、含漱）。其中药材粗颗粒与水共煮制成的汤剂又称煮散。

汤剂属于复合分散体系，煎出成分可以分子、离子、胶体粒子、乳滴、固体微粒等多种形式存在，所以汤剂实际是真溶液、胶体溶液、乳浊液、混悬液的混合液。

优点：①组方灵活，随证加减用药，适合中医辨证施治的需要；②溶剂价廉易得，制法简单易行，且奏效较为迅速。

缺点：临用前煎煮制备、药液味苦量大、脂溶性和难溶性活性成分浸提不完全。

二、汤剂的制备

（一）制法

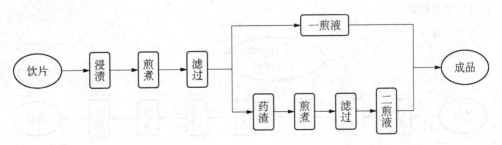

（二）注意事项

1. 煎煮条件的控制

选择适宜的煎药器具，并从加水量、煎煮火候、煎煮时间和次数等环节把关。

2. 特殊中药的处理

方法	适 用 范 围
先煎	矿物类(寒水石、珍珠母)、贝壳类(牡蛎、珍珠母)、角甲类(水牛角)、毒剧药物(乌头、附子、雪上一枝蒿、商陆等)以及水解后方能奏效的中药(石斛、天竺黄)
后下	含挥发油较多的气味芳香的中药(薄荷、细辛、青蒿)，热敏性成分、久煎疗效降低的中药(钩藤、杏仁、大黄、番泻叶等)
包煎	易浮于水面的花粉类(如蒲黄)。细小种子类(葶苈子、菟丝子、苏子等)，易沉于锅底的药物细粉(六一散、黛蛤散)，煎煮过程易糊化，粘锅焦化(车前子、浮小麦)；以及绒毛较多的中药(旋复花等)
另煎或另炖	贵重中药，如鹿茸、人参、西洋参等
烊化	胶类或糖类中药(阿胶、饴糖)
冲服	难溶于水的贵重药物，如牛黄、三七、羚羊粉

三、汤剂的质量要求

汤剂应具处方中药物的特殊气味，无焦煳气味，且无残渣、沉淀和结块。有胶类烊化加入者，应混合均匀，不聚结沉降。有粉末状药物加入者，经搅拌应分散均匀，不结块，不沉降。

第三节 合 剂

一、概述

合剂系指饮片用水或其他溶剂，采用适宜方法提取制成的口服液体制剂(单剂量灌装者也可称"口服液")。

1. 优点

① 与汤剂相比，合剂药物浓度高，服用剂量小，便于携带和贮藏，适合工业化加工生产；② 成品中多加入适宜的防腐剂，并经过灭菌处理，密封包装，质量稳定。

2. 缺点

① 合剂为水性液体制剂，一般呈溶液或混悬液型，多为复方所含成分较为复杂，属于复合分散系统，具一定的不稳定性，常有沉淀析出(成品在贮存期间允许有少量轻摇易散的沉淀)。②合剂组方固定，不能随证加减。

二、合剂的制备

（一）工艺流程图

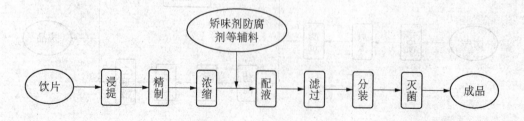

（二）制法

1. 浸提　一般采用煎煮的方法，由于合剂投料较多，一般煎煮时间较长，每次煎煮 1～2 小时，煎煮2～3 次。对热敏感成分多采用渗漉法，减压浓缩。挥发性成分可采用收集挥发性成分（留待配液时加入），药渣再与处方中其他药材一起煎煮。

2. 精制　药液经滤过或高速离心除去沉淀，也可进一步采用乙醇沉淀法、吸附澄清法等除去不溶性或高分子絮状沉淀物。

3. 浓缩　选用减压浓缩或薄膜浓缩等方法对精制后的药液进行加热浓缩，浓缩程度一般以每日用量在 30～60 ml 之间为宜。

4. 配液　药液浓缩至规定体积后，可酌情加入适当的矫味剂和防腐剂，必要时须调节适宜的 pH 值，用纯化水将药液体积调整至规定量。配液应在清洁避菌的环境中进行。

5. 分装　配制好的药液应尽快滤过、灌装于清洁灭菌的玻璃瓶中，口服液多灌装于易拉盖瓶中，盖好胶塞、轧盖封口。

6. 灭菌　应在封口后立即进行。一般采用流通蒸汽灭菌法或热压灭菌法。在严格避菌操作条件下配制的合剂可不进行灭菌。成品应贮藏与阴凉干燥处。

（三）注意事项

（1）饮片应按各品种项下规定的方法提取、纯化、浓缩至一定体积。除另有规定外，含有挥发性成分的饮片宜先提取挥发性成分，再与余药共同煎煮。纯化方法酌情选择，以不影响有效成分的含量为宜。

（2）配液时，挥发油等难溶性成分可用表面活性剂增溶于药液中；若浓缩液需与酊剂、流浸膏等含醇液体混合，则应将酊剂、流浸膏等缓缓加入药液中，随加随搅拌，使析出物细小而分散均匀，也可根据需要加入适量的乙醇。

（3）合剂若加蔗糖，除另有规定外，含蔗糖量应不高于 20％（g/ml）。如加入防腐剂，山梨酸和苯甲酸的用量不得超过 0.3％（其钾盐、钠盐的用量分别按酸计），羟苯酯类的用量不得超过 0.05％。

三、合剂的质量要求与检查

1. 性状　除另有规定外，合剂应澄清。在贮存期间不得有发霉、酸败、异物、变色、产生气体或其他变质现象，允许有少量摇之易散的沉淀。

2. 相对密度

3. pH 值

4. 装量

5. 微生物限度

第四节　糖　浆　剂

一、概述

1. 含义　糖浆剂系指含有原料药物的浓蔗糖水溶液。除另有规定外，糖浆剂中含蔗糖量应不低于 45％（g/ml）。糖浆剂中的糖和芳香剂能掩盖药物的不良气味，使药物易于服用，特别适合儿童。

2. 种类

种类	组　　成	作用
单糖浆	为蔗糖的近饱和水溶液，浓度 85％（g/ml），64.72（g/g）	矫味剂、助悬剂、黏合剂
芳香糖浆	含芳香性物质的浓蔗糖水溶液	矫味剂
药用糖浆	含药物的浓蔗糖水溶液	治疗用

二、制备方法

(一) 工艺流程图

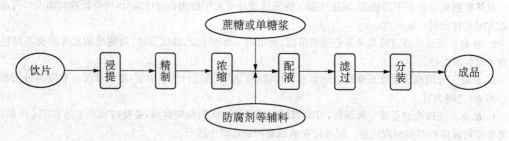

(二) 制备方法

药液中加入蔗糖的方法有 3 种。

1. 热溶法

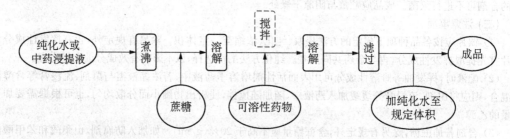

优点：①溶解速度快，容易滤过(流动性好)；②可使蔗糖中少量蛋白质凝固后滤除；③杀灭微生物，成品利于保存。

缺点：挥发性，不耐热的药物不适合。

热溶法加热时间不宜过长，否则转化糖含量增加，成品颜色加深。所以热熔法适用于有色糖浆；含不挥发性成分及受热稳定的药物糖浆。

2. 冷溶法

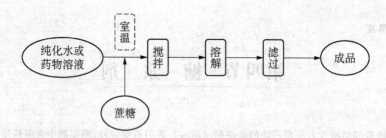

优点：①不加热，含转化糖少，色泽浅；②用于不适于加热的糖浆剂，如含挥发油及挥发性成分的药物中。

缺点：由于不加热，糖溶解所需时间较长，生产过程中易染菌(应特别注意防腐)。

3. 混合法 在含药溶液中加入单糖浆，充分混匀后，加纯化水至规定量，静置，滤过即得。中药糖浆剂多用此法制备。

三、质量要求与检查

1. 性状 除另有规定外，糖浆剂应澄清。在贮存期间不得有发霉、酸败、产生气体或其他变质现象，允许有少量摇之易散的沉淀。

2. 相对密度

3. pH 值

4. 装量

5. 微生物限度

第五节 煎膏剂

一、概述

煎膏剂系指饮片用水煎煮,取煎煮液浓缩,加炼蜜或糖(或转化糖)制成的半流体制剂。

特点:药物浓度高,有良好的保存性,体积小,便于服用,因含有蜂蜜、蔗糖而味美适口,患者乐于服用。例如益母草膏,蛇胆川贝枇杷膏等。但是主要成分为热敏性或挥发性的饮片不宜制成煎膏剂。

二、制备方法

(一) 工艺流程图

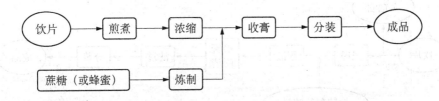

(二) 制法

1. **煎煮** 饮片一般以煎煮法浸提,加水煎煮 2~3 次,每次 2~3 小时,滤取煎液,药渣压榨,压榨液与煎液合并,静置澄清后滤过。处方中若含胶类,如阿胶、鹿角胶等,除发挥治疗作用外,还有助于药液增稠收膏,应烊化后在收膏时加入。贵重细料药可粉碎成细粉待收膏后加入。

2. **浓缩** 将上述滤液加热浓缩至规定的相对密度,即得清膏。清膏的相对密度视品种而定,一般在 1.21~1.25(80℃)。少量制备时也可用搅拌棒趁热蘸取浓缩液,滴于桑皮纸上,液滴周围无渗出水迹即可。

3. **炼糖(或炼蜜)**

(1)糖的选择与炼制

糖的炼制:通产使用药典收载的蔗糖,还有冰糖、白糖、红糖、饴糖等。

炼糖的目的在于去除杂质,杀灭微生物,减少水分,控制糖的适宜转化率以防止煎膏剂产生"返砂"现象。

(2)蜂蜜的选择与炼制 具体内容参见丸剂中蜜丸项下内容。

4. **收膏** 清膏中加入规定量的炼糖或炼蜜,不断搅拌,继续加热,并捞除液面上的泡沫,熬炼至规定的稠度即可。收膏的稠度视品种而定,一般相对密度在 1.40 左右,少量制备时可观察特定现象以经验判断。例如"夏天挂旗,冬天挂丝"。

5. **分装与贮存** 煎膏剂应分装在洁净干燥灭菌的大口容器中,待充分冷却后加盖密闭,以免水蒸气冷凝后流回膏滋表面,久贮后表面易长霉。煎膏剂应密封,置阴凉处贮存,服用时取用器具亦须干燥洁净。

(三) 注意事项

(1) 煎膏中如需加入饮片药粉,除另有规定外,一般应加入细粉。若需加饮片细粉,待冷却后加入,搅拌混匀。

(2) 除另有规定外,加炼蜜或糖(或转化糖)的量,一般不超过清膏量的 3 倍,以免煎膏在贮存期间出现"返砂"现象。

三、煎膏剂的质量要求与检查

1. **性状** 煎膏剂呈稠厚的半流体状,应无焦臭、异味,无糖的结晶析出。

2. **相对密度** 凡加饮片细粉的煎膏剂,不检查相对密度。

3. **不溶物** 取供试品 5 g,加热水 200 ml,搅拌使溶化,放置 3 分钟后观察,不得有焦屑等异物。加饮片细粉的煎膏剂,应在未加入药粉前检查,符合规定后方可加入药粉,加入药粉后不再检查不溶物。

4. 装量
5. 微生物限度

第六节 酒剂与酊剂

一、含义

酒剂又称药酒,酒剂系指饮片用蒸馏酒提取制成的澄清液体制剂。

酊剂系指原料药物用规定浓度的乙醇提取或溶解而制成的澄清液体制剂,也可用流浸膏稀释制成。

二、制备工艺

1. 酒剂的制备工艺流程图

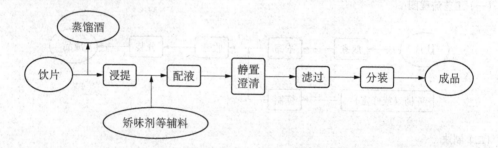

2. 酊剂的制备工艺流程图

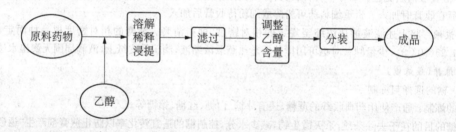

三、酒剂与酊剂的比较

	酊 剂	酒 剂
溶剂	规定浓度的乙醇	蒸馏酒
浓度	酊剂浓度有一定规定,含有毒剧药品的中药酊剂每 100 ml 相当于原饮片 10 g,其他酊剂每 100 ml 相当于原饮片 20 g	酒剂多按验方和秘方制成,其规定标准因地而异
制法	溶解法、稀释法、浸渍法、渗漉法	只用浸出方法,冷浸法、热浸法、渗漉法、回流热浸法
矫味剂	酊剂不加糖、蜂蜜等矫味剂	内服酒剂中有时加糖或蜂蜜做矫味剂

四、酒剂与酊剂的质量要求与检查

1. **性状** 酒剂与酊剂均为澄清液体。酒剂在贮存期间允许有少量摇之易散的沉淀。酊剂久置产生沉淀时,在乙醇量和有效成分含量符合各品种项下规定的情况下,可滤过除去沉淀。

2. **乙醇量**

3. **总固体**

4. 甲醇量
5. 装量
6. 微生物限度

第七节　其他浸出制剂

一、流浸膏剂与浸膏剂

	流浸膏剂	浸膏剂
含义	饮片用适宜的溶剂提取有效成分,蒸去部分溶剂,调整至规定浓度的制剂	饮片用适宜的溶剂提取有效成分,蒸去大部分或全部溶剂,调整至规定浓度的制剂
性状	澄清液体	稠浸膏、干浸膏
含药量	每 1 ml 相当于原药材 1 g	每 1 克相当于原药材 2～5 g
含醇量	含 20% 以上的乙醇	不含乙醇
制法	大多用渗漉法	渗漉法、煎煮法、回流、浸渍法
用途	多用于配制酊剂、合剂、糖浆剂等	多用于配制颗粒剂、片剂、胶囊剂、丸剂

二、茶剂

茶剂系指饮片或提取物(液)与茶叶或其他辅料混合制成的内服制剂,可分为块状茶剂、袋装茶剂和煎煮茶剂。

第八节　浸出制剂易出现的问题及处理措施

一、防止浸出制剂长霉发酵

为防止微生物的污染和滋生,应严格操作规程,从生产中从原辅料、制药用具设备、生产环境、包装容器、贮存等环节加以控制,减少微生物污染。同时,视情况添加适宜的防腐剂。

二、防止浸出制剂产生浑浊沉淀

酒剂、酊剂等含醇液体制剂,贮存中可能因乙醇挥发、溶剂含醇量改变而析出沉淀。因此应严密包装,防止溶剂挥发。

不同溶剂与方法提取所得的半成品混合配液,由于分散体系的组成改变,可能出现沉淀。如沉淀物为杂质,可对药液采用热处理冷藏法,加速杂质絮凝,滤除沉淀;如沉淀物为有效物质,可通过预先调节 pH 值或增加溶解度的方法促使其溶解。

贮存日久或受外界温度、光线等因素影响,液体浸出制剂中的高分子杂质也可能逐渐"陈化"析出沉淀。制备时采用适宜的精制方法,尽可能去除浸提液中的杂质,对药液采用热处理冷藏法,加速杂质絮凝,以便滤除沉淀。

三、延缓浸出制剂中活性成分水解

有些药物成分水解后疗效降低或失效,可从制剂处方设计及生产、贮存条件控制等方面采取相应措施,减缓活性成分水解。液体浸出制剂处方设计时可对药物成分的稳定性进行考察,确定制剂最适宜的 pH 值范围。

在制剂的生产过程中,提取、浓缩、干燥、灭菌等工序药料可能受加热影响,应选择适宜操作方法,适当降低温度或缩短物料受热时间,以减少水解的发生。

对于易水解的药物,有时适当添加非水溶剂,如乙醇、丙二醇、甘油等可改善其稳定性。

【同步练习】

一、选择题

(一) 单选题

1. 下列属于含糖浸出剂型的是(　　)
   A. 浸膏剂　　　　B. 流浸膏剂　　　C. 煎膏剂　　　D. 合剂　　　E. 酒剂

2. 下列关于糖浆剂的叙述,正确的是(　　)
   A. 糖浆剂应为澄清液体
   B. 热溶法配制糖浆时,加热时间一般应在30分钟以上,以杀灭微生物
   C. 橙皮糖浆属于药用糖浆
   D. 糖浆剂中含较多的糖,易染菌长霉发酵,故多采用热压灭菌
   E. 较高浓度的转化糖在糖浆中易让蔗糖结晶析出

3. 下列关于煎膏剂的叙述,正确的是(　　)
   A. 煎膏剂适用于热敏性药物
   B. 煎膏剂中含总糖量过高会导致返砂
   C. 除另有规定外,加炼蜜或炼糖的量,一般不超过清膏量的5倍
   D. 煎膏剂制备时,炼糖的转化率越高越好
   E. 每1g或每1ml制剂中细菌数与霉菌、酵母菌、大肠杆菌数均不得超过100个

4. 除另有规定外,流浸膏剂每1ml相当于原药材(　　)
   A. 0.5～1g　　　B. 1g　　　　C. 1～1.5g　　D. 2～5g　　E. 1～2g

5. 流浸膏剂与浸膏剂的制备多用(　　)
   A. 煎煮法　　B. 渗漉法　　　C. 回流法　　　D. 水蒸气蒸馏法　E. 浸渍法

6. 干浸膏的含水量约为(　　)
   A. 5%　　　B. 5%～10%　　C. 10%　　　D. 15%～25%　E. 15%～20%

7. 当归流浸膏的制备方法(　　)
   A. 回流提取法　B. 煎煮法　　　C. 渗漉法　　　D. 浸渍法　　E. 回流法

8. 益母草膏属于(　　)
   A. 混悬剂　　B. 煎膏剂　　　C. 流浸膏剂　　D. 浸膏剂　　E. 糖浆剂

9. 合剂的质量要求,叙述错误的是(　　)
   A. 色泽均匀,无异味　　　　　　　　B. 贮藏期允许有少量轻摇易散的沉淀
   C. 具有一定的pH值　　　　　　　　D. 相对密度、乙醇含量符合药典规定
   E. 可加入防腐剂,微生物限度应符合药典规定

10. 川贝枇杷糖浆的制法为(　　)
    A. 乙醇渗漉法　　　　　　　　B. 乙醇浸渍法　　　　　　　C. 水煎煮法
    D. 水蒸气蒸馏法　　　　　　　E. 有机溶媒回流法

11. 用适宜的溶剂和方法提取药材中的药效物质而制成的制剂称为(　　)
    A. 酒剂　　　B. 酊剂　　　C. 汤剂　　　D. 合剂　　　E. 浸出制剂

12. 一般中药浸膏剂每1g相当于原药材(　　)
    A. 0.5～1g　　　B. 1g　　　　C. 1～1.5g　　D. 2～5g　　E. 1～2g

13. 下列可用热溶法制备的制剂是(　　)
    A. 酒剂　　　B. 酊剂　　　C. 汤剂　　　D. 合剂　　　E. 糖浆剂

14. 制备汤剂时,质地坚实的矿物、贝壳类饮片应当(　　)
    A. 后下　　　B. 先煎　　　C. 包煎　　　D. 另煎　　　E. 单煎

15. 下列叙述属于浸出制剂作用特点的是(　　)

A．毒副作用大　　B．药效迅速　　C．药效单一　　D．具有综合疗效　E．作用剧烈

16. 中药糖浆剂中蔗糖含量一般不少于（　　）

A．30%(g/ml)　　　　　　B．40%(g/ml)　　　　　　C．45%(g/ml)

D．60%(g/ml)　　　　　　E．70%(g/ml)

17. 需作不溶物检查的制剂是（　　）

A．流浸膏剂　　B．煎膏剂　　C．浸膏剂　　D．口服液剂　E．汤剂

18. 下列药物在制备汤剂时，需要烊化的是（　　）

A．矿物类　　B．花粉类　　C．胶类　　D．挥发油类　E．鲜药汁液

19. 煎膏剂炼糖时加入少量的枸橼酸或酒石酸的主要目的是（　　）

A．促进蔗糖转化　　　　　B．控制糖的转化率　　　　C．抑制酶的活性

D．调整 pH 值　　　　　　E．增加糖的溶解度

20. 用中药流浸膏剂作原料制备酊剂，应采用（　　）

A．溶解法　　B．回流法　　C．稀释法　　D．浸渍法　E．渗漉法

（二）多选题

1. 下列关于煎膏剂的叙述，正确的有（　　）

A．煎膏剂含较多的糖或蜜，药物浓度高，稳定性较差

B．煎膏剂的效用以滋补为主，多用于慢性疾病

C．煎膏剂一般多采用煎煮法

D．煎膏剂中加入糖或蜜的量一般不超过清膏量的 3 倍

E．煎膏剂返砂的原因与煎膏剂中总糖量和转化糖量有关

2. 汤剂煎煮时需要先煎的药包括（　　）

A．石斛　　B．天竺黄　　C．钩藤　　D．大黄　E．珍珠母

3. 炼糖的目的是（　　）

A．杀灭微生物　　B．防止返砂　　C．除去杂质　　D．减少水分

E．使蔗糖全部水解产生转化糖

4. 下列需测定含醇量的剂型是（　　）

A．酒剂　　B．酊剂　　C．合剂　　D．浸膏剂　E．流浸膏剂

5. 下列关于流浸膏剂的叙述，正确的是（　　）

A．流浸膏剂，除另有规定外，多用渗漉法制备

B．渗漉法制备流浸膏的工艺为渗漉、浓缩、调整含量

C．流浸膏剂渗漉时应先收集药材量 85% 的初漉液，另器保存

D．流浸膏剂制备时，若渗漉溶剂为水，且有效成分又耐热者，可不必收集初漉液

E．流浸膏剂应为澄清液体

6. 下列以水作溶剂的浸出制剂是（　　）

A．糖浆剂　　B．酒剂　　C．合剂　　D．煎膏剂　E．汤剂

7. 下列属于糖浆剂质量检查项目的是（　　）

A．装量差异　　B．pH 值　　C．相对密度　　D．总固体量　E．性状

8. 下列含有乙醇的制剂有（　　）

A．糖浆剂　　B．酊剂　　C．合剂　　D．流浸膏剂　E．酒剂

9. 下列可用渗漉法制备的剂型有（　　）

A．糖浆剂　　B．酊剂　　C．合剂　　D．浸膏剂　E．酒剂

10. 蔗糖的饱和水溶液称为单糖浆，在制剂中常用作（　　）

A．填充剂　　B．增溶剂　　C．黏合剂　　D．助悬剂　E．矫味剂

11. 在制备汤剂时，需要采用后下处理的有（　　）

A．质地重实的药材　　　　B．细小的种子类药材　　　C．含热敏成分的药材

D．久煎疗效下降的药材　　　　　　E．含挥发性成分的药材

12. 下列属于酒剂质量检查项目的是（　　）

A．总固体量　　B．乙醇量　　　C．甲醇量　　　D．pH 值　　　E．微生物限度

13. 中药合剂与口服液，可根据需要，合理添加矫味剂，常用的矫味剂有（　　）

A．天然香料　　B．蜂蜜　　　C．单糖浆　　　D．甘草甜素　　E．甜菊苷

14. 制备单糖浆可采用（　　）

A．冷溶法　　B．热溶法　　　C．混合法　　　D．浸渍法　　　E．稀释法

15. 为了避免酒剂和酊剂在贮藏过程出现沉淀，可采取的措施有（　　）

A．添加适宜的稳定剂　　　　　　B．严格选用辅料　　　　　C．选择优质包装材料

D．冷置后滤过　　　　　　　　　E．选择适宜的提取方法

16. 茶剂一般分为（　　）

A．浸膏茶　　B．茶块　　　C．茶粉　　　D．煎煮茶　　　E．袋装茶

17. 制备酊剂可采用的方法有（　　）

A．回流法　　B．溶解法　　　C．渗漉法　　　D．浸渍法　　　E．稀释法

18. 糖浆剂出现发霉的原因有（　　）

A．未严格执行操作规程　　　　　B．原辅料不合格

C．使用的器具灭菌不彻底　　　　D．车间内未达到卫生要求

E．操作人员携带微生物

19. 避免糖浆剂出现沉淀的措施有（　　）

A．加澄清剂后滤过　　　　　　　B．精滤　　　　　　　　　C．热处理冷藏

D．用合格的原辅料　　　　　　　E．用水醇法提取精制

20. 下列常用作中药合剂与口服液剂防腐剂的有（　　）

A．山梨酸　　　　　　　　　　　B．枸橼酸　　　　　　　　C．苯甲酸

D．对羟基苯甲酸酯类　　　　　　E．乙醇

21. 下列浸出药剂中在贮存期间允许有少量摇之即散沉淀的是（　　）

A．糖浆剂　　B．合剂　　　C．流浸膏剂　　　D．酒剂　　　E．酊剂

二、术语解释

1. 浸出制剂　**2.** 合剂　**3.** 糖浆剂　**4.** 煎膏剂　**5.** 酒剂　**6.** 酊剂　**7.** 流浸膏剂　**8.** 浸膏剂

三、填空题

1. 口服液系指_____包装的合剂。

2. 煎膏剂收膏时一般相对密度为_____左右。

3. 除另有规定外，浸膏剂制备多采用_____、_____，也有的采用_____和_____。

4. 合剂中若加入蔗糖作为附加剂，除另有规定外，其含量不高于_____（g/ml）。

5. 糖浆剂制备时药液中加入蔗糖的方法有_____、_____、_____。

6. 糖浆剂加入山梨酸和苯甲酸的用量不得超过_____，羟苯甲酯类的用量不得超过_____。

7. 单糖浆的蔗糖浓度为_____。

8. 制备煎膏剂收膏时，加入炼蜜或炼糖的量一般**不超过**清膏量的_____倍。

9. 酒剂与酊剂皆可用_____、_____等方法制备。

10. 除另有规定外，含毒性药的酊剂，每 100 ml 应相当于原药物的_____；其他酊剂，每 100 ml 相当于原药物的_____。

11. 流浸膏剂除另有规定外，每毫升与原药材_____相当，浸膏剂除另有规定外，每克浸膏剂与原药材_____相当。

12. 流浸膏剂一般成品中至少含_____以上的乙醇。

四、判断题

1. 以水为溶剂的流浸膏，需要加 20%～25% 的乙醇，以利储存。（　　）

2. 煎膏剂由于储藏温度变化可产生"返砂"现象。（　　）

3. 浸出制剂尤其适用于有效成分不清楚或不易分离提纯的中药。（　　）

4. 炼糖是制备糖浆剂的必要操作。（　　）

5. 酒剂为含醇制剂，其生产原料可以用乙醇。（　　）

6. 制备合剂浓缩程度一般以日服用量在 20～50 ml 为宜。（　　）

7. 合剂中添加山梨酸和苯甲酸的用量应不超过 0.1%。（　　）

8. 热溶法不适用于含挥发油或挥发性药物的糖浆、受热不稳定的糖浆的配制，但可用于单糖浆及有色糖浆的制备。（　　）

9. 煎膏剂收膏的稠度与气候有关，夏季稍稀，冬季宜稠。（　　）

10. 制备流浸膏时所用溶剂的数量，一般为药材量的 2～4 倍。（　　）

五、简答题

1. 浸出制剂的特点有哪些？

2. 简述合剂的制备工艺流程。

3. 简述糖浆剂的制备工艺流程。

4. 简述煎膏剂的制备工艺流程。

5. 比较流浸膏剂与浸膏剂的区别。

6. 糖浆产生沉淀的解决方法。

7. 简述酒剂与酊剂的区别。

六、论述题

1. 试述液体类浸出制剂产生沉淀的原因及解决方法。

【参考答案】

一、选择题

（一）单选题

1. C　2. A　3. B　4. B　5. B　6. A　7. C　8. B　9. D　10. C　11. E　12. D　13. E　14. B　15. D　16. C　17. B　18. C　19. B　20. C

（二）多选题

1. BCDE　2. ABE　3. ABCD　4. ABE　5. ACDE　6. ACDE　7. ABCE　8. BDE　9. BDE　10. CDE　11. CDE　12. ABCE　13. ABCDE　14. AB　15. ABCDE　16. BDE　17. BCDE　18. ABCDE　19. ABCDE　20. ACD　21. ABD

二、术语解释

1. 浸出药剂　系指用适宜的溶剂和方法浸提饮片中有效成分而制成供内服或外用的一类制剂。

2. 合剂　系指饮片用水或其他溶剂，采用适宜方法提取制成的口服液体制剂。

3. 糖浆剂　系指含有原料药物的浓蔗糖水溶液。

4. 煎膏剂　系指饮片用水煎煮，取煎煮液浓缩，加炼蜜或糖（或转化糖）制成的半流体制剂。

5. 酒剂　系指饮片用蒸馏酒提取制成的澄清液体制剂。

6. 酊剂　系指饮片用规定浓度的乙醇提取或溶解而制成的澄清液体制剂，也可用流浸膏稀释制成。

7. 流浸膏剂　系指饮片用适宜的溶剂提取有效成分，蒸去部分溶剂，调整至规定浓度的制剂。

8. 浸膏剂　系指饮片用适宜的溶剂提取有效成分，蒸去大部分或全部溶剂，调整至规定浓度的制剂。

三、填空题

1. 单剂量　2. 1.4　3. 渗漉法　煎煮法　浸渍法　回流法　4. 20%（g/ml）　5. 热溶法　冷溶法　混合法　6. 0.3%　0.05%　7. 85%　8. 3　9. 浸渍法　渗漉法　10. 10 g　20 g　11. 1 g　2～5 g　12. 20%

四、判断题

1. √　2. ×　3. √　4. ×　5. ×　6. ×　7. ×　8. √　9. ×　10. ×

五、简答题

1. 浸出制剂的特点有哪些?

答:浸出制剂的特点有:①体现方药多种浸出成分的综合疗效与特点;②服用量较少,使用方便;③部分浸出制剂可作为其他制剂的原料。

2. 简述合剂的制备工艺流程。

答:合剂的制备工艺流程为:饮片→浸提→精制→浓缩→配液→滤过→分装→灭菌等工艺过程。

3. 简述糖浆剂的制备工艺流程。

答:中药糖浆剂的制备工艺流程为:饮片→浸提→精制→浓缩→配液→滤过→分装→成品。

4. 简述煎膏剂的制备工艺流程。

答:煎膏剂的制备,除炼蜜与炼糖外,工艺流程为:煎煮→浓缩→收膏→分装→成品。

5. 比较流浸膏剂与浸膏剂的区别。

答:流浸膏剂与浸膏剂的异同点如下:

(1)流浸膏剂是蒸去部分溶剂,而浸膏剂是蒸去部分或全部溶剂;流浸膏剂是液体制剂,而浸膏剂是膏状或粉末状制剂。

(2)含药量不同,流浸膏剂除另有规定外,每1 ml与原药材1 g相当,而浸膏剂除另有规定外,每1 g相当于原药材2~5 g。

(3)含乙醇量不同,流浸膏剂至少含20%以上的乙醇,而浸膏剂不含乙醇。

(4)提取方法:流浸膏大多用渗漉法制备,浸膏剂一般多采用渗漉法、煎煮法,也可采用回流法或浸渍法。

(5)用途不同,流浸膏剂一般多用于配制酊剂、合剂、糖浆剂等;浸膏剂一般多用于配制颗粒剂、片剂、胶囊剂、丸剂等。

6. 糖浆产生沉淀的解决方法。

答:糖浆剂产生沉淀的解决方法:①高分子杂质热处理冷藏滤过;②加入澄清剂吸附杂质;③有效物质的沉淀可通过调节 pH 值或增加溶解度的方法促进溶解;④适当控制生药量在 40%~80%。

7. 简述酒剂与酊剂的区别。

答:酒剂与酊剂的区别

	酊剂	酒剂
溶剂	规定浓度的乙醇	蒸馏酒
含药量	有通则性规定	无通则性规定
制法	溶解法、稀释法、浸渍法、渗漉法	只用浸出方法,冷浸法、热浸法、渗漉法、回流热浸法
矫味剂	酊剂不加糖、蜂蜜等矫味剂	内服酒剂中有时加糖或蜂蜜做矫味剂

六、论述题

1. 试述液体类浸出制剂产生沉淀的原因及解决方法。

答:(1)原因:酒剂、酊剂等含醇液体制剂,贮存中可能因乙醇挥发、溶剂含醇量改变而析出沉淀。解决措施:因此应严密包装,防止溶剂挥发。

(2)原因:不溶溶剂与方法提取所得的半成品混合配液,由于分散体系的组成改变,可能出现沉淀。解决措施:对沉淀物应具体分析,若为杂质,可对药液采用热处理冷藏法,加速杂质絮凝,滤除沉淀;对于有效物质沉淀,可通过预先调节 pH 值或增加溶解度的方法促使其溶解。

(3)原因:贮存日久或受外界温度、光线等因素影响,液体浸出制剂中的高分子杂质也可能逐渐"陈化"析出沉淀。解决措施:制备时采用适宜的精制方法,尽可能去除浸提液中的杂质,对药液采用热处理冷藏法,加速杂质絮凝,以便滤除沉淀。

(盛华刚)

第八章 液体制剂

【要点解析】

第一节 概 述

一、液体制剂的含义与特点

1. 含义 液体制剂系指药物分散在液体分散介质中制成的液态剂型。

2. 特点

(1) 优点：吸收快,作用较迅速;给药途径广;使用方便;能减少某些药物的刺激性;提高生物利用度。

(2) 缺点：分散度大,易引起药物的化学降解;体积较大,携带、运输、贮存不方便;水性液体制剂易霉变,非均相液体制剂易出现聚集、沉淀等物理稳定性的问题。

二、液体制剂的分类

1. 按分散系统分类 分为溶液型、胶体溶液型、混悬液型、乳浊液型四类,具体分类情况见下表。

类型		分散性大小	特 征
真溶液型		<1 nm	以小分子或离子状态分散,无界面,为热力学稳定体系;扩散快,能透过滤纸和某些半透膜
胶体溶液型	高分子溶液	1~100 nm	高分子化合物以分子状态分散,无界面,为热力学稳定体系;扩散慢,能透过滤纸,不能透过半透膜
	溶胶		高分子化合物以多分子聚集体分散,有界面,为热力学不稳定体系;扩散慢,能透过滤纸,不能透过半透膜
混悬液型		>500 nm	以固体微粒分散,有界面,为动力学和热力学不稳定体系;扩散很慢或不扩散,显微镜下可见
乳浊液型		>100 nm	以小液滴分散,有界面,为热力学不稳定体系;扩散很慢或不扩散,显微镜下可见

2. 按给药途径分类

(1) 口服液体制剂：如口服溶液剂、口服乳剂、口服混悬剂等。

(2) 外用液体制剂：①皮肤用液体制剂如洗剂、搽剂等;②五官科用液体制剂如洗耳剂与滴耳剂、洗鼻剂与滴鼻剂、含漱剂、滴牙剂等;③直肠、阴道、尿道用液体制剂如灌肠剂、灌洗剂等。

三、液体制剂常用的溶剂

1. 水 最常用溶剂,配制水性液体制剂时应使用蒸馏水或纯化水等制药用水。

2. 乙醇 常用溶剂,含20%以上的乙醇有防腐作用,乙醇有一定生理作用,含乙醇制剂应密闭贮存。

3. 甘油 吸水性很强,多在外用制剂中用作保湿剂,含甘油30%以上具有防腐性。

4. 丙二醇 在液体制剂中常用来代替甘油。

5. 聚乙二醇 低聚合度的聚乙二醇,如PEG 300~400为透明液体,对易水解的药物具有一定的稳定作用,有保湿作用。

6. **油酸乙酯** 脂肪油的代用品,甾族化合物及其他油溶性药物的常用溶剂,使用时常加入抗氧剂。

7. **肉豆蔻酸异丙酯** 化学性质稳定,常用作外用制剂的溶剂。

8. **脂肪油** 植物油类如花生油、麻油、豆油等。多用于外用制剂,如洗剂、搽剂等。

9. **液状石蜡** 化学性质稳定,轻质多用于外用液体制剂,重质可用于软膏剂。

第二节 表面活性剂

一、表面活性剂的含义、组成与特点

1. **含义** 凡能显著降低两相间表面张力(或界面张力)的物质。

2. **组成** 表面活性剂为双亲性分子结构,同时含有亲水基团和疏水基团。

3. **特点** 具有既亲水又亲油的两亲性质,具有两亲性的分子不一定都是表面活性剂。

二、常用的表面活性剂

类型		分类	特点	用途
离子型	阴离子型(起表面活性作用的是阴离子部分)	肥皂类	通式为 $(RCOO)_n^- M^{n+}$,R 在 $C_{11} \sim C_{18}$,以硬脂酸、油酸、月桂酸常用。分为碱金属皂、碱土金属皂和有机胺皂。具有良好的乳化作用,但易被酸破坏。	外用制剂的乳化剂
		硫酸化物	通式为 $R \cdot O \cdot SO_3^- M^+$,R 在 $C_{12} \sim C_{18}$。乳化力较强,比肥皂类稳定	外用软膏的乳化剂
		磺酸化物	通式为 $R \cdot SO_3^- M^+$,分为脂肪族磺酸化物、烷基芳基磺酸化物、烷基萘磺酸化物	洗涤剂
	阳离子型(起表面活性作用的是阳离子部分)	苯扎氯铵、苯扎溴铵	如苯扎氯铵(洁尔灭)和苯扎溴铵(新洁尔灭)具有杀菌、渗透、清洁、乳化作用	杀菌防腐剂
		氯化(溴化)十六烷基吡啶	商品名为西比林,pH 值 5~10,杀菌力强	0.1% 水溶液消毒;0.1%、0.5%的乙醇溶液作防腐剂
	两性离子型	天然	卵磷脂,不溶于水,很强的乳化作用	注射用乳剂的乳化剂
		合成	分为氨基酸型和甜菜碱型,在碱性水溶液中,起泡性好,去污力强;在酸性水溶液中杀菌力强	起泡剂、去污剂、杀菌剂
非离子型		脂肪酸山梨坦类	商品名司盘,HLB 值在 4.3~8.6 之间,亲油性强	W/O 型乳化剂、O/W 型的辅助乳化剂
		聚山梨酯类	商品名为吐温,亲水性强。	增溶剂、O/W 型乳化剂
		聚氧乙烯脂肪酸酯类	商品名为卖泽,乳化力强	O/W 型乳化剂

续 表

类型	分类	特点	用途
	聚氧乙烯脂肪酸醇醚类	商品名为苄泽	增溶剂、O/W 型乳化剂
	聚氧乙烯-聚氧丙烯共聚物	常用的有泊洛沙姆 188,商品名为普流罗尼克 F68,对皮肤无刺激性和过敏性、对黏膜刺激性极小、毒性小	静脉注射用乳化剂

1. 阴离子型表面活性剂 起表面活性作用的是阴离子部分。

(1) 肥皂类通式为 $(RCOO)_n^- M^{n+}$。分为碱金属皂、碱土金属皂和有机胺皂。具有良好的乳化作用,但易被酸破坏,一般只用于外用制剂。

(2) 硫酸化物通式为 $R \cdot O \cdot SO_4^- M^+$,乳化作用较强,较肥皂类稳定,主要用作外用软膏的乳化剂。

(3) 磺酸化物通式为 $R \cdot SO_3^- M^+$,广泛应用的洗涤剂。

2. 阳离子型表面活性剂 起表面活性作用的是阳离子部分,为季铵化合物。主要用于杀菌和防腐,如苯扎氯铵、苯扎溴铵、氯化(溴化)十六烷基吡啶。

3. 两性离子型表面活性剂 在碱性水溶液中呈阴离子型表面活性剂性质,起泡性良好,去污力强;在酸性水溶液中则呈阳离子型表面活性剂特性,杀菌力很强。

(1) 卵磷脂 属天然表面活性剂,注射用乳剂的主要乳化。

(2) 合成的两性离子型表面活性剂

4. 非离子型表面活性剂 在水溶液中不解离,亲水基团为多元醇,亲油基团是长链脂肪酸或长链脂肪醇以及烷基或芳基等。

(1) 脂肪酸山梨坦类 商品名为司盘(span),为脱水山梨醇脂肪酸酯类。分为司盘 20、司盘 40、司盘 60、司盘 65、司盘 80、司盘 85 等。其亲水亲油平衡值(HLB 值)在 4.3～8.6,油溶性,一般用作 W/O 型乳化剂或 O/W 型辅助乳化剂。

(2) 聚山梨酯类 商品名为吐温(tween),为聚氧乙烯脱水山梨醇脂肪酸酯类。其结构与脂肪酸山梨坦比,增加了聚氧乙烯基团,亲水性大大提高,可广泛用作增溶剂或 O/W 型乳化剂。与司盘的命名相对应,有吐温 20、吐温 40、吐温 60、吐温 65、吐温 80、吐温 85 等。

(3) 聚氧乙烯脂肪酸酯类 商品名为卖泽(myrij),乳化能力很强,O/W 型乳化剂。

(4) 聚氧乙烯脂肪酸醇醚类 商品名为苄泽(brij),增溶剂及 O/W 型乳化剂。

(5) 聚氧乙烯-聚氧丙烯共聚物 常用的有泊洛沙姆 188(Poloxamer188),商品名为普流罗尼克 F68(Pluronic F68),可作为静脉注射用乳化剂。

三、表面活性剂的基本性质

1. 胶束与临界胶束浓度

(1) 胶束 表面活性剂在水溶液中的浓度较大时,其疏水部分相互吸引、缔合在一起,形成缔合体,这种缔合体称为胶束。

(2) 临界胶束浓度 表面活性剂开始形成胶束的浓度称为临界胶束浓度(CMC)。

2. 亲水亲油平衡值

(1) 表面活性剂亲水亲油性的强弱用 HLB 值表示。HLB 值越大,表面活性剂的亲水性越强,反之亦然。不同 HLB 值的表面活性剂适合于不同的用途。增溶剂 HLB 值为 15～18;去污剂 HLB 值为 13～16;O/W 型乳化剂 HLB 值为 8～16;润湿剂与铺展剂 HLB 值为 7～9;W/O 型乳化剂 HLB 值为 3～8;大部分消泡剂 HLB 值为 0.8～3。不同值表面活性剂的适用范围及其在水中的分散性见下图。

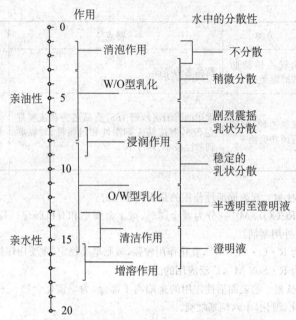

不同 HLB 值表面活性剂的适用范围及其在水中的分散性

（2）非离子型表面活性剂的 HLB 值具有加和性。计算公式如下：

$$HLB_{混合乳化剂} = \frac{W_A \cdot HLB_A + W_B \cdot HLB_B}{W_A + W_B}$$

3. Krafft 点 离子型表面活性剂随温度升高其在水中溶解度增加，当温度升到某一温度时，其溶解度急剧增大，此时的温度称为 Krafft 点。相应的溶解度即为该离子型表面活性剂的 CMC；在温度高于 Krafft 点时，表面活性剂才能发挥其作用。

4. 起昙与昙点 某些含聚氧乙烯基的非离子型表面活性剂的溶解度随着温度上升而加大，达到一定温度后，其溶解度急剧下降，使溶液变混浊，甚至分层，冷去后又恢复澄明，这种由澄明变浑浊的现象称为起昙，转变点的温度称为昙点。需要加热灭菌的制剂应注意表面活性剂是否有昙点。

5. 表面活性剂的毒性

（1）表面活性剂毒性大小的一般顺序是：阳离子型表面活性剂＞阴离子型表面活性剂＞非离子型表面活性剂。一般认为非离子型表面活性剂口服无毒性。静脉给药毒性大于口服给药。

（2）溶血作用顺序为：聚氧乙烯烷基醚＞聚氧乙烯芳基醚＞聚氧乙烯脂肪酸酯＞吐温类；吐温类溶血作用的顺序为：聚山梨酯 20＞聚山梨酯 60＞聚山梨酯 40＞聚山梨酯 80。

四、表面活性剂在药剂中的应用

1. 增溶剂 具有增溶作用的表面活性剂称为增溶剂。

（1）增溶的原理 非极性物质完全进入胶束核中被增溶；带极性基团的分子，非极性基插入胶束的内核中，极性基伸入胶束外的聚氧乙烯链中；两端都有极性基团的分子，极性基团被胶束外的聚氧乙烯链的偶极吸引而增溶。

（2）影响增溶的因素 增溶剂的性质，HLB 值为 15～18；药物的性质；加入顺序。

（3）增溶在中药药剂中应用 增加难溶性药物的溶解度，改善中药注射剂澄明度，用于中药有效成分的提取。

2. 乳化剂 具有乳化作用的物质称为乳化剂，O/W 型乳化剂 HLB 值为 8～16；W/O 型乳化剂 HLB 值为3～8。

3. 润湿剂 促进液体在固体表面铺展或渗透的表面活性剂称为润湿剂，HLB 值为 7～9。

4. 起泡剂与消泡剂 可降低液体界面张力使泡沫稳定的物质,称为起泡剂;能与泡沫液层的发泡物质争夺液膜上的空间,降低表面黏度,促使液膜液体流失而消泡的表面活性剂称为消泡剂,消泡剂 HLB 值为 1~3。

5. 杀菌剂 阳离子型表面活性剂、两性离子型表面活性剂。

6. 去污剂 HLB 值为 13~16。

第三节 溶解度与增加药物溶解度的方法

一、药物溶解度与溶度参数

1. 药物溶解度 在一定的温度(气体在一定压力)下,在一定量溶剂中溶解药物的最大量。

2. 溶度参数 相同分子间的内聚力,是"相似相溶"原理的定量表达。

3. 影响溶解度的因素 温度,溶剂,药物的性质,粒子的大小。

二、增加药物溶解度的方法

1. 增溶

2. 助溶

(1)一些难溶于水的药物由于加入第二种物质而增加其在水中的溶解度的现象称为助溶,该第二种物质称为助溶剂。

(2)助溶的机理:助溶剂与难溶性药物形成可溶性络合物;形成有机分子复合物;通过复分解形成可溶性盐类。

3. 制成盐类 一些难溶性弱酸、弱碱,可制成盐而增加其溶解度。

4. 使用潜溶剂

5. 其他方法 提高温度;应用微粉化技术减小粒径;包合技术等。

第四节 真溶液型液体制剂

一、概述

真溶液型液体制剂系指药物以小分子或离子状态分散在溶剂中形成的供内服或外用的液体制剂。包括溶液剂、芳香水剂、甘油剂、醑剂等剂型。真溶液型液体制剂为澄明液体。

二、溶液剂

1. 概念 溶液剂系指药物溶解于溶剂中所形成的澄明液体制剂,供内服或外用。

2. 制备方法

(1)溶解法 一般配置程序为溶解、滤过,再加溶剂使成足量,搅匀,即得。

(2)稀释法 将某些药物预先配制成浓溶液,临用前再稀释至所需浓度。

(3)化学反应法 将相互反应的药物分别溶解在适量的溶剂中,然后将其中之一慢慢加入另一种溶液中,随加随搅拌,待化学反应完成后,滤过,自滤器上添加适量的溶剂使成足量,搅匀,即得。

三、芳香水剂与露剂

1. 概念 芳香水剂系挥发油或其他挥发性芳香药物的饱和或近饱和的澄明水溶液。含挥发性成分的药材用水蒸气蒸馏法制成的芳香水剂称为露剂或药露。

2. 制备方法

(1)溶解法

(2)稀释法 取浓芳香水剂 1 份,加蒸馏水若干份稀释而成。

(3)水蒸气蒸馏法 取含挥发性成分的中药材,用水蒸气蒸馏法进行提取,收集蒸馏液,除去过量的挥发性物质或重蒸馏一次,使成澄明溶液,即得。

四、甘油剂

（1）甘油剂系指药物溶于甘油中制成专供外用的溶液剂。

（2）甘油剂常用溶解法与化学反应法制备。

五、醋剂

（1）醋剂系指挥发性药物的浓乙醇溶液。

（2）醋剂含乙醇量一般为 60％～90％，贮藏于密闭容器内，冷暗处保存。

（3）醋剂常用溶解法与蒸馏法制备。

第五节　胶体溶液型液体制剂

一、概述

胶体溶液型液体制剂系指质点大小在 1～100 nm 范围的分散相分散在分散介质中所形成的液体制剂。

二、胶体溶液的种类

1. 高分子溶液　高分子化合物以单分子状态分散于溶剂中构成的溶液称为高分子溶液，又称亲水胶体。

2. 溶胶　分散相质点以多分子聚集体（胶体微粒）分散于溶剂中称为溶胶，又称疏水胶体。

三、胶体溶液的性质

1. 高分子溶液的性质　带电性，渗透压，黏性。

2. 溶胶的性质　光学性质（丁达尔效应），电学性质（电泳现象），动力学性质（布朗运动）。

四、胶体溶液的稳定性

1. 高分子溶液的稳定性

（1）高分子溶液的稳定性主要与水化作用有关。

（2）加入脱水剂或电解质可破坏高分子溶液的稳定性。

（3）高分子溶液在放置过程中会自发聚集而沉淀，称为陈化现象。

2. 溶胶的稳定性

（1）溶胶的稳定性　主要与ζ电位和水化膜有关。

（2）影响溶胶稳定性的因素　电解质的作用、高分子化合物对溶胶有保护作用、溶胶的相互作用。

五、胶体溶液的制备

1. 高分子溶液的制备　溶解法。

高分子化合物溶解过程是一个溶胀过程，包括有限溶胀和无限溶胀两个阶段。在有限溶胀阶段，要尽量加大高分子与溶剂的接触面积；在无限溶胀阶段，可通过加热、搅拌等方式加快无限溶胀。

2. 溶胶的制备　分散法和聚集法。

（1）分散法　① 研磨法：机械粉碎的方法，适于脆而易碎的药物。② 胶溶法：使聚集起来的粗粒重新分散的方法。③ 超声波分散法：利用超声波所产生的能量来进行分散的方法。

（2）聚集法　药物在真溶液中可因物理条件（如溶剂组成）的改变或化学反应而形成沉淀。

第六节　乳浊液型液体制剂

一、概述

1. 概念　乳浊液型液体制剂乳剂也称乳剂，系指两种互不相溶的液体经乳化制成的非均相分散体系的液体制剂。

2. 乳剂的分类

（1）按分散相与分散介质性质分　水包油（O/W）型乳剂；油包水（W/O）型乳剂；复乳（分为 O/W/O 与

W/O/W)。

（2）按乳滴的大小分 普通乳,乳滴大小在 $1\sim100~\mu m$,外观呈乳白色不透明的液体;亚微乳,乳滴大小一般在 $0.1\sim1~\mu m$,如静脉脂肪乳;微乳,也称为纳米乳,乳滴大小一般在 $0.01\sim0.1~\mu m$,外观呈为透明或半透明液体。

二、乳剂形成的理论

1. 界面张力学说

2. 乳化膜学说 单分子乳化膜,多分子乳化膜,固体微粒乳化膜。

三、常用的乳化剂

1. 乳化剂的种类

种类	范围
表面活性剂	阴离子型表面活性剂,如十二烷基硫酸钠、十六烷基硫酸钠等;非离子型表面活性剂,如聚山梨酯类、脂肪酸山梨坦类等
天然或合成乳化剂	阿拉伯胶、明胶、磷脂、胆固醇、西黄蓍胶
固体粉末	O/W 型:氢氧化镁、氢氧化铝、二氧化硅、硅藻土、白陶土等 W/O 型:氢氧化钙、氢氧化锌、硬脂酸镁、炭黑等

2. 乳化剂的选用

（1）根据乳剂类型选择 O/W 型乳剂选择 HLB 值 $8\sim18$ 的表面活性剂、高分子溶液等作乳化剂;W/O 型乳剂选择 HLB 值 $3\sim8$ 的表面活性剂等作乳化剂。

（2）根据乳剂给药途径选择 口服乳剂选择无毒的天然乳化剂;外用乳剂选择无刺激性、无过敏特性乳化剂;注射用乳剂选择无毒、无溶血性的乳化剂。

（3）混合乳化剂的使用 乳化剂可混合使用,但必须符合油相对 HLB 值的要求。

（4）辅助乳化剂的使用 可提高乳剂黏度、形成复合凝聚膜的辅助乳化剂。

四、乳剂的稳定性

1. 影响乳剂稳定性的因素

（1）乳化剂的性质与用量 乳化剂的常用量为 $0.5\%\sim10\%$。

（2）分散相的浓度与乳滴大小 乳剂分散相的浓度 50% 左右最稳定,74% 以上时易发生不稳定现象;乳滴越小越稳定;乳滴大小越均匀越稳定。

（3）油相、水相的密度差 密度差越小越稳定,加附加剂调节密度差。

（4）ζ 电位 乳滴因带相同电荷存在斥力,阻碍了乳滴的聚集和合并,有利于乳剂的稳定。若乳剂中加入其他电解质等引起 ζ 电位降低时,会出现絮凝现象,可能影响乳剂的稳定。

（5）黏度与温度 乳剂的黏度越大越稳定;最适宜的乳化温度是 $50℃\sim70℃$。

2. 乳剂不稳定的现象

乳剂属热力学不稳定的非均相体系,不稳定现象包括分层、絮凝、转相、破裂及酸败等。

五、乳剂的制备

1. 干胶法 乳化剂先与油混合,再加入水乳化的方法,称干胶法。特点是先制备初乳,初乳中油、水、胶需要一定比例,若用植物油,比例是 $4:2:1$;若用挥发油,比例是 $2:2:1$;若用液体石蜡,比例是 $3:2:1$。适用于阿拉伯胶或阿拉伯胶与西黄蓍胶的混合胶为乳化剂。

2. 湿胶法 乳化剂先与水混合,再加入油乳化的方法,称湿胶法。其特点同干胶法。

3. 新生皂法 油水两相混合时,两相界面生成新生态皂类乳化剂,再搅拌制成乳剂。植物油中含硬脂酸等有机酸;加入氢氧化钠、氢氧化钙、三乙醇胺等,在高温下或振摇,以生成的新生皂为乳化剂,制备乳剂。钠肥皂、三乙醇胺皂为乳化剂,可制成 O/W 型乳剂。以钙肥皂为乳化剂,可制成 W/O 型乳剂。

4. **两相交替加入法**　向乳化剂中每次少量交替加入水或油,边加边搅拌,也可形成乳剂。天然胶类、固体微粒乳化剂可采用本法制备乳剂;当乳化剂用量较多时亦可采用本法。应注意每次须加入少量的油相和水相。

5. **机械法**　机械法是将油相、水相、乳化剂混合后用乳化机械制成乳剂。常用的乳化机械有乳钵、搅拌机、乳匀机、胶体磨、超声波乳化装置。

6. **乳剂中添加其他药物的方法**　如药物能溶于内(外)相,可先加于内(外)相液体中,然后制成乳剂;若需制成初乳,可将溶于外相的药物溶解后再用以稀释初乳;若药物在两相中均不溶解,用亲和性大的液相研磨药物;亦可用制成的乳剂来研磨药物,使其混悬均匀。

第七节　混悬型液体制剂

一、概述

1. **概念**　混悬型液体制剂系指难溶性固体药物以微粒状态分散于分散介质中形成的非均相的液体制剂,也称为混悬剂。混悬剂中药物微粒的大小一般在 $0.5 \sim 10~\mu m$ 之间,小者可为 $0.1~\mu m$,大者可达 $50~\mu m$ 的微粒或更大。分散介质大多为水,也可用植物油。

2. **制成混悬剂的条件**　① 难溶性药物需要制成液体制剂供临床应用。② 药物的剂量超过了溶解度而不能制成溶液剂。③ 两种溶液混合时药物的溶解度降低而析出固体药物。④ 使药物达到长效。⑤ 毒剧药或剂量小的药物不应制成混悬剂。

二、影响混悬剂物理稳定性的因素

1. **微粒间的排斥力与吸引力**　以混悬剂体系中吸引力略大于排斥力为最好。

2. **混悬微粒的沉降**　混悬剂中微粒静置时会发生沉降,沉降速度服从 Stokes 定律。可采取减小粒径、增加介质黏度、调节介质密度等措施增加混悬剂的稳定性。

3. **微粒成长与晶型的转变**　难溶性药物小微粒的溶解度大于大微粒,大微粒会越来越大,可采用增加难溶性药物粒径的均匀性,阻止微粒的成长。多晶型药物会从亚稳定型向稳定型转化,可采用增加分散介质黏度、加入抑制剂等方法抑制多晶型药物的转型。

4. **絮凝与反絮凝**　ζ 电位降在 $20 \sim 25~mV$ 范围内,混悬微粒会形成疏松的絮状聚集体,使混悬剂处于稳定状态。混悬微粒形成疏松的絮状聚集体的过程称为絮凝,加入的电解质称为絮凝剂。向絮凝状态的混悬剂中加入电解质,使絮凝状态变为非絮凝状态的过程称为反絮凝,发挥此种作用的电解质称反絮凝剂。

5. **分散相的浓度与温度**　分散相浓度增加,混悬剂的稳定性下降。而温度可改变药物的溶解度、溶解速度、沉降速度、絮凝速度、沉降容积等。

三、混悬液的稳定剂

1. **润湿剂**　HLB 值在 $7 \sim 11$ 之间表面活性剂,如聚山梨酯类、聚氧乙烯脂肪醇醚以及长链烃基或烷烃芳基的硫酸盐和磺酸盐。

2. **助悬剂**

(1) 低分子物质　甘油、糖浆。

(2) 高分子物质　天然高分子助悬剂:阿拉伯胶、西黄蓍胶、琼脂、海藻酸钠、白及胶或果胶等,需要加入防腐剂;合成的甲基纤维素、羧甲基纤维素钠、羟乙基纤维素、羟丙基甲基纤维素、聚维酮、聚乙烯醇等,与某些药物有配伍变化。

(3) 硅酸类　胶体二氧化硅、硅酸铝、硅藻土等。

(4) 触变胶　单硬脂酸铝溶解于植物油中可形成典型的触变胶,常用作混悬型滴眼剂的助悬剂。

3. **絮凝剂与反絮凝剂**　同一电解质可因用量不同,在混悬剂中起絮凝作用或反絮凝作用。如枸橼酸盐、枸橼酸氢盐、酒石酸盐、酒石酸氢盐、磷酸盐及氯化物等。

四、混悬液的制备

1. 分散法

（1）亲水性药物 先将药物粉碎到一定细度,再加液体研磨至适宜的分散度,最后加剩余的液体至全量。

（2）疏水性药物 先加一定量的润湿剂与药物研匀,再加液体混匀。

2. 凝聚法

（1）物理凝聚法 将药物制备成热饱和溶液,在搅拌下加至另一种不同性质的液体中,使药物快速结晶,将结晶分散于介质中,制成混悬剂。

（2）化学凝聚法 用化学反应法使两种药物生成难溶性的药物微粒,再混悬于分散介质中制成混悬剂。

第八节 液体制剂的矫臭、矫味与着色

一、矫味剂与矫臭剂

1. 甜味剂

（1）天然甜味剂:蜂蜜、甘草甜素、天然甜菊苷。

（2）合成甜味剂:阿斯帕坦(蛋白糖或天冬甜精)、糖精钠。

2. 芳香剂

（1）天然香料 天然挥发性芳香油及其制剂,如薄荷油、橙皮油、桂皮水等。

（2）人工合成香精 如菠萝香精、香蕉香精等。

3. 胶浆剂 通过干扰味蕾的味觉而矫味,如淀粉、羧甲基纤维素钠、甲基纤维素、海藻酸钠、阿拉伯胶、西黄蓍胶胶浆等。在胶浆中加 0.02％糖精钠或 0.025％的甜菊苷可增加胶浆的矫味能力。

4. 泡腾剂 泡腾剂(酸式碳酸盐与有机酸)遇水后可产生大量的二氧化碳,溶于水呈酸性,能麻痹味蕾而矫味,常用于苦味制剂。

5. 化学调味剂 麸氨酸钠能矫正鱼肝油的腥味,消除铁制剂的铁金属味。

二、着色剂

1. 天然色素 为植物色素,如黄色的胡萝卜素、红色的紫草根、蓝色的松叶兰、棕色的焦糖、绿色的叶绿酸酮钠盐。矿物色素主要有氧化铁(棕红色)。天然色素多供内服制剂选用。

2. 合成色素 内服的有胭脂红、苋菜红、柠檬黄、靛蓝、日落黄、姜黄、亮蓝;外用的有伊红、品红、美蓝等。

第九节 口服溶液剂、口服乳剂和口服混悬剂的质量要求与检查

一、概念

1. 口服溶液剂 系指原料药物溶解于适宜溶剂中制成的供口服的澄清液体制剂。

2. 口服乳剂 系指两种互不相溶的液体制成的供口服的水包油型液体制剂。

3. 口服混悬剂 系指难溶性固体原料药物分散在液体介质中制成的供口服的混悬液体制剂。也包括干混悬剂或浓混悬剂。

4. 滴剂 用适宜的量具以小体积或滴为计量的口服溶液剂、口服混悬剂或口服乳剂称为滴剂。

二、口服溶液剂、口服混悬剂和口服乳剂在生产与贮藏期间应符合下列规定

（1）除另有规定外,口服溶液剂的溶剂、口服混悬剂的分散介质常用纯化水。

（2）根据需要可加入适宜的附加剂,如抑菌剂、分散剂、助悬剂、增稠剂、助溶剂、润湿剂、缓冲剂、乳化

剂、稳定剂、矫味剂以及色素等。除另有规定外,在制剂确定处方时,该处方的抑菌效力应符合抑菌效力检查法的规定。

(3) 制剂应稳定、无刺激性,不得有发霉、酸败、变色、异物、产生气体或其他变质现象。

(4) 口服滴剂包装内一般应附有滴管和吸球或其他量具。

(5) 除另有规定外,应避光、密封贮存。

(6) 口服乳剂的外观应呈均匀的乳白色,以半径为 10 cm 的离心机每分钟 4 000 转的转速离心 15 分钟,不应有分层现象。乳剂可能会出现相分离的现象,但经振摇应易再分散。

(7) 口服混悬剂应分散均匀,放置后若有沉淀物,经振摇应易再分散。

(8) 口服混悬剂在标签上应注明"用前摇匀";以滴计量的滴剂在标签上要标明每毫升或每克液体制剂相当的滴数。

三、口服溶液剂、口服混悬剂和口服乳剂应进行以下相应检查

(1) 装量　口服溶液剂、口服混悬液和口服乳剂进行装量检查,凡规定检查含量均匀度者,一般不再进行装量检查。单剂量包装的干混悬剂进行装量差异检查,凡规定检查含量均匀度者,一般不再进行装量差异检查。

(2) 沉降体积比　口服混悬剂沉降体积比应不低于 0.90。干混悬剂按各品种项下规定的比例加水振摇,应均匀分散,并照上法检查沉降体积比,应符合规定。

(3) 干燥失重　干混悬剂减失重量不得过 2.0%。

(4) 微生物限度　照非无菌产品微生物限度检查:微生物计数法和控制菌检查法,应符合规定。

【同步练习】

一、选择题

(一) 单选题

1. 高分子溶液的稳定性主要与哪项有关(　　)

  A. 较强的溶剂化作用　　　　　　　　B. 胶粒的水化层

  C. 粒子表面带相同电荷　　　　　　　D. 胶粒周围的吸附膜电荷

  E. 吸附层电位

2. 乳剂的附加剂**不包括**(　　)

  A. 乳化剂　　　　B. 防腐剂　　　　C. 增溶剂　　　　D. 抗氧剂　　　　E. 辅助乳化剂

3. 聚山梨酯的正确叙述为(　　)

  A. 毒性小,可作为静脉注射用乳化剂　B. 商品名吐温,常为 O/W 型乳化剂与增溶剂

  C. 可用作杀菌剂　　　　　　　　　　D. 阴离子表面活性剂,为 O/W 型乳化剂

  E. 商品名司盘,为 W/O 型乳化剂

4. 混悬剂中加入适量的枸橼酸盐的作用是(　　)

  A. 产生絮凝,增加稳定性　　　　　　B. 润湿性增强,稳定性增强

  C. 与药物形成盐溶液,增加溶解度　　D. 与金属离子结合,增加稳定性

  E. 维持溶液的 pH 值,增加稳定性

5. 下列哪种为非离子型表面活性剂(　　)

  A. 洁尔灭　　　　　　　　B. 硬脂酸钠　　　　　　　　C. 卵磷脂

  D. 泊洛沙姆 188　　　　　E. 十二烷基硫酸钠

6. 混悬剂的附加剂**不包括**(　　)

  A. 增溶剂　　　　B. 絮凝剂　　　　C. 润湿剂　　　　D. 助悬剂　　　　E. 反絮凝剂

7. 下列表面活性剂中有起昙现象的是(　　)

  A. 肥皂类　　　B. 阳离子型　　　C. 磺酸化物　　　D. 聚山梨酯类　　　E. 卵磷脂

8. 对高分子溶液的叙述,**不正确**的是(　　)

A．有陈化现象 　　　　B．黏稠性流动液体 　　　　C．有较高的渗透压

D．有絮凝现象 　　　　E．带电性

9. 混悬剂中结晶增长的主要原因是（　　）

A．分散介质黏度过大 　　　　B．粒度不均匀 　　　　C．分散介质密度过大

D．ζ电位降低 　　　　E．药物密度较大

10. W/O 型的乳化剂是（　　）

A．聚山梨酯（吐温）类 　　　　B．聚氧乙烯-聚氧丙烯共聚物

C．聚氧乙烯脂肪醇醚（苄泽）类 　　　　D．脂肪酸山梨坦类（司盘类）

E．聚氧乙烯脂肪酸酯（卖泽）类

11. 等量的司盘 80（HLB 4.3）与吐温 80（HLB 15.0）混合后的 HLB 值是（　　）

A．7.5 　　　　B．10.65 　　　　C．8.56 　　　　D．9.65 　　　　E．6.42

12. 表面活性剂性质**不包括**（　　）

A．亲水亲油平衡值 　　　　B．毒性 　　　　C．临界胶束浓度

D．适宜的黏稠度 　　　　E．昙点

13. 乳剂放置后出现分散相集中在顶部或底部的现象，这种现象是乳剂的（　　）

A．分层 　　　　B．破裂 　　　　C．转相 　　　　D．絮凝 　　　　E．酸败

14. 制备混悬剂时为增加体系的黏度，加入的高分子物质称为（　　）

A．助悬剂 　　　　B．絮凝剂 　　　　C．增溶剂 　　　　D．润湿剂 　　　　E．乳化剂

15. 制备复方碘溶液时，加入碘化钾的目的是（　　）

A．成盐 　　　　B．增溶 　　　　C．助滤 　　　　D．减少刺激 　　　　E．助溶

16. 炉甘石洗剂中所用的助悬剂为（　　）

A．琼脂 　　　　B．阿拉伯胶 　　　　C．硅皂土

D．羧甲基纤维素钠 　　　　E．甲基纤维素

17. 下列措施中，对增加混悬剂的动力学稳定性**不起作用**的是（　　）

A．减小微粒半径 　　　　B．增大微粒半径

C．减小微粒与分散介质的密度差 　　　　D．增大分散介质的密度

E．增大分散介质的黏度

18. O/W 型乳剂的乳化剂的 HLB 值一般在（　　）

A．3～6 　　　　B．8～12 　　　　C．8～16 　　　　D．10～12 　　　　E．10～16

19. 分散相质点小于 1 nm 的是（　　）

A．真溶液 　　　　B．高分子溶液 　　　　C．溶胶 　　　　D．乳剂 　　　　E．混悬刘

20. 芳香水剂属于（　　）

A．真溶液 　　　　B．高分子溶液 　　　　C．溶胶 　　　　D．乳剂 　　　　E．混悬剂

21. 下列属于阴离子型表面活性剂的是（　　）

A．溴化十六烷基吡啶 　　　　B．豆磷脂 　　　　C．聚山梨酯 80

D．三乙醇胺皂 　　　　E．泊洛沙姆 188

22. 下列关于非离子型表面活性剂的叙述，正确的是（　　）

A．仅限于口服制剂 　　　　B．有杀菌作用 　　　　C．有防腐作用

D．均有起昙现象 　　　　E．在水中不解离

23. 下列乳化剂中**不属于**固体粉末型的是（　　）

A．氢氧化铝 　　　　B．明胶 　　　　C．二氧化硅 　　　　D．硅藻土 　　　　E．硬脂酸镁

24. 一般最稳定的乳剂分散相浓度约为（　　）

A．10% 　　　　B．30% 　　　　C．50% 　　　　D．70% 　　　　E．90%

25. 下列表面活性剂在水中具有起昙现象的是（　　）

A．聚山梨酯 80 　　　　B．油酸山梨坦 　　　　C．泊洛沙姆 188

　　　D．十二烷基硫酸钠　　　　　　　　E．油酸三乙醇胺

26．制备乳剂最适宜的乳化温度为（　　　）
　　　A．30℃～50℃　　B．40℃～60℃　　C．50℃～70℃　　D．60℃～80℃　　E．80℃～100℃

27．用作增溶剂的表面活性剂的 HLB 值范围在（　　　）
　　　A．3～8　　　　　B．7～9　　　　　C．8～16　　　　D．13～16　　　　E．15～18

28．干胶法制备乳剂，若油相为植物油，油、水、胶的比例为（　　　）
　　　A．1：2：1　　　B．2：2：1　　　C．3：2：1　　　D．4：2：1　　　E．5：2：1

29．2％硬脂酸铝的植物油溶液属于（　　　）
　　　A．触变胶　　　　B．干胶　　　　　C．凝胶　　　　　D．亲水胶体　　　E．疏水胶体

30．下列物质属非离子型表面活性剂的为（　　　）
　　　A．十八烷基硫酸钠　　　　　　　　B．卖泽类　　　　　　　　　C．油酸
　　　D．硫酸化蓖麻油　　　　　　　　　E．卵磷脂

31．吐温类表面活性剂的溶血作用按从大到小排序，正确的是（　　　）
　　　A．吐温 80＞吐温 60＞吐温 40＞吐温 20
　　　B．吐温 80＞吐温 40＞吐温 60＞吐温 20
　　　C．吐温 20＞吐温 60＞吐温 40＞吐温 80
　　　D．吐温 20＞吐温 40＞吐温 60＞吐温 80
　　　E．吐温 80＞吐温 40＞吐温 60＞吐温 20

32．下列关于乳化剂的叙述错误的是（　　　）
　　　A．常用的乳化剂分为表面活性剂、天然或合成乳化剂和固体粉末三类
　　　B．甲基纤维素、阿拉伯胶为常用的高分子乳化剂
　　　C．固体粉末类乳化剂的乳化作用受电解质的影响
　　　D．口服乳剂的乳化剂应安全无毒
　　　E．阴、阳离子型表面活性剂不能混合使用

33．油相硬脂酸与水相中三乙醇胺在一定温度（70℃以上）下混合生成硬脂酸三乙醇胺皂，作为（　　　）
　　　A．絮凝剂　　　B．O/W 型乳化剂　C．pH 调节剂　　　D．W/O 型乳化剂　E．润湿剂

34．下列哪一种方法不能制备溶胶（　　　）
　　　A．研磨法　　　　B．凝聚法　　　　C．胶溶法　　　　D．超声波分散法　E．乳化分散法

35．液体制剂的特点不包括（　　　）
　　　A．吸收快，作用较迅速　　　　　　B．给药途径广泛　　　　　　C．分散度较大
　　　D．减少胃肠道刺激　　　　　　　　E．使用方便，易于分剂量，适于老幼患者

36．天然高分子助悬剂阿拉伯胶用量是（　　　）
　　　A．1％～2％　　B．2％～5％　　C．5％～15％　　D．10％～15％　　E．12％～15％

37．下列液体制剂的叙述，错误的是（　　　）
　　　A．溶液剂分散相粒径一般小于 1 nm
　　　B．高分子溶液分散相粒径一般在 1～100 nm
　　　C．混悬剂分散相微粒的粒径一般在 500 nm 以上
　　　D．乳剂属均相分散体系
　　　E．混悬剂属粗分散体系

38．下列关于阳离子表面活性剂的叙述，错误的是（　　　）
　　　A．水溶性大　　　　　　　　　　　B．主要用于杀菌与防腐
　　　C．起表面活性的部分是阳离子　　　D．分子结构主要部分是一个五价氮原子
　　　E．在酸性与碱性溶液中不稳定

39．用于制备注射用乳剂及脂质体的表面活性物质是（　　　）
　　　A．脂肪酸山梨坦　　　　　　　　　B．聚氧乙烯脂肪酸酯类　　　　　　C．泊洛沙姆 188

  D．卵磷脂   E．胆汁

40. 司盘 80（*HLB* 值为 4.3）与吐温 80（*HLB* 值为 15）各等量混合后，可用做液体制剂的（　　）

  A．增溶剂   B．O/W 型乳化剂   C．W/O 型乳化剂

  D．润湿剂   E．去污剂

41. 生活中被广泛用作洗涤剂的表面活性剂是（　　）

  A．硬脂酸三乙醇胺皂   B．土耳其红油   C．月桂酸钠

  D．十二烷基苯磺酸钠   E．聚山梨酯

42. 毒性最小可用作静脉注射用的乳化剂是（　　）

  A．吐温类   B．司盘类   C．卖泽类   D．苄泽类   E．泊洛沙姆 188

43. 在口服混悬剂加入适量的电解质，其作用为（　　）

  A．使黏度适当增加，起到助悬剂的作用

  B．使 Zeta 电位适当降低，起到絮凝剂的作用

  C．使渗透压适当增加，起到等渗调节剂的作用

  D．使 pH 值适当增加，起到 pH 值调节剂的作用

  E．使主药被掩蔽，起到金属络合剂的作用

  44～46 题备用答案

  A．乳浊液型液体制剂   B．混悬型液体制剂   C．高分子溶液

  D．疏水胶体   E．溶液型液体制剂

44. 属于热力学不稳定体系并有乳光（　　）

45. 属于热力学稳定体系并能透过半透膜（　　）

46. 属热力学不稳定体系，分散相为液态，显微镜下可见（　　）

  47～49 题备用答案

  A．阴离子型表面活性剂   B．阳离子表面活性剂

  C．非离子型表面活性剂   D．两性离子型表面活性剂   E．上述均不对

47. 杀菌作用强的是（　　）

48. 起泡、去污作用好的是（　　）

49. 有起昙现象的是（　　）

  50～52 题备用答案

  A．水蒸气蒸馏法 B．回流法   C．新生皂法   D．研磨分散法   E．渗滤法

50. 薄荷水的制备可以采用（　　）

51. 溶胶的制备可以采用（　　）

52. 乳剂的制备可以采用（　　）

（二）多选题

1. 乳浊液型液体制剂的乳化剂包括（　　）

  A．吐温 60   B．卵磷脂   C．海藻酸盐   D．氢氧化镁   E．聚维酮

2. 离子型表面活性剂一般的毒性包括（　　）

  A．形成血栓   B．升高血压

  C．刺激皮肤   D．刺激黏膜   E．造成溶血

3. 非离子型表面活性剂的优点有（　　）

  A．可直接用于杀菌、防腐   B．均无溶血作用

  C．不受溶液酸碱性的影响   D．广泛应用于大多数药物   E．部分可用于注射剂

4. 在增加主药溶解度的附加剂中，常用的潜溶剂有（　　）

  A．甘油或丙二醇   B．乙醇

  C．聚乙二醇 300 或聚乙二醇 400   D．聚山梨酯 80   E．胆汁

5. 下列哪些属于溶液型液体制剂（　　）

A．地骨皮露　　　　B．益母草膏　　　　C．金银花糖浆　　D．炉甘石洗剂　　E．薄荷水

6. 下列哪些为非离子型表面活性剂(　　)

A．聚氧乙烯40硬脂酸酯　　　　B．西土马哥　　　　　　　　C．十二烷基苯磺酸钠

D．泊洛沙姆188　　　　E．月桂醇硫酸钠

7. 影响乳剂稳定性的因素有(　　)

A．乳化剂的性质与用量　　　　B．制备方法

C．分散相浓度与乳滴大小　　　D．分散介质的黏度

E．乳化的温度

8. 助溶剂可与难溶性药物形成可溶性的(　　)

A．缔合物　　　　B．络合物　　　　C．有机分子复合物

D．复盐　　　　E．溶胶

9. 下列分散体系属于非均相分散体系的是(　　)

A．真溶液　　　　B．高分子溶液　　　　C．溶胶

D．混悬型液体制剂　　　　E．乳浊液型液体制剂

10. 关于临界胶团浓度(CMC)的论述,**错误**的是(　　)

A．与浓度无关　　　　B．其大小与结构和组成有关

C．是非离子表面活性剂的特性　　　D．受温度、pH值的影响

E．表面活性剂分子之间形成络合物

11. 影响药物溶解度的因素是(　　)

A．药物的极性　　　　B．溶解温度　　　　C．药物的晶体结构

D．粒子的大小　　　　E．溶剂

12. 关于醑剂与芳香水剂的叙述,正确的是(　　)

A．醑剂只适用于挥发性药物的制备　　B．挥发油的近饱和澄明水溶液是芳香水剂

C．芳香水剂与醑剂都是真溶液　　　　D．醑剂与芳香水剂的区别是溶媒不同

E．凡用于制备芳香水剂的药物一般都可以制成醑剂

13. 不能形成O/W型乳剂的乳化剂是(　　)

A．泊洛沙姆188　　B．氢氧化镁　　　C．胆固醇　　　　D．硬脂酸镁　　　E．十二烷基硫酸钠

14. 关于西黄蓍胶作为乳化剂的叙述,正确的是(　　)

A．W/O型乳化剂　　　　B．可供内服　　　　C．黏性大,乳化能力差

D．常与阿拉伯胶合用　　　　E．不需加防腐剂

15. 乳化剂选用的一般原则为(　　)

A．口服乳剂一般选合成乳化剂

B．类型相反的乳化剂不能混合使用

C．阴、阳离子表面活性剂不能同时使用

D．非离子型表面活性剂可与其他乳化剂合用

E．与药物具有相反电荷的离子型表面活性剂不能选用

二、填空题

1. 醑剂系指挥发性药物的_____溶液,可供内服、外用。

2. 甘油剂系指药物溶于_____中制成的专供_____的溶液剂,用于口腔、耳鼻喉科疾病。

3. 增加药物溶解度常用的方法有_____、_____和_____、_____。

4. 表面活性剂按解离情况及解离后所带电荷而分为_____型、_____型,_____和_____型表面活性剂。

5. 乳剂在放置过程中,由于分散相和分散介质间的_____而分层。

三、术语解释

1. 表面活性剂　　**2.** 起昙　　**3.** 增溶　　**4.** 助溶　　**5.** 乳剂　　**6.** 芳香水剂　　**7.** 胶束　　**8.** 临界胶束浓度　　**9.** 破

裂　10. 醑剂　11. 陈化现象　12. 触变性　13. 液体制剂　14. 潜溶　15. 混悬剂

四、简答题

1. 简述液体制剂的特点。
2. 影响乳剂稳定性的因素有哪些?
3. 简述增溶的原理。
4. 影响溶胶稳定性的因素有哪些?

五、论述题

1. 试述乳剂不稳定的现象。
2. 表面活性剂分哪几类,在药剂中主要有哪几个作用?
3. 试述混悬剂的制备方法。
4. 试述乳剂的制备方法。
5. 试述影响混悬液稳定性的因素,以及混悬液稳定剂的种类。

【参考答案】

一、选择题

(一) 单选题

1. B　2. C　3. B　4. A　5. D　6. A　7. D　8. C　9. B　10. D　11. D　12. D　13. A　14. A
15. E　16. D　17. E　18. C　19. A　20. A　21. D　22. E　23. C　24. C　25. A　26. C　27. E
28. D　29. A　30. B　31. C　32. C　33. B　34. E　35. E　36. C　37. D　38. E　39. D　40. B
41. A　42. E　43. B　44. D　45. E　46. A　47. B　48. A　49. C　50. A　51. D　52. C

(二) 多选题

1. ABCDE　2. CDE　3. CDE　4. ABC　5. ACE　6. ABD　7. ABCDE　8. ABCD　9. BCD　10. ACE
11. ABCDE　12. ABCDE　13. CD　14. BCD　15. BCDE

二、填空题

1. 浓乙醇　2. 甘油　外用　3. 增溶　助溶　制成盐类　使用潜溶剂　4. 非离子　阳离子　阴离子　两性离子　5. 密度差

三、术语解释

1. 表面活性剂　能够显著降低两相间表面张力(或界面张力)的物质。
2. 起昙　某些含聚氧乙烯型非离子表面活性剂的溶解度随着温度上升而增大,达到一定温度后,其溶解度急剧下降,溶液出现混浊,甚至分层,冷去后又恢复澄清,这种由澄明变浑浊的现象。
3. 增溶　药物在水中因加入表面活性剂而溶解度增加的现象。
4. 助溶　一些难溶于水的药物由于加入第二种物质而增加其在水中的溶解度的现象。
5. 乳剂　两种互不相溶的液体经乳化制成的非均相分散体系的液体制剂。
6. 芳香水剂　挥发油或其他芳香挥发性药物的饱和或近饱和的澄清水溶液。
7. 胶束　表面活性剂在水溶液中的浓度较大时,其疏水部分相互吸引、缔合,形成的缔合体。
8. 临界胶束浓度　表面活性剂在溶液中开始形成胶束的浓度称为临界胶束浓度。
9. 破裂　乳剂絮凝后分散相乳滴合并,且与连续相分离成不相混溶的两层液体的现象。
10. 醑剂　挥发性药物的浓乙醇溶液。
11. 陈化现象　高分子溶液在放置过程中自发的聚集而沉淀的现象。
12. 触变性　胶体溶液在一定温度静置时,逐渐变成半固体状溶液,当振摇时又恢复成可流动胶体溶液的性质。
13. 液体制剂　将药物分散在液体分散介质(溶剂)制成的液态剂型。
14. 潜溶　溶质在混合溶剂中的溶解度比起在各单一溶剂中溶解度大的现象。
15. 混悬剂　难溶性固体药物以微粒状态分散于分散介质中形成的非均相的液体制剂。

四、简答题

1. 简述液体制剂的特点。

答:吸收快,作用较迅速;给药途径广;使用方便;能减少部分药物的刺激性;提高生物利用度;分散度大,易引起药物的化学降解;携带、运输和贮存不方便;水性液体制剂容易霉变等稳定性的问题。

2. 影响乳剂稳定性的因素有哪些?

答:① 乳化剂的性质与用量:乳化剂的常用量为 $0.5\%\sim10\%$。②分散相的浓度与乳滴大小:乳剂分散相的浓度 50% 左右最稳定;乳滴越小越稳定;乳滴大小越均匀越稳定。③油相、水相的密度差:密度差越小越稳定。④ζ电位:ζ电位越高越稳定。⑤黏度与温度:乳剂的黏度越大越稳定;最适宜的乳化温度是 $50℃\sim70℃$。

3. 简述增溶的原理。

答:当表面活性剂水溶液达到临界胶束浓度后,表明活性剂分子的疏水部分彼此吸引、缔合在一起,形成胶束。非极性物质完全进入胶束核中被增溶;带极性基团的分子,非极性基插入胶束的内核中,极性伸入胶束外的聚氧乙烯链中;两端都有极性基团的分子,极性基团被胶束外的聚氧乙烯链吸引而增溶。

4. 影响溶胶稳定性的因素有哪些?

答:(1) 电解质的作用。电解质的加入主要是对ζ电位的影响。扩散层变薄,离子进入吸附层,电荷被中和,胶粒的电荷变少,水化层变薄,胶粒易合并聚集。

(2) 高分子化合物对溶胶的保护作用。在溶胶中加入高分子物质到一定浓度时,高分子物质被吸附在溶胶粒子的表面,形成类似高分子粒子的表面结构,能显著提高溶剂的稳定性,使其不易发生聚集。

(3) 溶胶的相互作用。胶粒带有相反电荷的溶胶混合后,也会发生沉淀。要完全沉淀两种溶胶的用量要恰好使电荷相反的胶粒所带的总电荷相等。

五、论述题

1. 试述乳剂不稳定性的现象。

答:乳剂属热力学不稳定的非均相分散体系,它的不稳定性有分层、絮凝、转相、破裂及酸败

(1) 分层:乳剂在放置过程中,分散相逐渐集中在顶部或底部的现象称为分层,分层是可逆过程。主要原因是由于分散相与分散介质间存在着密度差。

减慢分层速度常用的方法是:减小乳滴的粒径,增加连续相的黏度,降低分散相与分散介质间的密度差。

(2) 絮凝:乳剂中分散的乳滴聚集形成疏松的聚集体,经振摇即能恢复成均匀乳剂的现象,称为乳剂的絮凝,它是乳剂破裂的前奏。产生的原因是由于ζ电位的降低。

(3) 转相:指乳剂类型的改变,是由于外加物质使乳化剂的性质改变而引起的。

(4) 破裂:乳剂絮凝后分散相乳滴合并,且与连续相分离成不相混溶的两层液体的现象称为破裂,是不可逆过程。

(5) 酸败:乳剂受外界因素(光、热、空气等)及微生物等的作用,使体系中油或乳化剂等发生变质的现象称为酸败。加抗氧剂和防腐剂等方法加以阻止。

2. 表面活性剂分哪几类,在药剂中主要有哪几个作用?

答:表面活性剂分为阴离子型、阳离子型、两性离子型和非离子型。

(1) 阴离子型:肥皂类,有一定的刺激性,一般只用于皮肤用制剂;硫酸化物,主要用作外用软膏剂的乳化剂;磺酸化物,广泛用作洗涤剂。

(2) 阳离子型:主要用于杀菌和防腐。

(3) 两性离子型:在碱性水溶液中呈阴离子表面活性剂的性质,具有良好的起泡、去污作用;在酸性溶液中呈阳离子型表面活性剂特征杀菌力强。

(4) 非离子型:毒性和溶血作用较小,不解离、不易受电解质和溶液 pH 的影响,能与大多数药物配伍应用,因而应用广泛,可供外用和内服,部分品种可用于注射剂。

3. 试述混悬剂的制备方法。

答:混悬剂的制备有分散法和凝聚法。

(1) 分散法:将粗颗粒的药物粉碎成符合混悬剂微粒要求粒度,再分散于分散介质中制备混悬剂的方法。对于亲水性药物,先将药物粉碎到一定程度,再加液体研磨至适宜的分散度,最后加剩余的液体至全量

的方法来制备;对疏水性药物则先加一定量的润湿剂与药物研磨均匀,再加液体混匀。而对一些质硬、质重或贵重药物可采用"水飞法"。

(2) 凝聚法:包括物理凝聚法和化学凝聚法。①物理凝聚法,将药物制备成热饱和溶液,在搅拌下加至另一种不同性质的液体中,使药物快速结晶,分散于介质中,形成混悬剂。②化学凝聚法,用化学反应法使两种药物生成难溶性的药物微粒,再混悬于分散介质中制成混悬剂。

4. 试述乳剂的制备方法。

答:乳剂的制备方法有干胶法、湿胶法、新生皂法、两相交替加入法和机械法等。

(1) 干胶法:乳化剂先与油混合,再加入水乳化的方法,称干胶法。特点是先制备初乳,初乳中油、水、胶需要一定比例,若用植物油,比例是 4:2:1;若用挥发油,比例是 2:2:1;若用液体石蜡,比例是 3:2:1。适用于阿拉伯胶或阿拉伯胶与西黄蓍胶的混合胶为乳化剂。

(2) 湿胶法:乳化剂先与水混合,再加入油乳化的方法,称湿胶法。其特点同干胶法。

(3) 新生皂法:油水两相混合时,两相界面生成新生态皂类乳化剂,再搅拌制成乳剂。植物油中含硬脂酸等有机酸;加入氢氧化钠、氢氧化钙、三乙醇胺等,在高温下或振摇,以生成的新生皂为乳化剂,制备乳剂。钠肥皂、三乙醇胺皂为乳化剂,可制成 O/W 型乳剂。以钙肥皂为乳化剂,可制成 W/O 型乳剂。

(4) 两相交替加入法:向乳化剂中每次少量交替加入水或油,边加边搅拌,也可形成乳剂。天然胶类、固体微粒乳化剂可采用本法制备乳剂;当乳化剂用量较多时亦可采用本法。应注意每次须加入少量的油相和水相。

(5) 机械法:机械法系指将油相、水相、乳化剂混合后用乳化机械制成乳剂。常用的乳化机械有乳钵、搅拌机、乳匀机、胶体磨、超声波乳化装置。

5. 试述影响混悬液稳定性的因素,以及混悬液稳定剂的种类。

答: 1) 影响混悬液稳定性的因素

(1) 微粒间的排斥力与吸引力:以混悬液体系中吸引力略大于排斥力,且吸引力不太大为最好。

(2) 混悬微粒的沉降:混悬液中微粒静置时会发生沉降,沉降速度服从 Stokes 定律。根据该定律,可采取减小粒径、增加介质黏度、调节介质密度的措施缓微粒的沉降速度,增加混悬剂的稳定性。

(3) 微粒成长与晶型的转变:难溶性药物小微粒的溶解度大于大微粒,大微粒会越来越大,可采用增加难溶性药物微粒的均匀性,阻止微粒的成长。多晶型药物会从亚稳定型向稳定型转化,可采用增加分散介质黏度、加入抑制剂等方法抑制多晶型药物的转型。

(4) 絮凝与反絮凝:加入一定量的电解质后,可降低混悬剂的 ζ 电位。ζ 电位降至 20~25 mV 范围内,混悬微粒会形成疏松的絮状聚集体,使混悬剂处于稳定状态。混悬微粒形成疏松的絮状聚集体的过程称为絮凝,加入的电解质称为絮凝剂。向絮凝状态的混悬剂中加入电解质,使絮凝状态变为非絮凝状态的过程称为反絮凝,发挥此种作用的电解质称反絮凝剂。

(5) 分散相的浓度与温度:分散相浓度增加,稳定性下降。而温度可改变药物的溶解度、溶解速度、沉降速度、絮凝速度、沉降容积等。

2) 混悬液稳定剂的种类

(1) 润湿剂:HLB 值在 7~11 之间的表面活性剂,如聚山梨酯类等。

(2) 助悬剂:①低分子物质:甘油、糖浆。②高分子物质:天然的阿拉伯胶、西黄蓍胶、琼脂等,需要加入防腐剂;合成的甲基纤维素、羧甲基纤维素钠、聚维酮等,与某些药物有配伍变化。③硅酸类:胶体二氧化硅、硅酸铝、硅藻土等。④触变胶:单硬脂酸铝溶解于植物油中可形成典型的触变胶,常用作混悬型滴眼剂的助悬剂。

(3) 絮凝剂与反絮凝剂:絮凝剂与反絮凝剂所用的电解质相同,如枸橼酸盐、酒石酸盐、磷酸盐等。

(李钦青)

第九章 注 射 剂

【要点解析】

第一节 概 述

一、注射剂的含义与特点
1. **含义** 注射剂系指原料药物与适宜的辅料制成的供注入体内的无菌制剂。
2. **特点**
(1) **优点** 药效迅速,作用可靠;适用于不宜口服给药的药物;适用于不能口服药物的病人;可使药物发挥定位定向的局部作用。
(2) **缺点** 给药不便;注射疼痛;制造过程复杂,成本高;安全性低于口服制剂。

二、注射剂的分类
1. **注射液** 系指原料药物与适宜的辅料制成的供注入体内的无菌液体制剂。
(1) **溶液型注射液** 包括水溶液和油溶液两类。在水中易溶且稳定的药物,或本身在水中溶解度不大但用增溶或助溶方法能增加溶解度的药物,均可配成水溶液,水溶液型注射剂最为常用。在水中难溶或注射后希望延长药效的药物可制成油溶液,油溶液型注射剂一般仅供肌内注射用。
(2) **乳状液型注射液** 水不溶性的液体药物,可根据临床医疗的需要制成乳状液型注射剂。不得用于椎管注射。
(3) **混悬型注射液** 某些难溶于水的药物,在水溶液中不稳定的药物或注射后要求延长药效作用的药物,可制成水或油的混悬液。不得用于静脉注射或椎管注射。
2. **注射用无菌粉末** 亦称为粉针剂,系指原料药物与适宜辅料制成的供临用前用无菌溶液配制的无菌粉末或无菌块状物。遇水不稳定的药物,通常可制成粉针剂。
3. **注射用浓溶液** 系指原料药物与适宜辅料制成的供临床前稀释后静脉滴注用的无菌浓溶液。

三、注射剂的给药途径
1. **皮内注射** 注射于表皮与真皮之间,注射剂量 0.2 ml 以下。
2. **皮下注射** 注射于真皮与肌肉之间,注射剂量 1～2 ml。
3. **肌内注射** 注射于肌肉组织,注射剂量 5 ml 以下。
4. **静脉注射** 注射于静脉内,有静脉推注和静脉滴注两种方式,静脉推注一次量 50 ml 以下;静脉滴注量可多至数千毫升,静脉给药不得添加抑菌剂。
5. **脊椎腔注射** 注射于脊椎四周蛛网膜下腔内,一次注射剂量不可超过 10 ml,脊椎腔注射剂不得添加抑菌剂。
6. **其他** 动脉注射、心内注射、脑池内注射、关节腔注射、滑膜腔注射、鞘内注射、穴位注射等,一般不超过 15 ml。

第二节 热 原

一、热原的含义与组成
1. **含义** 能引起恒温动物体温异常升高的致热物质。
2. **组成** 微生物代谢产物中内毒素是产生热原反应的最主要致热物质,由磷脂、脂多糖和蛋白质组成的复合物,脂多糖是内毒素的主要成分,具有特别强的致热活性。革兰阴性杆菌产生的热原致热能力最强。

二、热原的基本性质

1. **水溶性** 能溶于水,其浓缩的水溶液往往带有乳光。

2. **不挥发性** 本身不挥发,但可随水蒸气雾进入蒸馏水中,制备注射用水防止热原污染。

3. **耐热性** 180℃加热3~4 h,250℃加热30~45 min或650℃加热1 min可使热原彻底破坏,通常注射剂灭菌情况下不能破坏。

4. **滤过性** 热原体积小(约1~5 nm),可通过一般的滤器。活性炭可吸附热原,纸浆滤饼也有一定的吸附作用。

5. **其他性质** 热原能被强酸、强碱、强氧化剂、超声波破坏;也可被某些离子交换树脂吸附。

三、注射剂热原的污染途径

1. **溶剂带入** 注射剂中产生热原的主要原因。一是蒸馏器结构不合理或操作不当;二是可能注射溶剂在贮存中被微生物污染而产生大量热原。故最好使用新鲜制备的注射溶剂。

2. **原辅料带入** 用生物方法制造的原辅料、中药原料易产生热原。

3. **容器或用具带入** 生产过程中所使用的用具、器皿、管道、容器均需做清洁或灭菌处理。

4. **制备过程带入** 生产环境卫生差或生产过程周期长。

5. **使用过程带入** 注射器具被污染。

四、除去注射剂中热原的方法

1. **除去药液或溶剂中热原的方法**

(1) 吸附法 常用的吸附剂有活性炭(0.1%~0.5%)、硅藻土等。

(2) 离子交换法 碱性阴离子交换树脂。

(3) 凝胶滤过法 交联葡聚糖凝胶滤过。

(4) 超滤法 醋酸纤维素超滤膜。

(5) 反渗透法 三醋酸纤维素膜或聚酰胺膜。

(6) 其他方法 采用二次以上湿热灭菌法,适当提高灭菌温度和时间,采用微波破坏热原。

2. **除去容器或用具上的热原的方法**

(1) 高温法 适用于耐高温的容器或用具。洗涤后,180℃加热2 h,250℃加热30 min。

(2) 酸碱法 适用于耐酸碱的玻璃容器、瓷器或塑料制品。常用洗液或稀NaOH液处理。

五、热原与细菌内毒素的检查方法

1. **热原检查法** 家兔热原试验法。

2. **细菌内毒素检查法** 鲎试剂法。

第三节 注射剂的溶剂和附加剂

一、注射用水

1. **制药用水**

(1) 饮用水 为天然水经处理所得的水。用于药材净制时的漂洗,制药用具的粗洗水,饮片的提取溶剂。

(2) 纯化水 为饮用水经蒸馏法、离子交换法、反渗透法或其他适宜的方法制备的制药用水。可作为配制普通药物制剂的溶剂或试验用水和提取溶剂(非灭菌制剂和灭菌制剂),非灭菌制剂器具的精洗用水。不得用于注射剂的配制和稀释。

(3) 注射用水 为纯化水经蒸馏所得的水。配制注射剂、滴眼剂等的溶剂或稀释剂及容器的清洗。

(4) 灭菌注射用水 为注射用水按照注射剂生产工艺制备所得。主要用于注射用灭菌粉末的溶剂或注射液的稀释剂。

2. **注射用水的质量要求** 性状应为无色透明液体,无臭。pH值5.0~7.0;氨含量不超过0.000 02%;每1 ml含细菌内毒素的量应小于0.25内毒素单位;微生物限度,每100 ml中需氧菌综述不得过10cfu;硝酸盐与亚硝酸盐、电导率、总有机碳、不挥发物、重金属应符合要求。

3. 注射用水的制备

（1）纯化水的制备 可以用离子交换法、反渗透法及电渗析法制备纯化水。通常将饮用水先经细过滤器滤过，经电渗析法与反渗透法去除大部分离子，再用离子交换法制为纯化水。

（2）蒸馏法制备注射用水 《中国药典》（2015 年版二部）规定的注射用水制备方法。

二、注射用非水溶剂

1. 大豆油（供注射用） 豆科植物大豆的种子提炼制成的脂肪油。

2. 甘油（供注射用） 1,2,3-丙三醇，按无水物计算，含 $C_3H_8O_3$ 不得少于 98.0%。

3. 丙二醇（供注射用） 1,2-丙二醇，含 $C_3H_8O_2$ 不得少于 99.5%。

4. 聚乙二醇（供注射用） 包括聚乙二醇 300 和聚乙二醇 400。

三、注射剂的附加剂

1. 增加主药溶解度的附加剂 包括增溶剂和助溶剂，目的是增加主药在溶剂中的溶解度，以达到治疗所需的浓度。

（1）聚山梨酯 80（吐温 80） 中药注射剂常用增溶剂，有降压作用与轻微溶血作用，静脉注射液中慎用，常用量为 0.5%~1.0%。

（2）胆汁 常用牛胆汁、猪胆汁、羊胆汁，需加工处理成胆汁浸膏应用，常用量为 0.5%~1.0%。

（3）甘油 常用于主要成分为鞣质和酚性物质的中药注射剂，常用量为 15%~20%。

（4）其他 如有机酸及其钠盐、酰胺与胺类。

2. 帮助主药混悬或乳化的附加剂 主要指助悬剂与乳化剂，目的是使混悬型注射剂和乳状液型注射剂具有足够的稳定性。常用的助悬剂有明胶、聚维酮、羧甲基纤维素钠、甲基纤维素等。常用乳化剂有聚山梨酯 80、油酸山梨坦（司盘 80）、普流罗尼克（pluronic）F-68、卵磷脂、豆磷脂等。

3. 防止主药氧化的附加剂 包括抗氧剂、惰性气体和金属络合物，目的是为了防止注射剂由于主药的氧化产生不稳定现象。

（1）抗氧剂 为一类易氧化的还原剂。

表9-1 注射剂中常用的抗氧剂

名称	溶解性	常用量	适用范围
亚硫酸钠	水溶性	0.1%~0.2%	常用于偏碱性药液
亚硫酸氢钠	水溶性	0.1%~0.2%	常用于偏酸性药液
焦亚硫酸钠	水溶性	0.1%~0.2%	常用于偏酸性药液
硫代硫酸钠	水溶性	0.1%	常用于偏碱性药液
硫脲	水溶性	0.05%~0.2%	常用于中性或偏酸性药液
维生素 C	水溶性	0.1%~0.2%	常用于偏酸性或微碱性药液
二丁基苯酚（BHT）	油溶性	0.005%~0.02%	常用于油性药液
丁基羟基茴香醚（BHA）	油溶性	0.005%~0.02%	常用于油性药液
维生素 E（α-生育酚）	油溶性	0.05%~0.075%	常用于油性药液，对热、碱稳定

（2）惰性气体 高纯度的 N_2 或 CO_2。

（3）金属络合物 金属络合物与药液中的金属离子络合，避免金属离子对药物成分氧化的催化作用。常用金属络合物有乙二胺四乙酸（EDTA）、乙二胺四乙酸二钠（EDTA-Na_2），常用量为 0.03%~0.05%。

4. 抑菌剂 目的是防止注射剂制备及使用过程中微生物的污染和生长繁殖。静脉和脊椎腔注射的注射剂禁用抑菌剂。

表 9‑2　注射剂中常用的抑菌剂

名称	溶解性	常用量	适用范围
苯酚	室温时稍溶于水,65℃以上能与水混溶	0.5％	偏酸性药液
甲酚	难溶于水,易溶于脂肪油	0.25％～0.3％	与一般生物碱有配伍禁忌
氯甲酚	极微溶于水	0.05％～0.2％	与少数生物碱及甲基纤维素有配伍禁忌
三氯叔丁醇	微溶于水	0.25％～0.5％	偏酸性药液
苯甲醇	溶于水	1％～3％	偏碱性药液,对热稳定
苯乙醇	溶于水	0.25％～0.5％	偏酸性药液

5. 调整 pH 值的附加剂　包括酸、碱和缓冲剂,目的是为了减少注射剂 pH 值不当而对机体造成局部疼痛,增加药液的稳定性以及加快药液的吸收。

常用的 pH 值调整剂有盐酸、枸橼酸、氢氧化钠(钾)、磷酸二氢钠‑磷酸氢二钠缓冲剂等。

6. 减轻疼痛的附加剂　常用的有苯甲醇、盐酸普鲁卡因、三氯叔丁醇、盐酸利多卡因等。

7. 调整渗透压的附加剂　渗透压与血浆渗透压相等的溶液称为等渗溶液,如 0.9％NaCl 溶液、5％的葡萄糖溶液。人体可耐受的渗透压,肌肉注射为 0.45％～2.7％的 NaCl 溶液的渗透压,相当于 0.5～3 个等渗浓度的溶液。常用的渗透压调整剂有氯化钠、葡萄糖等。常用的调整方法有冰点降低数据法和氯化钠等渗当量法。

(1) 冰点降低数据法　计算将药液调整为等渗溶液需加入等渗调节剂的量,可用下式计算:

$$W = \frac{0.52 - a}{b}$$

式中,W 为配制等渗溶液需要加入的等渗调节剂的量(％,g/ml);a 为 1％药物溶液的冰点下降摄氏度数(℃);b 为用于调节等渗的调节剂 1％(g/ml)溶液的冰点下降摄氏度数(℃),若用氯化钠为等渗调节剂,则 b = 0.58。

(2) 氯化钠等渗当量法　氯化钠等渗当量是指 1 g 药物呈等渗效应相当于氯化钠的克数,用 E 表示,可按下式计算:

$$X = 0.009V - (G_1E_1 + G_2E_2 + \cdots + G_nE_n)$$

式中,X 为 Vml 药液中应加氯化钠的克数;G_1, G_2, G_n 为药液中溶质的克数;E_1, E_2, E_n 分别是第 1 种、第 2 种、第 n 种药物的 E 值。

(3) 等渗溶液与等张溶液　等渗溶液系指渗透压与血浆渗透压相等的溶液,是一个物理化学的概念。等渗溶液也会产生溶血。

等张溶液系指渗透压与红细胞膜张力相等的溶液,是一个生物学概念。等张溶液不会产生溶血。

第四节　注射剂的制备

一、注射剂制备的工艺流程

注射剂的生产过程包括原辅料的准备与处理、配制、灌封、灭菌、质量检查和包装等步骤。制备注射剂的一般工艺流程如下:

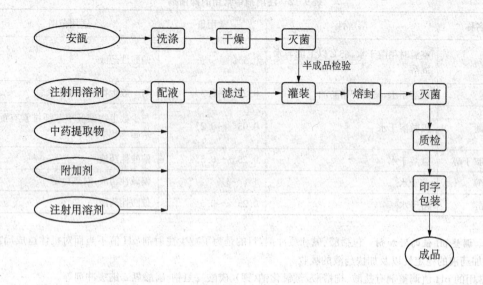

二、中药注射剂原料的准备

中药注射剂配制原料有单体成分、有效部位和总提取物三种。

1. 中药的预处理　首先鉴定中药的品种与来源,再进行预处理。

2. 中药注射用原液的制备

(1)蒸馏法　提取挥发性成分的常用方法。

(2)水醇法　水溶性成分的提取与纯化常用方法,普遍应用于中药注射用原液的制备。

(3)醇水法　醇溶性成分的提取与纯化常用方法,普遍应用于中药注射用原液的制备。

(4)双提法　是蒸馏法与水醇法的结合。

(5)超滤法　一般工艺流程如下:

> 中药(饮片)
> ↓加水煎煮 2～3 次,滤过
> 滤液
> ↓浓缩至需要量
> 浓缩液
> ↓预处理(2 000～4 000 r/min 离心或用合成纤维布、
> 　精制滑石粉板层滤过,除去沉淀物)
> 滤液
> ↓调 pH 值,加氧化剂,必要时用活性炭处理
> 超滤(聚砜膜或醋酸纤维素膜)
> ↓在密闭的超滤器中超滤
> 超滤液(供配制注射用原液)

3. 去除注射剂原液中鞣质的方法

(1)明胶沉淀法　利用蛋白质与鞣质在水溶液中形成不溶性鞣酸蛋白沉淀的性质,除去鞣质。改良明胶法可降低对含酚羟基成分的吸附。

(2)醇溶液调 pH 值法　利用鞣质与碱成盐,在高浓度乙醇中析出的原理,除去鞣质。

(3)聚酰胺吸附法　利用聚酰胺对酚类化合物具有较强的吸附作用而吸附去鞣质。

(4)其他方法　如酸性水溶液沉淀法、超滤法、铅盐沉淀法等。

三、注射剂的容器与处理

1. 注射剂容器

(1) 安瓿　玻璃安瓿和塑料安瓿。

(2) 西林瓶　主要用于分装注射用无菌粉末。

(3) 预装式注射器　把液体药物直接装入注射器中保存,使用时直接注射。

2. 注射剂容器的质量要求

(1) 注射玻璃容器　玻璃安瓿应无色透明,应具有低膨胀系数和优良的耐热性,要有足够的物理强度,应具有较高的化学稳定性,熔点较低,不得有气泡、麻点与砂粒。

(2) 塑料容器　依据相应的稳定性试验结果选择。

3. 安瓿的质量检查　安瓿使用前必须物理检查、化学检查,当安瓿的用料发生变化或盛装新研制的注射剂时,须进行装药试验。

4. 安瓿的洗涤　常用的安瓿洗涤设备有喷淋式安瓿洗瓶机组、汽水喷射式洗瓶机组、超声波安瓿洗瓶机,以超声波安瓿洗瓶机为主。

5. 安瓿的干燥与灭菌　未经干燥的安瓿只能在洗涤后立即使用,否则洗涤后均应干燥。安瓿一般可在烘箱中 120℃～140℃ 干燥 2 h 以上,供无菌操作或低温灭菌药物的安瓿,则需 150℃～170℃ 干热灭菌 2 h。灭菌处理的安瓿存放时间不应超过 24 h。

四、注射剂的配液与滤过

1. 注射剂的配制

(1) 原料投料量的计算　根据规定浓度、限度或指标成分的含量限度来计算。

(2) 配液用具选择与处理　选择化学稳定性好的用具,使用前进行处理。

(3) 配液方法　原料质量好,小剂量注射剂采用稀配法;原料质量一般,大剂量注射剂采用浓配法。浓配法配成的药物浓溶液可用热处理冷藏法处理。配液时可加活性炭处理,提高药液的澄明度和改善色泽。配液用注射用水的贮存时间不得超过 12 h。配液用的注射用油应 150℃～160℃ 灭菌 1～2 h,冷却后进行配制。

2. 注射液的滤过

(1) 注射剂的滤过一般先初滤后精滤,初滤采用板框压滤器或砂滤棒,精滤采用 G_4 垂熔玻璃滤器和微孔滤膜滤器。

(2) 注射剂的滤过装置有高位静压滤过装置、减压滤过装置及加压滤过装置。

五、注射剂的灌封

1. 注射液的灌装　药液的灌装要剂量准确,药液不粘瓶颈口。灌入的药液量可按规定适当多余标示量。

2. 安瓿的封口　封口的方法一般采用拉封。接触空气易变质的原料药物,在灌封前后需通入氮气和二氧化碳等惰性气体,以置换安瓿中的空气。对温度敏感的原料药物在灌封过程中应控制温度。

注射液的灌封中可能出现的问题:①剂量不准确;②封口不严密;③出现大头(鼓泡)或瘪头;④产生焦头。

六、注射剂的灭菌与检漏

1. 灭菌　灌封后的注射剂应及时灭菌。从配液到灭菌应在 12 h 内完成。

2. 检漏　一般应用灭菌检漏两用灭菌器即可检漏。

七、注射剂的印字、包装与贮存

注射剂经质量检验合格后进行印字包装,每支注射剂应标明品名、规格、批号等。注射剂应避光贮存。

第五节 输 液

一、输液的特点与种类

1. 概念 输液是指供静脉滴注用的大体积(除另有规定外,一般不小于100 ml)注射液,也称静脉输液。

2. 分类

(1) 电解质输液 用于补充体内水分、电解质,纠正体内酸碱平衡,如氯化钠注射液、复方氯化钠注射液、乳酸钠注射液等。

(2) 营养输液 用于补充供给体内热量、蛋白质和人体必需的脂肪酸和水分等,如葡萄糖注射液、氨基酸输液、脂肪乳输液等。

(3) 胶体输液 与血液等渗的胶体溶液,有增加血容量和维持血压的效果,如右旋糖酐注射液等。

(4) 含药输液 如氧氟沙星注射液等。

二、输液的制备

1. 输液剂制备的工艺流程 玻璃瓶包装输液剂制备的一般工艺流程如下:

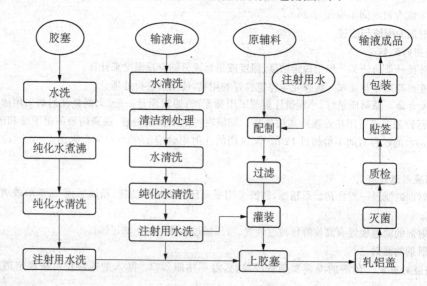

2. 输液容器与包装材料处理

(1) 输液容器及其处理 输液剂的容器有输液瓶、无毒软性聚氯乙烯塑料袋、非PVC复合膜软袋和聚丙烯塑料瓶。

玻璃瓶采用水洗和碱洗相结合,其中碱洗法是用2%氢氧化钠溶液(50℃～60℃)或1%～3%碳酸钠溶液冲洗。塑料袋一般不洗涤,直接采用无菌操作压制。

(2) 胶塞及其处理 输液剂常用胶塞为丁基胶塞或覆膜丁基胶塞,其中丁基胶塞的常采用超声波清洗,且在清洗过程中忌搅拌;湿热灭菌,121℃30 min或干热灭菌2 h。

(3) 铝塑组合盖 常用铝塑盖组合有两件组合型、三件组合型、拉环型、不开花型。

3. 原辅料的质量要求 应选用优质高纯度的供注射用规格的原料配制,配制用的溶剂必须是符合要求的新鲜注射用水。

4. 配液与滤过

(1) 浓配法 药液配制多用此法。

(2) 稀配法 原料质量较好,药液浓度不高,配液量不太用此法。

(3) 活性炭的使用 供注射用活性炭用量在0.02%～0.5%,吸附时间20～30 min,分次吸附效果好。

(4) 输液的滤过 多采用加压滤过法。

5. 灌封与灭菌

(1) 灌封 灌封室的洁净度为 A 级或局部 A 级,滤过与光装均应在持续保温(50℃)条件下进行,防止细菌粉尘的污染。

(2) 灭菌 灌封后的输液一般应在 4 h 内进行灭菌,热压灭菌法即 115℃、68.7 kPa 维持 30 min。对于塑料袋装输液剂的灭菌条件通常为 109℃热压灭菌 45 min 或 111℃灭菌 30 min。

三、输液质量问题讨论

1. 输液存在的问题

(1) 染菌问题 输液的浑浊、霉团、云雾状、产气等染菌现象,主要是由于输液剂在生产过程中严重污染、灭菌不彻底、瓶塞松动、漏气等原因所致。

(2) 热原问题 热原的污染途径除了在生产、运输和贮存过程外,使用过程也会产生。

(3) 可见异物及不溶性微粒问题 输液中的微粒包括炭黑、碳酸钙、氧化锌、纤维素、纸屑、黏土、玻璃屑、细菌、真菌、真菌芽孢和结晶体等。微粒产生的原因有原料与辅料质量问题、胶塞与输液容器质量问题、工艺操作中的问题、医院输液操作及静脉滴注装置的问题、丁基胶塞的硅油污染等问题。

2. 解决方法

(1) 严格控制原辅料的质量。

(2) 提高丁基胶塞及输液容器质量。

(3) 尽量减少制备生产过程中的污染,严格灭菌条件,严密包装。

(4) 合理安排工序,强化工艺过程管理,提高输液的澄明度。

(5) 在输液器中安置终端过滤器(0.8 μm),解决使用过程中微粒污染。

第六节 注射用无菌粉末与其他注射剂

一、注射用无菌粉末

1. 注射用无菌粉末的含义 简称粉针剂,系指原料药物或与适宜辅料制成的供临用前用无菌溶液配制成注射液的无菌粉末或无菌块状物。对热不稳定或在水溶液易分解失效的药物,均须制成粉针剂。

2. 注射用无菌粉末的制备

(1) 无菌粉末直接分装法 包括原材料准备、容器的处理、分装、灭菌步骤。

(2) 水溶液冷冻干燥法 先将药物配制成注射溶液,除菌滤过,无菌条件下灌入容器,冷冻干燥,无菌条件下封口而制得的产品。特别适合对温度敏感的药物。常用的填充剂有葡萄糖、甘露醇、氯化钠。

二、混悬液型注射剂

1. 概念 将不溶性固体药物分散于液体分散介质中制成的,可供肌肉注射的药剂称为混悬液型注射剂。

2. 混悬液型注射剂质量要求 原料药物粒径应控制在 15 μm 以下,含 15～20 μm 的微粒不得超过 10%。不得用于静脉注射或椎管内注射;中药注射剂一般不宜制成混悬型注射液。

3. 混悬液型注射剂的制备 固体药物的分散方法有微粒结晶法、机械粉碎法、溶剂化合物法。

三、乳状液型注射剂

1. 概念 以难溶于水的挥发油、植物油或溶于脂肪油中的脂溶性药物为原料,加入乳化剂和注射用水经乳化制成的供注射给药的乳状液。不得用于椎管注射。

2. 质量要求 静脉用乳状液型注射剂中,90%的乳滴粒径应在 1 μm 以下,不得有大于 5 μm 的乳滴。

3. 乳状液型注射剂的原辅料选用 乳化剂主要包括天然纯化的大豆卵磷脂、蛋黄卵磷脂及合成品普流罗尼克 F-68。

4. 乳状液型注射剂的制备 在实验室中常用高速组织捣碎机,大生产一般应用二步高压乳匀机。

第七节　注射剂的质量要求及中药注射剂安全问题

一、注射剂的质量要求

1. **装量**　注射液及注射用浓溶液应进行装量检查。

2. **装量差异**　注射用无菌粉末应进行装量检查。

3. **渗透压摩尔浓度**　静脉输液及椎管注射用注射液应进行渗透压摩尔浓度检查。

4. **可见异物**　注射剂、眼用液体制剂应进行可见异物检查。

5. **不溶性微粒**　静脉注射、静脉滴注、鞘内注射、椎管内注射的溶液型注射液、注射用无菌粉末及注射用浓溶液应进行不溶性微粒检查。

6. **中药注射剂有关物质**　一般应检查蛋白质、鞣质、树脂等，静脉注射液还应检查草酸盐、钾离子等。

7. **重金属及有害元素残留量**　中药注射剂应进行铅、镉、砷、汞、铜检查。

8. **无菌**　注射剂应进行无菌检查。

9. **细菌内毒素或热原**　化学药品静脉用注射剂一般首先细菌内毒素检查，静脉用中药注射剂一般首选热原检查；临床用量大，生产工艺易污染细菌内毒素的肌肉注射用注射剂应进行细菌内毒素检查。

10. **注射剂安全性检查**　注射剂应进行安全性检查，包括异常毒性、细菌内毒素（或热原）、过敏反应、溶血与凝聚、降压物质（包括组胺类物质）等检查。

11. **主药含量**　中药注射剂中有效成分制成的注射剂，主药成分含量应不少于90%；多成分制成的注射剂，所测成分应大于总固体量的80%。注射剂质量标准中含测指标均应规定上下限。

12. **中药材指纹图谱**　指一些中药材经处理后分析获得的标示其化学特征的色谱（光谱）图，可进行量化鉴定。

二、中药注射剂的安全问题

1. **中药注射剂的生产质量问题**

（1）药材来源　采用《中药材生产质量管理规范》（GAP），建立相对稳定的药材基地，并加强药材生产全过程的质量控制，尽可能采用规范化种植的药材。

（2）制备工艺　应采用新技术、新设备完善中药注射剂的制备工艺，保证产品质量的均一稳定。并根据GMP要求进行生产，严格执行工艺规程，以减少外来异物污染制剂的机会。

（3）质量标准　针对中药注射剂的特点开展相应的指纹图谱的测定，从而保证中药注射剂的质量均一、稳定、安全、有效。

2. **中药注射剂的配伍使用问题**

中药注射剂联合用药发生配伍禁忌呈混浊、沉淀、变色、或产生气泡等现象，主要原因为混合后pH值发生改变，使有效成分溶解度降低而析出，增加了微粒的数量，而微粒进入血管后引起微血管阻塞造成局部栓塞性出血、血肿、损伤和坏死，导致肺部肉芽肿及栓塞，引起不良反应的增加。

第八节　眼用液体制剂

一、概述

1. **眼用液体制剂概述**

（1）眼用液体制剂　系指供滴眼、洗眼或眼内注射用以治疗或诊断眼部疾病的液体制剂。分为滴眼剂、洗眼剂和眼内注射溶液。

（2）滴眼剂　系指由原料药物与适宜辅料制成的供滴入眼内的无菌液体制剂。分为溶液、混悬液或乳状液。

（3）洗眼剂　系指由原料药物制成的无菌澄明水溶液，供冲洗眼部异物或分泌液，中和外来化学物质的液体制剂。

(4) 眼内注射剂 系指原料药物与适宜辅料制成的无菌澄明溶液,供眼周围组织或眼内注射的无菌眼用液体制剂。

2. 眼用液体制剂的一般要求

(1) 滴眼剂可加入附加剂,所用辅料不应降低药效或产生局部刺激。

(2) 滴眼剂应与泪液等渗。每个容器的装量不得超过 10 ml。

(3) 洗眼剂应尽可能与泪液等渗,并具有相近的 pH 值。每个容器的装量不得超过 200 ml。

(4) 多剂量眼用制剂一般应加适当抑菌剂。

(5) 眼内注射溶液、眼内插入剂、供外科手术用和急救用的眼用制剂均不得添加抑菌剂、抗氧剂或不适当的缓冲剂。且应采用一次性使用包装。

(6) 包装容器应无菌、不易破裂,其透明度应不影响可见异物检查。

(7) 眼用制剂应避光密封贮存,启用后最多可使用 4 周。

二、眼用液体制剂的作用机理

1. 眼的药物吸收途径

(1) 结膜途径 药物通过巩膜,到达眼球后部。

(2) 角膜途径 药物进入角膜内,透过角膜至前房,到达虹膜。

2. 影响药物眼部吸收的因素
① 药物从眼睑缝隙流失;② 药物经外周血管消除;③ 药物的脂溶性与解离度;④ 刺激性;⑤ 表面张力;⑥ 黏度。

三、眼用液体制剂的附加剂

1. 调整 pH 值的附加剂
磷酸盐缓冲液、硼酸缓冲液、硼酸盐缓冲液等,增加稳定性,减少刺激性。

2. 调节渗透压的附加剂
一般眼用溶液剂的渗透压在 0.8%~1.2% 氯化钠浓度的范围。滴眼剂等渗或高渗,洗眼剂等渗。常用的调节渗透压的附加剂有氯化钠、硼砂、硼酸、葡萄糖等。

3. 抑菌剂
多剂量包装的眼用液体制剂需添加抑菌剂,可采用复合抑菌剂增强抑菌效果,常用的抑菌剂有三氯叔丁醇、苯乙醇、硫柳汞等。

4. 调整黏度的附加剂
适当增加滴眼剂的黏度,可延长药物作用时间,降低刺激性。常用调整黏度的附加剂有甲基纤维素、聚乙烯醇、聚维酮、聚乙二醇。

5. 其他附加剂
如增溶剂、助溶剂、抗氧剂等。

四、眼用液体制剂的制备

1. 制备工艺流程

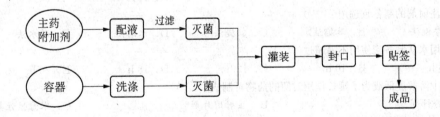

2. 滴眼剂容器的处理

(1) 玻璃瓶 常用于对氧敏感药物,用前洗刷干净,装入耐酸尼龙丝网袋内,浸泡于重铬酸钾浓硫酸清洁液中 4~8 h 后取出,先用常水冲洗除尽清洁液,再用滤过澄明的纯化水冲洗,经干热灭菌或热压灭菌备用。

(2) 塑料瓶 切开封口,应用真空灌注器将滤过注入注射用水灌入滴眼瓶,然后用甩水机将瓶中水甩干,如此反复三次,最后在密闭容器内用环氧乙烷灭菌后备用。

3. 药液的配制与滤过

(1) 滴眼剂所用器具干热灭菌或杀菌剂浸泡灭菌。

(2) 药物、附加剂加适量溶剂溶解,可加活性炭吸附处理,经初滤、精滤后加溶剂至全量,灭菌。

（3）眼用混悬剂的配制：药物微粉化后灭菌，另取表面活性剂、助悬剂加注射用水配成黏稠液，再与药物用乳匀机搅匀，添加注射用水至足量。

（4）中药眼用溶液剂，先将中药按注射剂的提取和纯化方法处理，制得浓缩液后再配液。

4. 药液的灌装 普通滴眼剂每支分装 5～10 ml，供手术用的眼用液体制剂可装于 1～2 ml 的小瓶中，再灭菌。

【同步练习】

一、选择题

(一) 单选题

1. 注射剂按下列给药途径，不能添加抑菌剂的是（　　）
   A. 肌肉注射　　　　B. 皮内注射　　　　C. 皮下注射　　　　D. 穴位注射　　　　E. 静脉注射

2. 在下列有关热原检查法的叙述中，**错误**的为（　　）
   A. 法定检查方法为家兔致热试验和鲎试验法
   B. 鲎试验法比家兔试验法更灵敏
   C. 鲎试验法操作简单，结果迅速可靠
   D. 鲎试验法特别适用于生产过程中的热原控制
   E. 鲎试验法对一切内毒素均敏感，可代替家兔试验法

3. 影响滴眼剂药物吸收的**错误**表述是（　　）
   A. 滴眼剂溶液的表面张力大小可影响药物被吸收
   B. 增加药液的黏度使药物分子的扩散速度减低，因此不利于药物被吸收
   C. 由于角膜的组织构造，能溶于水又能溶于油的药物易透入角膜
   D. 生物碱类药物本身的 pH 值可影响药物吸收
   E. 药液刺激性大，可使泪液分泌增加而使药液流失，不利于药物被吸收

4. 下列表面活性剂中，可用作注射剂增溶剂的是（　　）
   A. 聚山梨酯80　　B. 月桂醇硫酸钠　　C. 硬脂酸钾　　　D. 鲸蜡醇硫酸钠　　E. 硬脂醇硫酸钠

5. 在下列注射剂常用的抑菌剂中，既有抑菌作用又有止痛作用的应为（　　）
   A. 苯酚　　　　　B. 甲酚　　　　　C. 氯甲酚　　　　D. 三氯叔丁醇　　　E. 硝酸苯汞

6. 用水醇法制备中药注射剂时，为除去中药注射用原液中的蛋白质和多糖，应将含有醇量调整为（　　）
   A. 45%　　　　　B. 55%　　　　　C. 65%　　　　　D. 75%　　　　　E. 85%

7. 当归注射剂的制备宜选用（　　）
   A. 渗漉法　　　　B. 蒸馏法　　　　C. 双提法　　　　D. 水醇法　　　　E. 醇水法

8. 注射用水从制备到使用**不得**超过（　　）
   A. 5 h　　　　　B. 10 h　　　　　C. 12 h　　　　　D. 18 h　　　　　E. 20 h

9. 在水中溶解度低或为了延长作用时间的药物可制成（　　）
   A. 粉针剂　　　　　　　　B. 注射用片剂　　　　　　　C. 水溶性注射剂
   D. 乳状液型注射剂　　　　E. 混悬液型注射剂

10. 《中国药典》（2015 年版二部）规定制备注射用水的方法为（　　）
   A. 澄清滤过法　　B. 电渗析法　　　C. 反渗透法　　　D. 蒸馏法　　　　E. 离子交换法

11. 下列能彻底破坏热原的是（　　）
   A. 60℃加热 120 min　　　　B. 100℃加热 60 min　　　　C. 150℃加热 30 min
   D. 180℃加热 30 min　　　　E. 250℃加热 30 min

12. 醇溶液中除鞣质 pH 值应调至（　　）
   A. 6.0 以上　　　B. 不超过6.0　　C. 8.0 以下　　　D. 8.0　　　　　E. 8.0 以上

13. 中药有效成分为挥发性成分时，应采用的提取方法是（　　）

A．水蒸气蒸馏法 B．透析法　　　 C．酸碱法　　 D．水醇法　　 E．萃取法

14. 水醇法提取精制中药溶液时，**不易**除去的杂质是（　）

A．淀粉　　 B．鞣质　　 C．黏液质　　 D．多糖　　 E．蛋白质

15. 挥发油注射液配制时常加入适量的氯化钠，目的是（　）

A．盐析　　 B．防腐　　 C．调整渗透压　 D．增溶　　 E．调节 pH 值

16. 要求注射剂必须等渗的给药途径是

A．脊椎腔注射 B．穴位注射　 C．静脉注射　 D．肌内注射　 E．皮下注射

17. 在配制中药注射剂时常将药液进行热处理冷藏，目的是（　）

A．除去热原　 B．除去杂质　 C．除去细菌　 D．除去氧气　 E．增溶

18. 下列能溶血的输液是（　）

A．1％葡萄糖注射液　　 B．10％葡萄糖注射液　　 C．20％葡萄糖注射液

D．25％葡萄糖注射液　　 E．50％葡萄糖注射液

19. 输液剂的灭菌通常采用（　）

A．紫外线灭菌法　　 B．干热空气灭菌法　　 C．火焰灭菌法

D．热压灭菌法　　 E．煮沸灭菌法

20. 一般注射剂从配制到灭菌**不应超过**（　）

A．1 h　　 B．2 h　　 C．5 h　　 D．10 h　　 E．12 h

21. 混悬液型注射剂必须严格控制药物粒径在 15 μm 以下，15～20 μm 粒径的微粒应**不超过**（　）

A．1％　　 B．5％　　 C．10％　　 D．15％　　 E．20％

22. 可制备注射用水和洗涤容器用的水是（　）

A．自来水　 B．矿泉水　 C．湖水　　 D．深井水　 E．纯化水

23. 蒸馏水器上的隔沫装置的作用是防止（　）

A．蒸汽逸散　 B．爆沸　　 C．蒸馏速度过快 D．带入热原　 E．带入废气

24. 在注射剂里加亚硫酸钠的目的是防止（　）

A．水解　　 B．沉淀　　 C．变色　　 D．氧化　　 E．产生浑浊

25. 下列属于等渗的葡萄糖溶液是（　）

A．2.5％　 B．5.0％　 C．10％　　 D．20％　　 E．50％

26. 精滤中药注射液宜选用（　）

A．微孔滤膜滤器　　 B．1 号垂熔滤器　　 C．2 号垂熔滤器

D．滤棒　　 E．滤纸

27. 中药注射剂中加入枸橼酸的目的是（　）

A．防止水解　 B．调节 pH 值 C．延缓吸收　 D．防止氧化　 E．调节渗透压

28. 下列关于热原性质的叙述，**不正确**的是（　）

A．滤过性　 B．挥发性　 C．被吸附性　 D．耐热性　 E．水溶性

29. 小剂量注射剂与输液的区别之一是（　）

A．钾离子不能超标　　 B．要调节渗透压　　 C．灌封后立即灭菌

D．可加抑菌剂、止痛剂 E．刺激性检查

30. 以有效成分为中间体的中药注射剂，其纯度应达到（　）

A．98％　 B．85％　 C．80％　　 D．85％　　 E．90％

31. 去除热原的一般方法为（　）

A．聚酰胺吸附　　 B．一般滤器过滤法　　 C．醇溶液调 pH 法

D．活性炭吸附法　　 E．改良明胶法法

32. 利用鲎试剂检查细胞内毒素，形成的是（　）

A．凝胶　　 B．粉末　　 C．颗粒　　 D．液体　　 E．板结状沉淀

33. 注射用大豆油的质量要求中酸值**不大于**（　）

A.0.2　　　　B.0.1　　　　C.1.0　　　　D.0.3　　　　E.0.5

34. 注射剂的抑菌剂可选择（　　）

A．三氯叔丁醇　　B．苯甲酸钠　　C．新洁尔灭　　D．酒石酸钠　　E．环氧乙烷

35. 注射用大豆油的碘值为（　　）

A．126～140　　B．138～154　　C．150～170　　D．170～188　　E．188～195

36. 不属于注射附加剂的是（　　）

A．增溶剂　　B．乳化剂　　C．助悬剂　　D．抑菌剂　　E．矫味剂

37. 中药注射剂所用原料若为从中药中提取的有效成分,其纯度应达（　　）

A．70%　　B．75%　　C．80%　　D．85%　　E．90%

38. 通常不作滴眼剂附加剂的是（　　）

A．渗透压调节剂　　B．着色剂　　C．缓冲液　　D．增粘剂　　E．抑菌剂

39. 注射液配制时,需用活性炭处理其用量为（　　）

A．0.1%～1.0%　　B．0.01%～0.1%　　C．1.0%～2.0%　　D．2.0%～3.0%　　E．3.0%～5.0%

40. 可作为血浆代用液的是（　　）

A．葡萄糖注射液　　B．右旋糖酐　　C．氯化钠注射液　　D．氨基酸输液　　E．脂肪乳剂输液

41. 输液的灭菌方法是（　　）

A．150℃干热灭菌1～2 h　　　　B．热压灭菌115℃30 min

C．煮沸灭菌30～60 min　　　　D．流通蒸汽30～60 min　　　　E．低温间歇灭菌法

42. 正清风痛宁注射液中,乙二胺四乙酸二钠为（　　）

A．抑菌剂　　　　　　　　B．止痛剂　　　　　　　　C．pH调节剂

D．金属离子络合剂　　　　E．等渗调节剂

43. 滴眼剂主要吸收途径有（　　）

A．1条　　B．2条　　C．3条　　D．4条　　E．5条

44. 滴眼剂每个容器的装量应不超过（　　）

A．5 ml　　B．8 ml　　C．10 ml　　D．15 ml　　E．20 ml

45. 不能作为注射剂溶剂的是（　　）

A．纯水　　B．乙醇　　C．大豆油　　D．丙二醇　　E．聚乙二醇

46. 注入大量低渗溶液可导致（　　）

A．红细胞聚集　　B．红细胞皱缩　　C．红细胞不变　　D．溶血　　E．药物变化

47. 不需要调节渗透压的是（　　）

A．血浆代用液　　B．滴眼液　　C．静脉乳　　D．灌肠剂　　E．注射剂

48. 下列不属于输液的是（　　）

A．葡萄糖注射液　　B．氨基酸注射剂　　C．血浆代用液　　D．鱼腥草注射液　　E．乳酸钠注射液

49. 中药粉针剂制备常用的方法是（　　）

A．鼓式干燥　　B．沸腾干燥　　C．减压干燥　　D．喷雾干燥　　E．冷冻干燥

50. 用于注射用灭菌粉末的溶剂或注射液的稀释剂是（　　）

A．纯化水　　B．注射用水　　C．灭菌蒸馏水　　D．灭菌注射用水　　E．制药用水

51. 任何药液,只要其冰点降至-0.52℃,即与血浆成为（　　）

A．等张溶液　　B．等渗溶液　　C．高渗溶液　　D．低张溶液　　E．低渗溶液

52. 0.9%的氯化钠溶液为（　　）

A．高渗高张溶液　　B．低渗低张溶液　　C．高渗等张溶液　　D．等渗等张溶液　　E．等渗低张溶液

53. 注射液配制方法中叙述不当的是（　　）

A．配液时应根据产品不同选择稀配法和浓配法

B．在配制时可采取水处理冷藏

C．在配制时可加入pH调节剂、止痛剂等附加剂

  D．注射剂的滤过一般先粗滤再精滤

  E．一般少量药液采用减压过滤，大量制备多采用加压滤过

 54～57题备用答案

  A．电解质输液   B．营养输液

  C．非胶体输液   D．血浆代用液   E．非电解质输液

54. 脂肪乳剂输液（ ）

55. 糖类输液（ ）

56. 氯化钠注射液（ ）

57. 羟乙基淀粉注射液（ ）

 58～61题备用答案

  A．滴眼剂中作渗透压调节剂   B．滴眼剂中作抑菌剂

  C．滴眼剂中作黏度调节剂   D．滴眼剂中作抗氧剂

  E．滴眼剂中作助溶剂

58. 硼酸（ ）

59. 硫柳汞（ ）

60. 聚乙烯吡咯烷酮（ ）

61. 聚乙二醇（ ）

 62～65题备用答案

  A．聚乙烯吡咯烷酮   B．依地酸二钠   C．苯甲醇

  D．氯化钠   E．盐酸

62. 用于帮助注射剂主药混悬的是（ ）

63. 用于防止注射剂中主药氧化的是（ ）

64. 用于减轻注射剂注射时疼痛的是（ ）

65. 用于抑制注射剂中微生物的是（ ）

 66～69题备用答案

  A．调渗剂   B．助悬剂   C．乳化剂   D．抗氧剂   E．止痛剂

66. 海藻酸钠在中药注射剂中可作为（ ）

67. 亚硫酸氢钠在中药注射剂中可作为（ ）

68. 豆磷脂在中药注射剂中可作为（ ）

69. 氯化钠在中药注射剂中可作为（ ）

（二）多选题

1. 热原的基本性质包括（ ）

  A．耐热性   B．滤过性   C．水溶性   D．不挥发性   E．被吸附性

2. 中药注射用原料的提取和纯化方法主要有（ ）

  A．蒸馏法   B．萃取法   C．酸碱沉淀法

  D．大孔树脂吸附法   E．超滤法

3. 在偏碱性注射剂中使用的抗氧剂有（ ）

  A．硫酸氢钠 B．硫代硫酸钠 C．亚硫酸钠 D．亚硫酸氢钠 E．焦亚硫酸钠

4. 用于无菌操作或低温灭菌的安瓿需（ ）

  A．200℃以上干热灭菌45 min B．180℃以上干热灭菌1.5 h C．170℃干热灭菌2 h

  D．160℃干热灭菌1.5 h   E．150℃干热灭菌2 h

5. 注射剂配液宜选用（ ）

  A．不锈钢用具   B．玻璃   C．耐酸碱的陶瓷器具

  D．铝制品   E．无毒聚乙烯塑料用具

6. 注射液的灌封中可能产生焦头问题原因是（ ）

A．灌药时给药太急,溅起药液在安瓿壁上　　　　　B．针头往安瓿里注药后,立即缩水回药
C．针头安装不正　　　　　　　　D．安瓿粗细不匀　E．压药与针头打药的行程配合不好

7．对注射用无菌粉末描述正确的是(　　)
A．简称粉针剂　　　　　　　　B．对热不稳定或易水解的药物宜制成此剂型
C．按无菌操作法操作　　　　　　D．为无菌的干燥粉末或无菌块状物
E．只能通过无菌粉末直接分装法来制备

8．制成混悬液型注射剂的药物有(　　)
A．不溶性固体药物　　　　　　　B．水溶液中不稳定需制成水不溶性衍生物
C．需在机体内定向分布　　　　　D．需要发挥长效作用
E．需为机体提供营养的

9．可用于注射给药的分散状态有(　　)
A．溶液　　　　B．乳状液　　　　C．混悬液　　　　D．无菌粉末　　　　E．胶体溶液

10．下列那些物质可作为注射剂的抑菌剂(　　)
A．三氯叔丁醇　　B．尼泊金　　C．苯酚　　D．甲醛　　E．苯甲醇

11．注射剂中配液时活性炭处理具有的作用为(　　)
A．除热原　　B．脱色　　C．助滤　　D．除杂质　　E．除鞣质

12．注射液的灌封中可能出现的问题有(　　)
A．封口不严　　B．鼓泡　　C．瘪头　　D．焦头　　E．变色

13．输液的优点有(　　)
A．补充营养、热量和水分,纠正电解质代谢紊乱　　　　B．可维持血容量
C．调节体液酸碱平衡　　　　D．稀释毒素、排泄毒物排泄　　E．起效迅速

14．注射剂的等渗调节剂常用(　　)
A．枸橼酸　　B．葡萄糖　　C．硼酸　　D．氯化钠　　E．磷酸盐

15．调节渗透压的计算方法有(　　)
A．冰点降低数据法　　　　　B．氯化钠等渗当量法　　　　C．溶血法
D．双提法　　　　　E．电渗析法

16．影响滴眼液药物疗效的因素有(　　)
A．药液从眼睑缝隙的流失,药物经外周血管消失　　　　B．药物的脂溶性与解离度
C．滴眼液的刺激性　　　　D．滴眼液的表面张力　　　　E．滴眼液的黏度

二、填空题

1．混悬液型注射剂中药物的粒度应控制在_____以下。

2．注射剂的 pH 值一般控制在_____范围内。

3．配制注射剂,必须采用_____制备的注射用水,贮存不得超过_____h。

4．水醇法中,含醇量达 75％时,可除去_____和_____。

5．供静脉注射的注射剂应具有与血浆相同或接近的_____。

6．兼有止痛和抑菌作用的附加剂有苯甲醇和_____。

三、术语解释

1．热原　2．等渗溶液　3．等张溶液　4．浓配法　5．注射剂　6．乳状液型注射剂

四、简答题

1．简述热原的含义、组成及基本性质。

2．简述眼的药物吸收途径及影响吸收的因素。

3．简述注射剂有哪些特点。

五、论述题

1．试述注射剂污染热原的途径及除去注射剂中热原的方法。

2．试述注射剂附加剂的种类、作用,并各举 2 个品种。

3. 试述常用的中药注射用原液的制备方法及其特点。

4. 试述鞣质的特性、制备中药注射剂除去鞣质的目的与方法。

六、计算题

1. 现有中药提取液 100 ml,经试验测定其冰点下降度为－0.05℃,需加氯化钠多少克,才能使之成为等渗溶液?(1‰氯化钠溶液的冰点下降度为 0.58℃)

2. 配制 2‰盐酸普鲁卡因溶液 200 ml,问需加氯化钠多少克,使成为等渗溶液?(1‰盐酸普鲁卡因溶液的冰点下降度为 0.12℃,1‰氯化钠溶液的冰点下降度为 0.58℃)

3. 硫酸锌 1.8 g(NaCl 等渗当量 0.15),NaCl 适量,注射用水加至 180 ml,求:用 NaCl 等渗当量法调节渗透压,加多少 NaCl 可成为等渗溶液?

【参考答案】

一、选择题

(一) 单选题

1. E **2.** E **3.** B **4.** A **5.** D **6.** D **7.** C **8.** C **9.** E **10.** D **11.** E **12.** D **13.** A **14.** B
15. C **16.** A **17.** B **18.** A **19.** D **20.** E **21.** C **22.** E **23.** D **24.** D **25.** B **26.** A **27.** B
28. B **29.** D **30.** E **31.** D **32.** D **33.** B **34.** A **35.** B **36.** E **37.** A **38.** D **39.** B **40.** B
41. B **42.** B **43.** B **44.** C **45.** A **46.** B **47.** D **48.** D **49.** E **50.** D **51.** B **52.** C **53.** B
54. B **55.** B **56.** A **57.** D **58.** A **59.** B **60.** C **61.** C **62.** A **63.** B **64.** C **65.** C **66.** B
67. D **68.** C **69.** A

(二) 多选题

1. ABCDE **2.** ABCDE **3.** BC **4.** ABC **5.** ACE **6.** ABCE **7.** ABCD **8.** ABCD **9.** ABCDE
10. ACE **11.** ABCD **12.** ABCD **13.** ABCDE **14.** BD **15.** ABC **16.** ABCDE

二、填空题

1. 15 μm **2.** 4.0～9.0 **3.** 新鲜　12 h **4.** 蛋白质　多糖 **5.** 渗透压 **6.** 三氯叔丁醇

三、术语解释

1. 热原　能引起恒温动物体温异常升高的致热物质。

2. 等渗溶液　渗透压与血浆渗透压相等的溶液。

3. 等张溶液　渗透压与红细胞膜张力相等的溶液。

4. 浓配法　将原料先加部分溶剂配成浓溶液,加热溶解滤过后,再将其余溶剂加入滤液中,使其达到注射剂规定浓度的配液方法。

5. 注射剂　系指原料药物与适宜的辅料制成的供注入体内的无菌制剂。

6. 乳状液型注射剂　以难溶于水的挥发油、植物油或溶于脂肪油中的脂溶性药物为原料,加入乳化剂和注射用水经乳化制成的供注射给药的乳状液。

四、简答题

1. 简述热原的含义、组成及基本性质。

答:热原是能引起恒温动物体温异常升高的致热物质,由磷脂、脂多糖和蛋白质组成的高分子复合物(亦称内毒素),其性质具有水溶性、耐热性、滤过性、不挥发性,以及能被强酸、强碱、强氧化剂、超声波所破坏,也可被某些粒子交换树脂吸附。

2. 简述眼的药物吸收途径及影响吸收的因素。

答:(1)眼用溶液的药物吸收途径主要有两条:通过角膜吸收和通过结膜吸收,前者药物通过角膜至前房,到达虹膜;后者药物经结膜通过巩膜,到达眼球后部。

(2)影响吸收的因素:药物从眼睑缝隙流失;药物经外周血管消除;药物的脂溶性与解离度;刺激性;表面张力;黏度。

3. 简述注射剂有哪些特点。

答：注射剂的主要特点：(1)药效迅速,作用可靠;(2)适用于不宜口服的药物;(3)适用于不能口服给药的病人;(4)可发挥定位定向的局部作用;(5)给药不便,注射疼痛;(6)安全性低于口服制剂;(7)制备过程复杂,成本较高。

五、论述题

1. 试述注射剂污染热原的途径及除去注射剂中热原的方法。

答：注射剂污染热原的途径：

(1)溶剂带入：注射剂中出现热原的主要原因。从注射用水中带入热原的原因有两点：一是蒸馏器结构不合理或操作不当,除热原不完全;二是注射用水在贮存中被微生物污染。故应使用新鲜注射溶剂。

(2)原辅料带入：用生物方法制造的原辅料、中药原料易产生热原。

(3)容器或用具带入：生产过程中所使用的用具、器皿、管道、容器均需做清洁或灭菌处理。

(4)制备过程带入：生产环境或生产过程周期长。

(5)使用过程带入：注射器具污染。

除去注射剂中热原的方法：

(1)除去药液或溶剂中热原的方法：吸附法,常用的吸附剂有活性炭(0.1%～0.5%)、硅藻土等;离子交换法;凝胶滤过法;超滤法;反渗透法;其他方法,如采用二次以上湿热灭菌法,适当提高灭菌温度和时间,采用微波破坏热原。

(2)除去容器或用具上的热原的方法：高温法,适用于耐高温的容器或用具,如于针筒及其他玻璃器皿;酸碱法,适用于耐酸碱的玻璃容器、瓷器或塑料制品。

2. 试述注射剂附加剂的种类、作用,并各举 2 个品种。

答：在注射剂中除主药外,为提高注射剂的有效性、安全性与稳定性,还可添加其他物质,这些物质统称为附加剂。根据附加剂的不同用途可分为以下几类：

(1)增加主药溶解度的附加剂,包括增溶剂和助溶剂,目的是增加主药在溶剂中的溶解度,以达到治疗所需的浓度。如：聚山梨酯-80(吐温-80)、胆汁等。

(2)帮助主药混悬或乳化的附加剂,主要指助悬剂与乳化剂,目的是使注射用混悬剂和注射用乳状液具有足够的稳定性。常用的助悬剂有明胶、聚维酮等,常用乳化剂有聚山梨酯80、卵磷脂等。

(3)防止主药氧化的附加剂,包括抗氧剂、惰性气体和金属络合物,目的是为了防止注射剂由于主药的氧化产生不稳定现象。抗氧剂有亚硫酸酸钠、硫代硫酸钠等;惰性气体有 N_2、CO_2;金属络合物有乙二胺四乙酸(EDTA)、乙二胺四乙酸二钠($EDTA-Na_2$)。

(4)抑菌剂,目的是防止注射剂制备及使用过程中微生物的污染和生长繁殖。常用抑菌剂有苯酚、三氯叔丁醇等。

(5)调整 pH 值的附加剂,包括酸、碱和缓冲剂,目的是为了减少注射剂 pH 值不当而对机体造成局部疼痛,增加药液的稳定性以及加快药液的吸收。常用的 pH 值调整剂有盐酸、氢氧化钠、磷酸二氢钠-磷酸氢二钠缓冲剂等。

(6)减轻疼痛的附加剂,用于肌肉和皮下注射时产生疼痛的制剂。常用的有盐酸普鲁卡因、三氯叔丁醇等。

(7)调整渗透压的附加剂,用以调节注射剂的渗透压。常用的渗透压调整剂有氯化钠、葡萄糖等。

3. 试述常用的中药注射用原液的制备方法及其特点。

答：常用的中药注射用原液的制备方法有：蒸馏法、水醇法、醇水法、双提法和超滤法。其特点为：

(1)蒸馏法适用于适用于处方组成中含挥发油或其他挥发性成分的药物。

(2)水醇法与醇水法是依据中药中大部分成分既溶于水又溶于醇的原理,利用相关成分在水中或乙醇中不同溶解度的特性,先用水或者先用乙醇为溶剂提取药材中有效成分或相关成分然后再进一步的纯化和精制。

(3)双提法是蒸馏法和水醇法的结合,适用于同时保留挥发性成分和非挥发性成分。

(4)超滤法是利用特殊的高分子膜为滤过介质,在常温、加压的条件下,将中药提取液中不同分子量的物质加以分离,达到纯化药液的目的。

4. 试述鞣质的特性、制备中药注射剂除去鞣质的目的与方法

答：（1）鞣质特性：鞣质是多元酚类衍生物，广泛存在于中药植物药材的茎、皮、根、叶及果实中，既溶于水又溶于乙醇，有较强的还原性，易发生水解、氧化、缩合反应。

（2）除去鞣质目的：中药注射剂中存在鞣质，影响制剂的澄明度，并对机体产生刺激性。制备中药注射剂时，除去鞣质有助于提高制剂质量，保证药物临床应用的安全有效。

（3）除去鞣质的方法：明胶沉淀法、改良明胶法、醇溶液调 pH 法、聚酰胺吸附法、酸性水溶液沉淀法、超滤法及铅盐沉淀法等。

六、计算题

1. 解： 计算公式　$W = (0.52 - a)/b$

已知　$a = 0.05; b = 0.58$

$W = (0.52 - 0.05)/0.58 = 0.81\%(g/ml)$

答： 中药提取液 100 ml 中需加氯化钠 0.81 g，才能使之成为等渗溶液。

2. 解： 计算公式　$W = (0.52 - a)/b$

已知　$a = 0.12; b = 0.58$

$W = [0.52 - (0.12 \times 2)]/0.58 = 0.48\%(g/ml)$

$0.48 \times 2 = 0.96(g)$

答： 配制 2% 盐酸普鲁卡因溶液 200 ml，需加氯化钠 0.96 g，使成为等渗溶液。

3. 解： 已知：$V = 180$ ml，$G1 = 1.8$ g，$E1 = 0.15$

根据公式：$X = 0.009V - G1\,E1$

则 $X = 0.009 \times 180 - 1.8 \times 0.15 = 1.35(g)$

答： 用 NaCl 等渗当量法调节渗透压，加 1.35 g NaCl 可成为等渗溶液。

（李钦青）

第十章 外用膏剂

【要点解析】

第一节 概 述

一、外用膏剂的含义、特点与分类

外用膏剂系指采用适宜的基质将原料药物制成专供外用的半固体或近似固体的一类剂型。

外用膏剂临床广泛应用于皮肤科与外科,具有局部治疗、保护创面、润滑作用,或透过皮肤或黏膜起全身治疗作用。药物透过皮肤起全身治疗作用具有下列优点:①能避免肝脏的首过效应;②避免胃肠道刺激及吸收不良;③维持恒定持久的释药速率;④减少给药次数。

外用膏剂按基质和形态分为软膏剂、硬膏剂。

分类	含 义	范 围
软膏剂	将原料药物与适宜基质混匀制成的易于涂抹于皮肤或黏膜上的半固体外用制剂	软膏剂、乳膏剂、糊剂、凝胶剂
硬膏剂	将原料药物溶解或混合于黏性基质中,摊涂于背衬材料上制成的供贴敷使用的近似固体的外用剂型	膏药(黑膏药、白膏药)、贴膏剂(橡胶贴膏剂、凝胶剂)、贴剂

二、药物经皮吸收机制与影响因素

1. 药物的经皮吸收机制

(1)外用膏剂的经皮吸收 系指其中的药物通过皮肤进入血液的过程。包括药物的释放、渗透及吸收进入血液循环三个阶段。

阶段	含 义
释放	药物从基质中脱离出来并扩散到皮肤或黏膜表面
渗透	药物通过表皮进入真皮、皮下组织,对局部组织起治疗作用
吸收	药物通过皮肤微循环或与黏膜接触后通过血管或淋巴管进入体循环而产生全身作用

(2)经皮吸收途径 药物的经皮吸收主要有两个途径。

途径	过程	特 点
完整的表皮	通过完整表皮的角质层细胞及细胞间隙	是主要途径,有利于脂溶性药物以非解离型透过皮肤,解离型药物较难透过
皮肤附属器	通过皮脂腺、毛囊及汗腺吸收	吸收初期药物穿透比完整表皮块,非主要途径,吸收达稳态后该途径可忽略大分子和离子型药物的主要转运途径

2. 影响药物经皮吸收的因素

影响药物经皮吸收的因素公式:

$$dQ/dt = KCDA/T$$

式中 dQ/dt 为达到稳定时的药物透皮速率;K 为药物皮肤/基质分配系数;C 为溶于基质中的药物浓度;D 为药物在皮肤屏障中的扩散系数;A 为给药面积;T 为有效屏障厚度。

因素	内　　容
皮肤生理因素	种属与个体差异、皮肤的部位、皮肤的健康状况、皮肤的温度与湿度、皮肤的结合与代谢作用
药物性质	油水分配系数、分子大小、熔点
基质性质	基质的种类与组成、基质对药物的亲和力、基质的 pH
附加剂	表面活性剂、渗透促进剂
其他因素	药物浓度、应用次数、应用时间、用药面积

第二节　软膏剂与乳膏剂

一、概述

软膏剂系指原料药物与油脂性或水溶性基质混合制成的均匀的半固体外用制剂。

乳膏剂系指原料药物溶解或分散于乳状液型基质中形成的均匀半固体制剂。

软膏剂与乳膏剂主要起润滑、保护和局部治疗作用,少数经皮吸收产生全身治疗作用,多用于慢性皮肤病,禁用于急性皮肤损害部位。

二、基质

(一) 软膏剂基质

基质是软膏剂形成和发挥药效重要的组成部分。基质的性质和质量对软膏剂的质量影响极大,理想具有以下特点:①应有适当稠度,润滑,无刺激性;②性质稳定,能与多种药物配伍,不发生配伍禁忌;③不妨碍皮肤的正常功能,有利于药物的释放吸收;④易洗除,不污染衣服。

常用的基质主要有:油脂性基质、水溶性基质。

1. 油脂性基质　系指动植物油脂、类脂、烃类及硅酮类等疏水性物质为基质。此类基质涂于皮肤能形成封闭的油膜,促进皮肤的水合作用,对表皮增厚、角化、皲裂有软化作用,但释药性差,不易洗除,一般不单独用于制备软膏剂,为克服其疏水性,常加入表面活性剂以增加吸水量,或制乳剂型基质来应用。此类基质主要适用于遇水不稳定的药物软膏的制备,不宜用于急性且有多量渗出液的皮肤疾病。

类别	内　　容	类别	内　　容
油脂类	动物油、植物油、氢化植物油	烃类	凡士林、固体石蜡和液体石蜡
类脂类	羊毛脂、蜂蜡、鲸蜡	硅酮类	硅油(不同分子量的聚二甲基硅氧烷)

2. 水溶性基质　水溶性基质由天然或合成的高分子水溶性物质所组成。目前常用的主要是聚乙二醇类。本类基质易涂展,能吸收组织渗出液,一般释放药物较快,无油腻感,易洗除。对皮肤、黏膜无刺激性,可用于糜烂创面及腔道黏膜。缺点是润滑作用较差。

(二) 乳膏剂基质

乳剂型基质是由水相与油相借助乳化剂的作用在一定温度下乳化而成的半固体基质,分为水包油(O/

W)型与油包水(W/O)型两类。乳剂型基质对油、水均有一定的亲和力,能与创面渗出液混合,对皮肤正常功能影响小。W/O型乳剂能吸收部分水分,只能缓慢蒸发,对皮肤有缓和的冷爽感,习称冷霜;O/W型者能与水混合,无油腻性,易洗除,习称雪花膏。一般乳剂型基质特别是O/W型基质软膏中药物的释放和透皮吸收较快。但是,O/W型基质外相含多量水,贮存过程中可能霉变,常须加入防腐剂。同时水分也易蒸发失散而使软膏变硬,故常需加入甘油、丙二醇、山梨醇等作保湿剂。O/W型基质制成的软膏在使用于分泌物较多的皮肤病如湿疹时,其吸收的分泌物可反向吸收重新进入皮肤而致炎症恶化。遇水不稳定的药物不宜用乳剂型基质制备软膏。

乳剂型基质常用乳化剂及稳定剂如下:

类别	范 围	作用
阴离子表面活性剂	一价皂:常用一价金属离子钠、钾、铵的氢氧化物或三乙醇胺等有机碱与脂肪酸作用生成的新生皂	O/W型乳化剂
	高级脂肪醇硫酸酯类,常用十二烷基硫酸钠	O/W型乳化剂
	多价皂:由二、三价的金属(钙、镁、锌、铝)氧化物与脂肪酸作用形成的多价皂。	W/O型乳化剂
非离子表面活性剂	聚山梨酯类	O/W型乳化剂
	聚氧乙烯醚的衍生物类(平平加O、柔软剂SG、乳化剂OP)	O/W型乳化剂
	脂肪酸山梨坦类	W/O型乳化剂
高级脂肪醇类及其他弱W/O型乳化剂	十六醇(鲸蜡醇)、十八醇(硬脂醇)、单硬脂酸甘油酯、蜂蜡、羊毛脂、胆甾醇	W/O型乳化剂,也可作为O/W型乳剂基质的辅助乳化剂

三、制备

(一)工艺流程图

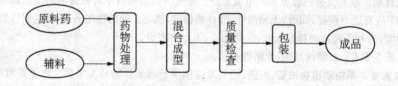

(二)制法

1. 软膏剂的制法

(1)**基质的处理**　油脂性基质应先加热熔融,趁热滤过,除去杂质,再于150℃灭菌1小时并除去水分。忌用直火加热。

(2)**成型**　①研和法:饮片细粉用少量基质研匀或用适宜液体研磨成细糊状、再递加其余基质研匀的方法。适用于软膏基质较软,在常温下通过研磨即可与药物混合;或不宜加热、不溶性及量少药物的制备。②熔融法:将基质加热熔化,再将药物分次加入,边加边搅拌直至冷凝的方法。基质熔点不同,常温下不能均匀混合;主药可溶于基质;药材需用植物油加热浸取。

2. 乳膏剂制法　乳化法:将处方中的油溶性成分加热至80℃左右使熔化,另将水溶性组分溶于水加热至80℃左右,两相混合搅拌至乳化完全并冷凝。乳化法中油水两相有三种混合方法:①两相同时混合,适用于连续的或大批量的操作,需要一定的设备,如输送泵、连续混合装置等;②分散相加到连续相中,适用于含小体积分散相的乳剂系统;③连续相加入分散相中,适用于多数乳剂系统,在混合过程中引起乳剂转型,能产生更为细小的分散相粒子。

3. **包装与贮藏** 生产中多采用密封性好的锡制、铝制或塑料软膏管包装。

(三)注意事项

1. **不溶性药物或直接加入的药材** 预先制成细粉,过六号筛。

2. **可溶于基质的药物** 应溶解于基质或基质组分中。药物可溶于基质某组分中时,一般油溶性药物溶于油相或少量有机溶剂,水溶性药物溶于水或水相,再吸收混合或乳化混合。药物可直接溶于基质中时,则油溶性药物溶于少量液体油中,再与油脂性基质混匀成为油脂性溶液型软膏。水溶性药物溶于少量水后,与水溶性基质成水溶液型软膏。

3. **中药煎剂、煎膏等** 可先浓缩至稠膏状再加入基质中。固体浸膏可加少量水或烯醇等研成糊状,再与基质混合。

4. **共熔组分** 如樟脑、薄荷脑,可先共熔再与基质混合。

5. **挥发性、易升华的药物,或遇热易结块的树脂类药物** 应使基质降温至40℃左右,再与药物混合均匀。

6. **辅料的添加** 可加入保湿剂、抑菌剂、增稠剂、稀释剂、抗氧剂及透皮促进剂。

四、质量要求与检查

①外观;②粒度;③装量差异;④无菌;⑤微生物限度;⑥稳定性。

第三节 贴 膏 剂

贴膏剂系指原料药物与适宜的基质制成膏状物、涂布于背衬材料上供皮肤贴敷,可产生全身性或局部作用的一种薄片状制剂。包括橡胶贴膏剂、凝胶贴膏剂(原巴布剂)。

一、橡胶贴膏剂

(一)概述

橡胶贴膏剂系指原料药物与橡胶等基质混匀后涂布于背衬材料上制成的贴膏剂。不含药的称胶布,含药的如伤湿止痛膏等。

橡胶贴膏剂黏着力强,不经预热可直接贴于皮肤,对衣物污染较轻,携带使用均方便,不含药者可保护伤口、防止皮肤皲裂,含药者常用于治疗风湿痛、跌打损伤等。但膏层薄,容纳药物量少,药效维持时间较短。

(二)组成

1. **膏料层** 由基质与药物组成。

(1)橡胶 为基质的主要原料,具有弹性、黏性,低传热性,不透气和不透水的性能。

(2)软化剂 可使生胶软化,增加可塑性,增加成品的柔软性、耐寒性及黏性。常用的软化剂有凡士林、羊毛脂、液状石蜡、植物油等。软化剂的用量应适当。

(3)增黏剂 常用松香。国外采用甘油松香酯、氢化松香、β-蒎烯等。

(4)填充剂 常用氧化锌。锌钡白(俗称立德粉):常用于热压法制橡胶贴膏剂的填充剂,其特点是遮盖力强,胶料硬度大。

2. **背衬材料** 漂白细布。

3. **膏面覆盖物** 由硬质纱布、塑料薄膜或玻璃纸组成,用以避免相互黏着及防止挥发性药物的挥散。

(三)制备

1. **工艺流程图**

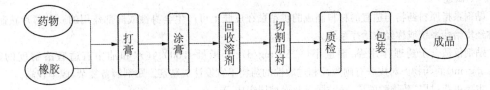

2. **溶剂法的制备过程** 提取药料→制备胶浆→涂膏→回收溶剂→切割加衬与包装。

制备胶浆:胶浆由药物和基质混合制成,分为压胶→浸胶→打膏。

3. **热压法** 将胶片用处方中的油脂性药物等浸泡,待溶胀后再加入其他药物和立德粉或氧化锌、松香等,炼压均匀,涂膏盖衬。此法不用汽油,无须回收装置,但成品欠光滑。

二、凝胶贴膏剂

(一)概述

凝胶贴膏剂系指原料药物与适宜的亲水性基质混匀后,涂布于裱褙材料上制成的贴膏剂。

特点:①与皮肤生物相容性好,透气,透汗,无致敏、刺激性;②载药量大,尤其适于中药浸膏;③药物释放性好,有利于药物透皮吸收,与皮肤亲和性强,能提高角质层的水化作用;④采用透皮吸收控释技术,使血药浓度平稳,药效持久;⑤使用方便,不污染衣物,反复揭贴仍能保持原有黏性。

(二)组成

1. **背衬材料** 基质的载体,无纺布、人造棉布等。

2. **盖衬材料** 保护膏体,选用聚丙烯及聚乙烯薄膜、聚酯薄膜、硬质纱布及玻璃纸等。

3. **膏体** 由基质和药物组成,应有适当的黏性,能与皮肤紧密接触以发挥治疗作用。

(1)基质 是基质骨架材料,也是持黏力与剥离强度的主要因素。包括天然、半合成或合成的高分子材料。如阿拉伯胶、海藻酸钠、西黄蓍胶、明胶、羟丙甲基纤维素、甲(乙)基纤维素、羧甲基纤维素及其钠盐、聚丙烯酸及其钠盐、聚乙烯醇、聚维酮等。

(2)保湿剂 基质亲水且含水量大,选择合适的保湿剂很重要,决定基质的柔韧性和初黏力。常用聚乙二醇、山梨醇、丙二醇、甘油及它们的混合物。

(3)填充剂 影响膏体的成型性,常用微粉硅胶、二氧化钛、碳酸钙、高岭土及氧化锌等。

(4)透皮吸收促进剂 多选用氮酮。氮酮与丙二醇合用能提高氮酮的促渗作用。中药挥发性物质如薄荷脑、冰片、桉叶油等也有促渗透作用。

(三)制备

工艺流程图如下:

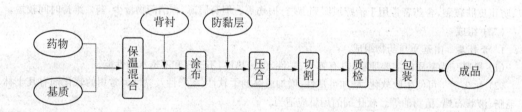

三、质量要求与检查

①外观;②含膏量;③耐热性;④赋形性;⑤黏附力;⑥含量均匀度;⑦微生物限度。

第四节 贴 剂

一、概述

贴剂系指原料药物与适宜的材料制成的供粘贴在皮肤上可产生全身性或局部作用的一种薄片状制剂,也称经皮给药系统或称经皮治疗系统。

贴剂仅适合于药理作用强、剂量小(<50 mg/d)、分子量<600、在水和油中有适宜溶解度的药物(>1 mg/ml)的药物。对皮肤有刺激性和过敏性的药物不宜设计成贴剂。贴剂制备复杂,成本较高。

主要由背衬层、药物贮库层、粘贴层以及保护层组成。

二、分类

按释药方式分为贮库型与骨架型。

三、制备

骨架黏合工艺、涂膜复合工艺、充填热合工艺。

第五节 膏 药

一、概述

膏药系指饮片、食用植物油与红丹或宫粉炼制而成膏料,摊涂于裱褙材料上制成的供皮肤贴敷用的外用制剂,前者称为黑膏药,后者称为白膏药。

二、黑膏药

1. 概述 黑膏药的基质是食用植物油与红丹经高温炼制的铅硬膏,一般为黑色坚韧固体,用前须烘热软化后贴于皮肤上。

2. 基质

(1)植物油 以麻油为最好,棉籽油、豆油、菜油、花生油亦可,但炼制时较易产生泡沫。

(2)红丹 主要成分为四氧化三铅(Pb_3O_4),含量要求在 95% 以上。红丹应为干燥细粉,为保证干燥,可用前加热炒除水分,过五号筛。

3. 制备

(1)工艺流程图

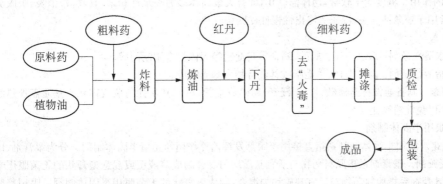

(2)制法 提取药料→炼油→下丹→去"火毒"→摊涂药膏

(3)注意事项 ①一般药料应适当切碎为提取作准备;②特殊药料中具有可溶性或挥发性药物、矿物药、树脂类药可先研成细粉,在摊涂前投入已熔化的膏药中混匀,麝香等可研成细粉,待膏药摊涂后撒于膏药表面,温度不超过 70℃。

三、白膏药

白膏药系指原料药物、食用植物油与宫粉[碱式碳酸铅 $2PbCO_3 \cdot Pb(OH)_2$]炼制成的膏料,摊涂于裱褙材料上制成的供皮肤贴敷的外用制剂。

白膏药的制法与黑膏药基本相同,唯下丹时需将油冷至 100℃左右,缓缓递加宫粉,以防止大量二氧化碳气体使药油溢出。

四、质量要求与检查

1. 外观 膏药的膏体应油润细腻,光亮。老嫩适宜,摊涂均匀,无飞边缺口。黑膏药应乌黑,无红斑;白膏药应无白点。加温后能粘贴于皮肤上且不移动。

2. 软化点 用于测定膏药在规定条件下受热软化时的温度情况以检测膏药的老嫩程度,并可间接反映膏药的黏性。

3. 重量差异限度

第六节　凝胶剂、糊剂与眼用、鼻用半固体制剂

一、凝胶剂

1. 概述　凝胶剂系指药物与能形成凝胶的辅料制成的具凝胶特性的稠原液体或半固体制剂。主要供外用。

2. 基质　水性凝胶基质一般由水、甘油或丙二醇与纤维素衍生物、卡波姆、海藻酸盐、西黄蓍胶、明胶、淀粉等构成。油性凝胶基质由液体石蜡与聚氧乙烯或脂肪油与胶体硅或铝皂、锌皂制成。水性凝胶基质较为常见，其特性与水溶性软膏基质一致。必要时可加入保湿剂、防腐剂、抗氧剂、透皮促进剂等附加剂。在临床上较多应用的是水凝胶为基质的凝胶剂。

3. 制备　饮片需经适宜方法提取、纯化，以半成品投料制备。先按基质配方制成水凝胶基质，注意基质的有限溶胀与无限溶胀阶段；药物溶于水者常先溶于部分水或甘油中，必要时加热，其余处方成分按基质配制方法制成水凝胶基质，再与药物溶液混匀加水至足量搅匀即得。药物不溶于水者，可先用少量水或甘油研细，分散，再混于基质中搅匀即得。

二、糊剂

1. 概述　糊剂系指原料药物固体粉末均匀地分散在基质中所组成的半固体外用制剂。与适宜的基质制成的糊状制剂。

糊剂含有25％以上固体粉末，有的高达75％，吸水能力强，不妨碍皮肤的正常排泄，具有收敛、消毒、吸收分泌物的作用。稠度大于软膏，遇体温软化，即合大量固体多为吸水性粉末，具收敛、消炎、吸收分泌物等作用，故常用于亚急性皮炎、湿疹等渗出性慢性皮肤病。

2. 分类

（1）水溶性糊剂：系以药汁、酒、醋、蜂蜜等与淀粉等固体粉末调制而成。

（2）脂溶性糊剂：以凡士林、羊毛脂或其混合物为基质制成。

3. 制备　制备通常将药物（饮片、干浸膏）粉碎成细粉，再与基质拌匀调成糊状。基质需加热时控制在70℃以下，以免淀粉糊化。

三、眼用半固体制剂

1. 概述　眼用半固体制剂系指直接用于眼部发挥治疗作用的无菌半固体制剂。分为眼膏剂、眼用乳膏剂、眼用凝胶剂。眼膏剂系指原料药物与适宜基质均匀混合制成溶液型或混悬型膏状的无菌眼用半固体制剂。眼用乳膏剂系指原料药物与适宜基质均匀混合，制成乳膏状的无菌眼用半固体制剂。眼用凝胶剂系指原料药物与适宜辅料制成的凝胶状无菌眼用半固体制剂。

眼膏剂中的药物和基质必须纯净。常用基质为凡士林、液状石蜡、羊毛脂（8：1：1）混合而成。

2. 制备　眼膏剂的制备必须在清洁避菌的条件下进行。基质用前必须加热滤过，并于150℃干热灭菌1小时，必要时可酌加适宜抑菌剂和抗氧剂等。

3. 质量要求与检查　除普通软膏剂项目外，另需检查粒度、无菌、金属性异物。

四、鼻用半固体制剂

1. 概述　鼻用半固体制剂系指直接用于鼻腔发挥局部或全身治疗作用的半固体制剂。分为鼻用软膏剂、鼻用乳膏剂、鼻用凝胶剂。鼻用软膏剂系指原料药物与适宜基质均匀混合制成溶液型或混悬型膏状的鼻用半固体制剂。鼻用乳膏剂系指原料药物与适宜基质均匀混合，制成乳膏状的鼻用半固体制剂。鼻用凝胶剂系指原料药物与适宜辅料制成的凝胶状无菌鼻用半固体制剂。

2. 制备　鼻用半固体制的制备必须在清洁避菌的条件下进行。基质用前必须加热滤过，并于150℃干热灭菌1小时，必要时可酌加适宜抑菌剂和抗氧剂等。

3. 质量要求与检查　除相应剂型通则项下的有关规定，另需检查装量差异、无菌、微生物限度。

【同步练习】

一、选择题

(一) 单选题

1. 下列软膏基质中,**不宜**作为眼膏基质的是( )
   A. 凡士林　　　　B. 硅酮　　　　C. 羊毛脂　　　　D. 固体石蜡　　　　E. 液状石蜡

2. 黑膏药基质的原料红丹中的主要成分 Pb_3O_4 的含量要求**不宜低于**( )
   A. 80%　　　　B. 85%　　　　C. 90%　　　　D. 95%　　　　E. 99%

3. 在制备黑膏药摊涂前,加入细料药的适宜温度为( )
   A. 20℃～30℃　　B. 30℃～40℃　　C. 40℃～50℃　　D. 50℃～60℃　　E. 60℃～70℃

4. 下列基质中,哪一类的组成与皮脂分泌物最相近( )
   A. 羊毛脂　　　　B. 蜂蜡　　　　C. 鲸蜡　　　　D. 虫白蜡　　　　E. 凡士林

5. 眼膏剂中的常用基质为凡士林、液状石蜡、羊毛脂,其应用比例一般为( )
   A. 5:3:2　　B. 6:2:2　　C. 7:2:1　　D. 8:1:1　　E. 9:0.5:0.5

6. 采用熔融法制备软膏剂时,加入挥发性或热敏性药物适宜的基质温度( )
   A. 30℃　　　　B. 40℃　　　　C. 50℃　　　　D. 60℃　　　　E. 70℃

7. 采用乳化法制备软膏剂时,油相与水相的混合温度一般宜约控制在( )
   A. 20℃　　　　B. 40℃　　　　C. 60℃　　　　D. 80℃　　　　E. 100℃

8. 制备眼膏时,当主药不溶于水或不宜用水溶解而又不溶于基质时,粉碎后的粉末粒径应为( )
   A. ≤35 μm　　B. ≤45 μm　　C. ≤55 μm　　D. ≤65 μm　　E. ≤75 μm

9. 糊剂中固体粉末的含量一般**不低于**( )
   A. 25%　　　　B. 30%　　　　C. 35%　　　　D. 40%　　　　E. 45%

10. 可作为辅助乳化剂的油脂性基质是( )
    A. 羊毛脂　　　　B. 蜂蜡　　　　C. 凡士林　　　　D. 固体石蜡　　　　E. 液状石蜡

11. 一种标示重量为 10 g 的黑膏药,其重量差异限度为( )
    A. ±5%　　　　B. ±6%　　　　C. ±7%　　　　D. ±8%　　　　E. ±9%

12. 下列不属于 W/O 型乳化剂的是( )
    A. 蜂蜡　　　　B. 胆固醇　　　　C. 硬脂醇　　　　D. 吐温-80　　　　E. 司盘-80

13. 为改善作软膏基质用凡士林的吸水性,常加入( )
    A. 苯甲醇　　　　B. 正丁醇　　　　C. 乙醇　　　　D. 羊毛脂　　　　E. 甘油

14. 下列释药速度最快的基质是( )
    A. 油脂　　　　B. 类脂　　　　C. 烃　　　　D. O/W 型乳剂　　　　E. 水溶性

15. 制备黑膏药最关键的技术环节是( )
    A. 炸料　　　　B. 炼油　　　　C. 下丹　　　　D. 去"火毒"　　　　E. 摊涂

16. 下列有关软膏剂基质的叙述,**不正确**的是( )
    A. 油脂性基持对皮肤的保湿及软化作用较强
    B. 乳剂型基质需要加入保湿剂
    C. O/W 型乳剂基质易清洗,不污染衣物
    D. 水溶性基质一般释药较快
    E. 水溶性基质常需加入防腐剂

17. 下列有关橡胶贴膏剂陈述,**不正确**的是( )
    A. 载药量大　　　　　　　　B. 黏着力强
    C. 运输、携带和使用均方便　　D. 不污染衣物
    E. 可直接贴于皮肤

18. 下列**不**属于透皮促进剂的是(　　)

　　A．氮酮　　　　　B．二甲基亚砜　　　C．乳糖　　　　　　D．薄荷油　　　　　E．冰片

19. 含固体粉末达 25％以上的外用膏剂又称(　　)

　　A．糊剂　　　　　B．糕剂　　　　　　C．膜剂　　　　　　D．透皮贴剂　　　　E．凝胶贴膏剂

20. 下列属于类脂类软膏基质的是(　　)

　　A．石蜡　　　　　B．硅酮　　　　　　C．豚脂　　　　　　D．羊毛脂　　　　　E．凡士林

21. 具有良好的吸水性并有利于药物透皮吸收的基质是(　　)

　　A．蜂蜡　　　　　B．氢化植物油　　　C．豚脂　　　　　　D．羊毛脂　　　　　E．凡士林

22. 能解决羊毛脂黏稠,单独使用效果**不好**的基质是(　　)

　　A．液体石蜡　　　B．硅油　　　　　　C．豚脂　　　　　　D．蜂蜡　　　　　　E．凡士林

23. 油脂性基质灭菌并去除水分的条件是(　　)

　　A．150℃,1 h　　　　　　　　　　　B．100℃,1 h　　　　　　　　　　　C．150℃,30 min

　　D．100℃,30 min　　　　　　　　　　E．250℃,30 min

24. 软膏的基质熔点不同难于混匀时,应采用(　　)

　　A．研和法　　　　B．溶解法　　　　　C．熔融法　　　　　D．乳化法　　　　　E．稀释法

25. 软膏剂的滴点是(　　)

　　A．38℃～60℃　　B．40℃～50℃　　C．45℃～65℃　　D．35℃～55℃　　E．45℃～55℃

26. 下列属于黑膏药基质的是(　　)

　　A．凡士林　　　　B．橡胶　　　　　　C．植物油　　　　　D．松香　　　　　　E．铅丹

27. 红丹的主要成分为(　　)

　　A．Pb_3O_4　　　　B．PbO　　　　　　C．KNO_3　　　　　D．$HgSO_4$　　　　E．HgO

28. 在膏药制备过程中,加入细料药的工艺环节是(　　)

　　A．炸料后　　　　B．炼油时　　　　　C．下丹前　　　　　D．去火毒时　　　　E．摊涂前

29. 可作为片剂润滑剂的软膏基质(　　)

　　A．液状石蜡　　　B．羊毛脂　　　　　C．麻油　　　　　　D．聚乙二醇　　　　E．羧甲基纤维素钠

30. 炼油的温度应控制在(　　)

　　A．220℃左右　　B．250℃左右　　　C．300℃左右　　　D．320℃左右　　　E．350℃左右

31. 药料提取时,炸料应该达到的程度为(　　)

　　A．外表深褐色、内部焦黄色　　　　　B．外部黄褐色　　　　　　　　　　C．内部黄褐色

　　D．表面焦黄色　　　　　　　　　　　E．内部焦黄色

32. 黑膏药炼制的用丹量一般为 500 g 油用丹(　　)

　　A．100～150 g　　　　　　　　　　　B．150～210 g　　　　　　　　　　C．250～350 g

　　D．250～300 g　　　　　　　　　　　E．300～350 g

33. 最为常用,熬炼时泡沫少,制成的黑膏药色泽光亮,黏性好的基质是(　　)

　　A．麻油　　　　　B．棉籽油　　　　　C．菜籽油　　　　　D．花生油　　　　　E．大豆油

34. 以高分子材料与药物制成的薄片状贴膏剂称为(　　)

　　A．凝胶贴膏剂　　B．贴膏剂　　　　　C．贴剂　　　　　　D．橡胶贴膏剂　　　E．凝胶剂

35. 制备黑膏药的药料提取(炸料)温度应控制在(　　)

　　A．100℃～120℃　　　　　　　　　　B．150℃～180℃　　　　　　　　　　C．180℃～200℃

　　D．200℃～220℃　　　　　　　　　　E．220℃～250℃

36. 下列有关凝胶贴膏剂叙述,**不正确**的是(　　)

　　A．载药量大　　　　　　　　　　　　B．可反复贴敷

　　C．与皮肤生物相容性好　　　　　　　D．剂量准确,吸收面积恒定

　　E．释放渗透性差

37. 在橡胶贴膏剂的膏料中加入松香可增加(　　)

　　A．塑性　　　　　B．黏性　　　　　C．韧性　　　　　D．弹性　　　　　E．脆性

38. 用水溶性高分子材料作基质的贴膏剂又称(　　)

　　A．软膏剂　　　　B．膏药　　　　　C．凝胶贴膏剂　　D．橡胶贴膏　　　E．涂膜剂

39. 下列在外用膏剂中对透皮吸收有利的物质是(　　)

　　A．表面活性性　B．动物油　　　　C．植物油　　　　D．甘油　　　　　E．液体石蜡

40. 蜂蜡和羊毛脂属于(　　)

　　A．乳剂基质　　　　　　　　B．水溶性基质　　　　　　　　C．油脂类基质

　　D．类脂类基质　　　　　　　E．烃类基质

41. 下列有关软膏剂的质量要求的叙述,**不正确**的是(　　)

　　A．内容物应均匀、细腻　　　　B．应无酸败、异臭、变色、变硬、油水分离

　　C．应作含量均匀性测定　　　　D．应测定主药的含量

　　E．微生物限度检查应符合规定

42. 下列**不属于**外用膏剂作用的是(　　)

　　A．润滑皮肤　　B．保护创面　　　C．局部治疗　　　D．全身治疗　　　E．急救

43. 可作为凝胶贴膏剂中黏合剂的是(　　)

　　A．液状石蜡　B．羊毛脂　　　　C．麻油　　　　　D．凡士林　　　　E．羧甲基纤维素钠

44. 聚乙二醇属于(　　)

　　A．水溶性基质　　　　　　　　B．脂溶性基质　　　　　　　　C．类脂类基质

　　D．烃类基质　　　　　　　　　E．乳剂型基质

45. 软膏剂油脂性基质的缺点是(　　)

　　A．稳定性强　　B．油腻性强　　　C．润滑性强　　　D．保湿性强　　　E．软化作用强

46. 制备黑膏药的工艺流程是(　　)

　　A．药料提取→下丹成膏→炼油→去火毒→摊涂

　　B．药料提取→去火毒→下丹成膏→炼油→摊涂

　　C．药料提取→炼油→下丹成膏→去火毒→摊涂

　　D．药料提取→炼油→去火毒→下丹成膏→摊涂

　　E．炼油→药料提取→下丹成膏→去火毒→摊涂

47. 下列有关水溶性基质的叙述,**不正确**的是(　　)

　　A．可用水清洗　　　　　　　　B．对皮肤黏膜无刺激性　　　　C．可被水软化

　　D．保湿作用好　　　　　　　　E．常需加入防腐剂

48. 下列有关 O/W 型乳剂基质的叙述,**不正确**的是(　　)

　　A．外观形态似雪花膏样　　　　B．外相是水性　　　　　　　　C．易清洗,不污染衣物

　　D．易发生霉变　　　　　　　　E．妨碍皮肤的正常功能

49. 称为冷霜的基质是(　　)

　　A．凡士林　　　B．豚脂　　　　　C．羊毛脂　　　　D．O/W 型基质　E．W/O 型基质

50. 软膏基质稠度适中,在常温下即能与药物均匀混合的,一般采用(　　)

　　A．研和法　　　B．溶解法　　　　C．熔融法　　　　D．乳化法　　　　E．稀释法

51. 属于类脂类软膏基质(　　)

　　A．液状石蜡　B．蜂蜡　　　　　C．麻油　　　　　D．聚乙二醇　　　E．二甲基硅油

52. 属于烃类软膏基质(　　)

　　A．固体石蜡　B．鲸蜡　　　　　C．羊毛脂　　　　D．蜂蜡　　　　　E．聚乙二醇

(二) 多选题

1. 影响药物透皮吸收的因素有(　　)

　　A．药物解离度　　　　　　　　B．药物的分子量　　　　　　　C．基质的性质

  D. 皮肤的条件　　　　　　　　　E. 药物浓度

2. 属于烃类基质的是(　　)

 A. 凡士林　　　B. 蜂蜡　　　C. 固体石蜡　　　D. 液状石蜡　　　E. 硅酮

3. 外用膏剂不包括(　　)

 A. 软膏剂　　　B. 黑膏药　　　C. 煎膏剂　　　D. 糊剂　　　E. 膜剂

4. 红丹又称(　　)

 A. 升丹　　　B. 降丹　　　C. 章丹　　　D. 黄丹　　　E. 东丹

5. 橡胶贴膏剂的基质一般包括(　　)

 A. 软化剂　　　B. 增塑剂　　　C. 橡胶　　　D. 填充剂　　　E. 增黏剂

6. 凝胶贴膏剂的基质原料一般包括(　　)

 A. 软化剂　　　B. 促渗剂　　　C. 保湿剂　　　D. 填充剂　　　E. 黏合剂

7. O/W 型软膏基质中常用的保湿剂有(　　)

 A. 甘油　　　B. 明胶　　　C. 丙二醇　　　D. 甘露醇　　　E. 山梨醇

8. 下列属于硬膏剂的是(　　)

 A. 黑膏药　　　B. 橡胶膏　　　C. 凝胶贴膏剂　　　D. 贴剂　　　E. 糊剂

9. 下列在橡胶贴膏剂中作增黏剂的是(　　)

 A. 松香　　　B. 锌钡白　　　C. 氢化松香　　　D. β-蒎烯　　　E. 甘油松香酯

10. 药物透皮吸收途径有(　　)

 A. 完整表皮　　　B. 毛囊　　　C. 皮脂腺　　　D. 汗毛　　　E. 汗腺

11. 外用膏剂的透皮吸收过程包括(　　)

 A. 释放　　　B. 穿透　　　C. 吸收　　　D. 分布　　　E. 代谢

12. 下列剂型中具有吸收皮肤分泌物作用的是(　　)

 A. 油脂性基质软膏　　　　　　B. O/W 型基质软膏

 C. 水溶性基质软膏　　　　　　D. 凝胶贴膏剂

 E. 糊剂

13. 下列有关药物透皮吸收的叙述,正确的是(　　)

 A. 药物透皮吸收包括释放、穿透及吸收三个阶段

 B. 角质层是药物透皮吸收的主要限速屏障

 C. 病态皮肤的药物吸收速度可能加快

 D. 用清洁剂清洗皮肤,有助于药物的穿透

 E. 男性的皮肤吸收功能比较强

14. 下列有关软膏剂制备的叙述,正确的是(　　)

 A. 基质在常温下能与药物均匀混合者应用研和法制备

 B. 软膏中含有不同熔点的基质时多采用熔融法制备

 C. 油溶性物质与水溶性物质混合采用乳化法

 D. 乳匀机或胶体磨仅限于乳化法制备软膏剂时作用

 E. 主药可溶于基质时最好采用研和法制备

15. 下列属于油脂性基质的是(　　)

 A. 羧甲基纤维素钠　　　　　　B. 麻油　　　　　　C. 凡士林

 D. 豚脂　　　　　　E. 卡波姆

16. 下列有关凝胶贴膏剂的叙述,正确的是(　　)

 A. 载药量大　　　　　　B. 反复揭贴仍能保持黏性　　　　　　C. 不含黏合剂

 D. 释放渗透性好,不易过敏　　　　　　E. 能提高角质层的水化作用

17. 下列属于水溶性基质的是(　　)

 A. 羧甲基纤维素钠　　　　　　B. 聚乙二醇　　　　　　C. 凡士林

D．豚脂　　　　　　　　　　　　　E．卡波姆

18．下列有关水溶性基质的叙述,正确的是(　　)
　　A．可用水清洗　　　　　　　　　B．对皮肤黏膜无刺激性　　　　　C．可被水软化
　　D．保湿作用好　　　　　　　　　E．常需加入防腐剂

19．下列可用作橡胶贴膏剂填充剂的有(　　)
　　A．氧化锌　　　　　　　　　　　B．锌钡白　　　　　　　　　　　C．β-蒎烯
　　D．邻苯二甲酸二丁酯　　　　　　E．松香

20．下列属于外用膏剂的有(　　)
　　A．凝胶贴膏剂　　B．橡胶贴膏　　C．透皮贴剂　　D．膜剂　　E．栓剂

21．下列需要使用裱褙材料的外用制剂有(　　)
　　A．凝胶贴膏剂　　B．橡胶贴膏　　C．透皮贴剂　　D．黑膏药　　E．涂膜剂

22．下列有关在制备软膏剂药物加入方法的叙述,正确的是(　　)
　　A．热敏性药物应在基质冷却至40℃左右时加入
　　B．挥发性药物应在基质达到40℃以上时加入
　　C．不溶性固体药物须制成最细粉或极细粉再与基质混合
　　D．溶于基质的药物,可将药物加入熔化的基质中
　　E．水溶性药物先用水溶解,以羊毛脂吸收后,再与油脂性基质混合

23．常用的橡胶贴膏剂软化剂有(　　)
　　A．凡士林　　　B．羊毛脂　　　C．液状石蜡　　　D．植物油　　　E．邻苯二甲酸二丁酯

24．在制备软膏剂时,药物与基质的混合方法有(　　)
　　A．研和法　　　B．搅拌法　　　C．乳化法　　　D．熔融法　　　E．分散法

25．下列有关眼膏剂的叙述,正确的是(　　)
　　A．眼膏剂是要求无菌　　　　　　B．对眼结膜、角膜无刺激性
　　C．需用乳化法制备　　　　　　　D．需在洁净、无菌条件下制备
　　E．常用基质为凡士林8份、液体石蜡1份、羊毛脂1份混合制成

26．可作为透皮促进剂的有(　　)
　　A．丙二醇　　　B．氮酮　　　C．薄荷油　　　D．甘油　　　E．松节油

27．黑膏药基质组成有(　　)
　　A．植物油　　　B．类脂类　　　C．烃类　　　D．聚乙二醇　　　E．红丹

28．理想的基质应具备的要求是(　　)
　　A．具有适宜的稠度、黏着性和润滑性,易涂展,无刺激性和过敏性
　　B．能吸收分泌物,不妨碍皮肤的正常的功能和伤口的愈合
　　C．性质稳定,不与药物发生配伍变化,并能与药物的水溶液或油溶液互相混合
　　D．易清洗,不污染衣物
　　E．能促进药物的释放与吸收

29．应在摊涂时将其细末撒布于膏药表面的药物有(　　)
　　A．没药　　　B．党参　　　C．麝香　　　D．冰片　　　E．朱砂

30．在制备黑膏药时,对贵重药、挥发性药及矿物药等的处理方法有(　　)
　　A．将其研成细粉,然后直接加入温度不超过70℃的熔化膏药中,混匀,摊涂
　　B．在摊涂时撒布于膏药表面　　　　C．将其研成细粉,溶于有机溶剂后,再与膏药混合
　　D．将其单独提取后与膏药混合　　　E．将其与其他药材一起炸料

31．下列属于类脂类软膏基质的是(　　)
　　A．石蜡　　　B．蜂蜡　　　C．鲸蜡　　　D．硅油　　　E．羊毛脂

32．下列有关软膏剂油脂性基质特点的叙述,正确的是(　　)
　　A．妨碍皮肤的正常功能　　　　　B．性质比较稳定　　　　　C．无刺激性

D．油腻性大,难清洗　　　　　　E．对皮肤的保湿及软化作用较强

33．下列有关软膏剂的叙述,**不正确**的是(　　)

A．凡士林可单独作为软膏基质　　　B．羊毛脂是吸水性较好基质

C．凡士林、蜂蜡均属烃类基质　　　D．凡士林与蜂蜡的混合可用研和法

E．软膏剂不用裱褙材料

34．下列有关炼油的叙述,正确的是(　　)

A．炼油是指将药油继续加热熬炼

B．使药油中的无效成分转变成有效成分

C．使药油在高温条件下发生氧化、聚合反应

D．使药材中的药效物质充分提取

E．一般炼油需炼至"滴水成珠"

35．下列需要加甘油作保湿剂的软膏基质有(　　)

A．水包油型(O/W)乳剂基质　　B．羊毛脂　　　　　C．纤维素衍生物

D．油包水型(W/O)乳剂基质　　E．聚乙二醇

36．下列可作为凝胶贴膏剂填充剂的是(　　)

A．海藻酸钠　　B．白陶土　　C．碳酸钙　　D．氧化锌　　E．微粉硅胶

37．下列用作 O/W 型乳剂基质的乳化剂是(　　)

A．司盘80　　B．虫白蜡　　C．月桂醇硫酸钠　D．胆固醇　　E．硬脂酸钠

38．在橡胶贴膏剂的膏料中加入羊毛脂、液体石蜡的作用是(　　)

A．防止膏料变硬　　　　　B．增加膏料硬度　　　　C．软化橡胶

D．改善膏浆的黏性　　　　E．增加膏体的可塑性及成品的耐寒性

39．下列用作 W/O 型乳剂基质的乳化剂是(　　)

A．蜂蜡　　　　　　　　B．单硬脂酸甘油酯　　　C．硬脂醇

D．吐温80　　　　　　　E．司盘-80

40．氧化锌在橡胶贴膏剂中的作用是(　　)

A．乳化剂　　　　　　　　B．增加膏料的黏性

C．减弱松香酸对皮肤的刺激　　D．缓和的收敛作用　　　　E．填充剂

41．下列与软膏剂制备**无关**的方法是(　　)

A．研和法　　B．乳化法　　C．搓捏法　　D．冷压法　　E．熔融法

42．橡胶贴膏剂的膏料层主要组成为(　　)

A．软化剂　　B．药物　　C．橡胶　　D．填充剂　　E．增黏剂

43．中药橡胶贴膏剂的主要组成为(　　)

A．裱褙材料　　B．膏料层　　C．贵细药粉层　　D．保湿层　　E．膏面覆盖物

44．在黑膏药制备过程中炼油的目的是使油在高温条件下发生(　　)

A．水解　　B．氧化　　C．聚合　　D．增稠　　E．适应制膏要求

45．下列有关橡胶贴膏剂的叙述,正确的是(　　)

A．载药量大　　　　　B．黏着力强　　　C．运输、携带和使用均方便

D．不污染衣物　　　　E．不需预热软化就可直接粘贴于患处

46．影响黑膏药"老嫩"的主要因素有(　　)

A．炼油老嫩　　　　　B．红丹用量　　C．加入红丹后的加热时间

D．去火毒的时间　　　E．摊涂时的温度高低

47．去火毒的方法有(　　)

A．分馏法　　　　　　B．蒸煮法　　　C．长时间置于阴凉处性

D．水浸　　　　　　　E．水洗

48. 下列有关下丹的叙述,正确的是( )
　　A．红丹投料量为植物油的 1/3～1/2　　B．下丹可促使油脂进一步氧化、聚合、增稠
　　C．下丹适宜的油温约在 320℃左右　　D．下丹后需不停地向同一方向搅拌
　　E．下丹加热熬炼至膏不黏手,撒之不带丝、不发脆

二、术语解释

1. 外用膏剂　2. 软膏剂　3. 膏药　4. 贴膏剂　5. 橡胶贴膏剂　6. 凝胶贴膏剂　7. 贴剂　8. 凝胶剂

三、填空题

1. 软膏剂中的常用基质分为两类_____、_____。

2. 软膏剂的油脂性基质分为_____、_____、_____、_____四类。

3. 软膏剂的乳剂型基质分为_____、_____。

4. 软膏剂的制备方法有_____、_____、_____。

5. 黑膏药的制备工艺流程为_____、_____、_____、_____。

6. 溶剂法制备橡胶贴膏剂的制备工艺流程为_____、_____、_____、_____、_____、_____、_____。

7. 外用膏剂中药物的透皮吸收包括_____、_____、_____等三个阶段。

8. 外用膏剂中药物的透皮吸收的主要途径有_____、_____。

9. 橡胶贴膏剂的制备方法有_____、_____。

10. 根据赋形剂的不同,糊剂分为两类_____、_____。

11. 外用膏剂主要分为_____、_____两大类型。

12. 羊毛脂具有良好的吸水性,经常与吸水能力差的_____配合使用。

四、判断题

1. 制备黑膏药首先要炼油。( )

2. 外用膏剂具有就近给药、作用直接的优点,但仅限于局部治疗,很难发挥全身作用。( )

3. 外用膏剂在我国应用历史悠久,在《黄帝内经》中,就有用豚脂、羊脂等动物脂肪作为基质制备膏剂的记载。( )

4. 在制备软膏剂时,不溶性固体药物应先粉碎成细粉。( )

5. 由于羊毛脂具有良好的吸水性,组成与皮肤的分泌物较相似,有利于药物的透皮吸收,固多单独用作软膏基质。( )

6. 由于表面活性剂能增加药物在基质中的溶解性,使二者的亲和性加大,最终导致药物自基质中释放受阻。( )

7. 凝胶贴膏剂比橡胶贴膏剂载药量大,比黑膏药使用方便,药物释放及吸收快,又不易过敏。( )

8. 凝胶贴膏剂基质的主要材料是亲水性高分子聚合物。( )

9. 软膏剂和糊剂均属外用膏剂,均可涂于皮肤,不妨碍皮肤的正常功能。( )

五、简答题

1. 软膏剂基质分为哪几类? 各有何特点?

2. 研和法的操作及特点。

3. 乳化法油相、水相相互混合方法有哪几种?

六、论述题

1. 试述制备软膏剂时药物的加入方法。

2. 分析下列处方并简述制备方法。
　　【处方】　硬脂酸 130 g,固体石蜡 130 g,液状石蜡 200 g,甘油 100 g,尼泊金乙酯溶液(10%)10 ml,三乙醇胺 30 g,香精适量,蒸馏水 400 ml。制成 1 000 g。

【参考答案】

一、选择题

（一）单选题

1. B　2. D　3. E　4. A　5. D　6. B　7. D　8. E　9. A　10. B　11. C　12. D　13. D　14. D　15. B　16. B　17. A　18. C　19. A　20. D　21. D　22. E　23. A　24. C　25. E　26. C　27. A　28. E　29. D　30. D　31. A　32. B　33. A　34. C　35. D　36. E　37. E　38. C　39. A　40. D　41. C　42. E　43. E　44. A　45. B　46. C　47. D　48. E　49. E　50. A　51. B　52. A

（二）多选题

1. ABCDE　2. ACD　3. CE　4. CDE　5. ACDE　6. BCDE　7. AC　8. ABCD　9. ACDE　10. ABCE　11. ABC　12. CE　13. ABCD　14. ABCD　15. BCD　16. ABDE　17. ABE　18. ABCE　19. AB　20. ABC　21. ABD　22. ACDE　23. ABCD　24. ACD　25. ABDE　26. ABCDE　27. AE　28. ABCDE　29. ACDE　30. AB　31. BCE　32. ABCDE　33. ACD　34. ACE　35. ACE　36. BCDE　37. CE　38. ACDE　39. ABCE　40. BCDE　41. CD　42. ABCDE　43. ABE　44. BCDE　45. BCDE　46. ABC　47. CDE　48. ABCDE

二、术语解释

1. **外用膏剂**　系指采用适宜的基质将原料药物制成专供外用的半固体或近似固体的一类剂型。

2. **软膏剂**　系指原料药物与油脂性或水溶性基质混合制成的均匀的半固体外用制剂。

3. **膏药**　系指饮片、食用植物油与红丹或宫粉炼制而成膏料,摊涂于裱褙材料上制成的供皮肤贴敷用的外用制剂,前者称为黑膏药,后者称为白膏药。

4. **贴膏剂**　系指原料药物与适宜的基质制成膏状物、涂布于背衬材料上供皮肤贴敷,可产生全身性或局部作用的一种薄片状制剂。

5. **橡胶贴膏剂**　系指原料药物与橡胶等基质混匀后涂布于背衬材料上制成的贴膏剂。

6. **凝胶贴膏剂**　系指原料药物与适宜的亲水性基质混匀后,涂布于裱褙材料上制成的贴膏剂。

7. **贴剂**　系指原料药物与适宜的材料制成的供粘贴在皮肤上可产生全身性或局部作用的一种薄片状制剂,也称经皮给药系统或称经皮治疗系统。

8. **凝胶剂**　系指药物与能形成凝胶的辅料制成的具凝胶特性的稠厚液体或半固体制剂。

三、填空题

1. 油脂性基质　水溶性基质　2. 油脂类　类脂类　烃类　硅油　3. 水包油型（O/W）　油包水型（W/O）　4. 研和法　熔融法　乳化法　5. 药料提取　炼油　下丹成膏　去"火毒"　摊涂　6. 提取药料　膏浆制备　涂布膏料　回收溶剂　切割　加衬　包装　7. 释放　穿透　吸收　8. 完整表皮　毛囊、皮脂腺与汗腺　9. 溶剂法　热压法　10. 水溶性糊剂　脂溶性糊剂　11. 软膏剂　硬膏剂　12. 凡士林

四、判断题

1. ×　2. ×　3. √　4. √　5. ×　6. ×　7. √　8. √　9. ×

五、简答题

1. 软膏剂基质分为哪几类?各有何特点?

答：（1）软膏剂基质分为油脂性和水溶性基质两类。

（2）特点：①油脂性基质性质比较稳定,润滑性和涂展性好,无刺激性,对皮肤的保湿及软化作用较强。但油腻性大,难清洗,吸水性弱,不易与水溶性药物混合。此类基质主要适用于遇水不稳定的药物软膏的制备。②水溶性基质易涂展,能吸收组织渗出液,一般释放药物较快,无油腻感,易洗除。对皮肤、黏膜无刺激性,可用于糜烂创面及腔道黏膜。缺点是润滑作用较差。

2. 研和法的操作及特点。

答：研和法:饮片细粉用少量基质研磨或用适宜液体研磨成细糊状、再递加其余基质研匀的方法。研和法适用于软膏基质较软,在常温下通过研磨即可与药物混合;或不宜加热、不溶性及量少药物的制备。

3. 乳化法油相、水相相互混合方法有哪几种?

答：乳化法油相、水相相互混合方法有 3 种：①分散相加入连续相中,适用于含小体积分散相的乳剂系统；②连续相加入分散相中,适用于多数乳剂系统,在混合过程中,由于乳剂转型而产生更细腻的分散相粒子；③两相同时混合,适用于连续或大批量的操作,常需借助机械设备如输送泵、连续混合装置等。

六、论述题

1. 试述制备软膏剂时药物的加入方法。

答：制备软膏剂时药物的加入方法：

(1) 不溶性药物或直接加入的药材：预先制成细粉,过六号筛。

(2) 可溶于基质的药物：应溶解于基质或基质组分中。药物可溶于基质某组分中时,一般油溶性药物溶于油相或少量有机溶剂,水溶性药物溶于水或水相,再吸收混合或乳化混合。药物可直接溶于基质中时,则油溶性药物溶于少量液体油中,再与油脂性基质混匀成为油脂性溶液型软膏。水溶性药物溶于少量水后,与水溶性基质成水溶液型软膏。

(3) 中药煎剂、煎膏等：可先浓缩至稠膏状再加入基质中。固体浸膏可加少量水或烯醇等研成糊状,再与基质混合。

(4) 共熔组分：如樟脑、薄荷脑,可先共熔再与基质混合。

(5) 挥发性、易升华的药物,或遇热易结块的树脂类药物：应使基质降温至 40℃ 左右,再与药物混合均匀。

2. 分析下列处方并简述制备方法。

答：(1) 处方分析：本处方为 O/W 型乳膏处方。其中硬脂酸、固体石蜡、液状石蜡为油相；蒸馏水为水相；甘油为保湿剂；尼泊金乙酯为防腐剂；香精为芳香剂；部分硬脂酸与三乙醇胺反应生成的胺皂为乳化剂。为防止外相失水干燥及发霉,特加入保湿剂与防腐剂。

(2) 制备方法：①油相：取硬脂酸、石蜡、液状石蜡置同一容器中,加热熔化并调节温度在 80℃,保温；②水相：将甘油、三乙醇胺加入蒸馏水中,加热至 80℃,加入尼泊金乙酯溶液,保温；③在 80℃ 条件下,将油相缓缓加入同温度的水相中,按同一方向随加随搅拌,不断搅拌至温度降至 40℃ 时加入香精,持续搅拌至冷凝,即得。

(盛华刚)

第十一章 栓 剂

【要点解析】

第一节 概 述

一、栓剂的含义

栓剂系指原料药物与适宜基质制成供腔道给药的固体剂型。

二、栓剂的特点

1. **优点** ①减少2个破坏：胃肠道 pH 或酶的破坏；肝脏首过效应的破坏。②减少2个刺激：胃黏膜刺激；肝脏毒副作用。

2. **缺点** 使用不便，有异物感。

3. **适用人群** 不能口服或不愿口服患者，如婴幼儿、呕吐患者。

4. **使用注意** 为减少肝脏的首过效应，用药部位应距肛门2 cm。

三、栓剂的分类

1. **按给药途径分类** 肛门栓（多鱼雷形，2 g，3~4 cm）；阴道栓（多鸭嘴形，2~5 g，1.5~2.5 cm）。

2. **按制备工艺和释药特点分类** 普通栓、双层栓、中空栓、泡腾栓、缓释控释栓等。

种类		特点	种类		特点
双层栓	内外药物不同	起缓释和控释作用	缓控释栓	微囊栓	微囊化制栓→缓释；药粉＋微囊→缓速释
	上下基质不同	释药速度不同		骨架控释栓	高分子材料＋药物→控释
中空栓		填充固体或液体，快速释药		渗透泵栓	控释、长效
泡腾栓		利于药物分散		凝胶缓释栓	凝胶为载体，缓释

四、栓剂中药物的吸收途径及其影响因素

1. **药物吸收途径** 给药深度为距肛门2 cm 时，通过直肠中下静脉和肛门静脉直接进入大循环，可绕过肝脏首过效应；但深度为6 cm 以上时，通过直肠上静脉，经门静脉流入肝脏，经过首过效应。

2. **药物吸收的影响因素** 生理因素、基质因素、药物因素。

脂溶性、非解离型的药物较难溶性、解离型的药物易吸收；水溶性药物分散在油脂性基质中，或脂溶性药物分散于水溶性基质中能较快释放。

第二节 栓剂的基质与附加剂

一、栓剂的基质

优良栓剂的基质要求：

(1) 室温下硬度适当，体温下易软化、熔化或溶解；

(2) 对黏膜无刺激、毒、过敏性、释药速度合理；

(3) 性质稳定,不影响主药作用和含量测定;

(4) 具润湿及乳化性质,能混入较多的水;

(5) 油脂性基质酸价<0.2,皂化价200~245,碘价<7;

(6) 熔点应在体温附近,熔距短。

栓剂的基质分为油脂性和水溶性两种。

油脂性基质		特点及选用
天然油酯	可可豆脂	同质多晶,β型稳定。制备时要缓缓升温,熔至 2/3 时停止加热;与水不相容,可加乳化剂;与卵磷脂等制成 O/W 型基质;羊毛脂可增加其可塑性;加冰片樟脑降低熔点,加蜡增加熔点。
	香果酯	与乌桕酯合用,克服易于软化的缺点
	乌桕酯	释药速度慢
半合成全合成脂肪酸甘油酯	半合成椰油酯	34、36、38、40 型,常用 36 型,无毒、刺激性
	半合成山苍子油酯	34、36、38、40 型,常用 38 型
	半合成棕榈油酯	刺激小,抗热能力强
	硬脂酸丙二醇酯	略有脂肪臭,无刺激性
氢化植物油		氢化棉籽油、氢化椰子油、氢化花生油等 释药能力较差,加入适量表面活性剂可改善

水溶性基质	特点及选用
甘油明胶	体温下不融化,能软化后缓慢溶解于分泌液中,多作阴道栓基质。与鞣酸、重金属药物反应;需加适量防腐剂
聚乙二醇类(PEG)	乙二醇高分子聚合物,W<600 为液体,>4 000 为固体。体温下不融化,吸湿性强,有一定刺激性,加 20% 的水减轻刺激性
聚氧乙烯硬脂酸酯类(S-40)	较聚乙二醇类,增加了亲酯结构和表面活性的性质。可改善部分难溶性药物的溶解度
泊洛沙姆	熔点较高,缓释、延效

二、栓剂的附加剂

附加剂		举例	作用
吸收促进剂	非离子型	聚山梨酯 80	促进混合,改善吸收
	泡腾剂	$NaHCO_3$、己二酸	提高释药速度
	氮酮类	Azone	透皮促渗
	其他	胆酸类	促进吸收
吸收阻滞剂		海藻酸、HPMC、硬脂酸、蜂蜡、磷脂	用于缓释栓剂
增塑剂		聚山梨酯 80、蓖麻油、甘油、丙二醇	使脂肪性基质具有弹性,降低脆性

续　表

附加剂	举例	作用
抗氧剂	没食子酸、鞣酸、抗坏血酸	提高稳定性
防腐剂	苯甲酸钠、三氯叔丁醇	水溶性基质防腐

三、栓剂基质与附加剂的选用

1. 基质的选用

（1）根据临床治疗目的选用基质：局部作用的栓剂要求释药速度缓慢，全身作用的栓剂要求释药速度迅速；一般水溶性基质液化时间长，释药速度慢。

（2）根据药物的理化性质选用基质：药物在基质中的溶解度大，不利于药物释放。

2. 附加剂的选用　以外观光泽、光洁度、硬度、稳定性、体外释放度等评价指标进行筛选。

3. 置换价　药物的重量与同体积栓剂基质的重量之比值。

置换值（f）的计算公式为：

$$f = W/[G-(M-W)]$$

式中，G 为纯基质空白栓重，M 为含药栓重，W 为含药栓中主药重。

第三节　栓剂的制备

栓剂的制法有搓捏法、冷压法及热熔法三种，常用热熔法。

一、热熔法工艺流程图

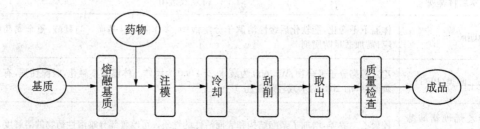

二、热熔法的制备过程

1. 栓模准备

（1）栓模的选用　根据用药途径和制备工艺特点选用合适模型，清洗干燥，备用。

（2）润滑剂的选择

①油脂性基质：软皂：甘油：90%乙醇（1：1：5）；②水溶性基质：液状石蜡或植物油；③有的基质不黏模，如可可豆酯或 PEG 类，可不用润滑剂。

2. 药物的处理与混合

（1）油溶性药物　可直接混入已熔化的脂肪性基质中，使之溶解。如加入的药物量过大时，不能降低基质的熔点或使栓剂过软，须加适量高熔点的蜡类调节。

（2）水溶性药物　水溶性稠浸膏、生物碱盐等可直接加入已熔化的水溶性基质中，或用少量水制成浓溶液再用适量羊毛脂吸收后与脂肪性基质混合。

（3）难溶性药物　须预先粉碎成最细粉（七号筛），再与基质混匀。

（4）挥发油　量大时可与乳化剂混合，再与水溶性基质制成乳剂型栓剂

3. 栓剂的成型

小量加工用手工灌模的方法。熔融的含药基质,倾入冷却并涂有润滑剂的栓模中(稍溢模口为度)放冷,待完全凝固后,削去溢出部分,取出,即得。

4. 栓剂的包装

(1) 一般置于30℃以下密闭贮存。

(2) 工业化生产可用塑料泡罩或玻璃纸包装。

(3) 小生产可用蜡纸或锡箔纸包装后置于硬纸盒或塑料盒中。

(4) 包装应避免栓剂相互粘连和挤压。

三、注意事项

(1) 熔融基质温度不宜过高,防止局部过热,有2/3基质熔融可停止加热,以免基质物理性状改变。

(2) 注模时温度不宜过高,以免不溶性药物或与基质密度不同组分在模孔沉降。注模应迅速,一次完成,以免液流或液层凝固。

(3) 冷却温度不宜过低或时间过长,以免栓剂严重收缩或碎裂。

第四节 栓剂的质量要求与检查

1. **质量评价** 外观;重量差异;融变时限;微生物限度。

2. **融变时限** 油脂性基质栓剂<30 min;水溶性基质栓剂<60 min。

【同步练习】

一、选择题

(一) 单选题

1. 下列哪些**不是**对栓剂基质的要求( )

   A. 在室温下保持一定的硬度　　　　B. 不影响主药的作用

   C. 不影响主药的含量测量　　　　　D. 与制备方法相适宜

   E. 能混入较多的水

2. 将脂溶性药物制成起效迅速的栓剂应选用下列哪种基质( )

   A. 可可豆脂　　　　　　　　　　　B. 半合成山苍子油酯

   C. 半合成椰子油酯　　　　　　　　D. 聚乙二醇

   E. 半合成棕榈油酯

3. 甘油明胶作为水溶性亲水基质正确的是( )

   A. 在体温时熔融　　　　　　　　　B. 药物的溶出与基质的比例无关

   C. 基质的一般用量为明胶与甘油等量　D. 甘油与水的含量越高成品质量越好

   E. 用软皂作润滑剂

4. 制成栓剂后,夏天不软化,但易吸湿的基质是( )

   A. 甘油明胶　　　　　　B. 聚乙二醇　　　　　　C. 半合成山苍子油酯

   D. 香果酯　　　　　　　E. 泊洛沙姆

5. 油脂性基质栓剂的润滑剂是( )

   A. 液状石蜡　　B. 植物油　　C. 甘油乙醇　　D. 软皂　　E. 软皂、甘油乙醇

6. 水溶性基质栓全部溶解的时间应在( )

   A. 20 min　　B. 30 min　　C. 40 min　　D. 50 min　　E. 60 min

7. 油脂性基质栓全部融化、软化,或触无硬心的时间应在( )

   A. 20 min　　B. 30 min　　C. 40 min　　D. 50 min　　E. 60 min

8. 鞣酸制成栓剂**不宜**选用的基质为( )

    A. 可可豆脂   B. 半合成椰子油酯   C. 甘油明胶

    D. 半合成山苍子油酯   E. 混合脂肪酸甘油酯

9. 下列栓剂基质中,具有同质多晶型的是( )

    A. 半合成山苍子油酯   B. 可可豆脂   C. 半合成棕榈油酯

    D. 泊洛沙姆   E. 聚乙二醇 4 000

10. 鞣酸栓剂,每粒含鞣酸 0.2 g,空白栓重 2 g,已知鞣酸置换价为 1.6,则每粒鞣酸栓剂所需可可豆脂理论用量为( )

    A. 1.355 g   B. 1.475 g   C. 1.700 g   D. 1.875 g   E. 2.000 g

11. 以聚乙二醇为基质的栓剂选用的润滑剂( )

    A. 肥皂   B. 甘油   C. 水   D. 液状石蜡   E. 乙醇

12. 在制备栓剂中,不溶性药物一般应磨成细粉,用多少号的筛子过滤( )

    A. 五号筛   B. 六号筛   C. 七号筛   D. 八号筛   E. 九号筛

13. 下列关于栓剂的描述**错误**的是( )

    A. 可发挥局部与全身治疗作用   B. 制备栓剂可用冷压法

    C. 栓剂应无刺激,并有适宜的硬度   D. 可以使全部药物避免肝的首过效应

    E. 可选油脂性或水溶性基质

14. 聚乙二醇作为栓剂的基质叙述**错误**的是( )

    A. 多以两种或两者以上不同分子量的聚乙二醇合用

    B. 用热熔法制备   C. 遇体温熔化

    D. 对直肠黏膜有刺激   E. 易吸潮变形

15. 全身作用的栓剂在直肠中最佳的用药部位在( )

    A. 接近直肠上静脉   B. 应距肛门口 2 cm 处   C. 接近直肠下静脉

    D. 接近直肠上、中、下静脉   E. 接近肛门括约肌

16. **不作为**栓剂质量检查的项目是( )

    A. 外观   B. 融变时限检查   C. 重量差异检查

    D. 微生物限度   E. 稠度检查

17. 关于可可豆酯的**错误**表述是( )

    A. 可可豆酯具同质多晶性质   B. β 晶型最稳定

    C. 制备时熔融温度应高于 40℃   D. 为公认的优良栓剂基质

    E. 不宜与水合氯醛配伍

18. 制备栓剂时,选用润滑剂的原则是( )

    A. 任何基质都可采用水溶性润滑剂   B. 水溶性基质采用水溶性润滑剂

    C. 油溶性基质采用水溶性润滑剂,水溶性基质采用油脂性润滑剂

    D. 无需用润滑剂   E. 油脂性基质采用油脂性润滑剂

19. 下列有关置换价的正确表述是( )

    A. 药物的重量与基质重量的比值   B. 药物的体积与基质体积的比值

    C. 药物的重量与同体积基质重量的比值

    D. 药物的重量与基质体积的比值   E. 药物的体积与基质重量的比值

20. 栓剂中主药的重量与同体积基质重量的比值称( )

    A. 酸价   B. 真密度   C. 分配系数   D. 置换价   E. 粒密度

21. 以下栓剂基质中**不是**油脂性基质的是( ).

    A. 乌柏酯   B. 半合成椰子油酯   C. 香果酯

    D. 可可豆酯   E. 聚氧乙烯 40 硬脂酸酯类

22. 下列有关栓剂的叙述**不正确**的是( )

A．栓剂是由药物与基质混合制成的供腔道给药的半固体制剂

B．栓剂常温条件下为固体，纳入人体腔道后在体温下能迅速软化、熔融或溶解于分泌液

C．栓剂既可用于局部治疗也可发挥全身作用

D．栓剂基质有油脂性基质和水溶性基质两类

E．肛门栓一般为圆锥形、圆柱形、鱼雷形，阴道栓一般为球形、卵形、鸭嘴形

23. 下列熔点在 31℃～34℃的栓剂基质是（　　）

A．半合成椰油酯　　　　　　B．半合成山苍子油酯　　　　　　C．可可豆脂

D．半合成棕榈酸油酯　　　　E．氢化花生油

24. 下列有关栓剂的说法**不正确**的是（　　）

A．冷压法不适于栓剂的大量生产

B．将药物与基质混合均匀用人工搓捏或装入制栓模型机内压制成栓叫冷压法

C．制栓模具内壁应涂布少许润滑油

D．热熔法制栓应先将基质锉末于水浴上加热熔融

E．热熔法制栓药物与基质混匀注入模具冷却至半固体后取出

25. 在制备与贮藏过程中能发生晶型转变的是（　　）

A．可可豆脂　　B．香果酯　　C．氢化椰子油　　D．半合成椰油酯　　E．聚乙二醇

26. 下列**不能**与鞣质、重金属盐等配合使用的基质是（　　）

A．可可豆脂　　B．香果酯　　C．甘油明胶　　D．半合成椰油酯　　E．聚乙二醇

27. 下列**不属于**栓剂基质的是（　　）

A．凡士林　　　B．香果酯　　C．甘油明胶　　D．半合成椰油酯　　E．聚乙二醇

28. 下列有关栓剂制备的叙述**不正确**的是（　　）

A．药物与基质的投入量应按比例　　　　　　B．中药提取物应精制

C．栓剂的基质无论是脂肪性的还是水溶性的均可用热熔法制备

D．挥发油不可直接溶于油脂性基质中　　　　E．模具内壁涂布少许润滑油

29. 栓剂生产过程中注模前的温度一般应宜控制在（　　）

A．20℃～30℃　　B．30℃～40℃　　C．40℃～50℃　　D．60℃左右　　E．80℃以下

（二）多选题

1. 影响栓剂中药物吸收的因素有（　　）

A．塞入直肠的深度　　　　　B．直肠液的酸碱性　　　　　C．药物的溶解度

D．药物的粒径大小　　　　　E．药物的脂溶性

2. 符合栓剂基质要求的有（　　）

A．有适当的硬度　　　　　　B．熔点与凝固点应相差很大

C．具润湿与乳化能力　　　　D．水值较高，能混入较多的水

E．不影响主药的含量测定

3. 栓剂具有哪些特点（　　）

A．常温下为固体，纳入腔道迅速熔融或溶解

B．可产生局部和全身治疗作用　　　　C．不受胃肠道 pH 或酶的破坏

D．不受肝脏首过效应的影响　　　　　E．适用于不能或者不愿口服给药的患者

4. 可可豆脂在使用时（　　）

A．加热至 36℃后再凝固　　　　　B．缓缓升温加热熔化 2/3 后停止加热

C．在熔化的可可豆脂中加入少量稳定晶型

D．熔化时，将温度控制在 28℃～32℃几小时或几天

E．与药物的水溶液混合时，可加适量亲水性乳化剂制成 W/O 型乳化剂基质

5. 栓剂中油溶性主药有哪些加入方法（　　）

A．直接加入熔化的油脂性基质中　　B．以适量的乙醇溶解加入水溶性基质中

C. 加乳化剂　　　　　　　　D. 若用量过大,可加适量蜂蜡、鲸蜡调节

E. 用适量羊毛脂混合后,再与基质混匀

6. 用热熔法制备栓剂的过程包括(　　)

A. 涂润滑剂　　B. 熔化基质　　C. 加入药物　　D. 涂布　　E. 冷却、脱模

7. 下列哪些为栓剂的吸收途径有(　　)

A. 直肠下静脉和肛门静脉→肝脏→大循环

B. 直肠上静脉→门静脉→肝脏→大循环

C. 直肠淋巴系统

D. 直肠上静脉→髂内静脉→大循环

E. 直肠下静脉和肛门静脉→髂内静脉→下腔静脉→大循环

8. 下列哪些能作为栓剂的基质(　　)

A. 羧甲基纤维素　　　　　　B. 石蜡　　　　　　　　C. 可可豆酯

D. 聚乙二醇类　　　　　　　E. 半合成脂肪酸甘油酯类

9. 下列关于栓剂制备的叙述正确的为(　　)

A. 水溶性药物,可用适量羊毛脂吸收后,与油脂性基质混匀

B. 水溶性提取液,可制成干浸膏粉后再与熔化的油脂性基质混匀

C. 油脂性基质的栓剂常用植物油为润滑剂

D. 水溶性基质的栓剂常用肥皂、甘油、乙醇的混合液为润滑剂

E. 不溶性药物一般应粉碎成细粉,过五号筛,再与基质混匀

10. 栓剂的制备方法有(　　)

A. 研和法　　B. 搓捏法　　C. 冷压法　　D. 热熔法　　E. 乳化法

11. 栓剂的质量要求包括(　　)

A. 外观检查　　B. 重量差异　　C. 融变时限　　D. 耐热试验　　E. 耐寒试验

12. 聚乙二醇作为栓剂的基质,其特点有(　　)

A. 常用 PEG 1000,熔点 38℃～42℃　　B. 多为两种或两种以上不同分子量的聚乙二醇合用

C. 对直肠有刺激　　　　　　D. 制成的栓剂夏天易软化

E. 制成的栓剂易吸湿受潮变形

13. 栓剂与软膏剂在质量检查项目中**不同点**为(　　)

A. 外观　　B. 融变时限　　C. 稠度　　D. 酸碱度　　E. 水值

14. 以甘油明胶为基质的栓剂,具备下列哪些特点(　　)

A. 具有弹性,不易折断　　　B. 阴道栓常用基质

C. 适用于鞣酸等药物　　　　D. 体温时熔融

E. 药物溶出速度可由明胶、水、甘油三者的比例调节

15. 既可作软膏剂基质又可作栓剂基质的是(　　)

A. 凡士林　　B. 氢化椰子油　　C. PEG　　D. 甘油明胶　　E. 可可豆酯

16. 栓剂必须检查的项目有(　　)

A. 稳定性　　B. 重量差异　　C. 刺激性　　D. 融变时限　　E. 微生物限度

17. 下列有关可可豆酯的叙述正确的是(　　)

A. 可塑性好,无刺激性　　　B. 可与多种药物配伍使用

C. 常温下为黄白色固体　　　D. 在 10℃～12℃时性脆而容易粉碎成粉末

E. 具有 α、β、γ 三种晶型,其中 β 晶型较稳定

18. 下列有关甘油明胶的叙述正确的是(　　)

A. 由明胶、甘油、蒸馏水制成　　B. 有弹性不易折断　　C. 作用缓和持久

D. 适合与蛋白质有配伍禁忌的药物　　E. 多用于肛门栓的基质

19. 下列有关栓剂制备药物加入方法的叙述,正确的是(　　)

A．油溶性药物可直接混入已熔化的油脂性基质中使之溶解

B．水溶性药物可直接加入已熔化的水溶性基质中

C．水溶性药物可加少量水制成浓溶液,再用适量羊毛脂吸收后与油脂性基质混合

D．难溶性药物先制成最细粉,再用等量递增法与基质混匀

E．中药挥发油可直接混入已熔化的油脂性基质中

20. 在栓剂制备过程中药物的一般处理方法有(　　)

A．一般药材应制成浸膏　　　　　B．难溶性药物粉碎成细粉

C．含有挥发油的药材则提取挥发油　D．鲜品需要干燥

E．含油脂量大的药材应压榨取油

21. 常用于栓剂的渗透促进剂有(　　)

A．氮酮　　　　B．聚乙二醇　　　C．聚山梨酯80　D．胆酸　　　E．己二酸＋碳酸氢钠

22. 在直肠中容易吸收的药物有(　　)

A．内脂溶性药物　　　　　　　　B．非解离型药物

C．pKa 大于 4.3 的弱酸性药物　　D．pKa 小于 8.5 的弱碱药物

E．粒径小的药物

23. 作为栓剂下列情况释药速度快的有(　　)

A．油脂性基质中的水溶性药物　　B．油脂性基质中的脂溶性药物

C．水溶性基质中的脂溶性药物　　D．水溶性基质中水溶性药物　　E．以上均是

24. 栓剂生产过程中的质量控制项目有(　　)

A．基质如为半合成脂肪酸酯类在加热熔融温度控制在 60℃ 左右为宜

B．注模前的温度一般宜控制在 40℃～50℃

C．药物与基质注模前使模具温度保持在 10℃ 左右

D．刮刀应先在热水中温热后进行刮削

E．包装时的温度一般宜控制在 25℃ 左右

25. 栓剂基质的选择原则是(　　)

A．发挥全身治疗作用水溶性药物选用脂溶性基质

B．发挥全身治疗作用脂溶性药物选用水溶性基质

C．发挥全身治疗作用水溶性药物选用水溶性基质

D．发挥局部治疗作用则选用水溶性基质

E．发挥局部治疗作用则选用脂溶性基质

26. 有关栓剂包装贮存的叙述正确的是(　　)

A．有色玻璃容器包装效果最好　　B．置于 30℃ 以下密闭贮存

C．可用塑料泡罩包装　　　　　　D．应避免栓剂相互粘连和挤压

E．可用蜡纸或锡箔纸包装

27. 下列有关栓剂基质在制栓时无须使用润滑剂的有(　　)

A．甘油明胶　　B．可可豆脂　　C．氢化油类　　D．聚乙二醇类　　E．半合成椰油酯

28. 制备栓剂时挥发油的混入方法有(　　)

A．量小可直接混入已熔化的油脂性基质中

B．趁热加入熔化的基质中　　C．用适量羊毛脂吸收后与油脂性基质混合

D．用适宜方法包合后混入　　E．量大时加入适宜乳化剂制成乳剂型基质后加入

二、填空题

1. 栓剂在常温条件下为_____,纳入人体腔道后在体温下能迅速_____、熔融或_____于分泌液逐渐释放药物而产生局部或全身治疗作用。

2. 药物由直肠吸收不仅可避免口服时_____作用的破坏,还可减少药物对_____的毒副作用。

3. 置换价系指药物的_____与同体积_____重量的比值。

4. 影响栓剂中药物吸收的主要因素_____、_____、_____。

5. 采用油脂性基质制备栓剂常用的润滑剂由_____、_____与_____乙醇制成的醇溶液。

6. 栓剂的基质应对黏膜无刺激性、无毒、无_____、其_____符合治疗要求。

7. 制备栓剂时应根据临床_____和_____选择适宜的基质。

三、判断题

1. 栓剂均可用熔融法制备。（　　）

2. 栓剂中药物能全部经直肠吸收进入大循环，不经肝脏首过作用的破坏，因而疗效较口服剂型高。（　　）

3. 凡具有适宜熔点的固体物质均可做栓剂基质。（　　）

4. 由于水溶性基质能溶解在体液中，而脂肪性基质不溶于体液因而释药性能差，故水溶性基质常用作起全身治疗作用的药物载体，脂肪性基质主要用于局部治疗的药物载体。（　　）

5. 所有的油脂性栓剂基质的主要成分都是脂肪酸甘油酯类，故性质都相同。

6. 热熔法制栓剂时，首次注模不满，稍停一会儿补注满即可。（　　）

7. 苯酚、樟脑、薄荷脑等药物能使脂肪性基质的熔点升高，造成在体腔中不熔化，此时应添加植物油、液状石蜡等调节之。（　　）

8. 甘油明胶和聚乙二醇做栓剂基质的共同缺点是在干燥环境中易失水，在潮湿环境中易吸湿变形。（　　）

9. 以S-40为基质栓剂，制备时应使用液状石蜡做润滑剂，而用半合成椰油酯为基质时，应使用软皂作润滑剂。（　　）

10. 计算置换价是为了保证药物或基质更换时，能投料准确。（　　）

11. 栓剂置换价系指同体积不同基质的重量之比值。（　　）

12. 一般说来，栓剂中药物50%～70%可不经肝脏首过作用。（　　）

13. 中空栓剂可达到缓慢释药的目的。（　　）

14. 油脂性基质的酸值应在0.2以上，皂化值应在200～245，碘值低于7。（　　）

四、简答题

1. 简述栓剂热熔法的制备工艺。

2. 简述栓剂的优缺点。

3. 简述栓剂基质的要求。

4. 简述栓剂增塑剂的作用，并举例。

5. 简述栓剂中药物的吸收途径。

6. 简述制备栓剂时可选用的润滑剂。

五、论述题

1. 试述热熔法制备栓剂时，药物与基质的混合方法有哪些。

2. 简述影响栓剂直肠吸收的药物因素。

3. 论述评定栓剂质量的主要指标。

六、计算题

1. 已知肛门栓模具的装量为2g，苯巴比妥的置换价为0.8，现有苯巴比妥4g，欲制成20枚栓剂，则需要可可豆脂多少g？

2. 欲制备复方苦参栓剂10粒，现有其提取物5g，测得该提取物的可可豆脂置换价为1.2，每枚空白可可豆酯栓剂重2.0g。若用半合成脂肪酸脂（置换价为1.1）作基质，需加该基质多少？

3. 若制备红霉素栓1000粒，红霉素含量为0.4g/粒，采用半合成脂肪酸甘油酯为基质，膜孔重量为2.0g，含药栓重量为2.06g/粒，求红霉素对半合成脂肪酸甘油酯的置换价，需基质共多少克？

七、处方分析题

1. 处方分析：三黄栓（三黄粉2g，冰片0.2g，半合成脂肪酸酯8g，软皂：甘油：90%乙醇＝1：1：5适量）。

2. 处方分析：紫花地丁栓（地丁提取液10ml，甘油6.5g，明胶6.5g，水15ml，液状石蜡适量）。

【参考答案】

一、选择题

(一) 单选题

1. D 2. D 3. C 4. B 5. E 6. E 7. B 8. C 9. B 10. D 11. D 12. C 13. D 14. C 15. B 16. E 17. C 18. C 19. C 20. D 21. E 22. A 23. C 24. E 25. A 26. C 27. A 28. D 29. C

(二) 多选题

1. ABCDE 2. ACDE 3. ABCE 4. BCDE 5. ABCD 6. ABCE 7. BCE 8. CDE 9. AB 10. BCD 11. ABC 12. ABCE 13. BCDE 14. ABE 15. BCD 16. BDE 17. ABCDE 18. ABCD 19. ABCDE 20. ABC 21. ACD 22. ABCDE 23. AC 24. ABCD 25. ABD 26. BCDE 27. BD 28. ADE

二、填空题

1. 固体　软化　溶解　2. 首过　肝脏　3. 重量　基质　4. 生理因素　药物因素　基质因素　5. 软肥皂　甘油　90%　6. 过敏性　释药速度　7. 用药目的　药物性质

三、判断题

1. √ 2. × 3. × 4. × 5. × 6. × 7. × 8. √ 9. √ 10. √ 11. × 12. √ 13. × 14. ×

四、简答题

1. 简述栓剂热熔法的制备工艺。

答：熔融基质→加入药物→混匀(防气泡)→注模→迅速冷却→刮削整理→取出。

2. 简述栓剂的优缺点。

答：优点：①减少2个破坏：胃肠道pH或酶的破坏；肝脏首过效应的破坏。②减少2个刺激：胃黏膜刺激；肝脏毒副作用。③适用人群：不能口服或不愿口服患者,如婴幼儿、呕吐患者。

缺点：使用不便,有异物感。

3. 简述栓剂基质的要求。

答：①硬度适当,体温下易软化、熔化或溶解；②本身稳定,不影响主药作用和含量测定；③无刺激、毒、过敏性；④具润湿及乳化性质,能混入较多的水；⑤熔点应在体温附近,熔距短；⑥油脂性基质酸价<0.2,皂化价200~245,碘价<7。

4. 简述栓剂增塑剂的作用,并举例。

答：栓剂增塑剂的作用为：调节稠度,使油脂性基质增加弹性,降低脆性。例如蓖麻油、甘油等。

5. 简述栓剂中药物的吸收途径。

答：栓剂中药物的吸收途径有3条：一条使通过直肠上静脉,经门静脉进入肝脏首过作用后进入大循环；另一条是通过直肠下静脉和肛门静脉,经内静脉绕过肝脏进入下腔静脉,直接入大循环,发挥全身作用。此外还有一条直肠淋巴系统。

6. 简述制备栓剂时可选用的润滑剂。

答：①用于油脂性基质的润滑剂：软皂：甘油：90%乙醇=1∶1∶5。②用于水溶性基质的润滑剂：有液状石蜡、植物油等油类物质。

五、论述题

1. 试述热熔法制备栓剂时,药物与基质的混合方法有哪些。

答：药物与基质的混合方法,应根据基质的特性药物的性质以及数量而定。一般原则为：① 油溶性药物如苯酚、樟脑等可直接混入已熔化的脂肪性基质中,使之溶解。如加入的药物量过大时,不能降低基质的熔点或使栓剂过软,须加适量高熔点的蜡类调节。② 水溶性药物如水溶性稠浸膏、生物碱盐等可直接加入已熔化的水溶性基质中,或用少量水制成浓溶液再用适量羊毛脂吸收后与脂肪性基质混合。③ 难溶性药物　须预先粉碎成最细粉(七号筛),再与基质混匀。④ 挥发油　量大时可与乳化剂混合,再与水溶性基质制成乳剂型栓剂。

2. 简述影响栓剂直肠吸收的药物因素。

答：（1）溶解度：药物在直肠液中溶解度大，则吸收增加；反之吸收差。

（2）粒度：药物粒度小，则表面积大，溶解快，吸收快；反之吸收差。

（3）脂溶性与解离度：当药物从基质中释放出来时，非解离型的药物易透过直肠黏膜吸收入血液，脂溶性非解离型药物最易吸收，而解离型的药物则吸收较差。

3. 论述评定栓剂质量的主要指标

答：① 外观检查完整光滑，有适宜的硬度，无霉变。② 重量差异应符合药典规定。③ 融变时限：油脂性基质的栓剂应在 30 分钟内全部融化或软化；水溶性基质的栓剂应在 60 分钟内全部溶解。④ 微生物限度应符合药典规定。⑤ 其他：稳定性实验、刺激性检查等。

六、计算题

1. 已知肛门栓模具的装量为 2 g，苯巴比妥的置换价为 0.8，现有苯巴比妥 4 g，欲制成 20 枚栓剂，则需要可可豆酯多少 g？

答：置换价 $f = W/[G - (M - W)]$，W 为含药栓中平均含药量，G 为纯基质栓平均重，M 为含药栓平均重

苯巴比妥 4 g，欲制成 20 枚栓剂，则每个栓中含药量为 0.2 g，即 $W = 0.2$ g

G 为纯基质量，为 2 g，即 $f = 0.8$，$W = 0.2$，$G = 2$，计算得 $M = 1.95$

$M - W$ 为含药栓平均含药基质：$1.95 - 0.2 = 1.75$，20 枚总基质量为 $20 \times 1.75 = 35$ g

2. 欲制备复方苦参栓剂 10 粒，现有其提取物 5 g，测得该提取物的可可豆酯置换价为 1.2，每枚空白可可豆酯栓重 2.0 g。若用半合成脂肪酸脂（置换价为 1.1）作基质，需加该基质多少？

答：首先计算 10 枚栓剂需可可豆酯重量：$M = 2.5 - 0.5/1.2 \times 10 = 15.83$ (g)

10 枚栓剂需半合成脂肪酸脂：$1.1 \times 15.83 = 17.41$ g

3. 若制备红霉素栓 1 000 粒，红霉素含量为 0.4 g/粒，采用半合成脂肪酸甘油酯为基质，膜孔重量为 2.0 g，含药栓重量为 2.06 g/粒，求红霉素对半合成脂肪酸甘油酯的置换价，需基质共多少克？

答：已知 $W = 0.4$ g，$G = 2.0$ g，$M = 2.06$ g

$f = 0.4/[2.0 - (2.06 - 0.4)] = 1.17$

所需基质总量 $X = (2.06 - 0.4) \times 1\,000 = 1\,660$ (g)

七、处方分析题

1. 处方分析：三黄粉：药物；冰片：药物兼促透；半合成脂肪酸酯：油脂性基质；软皂：甘油：90% 乙醇 = 1:1:5 润滑剂。

2. 处方分析：地丁提取液为药物；甘油明胶为水溶性基质；液状石蜡为润滑剂。

（付英杰）

第十二章 胶 剂

【要点解析】

第一节 概 述

一、胶剂的概念

胶剂系指以动物皮、骨、甲或角为原料,用水煎取胶质,浓缩成稠胶状,经干燥后制成的固体块状内服制剂。

二、胶剂的分类

1. **皮胶** 如由驴皮制得阿胶、牛皮制得黄明胶、猪皮制得新阿胶。
2. **骨胶** 如狗骨胶。
3. **甲胶** 如由乌龟背甲及腹甲制得龟甲胶、鳖背甲制得鳖甲胶。
4. **角胶** 如由雄鹿骨化角制得鹿角胶。
5. **其他胶类** 如由牛肉制得霞天胶、龟板和鹿角制得龟鹿二仙胶。

第二节 原辅料的选择

一、原料的选择

1. **皮类** "冬板"(冬季剥取)优于"春秋板"(春秋季剥取)优于"伏板"(夏季剥取)。
2. **角类** "砍角"(鹿猎获后砍下)优于"脱角"(春季鹿自脱角)优于"霜脱角"(野外自然脱落,风霜侵蚀后有裂纹者)。
3. **龟甲与鳖甲** "血板"(板大质厚,颜色鲜艳者)、"汉板"(产于洞庭湖一带者,对光透明。呈粉红色,又称"血片")质优。
4. **豹骨与狗骨** 骨骼粗大、质润色黄新品为佳。

二、辅料的选择

辅料	要 求	作 用
糖类	冰糖或白糖	增加透明度和硬度,矫味
油类	纯净新制的花生油、豆油、麻油等	降低黏度易于切胶、浓缩时易于逐散气泡
酒类	黄酒(绍兴酒)	矫臭矫味,利于气泡逸散
明矾	色白纯净	沉淀杂质,提高透明度
阿胶	—	增加黏度易于成型、协同作用
水	去离子水、低硬度淡水	—

第三节　胶剂的制备

一、工艺流程图

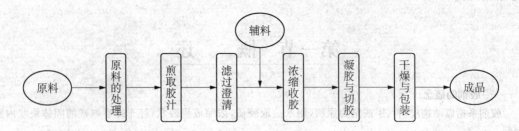

二、制法

1. **原料的处理**　传统：水漂洗或浸漂至皮质柔软、去除非药用部位（如毛、脂肪、筋膜、血等）；切成小块，再漂净。现代：蛋白分解酶除毛、碱水去除脂肪等。

2. **煎取胶汁**　传统：直火煎煮法。现代：蒸球加压煎煮法，效率大幅提高，是目前常用方法。

3. **滤过澄清**　要求趁热过六号筛，以免黏度增大难以过滤；明矾用量为 $0.05\% \sim 0.1\%$，过量则味苦涩；现代常用板框压滤机滤过。

4. **浓缩收胶**

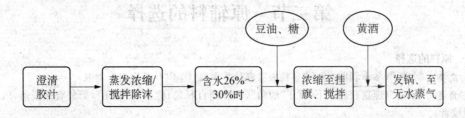

传统经验鉴别要点：

（1）含水 $26\% \sim 30\%$：胶液不透纸（胶液滴于纸上，四周不见水迹）。

（2）挂旗：胶液浓缩至一定程度后，用胶铲挑起，胶液黏附于胶铲上呈片状缓缓坠落或不坠落，这种现象称为"挂旗"。

（3）发锅：出胶锅内产生较大的气泡，如馒头状，俗称"发锅"。

（4）打沫：胶原蛋白水解产生的水不溶性物质呈现浮沫，要不断除去。

5. **凝胶切胶**　①凝胶盘内涂麻油；②8℃～12℃静置12～24 h；③开片：凝胶切成一定规格小片的过程。

6. **干燥**　①每隔48 h或3～5天翻动一次，使两面水分均匀蒸发，以防弯曲；②闷胶：在晾胶床上阴晾数日后，整齐地装入木箱内，密闭闷之，使内部水分向外扩散的过程。

7. **包装**　紫外线灭菌车间包装，可用朱砂或金箔印上品名。

三、注意事项

（1）原料的处理：原料处理不当会产生挥发性盐基氮，是有毒成分。

（2）加压煎煮的压力、时间和水量：蒸球加压煎煮法的工艺参数为 0.08 MPa、煎煮 8～48 h，反复 3～7次，每隔 1 h 放气一次。

（3）滤过澄清：明矾用量不宜过大，或采用自然沉降、离心过滤等适用于生产线的方法。

（4）浓缩收胶：注意浓缩收胶时产生的"塌顶"现象：是由于含水量过大所致。

第四节　胶剂的质量要求与检查

1. **性状**　色泽均匀、无异常臭味的半透明固体。
2. **水分**　水分不得超过15％。
3. **其他**　总灰分、重金属、砷盐、微生物限度。

【同步练习】

一、选择题

(一) 单选题

1. 制作胶剂时,为降低黏度,应加入哪种辅料（　　）
   A. 冰糖　　　　　B. 油　　　　　　C. 黄酒　　　　　D. 明矾　　　　　E. 其他胶剂

2. 阿胶原料使用的驴皮,以下哪种为最优（　　）
   A. 冬板　　　　　B. 春板　　　　　C. 秋板　　　　　D. 伏板　　　　　E. 无要求

3. 鹿角胶原料使用的鹿角,以下哪种为最优（　　）
   A. 砍角　　　　　B. 脱角　　　　　C. 霜脱角　　　　D. 花角　　　　　E. 无要求

4. 制作胶剂时,为增加透明度,应加入哪种辅料（　　）
   A. 冰糖　　　　　B. 油　　　　　　C. 黄酒　　　　　D. 明矾　　　　　E. 其他胶剂

5. 制备胶剂何时加入黄酒（　　）
   A. "挂旗"后　　　　　　　　　B. "发锅"后　　　　　　　　　C. "开片"前
   D. 加入明矾后　　　　　　　　E. 煎取胶汁时

6. 下列物质属于阿胶制备原料的是（　　）
   A. 牛皮　　　　　B. 黄酒　　　　　C. 阿拉伯胶　　　D. 明胶　　　　　E. 乙醇

7. 胶剂印上品名是在下列哪步进行（　　）
   A. 包装　　　　　B. 收胶　　　　　C. 晾干　　　　　D. 切胶　　　　　E. 检验

8. 下列原料需要砂烫处理的胶剂是（　　）
   A. 阿胶　　　　　B. 鹿角胶　　　　C. 龟甲胶　　　　D. 新阿胶　　　　E. 福字阿胶

9. 制备新阿胶选用的原料是（　　）
   A. 狗皮　　　　　B. 羊皮　　　　　C. 驴皮　　　　　D. 猪皮　　　　　E. 牛皮

10. 制备胶剂时加入明矾的目的是（　　）
    A. 沉淀胶液中的胶原蛋白　　　B. 沉淀胶液中泥沙等杂质　　　C. 便于凝结
    D. 增加黏度　　　　　　　　　E. 调节口味

11. 制备鹿角胶时如果浓缩程度不够成品胶块会出现的现象是（　　）
    A. 挂旗　　　　　B. 发锅　　　　　C. 塌顶　　　　　D. 易破碎　　　　E. 有明显气泡

12. 制备胶剂过程中胶凝的温度多在（　　）
    A. 4℃　　　　B. 8℃~12℃　　　　C. 10℃~12℃　　　　D. 10℃~15℃　　　　E. 25℃

13. 下列有关胶剂灭菌的叙述正确的是（　　）
    A. 热压灭菌　　　　　　　　　B. 流通蒸汽灭菌　　　　　　　C. 高温高压灭菌
    D. 包装后紫外线灭菌　　　　　E. 在紫外线灭菌车间包装

14. 在胶剂制备过程中加入豆油和冰糖时的胶液密度约为（　　）
    A. 1.05　　　　B. 1.15　　　　C. 1.25　　　　D. 1.35　　　　E. 1.45

15. 胶剂制备过程中常用来干燥胶片的方法是（　　）
    A. 低温干燥　　B. 远红外线干燥　　C. 微波干燥　　　D. 烘干　　　　　E. 阴干

16. 将胶片用纸包好置于盛有石灰的干燥箱中目的是（   ）

    A. 适当缩短干燥时间　　　　　　　B. 利于内部水分向外扩散　　　　　C. 防止发霉

    D. 促进胶片内部的蛋白质水解　　　E. 除去胶剂的腥味

17. 下列有关胶剂的叙述**不正确**的是（   ）

    A. 是块状内服制剂　　　　　　　　B. 含水量与质量无关

    C. "冬板"驴皮作原料产品最好　　　D. 应烊化服用

    E. 浓缩收胶时加入豆油、冰糖和酒

18. 在胶剂制备过程中"闷胶"的目的是（   ）

    A. 防止成品"塌顶"　　　　　　　　B. 利于内部水分向外扩散　　　　　C. 防止发霉

    D. 促进胶片内部的蛋白质水解　　　E. 除去胶剂的腥味

19. 下列有关龟板的叙述**不正确**的是（   ）

    A. 是乌龟的背甲及腹甲　　　　　　B. 板大质厚、颜色鲜明者为佳

    C. 产于洞庭湖一带者称"汉板"　　　D. 微呈透明，色粉红者称"血片"

    E. 经水煮过者质量最好

(二) 多选题

1. 属于优良胶剂的要求是（   ）

    A. 色泽均匀，无明显气泡　　　　　B. 干燥、平整、坚实，按之不弯曲

    C. 能溶于热水　　　　　　　　　　D. 各种胶剂有独特色泽　　　　　　E. 无异常臭味

2. 胶片正确的干燥方法是（   ）

    A. 置于有空调防尘设备的晾胶室内　B. 置于阳光充足的晾晒室晾晒

    C. 在通风阴凉条件下干燥　　　　　D. 置干燥箱中 60℃以下干燥

    E. 置石灰干燥箱中干燥

3. 胶片干燥后包装胶片的正确方法是（   ）

    A. 包装前用酒精微湿的布擦拭胶片表面

    B. 在紫外线灭菌车间包装　　　　　C. 包装前用干燥的布擦拭胶片表面

    D. 贮存于密闭容器置阴凉干燥处　　E. 贮存于敞口容器以便进一步干燥

4. 制备阿胶选择驴皮的标准有（   ）

    A. 非病死者　　B. 色泽鲜明者　　C. 质润色黄者　　D. 质地肥厚者　　E. 毛黑张大者

5. 胶剂的主成分是（   ）

    A. 核糖核酸　　　　　　　　　　　B. 胶原蛋白及水解产物　　　　　　C. 有机酸

    D. 多种微量元素　　　　　　　　　E. 生物酶

6. 制作胶剂时，为矫味，应加入哪种辅料（   ）

    A. 冰糖　　　　B. 油　　　　C. 黄酒　　　　D. 明矾　　　　E. 其他胶剂

7. 以下属于胶剂的是（   ）

    A. 黄明胶　　　B. 明胶　　　C. 西黄蓍胶　　　D. 鱼骨胶　　　E. 鱼鳔胶

8. 制作胶剂时，加入冰糖的作用有（   ）

    A. 增加硬度　　B. 增加黏性　　C. 增加透明度　　D. 矫味　　　E. 降低黏性

二、填空题

1. 胶剂含水量不得超过 _____ 。

2. 蒸球加压提取胶液时压力一般以 _____ 蒸汽压力表压为佳。

3. 凡含 _____ 的动物药材经水煎提取浓缩一般均可制成胶剂。

4. 龟鹿二仙胶的原料是 _____ 和 _____ 。

5. 某些胶剂在浓缩收胶时常加入少量阿胶，使之黏度 _____ ，易于凝固成型，并在药理上发挥 _____
作用。

6. 原料处理不当出现腐败臭味是由于 _____ 的产生。

7. 现代煎取胶汁多采用_____法。

8. 制作胶剂时,明矾的用量是_____。

三、判断题

1. 由于胶剂制备要经过长时间的加热,所以原料的质量好坏对出胶率及成品质量影响不大。（　　）

2. 胶剂在100℃以上进行干燥可缩短干燥时间。（　　）

3. 胶剂的含水量不得过8%。（　　）

4. 胶剂在常温时呈透明状固体溶于水后则变成澄清的液体。（　　）

5. 制备鹿角胶时掺入部分阿胶是在甲种物质中掺入乙种物质也属于掺伪行为。（　　）

6. 凡含蛋白质的动物药材经水煎提取浓缩一般均可制成胶剂。（　　）

7. 制备新阿胶所用猪皮以山东东阿生产的猪皮为佳。（　　）

8. 煎取胶液有两种方法,一是传统的直火煎煮法,另一种是蒸球加压煎煮法,因为胶剂属于传统剂型,所以还是传统制法制备的产品质量较好。（　　）

四、术语解释

1. 挂旗　**2.** 发锅　**3.** 汉板　**4.** 开片　**5.** 闷胶　**6.** 塌顶

五、问答题

1. 简述胶剂的制备工艺。

2. 简述制备胶剂时浓缩收胶的工艺。

3. 胶剂的质量检查要求有哪些?

4. 简述胶剂的临床应用。

六、论述题

1. 胶剂辅料的种类及作用。

【参考答案】

一、选择题

（一）单选题

1. B　2. A　3. A　4. D　5. A　6. B　7. C　8. C　9. D　10. B　11. C　12. B　13. E　14. C　15. E　16. A　17. B　18. B　19. E

（二）多选题

1. ABCDE　2. ACE　3. ABD　4. ADE　5. BD　6. AC　7. ABDE　8. ACD

二、填空题

1. 15%　2. 0.08 MPa　3. 蛋白质　4. 龟甲　鹿角　5. 增加　相须　6. 挥发性盐基氮　7. 蒸球加压煎煮　8. 0.05%～0.1%

三、判断题

1. ×　2. ×　3. ×　4. ×　5. ×　6. √　7. ×　8. ×

四、术语解释

1. 挂旗　胶液浓缩至一定程度后,用胶铲挑起,胶液黏附于胶铲上呈片状缓缓坠落或不坠落,这种现象称为"挂旗"。

2. 发锅　出胶锅内产生较大的气泡,如馒头状,俗称"发锅"。

3. 汉板　制作龟甲胶时,以板大质厚、颜色鲜明的生龟板为上等,俗称"血板","血板"中产于洞庭湖区的最佳,称为"汉板"。

4. 开片　将胶坨切成一定规格小胶片的过程,称之为"开片"。手工操作要求刀口平,一刀切过,以防出现刀口痕迹。

5. 闷胶　开片后的胶片,在晾胶床上阴晾数日后,整齐地装入木箱内,密闭闷之,使内部水分向外扩散,称之为"闷胶"。

6. 塌顶 浓缩程度不够时,水分过多,成品在干燥过程中常出现四面高、中间低的"塌顶"现象。

五、问答题

1. 简述胶剂的制备工艺。

答:原料处理→煎取胶汁→滤过澄清→浓缩收胶→凝胶切胶→干燥包装。

2. 简述制备胶剂时浓缩收胶的工艺。

答:澄清胶汁→蒸发浓缩、同时搅拌除沫→含水 26%～30%时加入糖、油→浓缩至"挂旗"→强力搅拌,加入黄酒至"发锅"→无水蒸气逸出时出锅。

3. 胶剂的质量检查要求有哪些?

答:①胶剂应为色泽均匀无异常臭味的半透明体固体。②胶剂应检查总灰分、重金属、砷盐等。③水分含量照《中国药典》一部附录规定的方法测定,不得超过 15.0%。④微生物限度照《中国药典》一部附录规定的方法检查,应符合规定。

4. 简述胶剂的临床应用。

答:胶剂主要有补血、止血、祛风、调经、滋补、强壮作用,用以治疗虚劳羸瘦、吐血、衄血、崩漏、腰酸腿软等症。

六、论述题

1. 胶剂辅料的种类及作用。

答:①糖类:选用冰糖或白糖,用来增加透明度和硬度,同时还具有矫味的作用;②油类:选用纯净新制的花生油、豆油、麻油等,用来降低黏度使易于切胶、同时浓缩收胶时易于逐散气泡;③酒类:选用黄酒(绍兴酒最佳),用来矫臭矫味,同时利于气泡逸散;④明矾:选用色白纯净者,用来沉淀杂质,提高胶剂的透明度;⑤阿胶:用来增加黏度使胶剂易于成型,同时还有药效协同作用;⑥水:选用去离子水、低硬度淡水,作为提取溶剂。

(付英杰)

第十三章　散　　剂

【要点解析】

第一节　概　　述

一、散剂的含义
散剂系指原料药物或与适宜的辅料经粉碎、均匀混合制成的干燥粉末状制剂。

二、散剂的特点

1. 优点

（1）分散度大，起效迅速。

（2）制备简单，剂量可随症加减。

（3）运输、携带方便，适用范围广，对溃疡、外伤等能起到收敛保护作用。

2. 缺点

（1）服用时口感差，剂量较大的还会造成服用困难。

（2）比表面积大，一般其嗅味、刺激性、吸湿性及化学活性等表现强烈，且挥发性成分易散失。腐蚀性强、易吸潮变质的药物不宜制成散剂。

3. 散剂的分类

分类依据	类　　别
医疗用途	内服散剂、外用散剂
药物组成	单方散剂、复方散剂
药物性质	一般散剂、特殊散剂（含毒性药物散剂、低共熔混合物散剂、含液体药物散剂、眼用散剂）
剂量	单剂量散剂、多剂量散剂

第二节　散剂的制备

一、一般散剂的制备

（一）工艺流程图

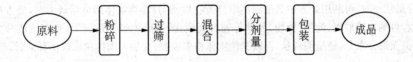

（二）制法

1. 粉碎与过筛　根据药物性质、用药要求等，选择适当的方法和设备对药物进行粉碎、过筛（具体内容详见第五章）。

2. 混合　系指将两种以上固体粉末相互均匀分散的过程或操作。混合是散剂制备的关键操作之一，应注意混合时间。

混合方法一般有研磨混合法、搅拌混合法和过筛混合法，应根据药物的性质、数量及设备条件选用。混合多采用不同方法配合使用，可提高混合效果。

（1）搅拌混合　少量药物配制时，可以反复搅拌使之混合。药物量大时不易混匀，生产中常用搅拌混合机，经过一定时间可混合均匀。

（2）研磨混合　将药物的粉末在容器中研磨混合，适用于一些结晶体药物，不适宜于吸湿性和爆炸性成分的混合。

（3）过筛混合　几种组分的药物混合，也可采用过筛的方法混匀。但对于密度相差悬殊的组分，过筛以后还需加以搅拌才能混合均匀。

数量相当且物理状态和粉末粗细均相似的药物粉末较易混匀。当药物比例量相差悬殊时，应采用等量递增混合法（习称"配研法"），即先取与量小组分等量的量大的组分混匀，再加入与混合物等量的量大的组分混匀，如此倍量增加至量大的组分加完并混匀为止。该方法混合效果好，省时，适用于含毒性药物、贵重药、剂量小药物的散剂。

当药物色差较大（含色深、量少的药粉）时，则应采用"打底套色法"，即先将色深者置于研钵（表面以少许量大的组分先行饱和）中，再加等量的色浅者研匀，如此配研直至混匀。

3. 分剂量　系指将混合均匀的散剂，按照所需剂量分成相等重量份数的操作。散剂分剂量的方法有：

（1）重量法　此法剂量准确，但效率低。含毒性药及贵重细料药散剂常用此法。

（2）容量法　散剂目前应用较多的分剂量法。容量法分剂量误差较小，方便实用，效率比较高，适用于大多数散剂。

4. 包装与贮藏　含有毒性药的内服散剂应单剂量包装，散剂应密闭贮存。

二、特殊散剂的制备

1. 含毒性药物散剂　散剂中如含有毒性药物，因毒性药物的剂量小，不易准确称取，剂量不准易致中毒。因此，一般毒性药物常要添加一定比例量的辅料制成稀释散（也称倍散）应用。

倍散的制备与一般散剂相似，倍散的稀释比例应根据药物的剂量而定。剂量在 0.01～0.1 g 者，可制成 10 倍散（取药物 1 份加入稀释剂 9 份）；剂量在 0.01 g 以下，则应配成 100 倍散或 1 000 倍散。稀释剂应是与主药无相互作用的惰性物质，常用的有乳糖、淀粉、糊精、蔗糖、葡萄糖、硫酸钙等。为保证散剂的均匀性及区别倍散的浓度，多以食用色素胭脂红、苋菜红、靛蓝等着色。倍散配制时，应采用等量递增法混合。

2. 含低共熔混合物散剂　低共熔现象是指两种或两种以上的药物混合时出现润湿或液化的现象。某些药物在一定温度下以一定比例混合时会出现此现象。如薄荷脑与樟脑、薄荷脑与冰片、樟脑与水杨酸苯酯等均能产生低共熔现象。

此类散剂的制备，应根据所形成低共熔混合物对药理作用的影响来决定，包括以下几种情况：①药物形成低共熔物后，药理作用增强或无明显变化，宜先形成低共熔物，再与方中其他药物混合。②药物形成低共熔物后，药理作用，则应分别用其他组分稀释，避免出现低共熔现象。

3. 含液体药物散剂　在复方散剂中有时含有挥发油、非挥发性液体药物、流浸膏、饮片煎液及稠浸膏等液体组分，对于这些药物的处理应根据其性质、剂量及方中其他固体粉末的多少而采用不同的方法处理：①当液体组分量较小时，可利用处方中其他固体组分吸收后研匀；②当液体组分量较大时，处方中固体组分不能完全吸收，可酌加磷酸钙、淀粉、糖粉、乳糖等辅料吸收；③当液体组分量过大，且有效成分为非挥发性时，可加热蒸去大部分水分，使呈稠膏状，再以其他固体粉末吸收；或加入固体粉末或稀释剂后，低温干燥、研匀过筛而成。

4. 眼用散剂　眼用散剂要求粉末粒度一般为极细粉，且均匀细腻，以减少对眼睛的机械刺激性。无致病菌，不得含有绿脓杆菌和金黄色葡萄球菌。用于眼部损伤或眼手术后的散剂，必须绝对无菌。

制备时应注意：一般采用水飞法、流能磨或其他适宜的方法制成极细粉。配制的用具应灭菌，配制操作应在清洁、避菌环境下进行。成品应采用适宜的方法进行灭菌，密封保存。

第三节　散剂的质量要求与检查

1. **性状**　散剂应干燥、疏松、混合均匀、色泽一致。检查外观均匀度。
2. **粒度**　内服散剂应为细粉，儿科用及外用散剂应为最细粉，用于烧伤或严重创伤的外用散剂通过六号筛的粉末重量不得少于95％，眼用散剂应为极细粉。
3. **水分**　水分不得超过9％。
4. **无菌**　用于烧伤、严重创伤或临床必需无菌的局部用散剂应进行无菌检查。
5. **其他**　装量、装量差异、微生物限度

【同步练习】

一、选择题

(一) 单选题

1. 《中国药典》2015年版规定内服散剂应是(　　)
   A. 最细粉　　　　B. 细粉　　　　C. 极细粉　　　　D. 中粉　　　　E. 细末
2. 在倍散中加色素的目的是(　　)
   A. 帮助判断分散均匀性　　　　B. 美观　　　　C. 稀释
   D. 形成共熔物　　　　E. 便于混合
3. 通过六号筛的粉末重量，**不少于**95％的规定是指(　　)
   A. 单散　　　　B. 外用散剂　　　　C. 儿科用散剂　　　　D. 内服散剂　　　　E. 倍散
4. 下列说法**错误**的是(　　)
   A. 含毒性药物的散剂不应采用容量法分剂量
   B. 倍散用于制备剂量小的散剂
   C. 散剂含低共熔组分时，应先将其共熔后再与其他组分混合
   D. 散剂含少量液体组分时，可利用处方中其他固体组分吸收
   E. 液体组分量大时，不能制成散剂
5. 儿科用散剂应该有重量为95％的粉末通过(　　)
   A. 5号筛　　　　B. 6号筛　　　　C. 7号筛　　　　D. 8号筛　　　　E. 9号筛
6. 《中国药典》2015年版规定儿科和外用散剂应是(　　)
   A. 最细粉　　　　B. 细粉　　　　C. 极细粉　　　　D. 中粉　　　　E. 细末
7. 除另有规定外，散剂水分**不得**超过(　　)
   A. 5％　　　　B. 6％　　　　C. 7％　　　　D. 8％　　　　E. 9％
8. 通常所说百倍散是指1份重量毒性药物中，添加稀释剂的重量为(　　)
   A. 1000份　　　　B. 100份　　　　C. 99份　　　　D. 10份　　　　E. 9份
9. 单剂量包装的散剂，包装量在1.5g以上至6g的，装量差异限度为(　　)
   A. ±15％　　　　B. ±10％　　　　C. ±8％　　　　D. ±7％　　　　E. ±5％
10. 制备含毒性药物散剂，剂量小于0.01g时，应该配成(　　)
    A. 5倍散　　　　B. 10倍散　　　　C. 20倍散　　　　D. 50倍散　　　　E. 100倍散
11. 制备10倍散可采用(　　)
    A. 配研法　　　　B. 套研法　　　　C. 单研法　　　　D. 共研法　　　　E. 加液研磨法
12. 下列关于散剂特点叙述**错误**的是(　　)
    A. 比表面积大，容易分散　　　　B. 口腔和耳鼻喉科多用
    C. 对创面有一定的机械性保护作用　　　　D. 分剂量准确，使用方便

E．易吸潮的药物不宜制成散剂

13．含毒性药物的散剂分剂量常用(　　)

A．容量法　　　　B．重量法　　　　C．估分法　　　　D．目测法　　　　E．密度法

14．可用于眼用散剂灭菌的方法是(　　)

A．干热灭菌　　　　　　　　B．低温间歇灭菌　　　　　　　　C．微波灭菌

D．辐射灭菌　　　　　　　　E．热压灭菌

15．散剂的制备工艺是(　　)

A．粉碎→混合→过筛→分剂量→质量检查→包装

B．粉碎→混合→过筛→分剂量→包装

C．粉碎→混合→过筛→分剂量→包装→质量检查

D．粉碎→过筛→混合→分剂量→质量检查→包装

E．粉碎→过筛→混合→分剂量→包装→质量检查

16．散剂混合时常用(　　)

A．打底套色法　　B．等量递增法　　C．单研法　　　D．共研法　　　E．加液研磨法

17．下列关于散剂的说法正确的是(　　)

A．含挥发性药物也可制成散剂　　B．适合于刺激性强的药物

C．由于没经过提取，所以分散速度慢　D．易吸潮、剂量大　　　　　E．小儿不易给药

18．散剂制备工艺中最重要的工序是(　　)

A．质量检查　　B．粉碎　　　　C．分剂量　　　D．过筛　　　　E．混合

19．**不能**用于包装含挥发性组分散剂的材料是(　　)

A．玻璃管　　　B．硬胶囊　　　C．聚乙烯塑料管　D．玻璃纸　　　E．蜡纸

20．下列包装材料选择**错误**的是(　　)

A．含挥发油或油脂类的散剂用玻璃纸　B．较稳定的散剂用有光纸

C．易被气体分解的散剂用玻璃纸　　　D．含芳香、挥发性组分的散剂用玻璃管

E．易引湿、风化的散剂用蜡纸

21．眼用散剂的药物多为极细粉，通常采用的制备方法是(　　)

A．水飞　　　　B．低温粉碎　　C．串料　　　　D．串研　　　　E．干法粉碎

22．先蒸去大量水分后再用其他粉末吸收适用于(　　)

A．不含挥发性组分的散剂　　　B．液体组分含量过大，药效物质无挥发性的散剂

C．含有少量矿物药的散剂　　　D．含动物药的散剂

E．含少量液体组分的散剂

23．利用其他固体组分吸收后研匀适用于(　　)

A．不含挥发性组分的散剂　　　B．液体组分含量过大，药效物质无挥发性的散剂

C．含有少量矿物药的散剂　　　D．含动物药的散剂

E．含少量液体组分的散剂

24．含挥发性组分或油脂类散剂包装应该选用(　　)

A．有光纸　　　B．有色纸　　　C．玻璃纸　　　D．蜡纸　　　　E．塑料袋

25．易吸湿变质的散剂包装宜选用(　　)

A．有光纸　　　B．空硬胶囊　　C．玻璃纸　　　D．蜡纸　　　　E．塑料袋

26．含有不良嗅味的散剂为了便于服用包装应该选用(　　)

A．复合膜　　　B．玻璃瓶　　　C．玻璃纸　　　D．空硬胶囊　　E．塑料袋

27．散剂制备时各组分密度差别较大时应该(　　)

A．密度大的先加，密度小的后加　　B．密度小的先加，密度大的后加

C．加入适量稀释剂　　　　　　　　D．配制 100 倍散或 1 000 倍散　　E．配制 10 倍散剂

（二）多选题

1. 下列有关散剂特点说法正确的是（　　）
   A．制备简单　　　　　　　　B．剂量可随症加减　　　　　　C．能掩盖不良气味
   D．易分散、药效迅速　　　　E．比丸剂、片剂稳定

2. 下列有关含低共熔混合物散剂的正确说法是（　　）
   A．可选择先用固体粉末稀释低共熔组分再与其他组分混合的方法
   B．可选择先形成低共熔物再与其他组分混合的方法
   C．形成共熔物后，药理作用可能发生变化
   D．形成共熔物的变化属于物理变化，不可能引起药理作用的改变
   E．产生共熔现象与药物的品种和使用的比例量有关

3. 下列**不适合**制成散剂的药物是（　　）
   A．腐蚀性强的药物　　　　　B．粉性强的药物　　　　　　　C．挥发性强的药物
   D．吸湿性强的药物　　　　　E．低共熔性药物

4. 打底套色法制备散剂时，打底应该用（　　）
   A．颜色较深的药粉　　　　　B．颜色较浅的药粉　　　　　　C．质地较轻的药粉
   D．数量较少的药粉　　　　　E．数量较多的药粉

5. 打底套色法制备散剂时，套色应该用（　　）
   A．颜色较深的药粉　　　　　B．颜色较浅的药粉　　　　　　C．质地较轻的药粉
   D．数量较少的药粉　　　　　E．数量较多的药粉

6. 打底套色法制备散剂时，饱和研钵应该用（　　）
   A．颜色较深的药粉　　　　　B．颜色较浅的药粉　　　　　　C．质地较轻的药粉
   D．数量较少的药粉　　　　　E．数量较多的药粉

7. 下列有关散剂质量要求说法正确的是（　　）
   A．装量差异限度因装量规格的不同而不同
   B．外用散剂都应进行无菌检查
   C．应色泽均匀，无花纹及色斑　　　D．粒度因给药部位或用药对象不同而不同
   E．含水量不得大于6%

8. 下列可作为倍散稀释剂的物质是（　　）
   A．糊精　　　B．蔗糖　　　C．淀粉　　　D．葡萄糖　　　E．乳糖

9. 下列有关散剂说法正确的是（　　）
   A．制备散剂时应该将能出现低共熔现象的组分除去
   B．当组分比例量相差悬殊时，应该采用等量递加法混合
   C．散剂是一种剂型，也可以作为其他固体制剂的基础
   D．粉碎会增加散剂中药物的吸湿性
   E．组分颜色相差悬殊时应该采用套色法研匀

10. 下列会出现低共熔现象的药物包括（　　）
    A．樟脑和薄荷脑　　　　　　B．薄荷脑与冰片　　　　　　　C．樟脑和水杨酸苯酯
    D．冰片与乳香　　　　　　　E．樟脑和牛黄

11. 需要特殊处理的散剂有（　　）
    A．组分的比例量相差悬殊的散剂　　B．组分密度相差悬殊的散剂
    C．含有毒性成分的散剂　　　　　　D．含有液体组分的散剂
    E．含有低共熔组分的散剂

12. 下列对散剂的特殊处理正确的是（　　）
    A．剂量在0.01 g以下时，可配成100倍散或1 000倍散
    B．组分颜色相差悬殊时，可用打底套色法混合

C．组分密度相差悬殊时，应将密度小的放在下面研磨

D．组分密度相差悬殊时，应将密度大的放在下面研磨

E．剂量在 0.01～0.1 g 时，可配成 100 倍散

13. 下列与低共熔现象产生**无关**的条件是（　　）

A．药物的结构和性质　　　　B．低共熔点的高低　　　　C．组分的比例量

D．药物颗粒的大小　　　　　E．生产环境

14. 下列可制成散剂的处方有（　　）

A．挥发性组分含量大　　　　B．含有刺激性组分　　　　C．剂量过大

D．含有毒性成分　　　　　　E．含有低共熔组分

15. 剂量在 0.01 g 以下的散剂，可配成倍散的比例为（　　）

A．1∶5　　　　B．1∶10　　　　C．1∶100　　　　D．1∶1 000　　　　E．1∶10 000

二、填空题

1. 比例量相差悬殊的散剂应采用_____法混合。

2. 制备散剂的工艺流程分为药物粉碎、过筛、_____、分剂量、_____和包装。

3. 散剂按医疗用途可分为_____散剂和_____散剂。

4. 眼用散剂的药物多用_____法或直接粉碎成极细粉。

5. 除另有规定外，散剂的_____不得超过 9%。

6. 两种以上药物经混合后出现_____或_____的现象，称为低共熔。

7. 散剂中组分颜色或比重不同应采用_____混合。

8. 制备散剂常用的混合方法有_____、搅拌混合和_____。

9. 制备倍散所用的稀释剂应为无显著的_____作用，不与主药发生反应，不影响主药_____的物质。

10. 制备八宝眼药散，药粉混合后应通过_____号标准筛。

三、判断题

1. 散剂含水量除另有规定外，不得超过 9.0%。（　　）

2. 散剂因在服用时的不良气味不宜掩盖，所以有被胶囊剂替代的可能。（　　）

3. 散剂比其他经典固体剂型奏效更为迅速。（　　）

4. 异味浓烈、刺激性和腐蚀性强，以及稳定性差的药物不宜配成散剂。（　　）

5. 两种粒子混合的难易只与粒子的密度差有关而与两种粒子的比例量无关。（　　）

6. 配研法适用于密度和粒度相似而比例量相差悬殊的药粉混合。（　　）

7. 与重量法相比，容量法具有效率高、误差小的特点，因此目前药厂使用的散剂自动包装机、散剂定量分包机等，都是采用容量法分剂量的。（　　）

8. 散剂的比表面积较大，容易出现吸湿、风化和挥发性成分挥发等现象而影响质量。（　　）

9. 蜡纸不易透过水蒸气、CO_2、挥发性及油脂类成分，是一种应用十分广泛的包装材料。（　　）

10. 毒性药物制成倍散时往往加入着色剂，以显示散剂混合的均匀性及与未配成倍散的原料药相区别。（　　）

11. 含毒性成分的药材有的应测定其毒性成分的含量后，方可用作配制散剂的原料使用。（　　）

12. 处方中含有能溶解低共熔混合物的液体时，应先将液体组分喷雾于其他固体组分中，混匀后，加入低共熔混合物。（　　）

13. 散剂处方中含液体药物时，可以用其他固体组分吸收液体药物后混匀来制备。（　　）

14. 一些小剂量而有恶臭、恶味的散剂，可考虑填装于硬胶囊中使用。（　　）

15. 含低共熔性药物散剂制备时低共熔现象仅与药物的品种有关。（　　）

四、术语解释

1. 散剂　2. 打底套色法　3. 配研法　4. 倍散

五、简答题

1. 简述散剂的特点。

2. 简述散剂的制备工艺流程。

3. 简述含毒性药物散剂的制备方法。

4. 简述散剂的质量检查项目。

六、论述题

1. 试述"打底套色法"与"等量递增法"的区别。

2. 试述含液体药物散剂的制备方法。

3. 试述怎样预防散剂结块、变色等变质现象的发生。

4. 试述含低共熔混合物散剂的制备方法。

5. 请说明朱砂的粉碎方法及益元散的制备方法。

【处方】滑石 600 g，甘草 100 g，朱砂 30 g。

【参考答案】

一、选择题

（一）单选题

1. B　2. A　3. B　4. C　5. C　6. A　7. E　8. C　9. D　10. E　11. A　12. D　13. B　14. D
15. E　16. B　17. D　18. E　19. E　20. C　21. A　22. B　23. E　24. C　25. D　26. D　27. B

（二）多选题

1. ABD　2. ABCE　3. ACD　4. AD　5. BE　6. BE　7. ACD　8. ABCDE　9. BCDE　10. ABC
11. CDE　12. ABC　13. BD　14. DE　15. CD

二、填空题

1. 等量递增　2. 混合　质量检查　3. 内服　外用　4. 水飞　5. 含水量　6. 润湿　液化　7. 打底套色法
8. 研磨混合　过筛混合　9. 药理　含量测定　10. 9

三、判断题

1. √　2. ×　3. √　4. √　5. ×　6. √　7. ×　8. √　9. ×　10. √　11. √　12. ×　13. √
14. √　15. ×

四、术语解释

1. 散剂　系指原料药物或与适宜的辅料经粉碎、均匀混合制成的干燥粉末状制剂。

2. 打底套色法　是由"打底"和"套色"两步完成混合过程。打底是先用散剂组分中量多的药粉饱和研钵内表面，然后再将色深、量少的药粉放入研钵中；套色是在打底的基础上将一定量色浅、量多的药粉加入研钵中后研匀，重复此操作至全部组分混合完毕。

3. 配研法　也称等量递增法，是先取量小的组分及与其等量的量大组分于混合器具中混匀，再加入与混合物等量的量大组分混匀，重复此操作至全部组分混合完毕。

4. 倍散　是指毒性药物与一定量的稀释剂混合制成的称稀释散。

五、简答题

1. 简述散剂的特点。

答：散剂的优点：①分散度大，起效迅速。②制备简单，剂量可随症加减。③运输、携带方便，适用范围广，对溃疡、外伤等能起到收敛保护作用。

缺点：①服用时口感差，剂量较大的还会造成服用困难。②比表面积大，一般其嗅味、刺激性、吸湿性及化学活性等表现强烈，且挥发性成分易散失。腐蚀性强、易吸潮变质的药物不宜制成散剂。

2. 简述散剂的制备工艺流程。

答：制备散剂的工艺流程为粉碎→过筛→混合→分剂量→质量检查→包装等。

3. 简述含毒性药物散剂的制备方法。

答：一般是将剧毒药物与一定量的稀释剂混合制成倍散（或称稀释散）。倍散的制备时应该采用等量递增法混合,还应加入着色剂。稀释剂的用量视药物剂量而定,药物剂量越小,加入稀释剂的数量越多。如药物剂量在 0.01～0.1 g 的,取药物 1 份加 9 份稀释剂,制成 10 倍散;药物剂在 0.01 g 以下的,则应制成 100 倍散或 1 000 倍散。

4. 简述散剂的质量检查项目。

答:散剂的质量检查项目包括:①性状:外观均匀度;②粒度;③水分;④装量差异;⑤装量;⑥无菌;⑦微生物限度等。

六、论述题

1. 试述"打底套色法"与"等量递增法"的区别。

答:"打底套色法"注重色泽,而对粉体粒子等比例容易混匀的规则有所忽略,"等量递增法"则强调粉体粒子等比例量容易混合均匀。

2. 试述含液体药物散剂的制备方法。

答:①利用处方中其他固体组分吸收后研匀;②如处方中固体组分不能完全吸收液体组分时,可加适当的赋形剂(如淀粉、蔗糖等)吸收,至不呈潮湿为度;③当液体组分量过大,且没有挥发性时,可蒸去大部分水分后加入固体组分或赋形剂,低温干燥,研匀即可;④若含黏稠浸膏或挥发油,可用少量乙醇溶解或稀释后,再与药粉混匀。

3. 试述怎样预防散剂结块、变色等变质现象的发生。

答:①选用防湿包装;②注意贮藏环境的防湿;③避免温度、光线和空气对散剂质量的影响。

4. 试述含低共熔混合物散剂的制备方法。

答:含低供熔组分的散剂采用什么方法制备,应视具体情况而定,一般有下述几种情况:①如组分低共熔后,药理作用增强,则采用低共熔法;②如组分低共熔后,药理作用无明显变化,且固体组分较多时,可将低共熔组分共熔后,再用其他固体组分吸收混匀;③如含有挥发油或其他能溶解低共熔组分的液体时,可将低共熔组分先溶解,再喷入其他固体组分中混匀。

5. 请说明朱砂的粉碎方法及益元散的制备方法。

答:益元散中朱砂的粉碎方法为水飞法。

益元散的制备方法:朱砂质重色深,甘草、朱砂量小,滑石粉量大,共同制成散剂时,应用等量递增法与打底套色法结合。操作中注意以下要点:①先将少量滑石粉置研钵内先行研磨,以饱和研钵的内表面能,防止药物被吸附在研钵内表面造成损失。②朱砂量少、质重、色深,应先用其打底套色。③滑石粉量大,应按等量递增法加入。④甘草量少质轻,应先加入研钵内,再按等量递增法加入朱砂、滑石粉混合物研匀。

(盛华刚)

第十四章 丸　剂

【要点解析】

第一节　概　述

一、丸剂的概念

丸剂系指原料药物与适宜的辅料制成的球形或类球形固体制剂。

二、丸剂的特点

1. **优点**　①传统丸剂作用迟缓："丸者缓也"，多用于慢性病；②新型丸剂可急救，如滴丸；③缓和药物毒副作用、刺激性；④减缓药物成分挥发或掩盖异味，可容纳黏稠、液体、贵重、芳香药物。

2. **缺点**　①除滴丸外，多以原粉入药，服用剂量偏大，小儿服用困难；②生产过程中控制不严时，易导致制剂微生物超标。

三、丸剂的制备方法

1. **泛制法**　起模为关键步骤，适用于水丸（传统）、水蜜丸、糊丸、浓缩丸、微丸。

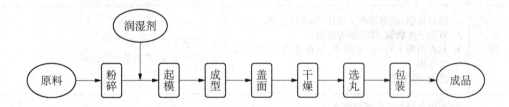

2. **塑制法**　制丸块为关键步骤，适用于水丸（现代）、蜜丸、糊丸、浓缩丸、蜡丸、水蜜丸。

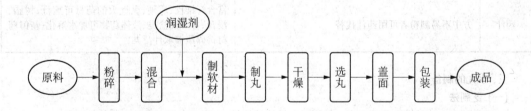

3. **滴制法**　适用于滴丸、软胶囊剂（胶丸）。

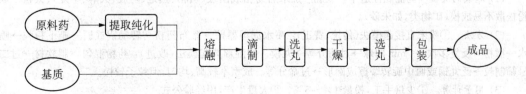

第二节 水 丸

一、概述

1. 水丸的含义 饮片细粉以水(或黄酒、醋、稀药汁、糖汁、含5%以下炼蜜的水溶液)为黏合剂制成的丸剂。

2. 水丸的特点

优点	缺点
易溶散、显效快; 含药量高(无辅料); 可分层泛入制成多层丸; 便于服用和贮藏	泛制法繁琐、质量不稳定; 含量、溶散时限难控制; 卫生学易超标

二、水丸的赋形剂

	作 用	适 用 药 材
水	1. 诱导药材黏性; 2. 成丸后干燥除去,不增加成分体积	遇水不变质、不溶解、本身有黏性的药材(如黏液质、多糖类)
酒	1. 溶解树脂、油脂等产生黏性,黏性比水弱 2. 有助于生物碱、挥发油等溶出 3. 具有引药上行、祛风散寒、活血通络、矫腥除臭等作用 4. 防腐,易干燥	1. 遇水黏性太强者 2. 舒筋活血、祛风散寒类药材
醋	1. 润湿并增加生物碱溶解度 2. 具有引药入肝、理气止痛、行水消肿、解毒杀虫、矫味矫臭等作用	散瘀止痛、入肝经药材
药汁	方中不易制粉者可用药汁代替	富含纤维性、质硬、黏性大的药材可煎汁;树脂、浸膏、可溶性盐类、液体药物可加水溶化;新鲜药材捣碎压榨取汁泛丸

三、水丸的制备

(一) 泛制法

1. 原料的准备 起模和盖面工序一般用过七号筛的细粉,成型工序用过五~六号筛的药粉。

2. 起模 泛制法关键步骤,形成丸粒基本母核。

(1)起模的关键 药品黏性适中。太黏→加水后易粘成团块(黄柏、熟地、阿胶、天麻、半夏);太松→药粉松散不易成模(矿物类,如朱砂)。

(2)方法 ①粉末直接起模法(传统、费工):喷水润湿器壁→撒布药粉→转动锅或匾→刷下粉粒→喷水→撒粉→反复多次→1 mm圆球→过筛分等→丸模。②湿颗粒起模法(改进):药粉混匀→制软材→过二号筛制粒→泛丸锅或匾中旋转摩擦成圆形→过筛分等。成型率较高、均匀,但粒子较松。

(3)用量计算 ①少量手工,粉量1%~5%。②大量生产,用经验公式

$$C : 0.625\,0 = D : X$$

C为成品100粒干重(g);D为药粉总量(kg);X为起模用粉量(kg);0.625 0为标准模子100粒湿重(g)。

3. **成型** 将已经筛选均匀的球形模子,逐渐加大至接近成品。方法同起模,在丸模上反复加水、上粉滚圆和筛选。注意及时筛选,防止粘连。

4. **盖面** 将丸粒用适当材料继续操作至成品大小,并将药粉全部用完,使丸粒表面致密、光洁、色泽一致的操作。

(1)**干粉盖面** 药粉丸粒润湿撞紧→药粉撒布→快速翻、揉、滚动→"收盘"。

(2)**清水盖面** 加适量水充分润湿,滚动,迅速取出,立即干燥。否则丸粒不均匀。表面色泽仅次于干粉盖面。

(3)**粉浆盖面** 用细粉或废丸粒,加水制成清(稀)浆盖面。

5. **干燥** 含水量≤9%;干燥温度一般控制在80℃以下;芳香挥发性成分与热敏成分等<60℃。

6. **选丸** 常用过筛法,或滚动差异来分离。如滚筒筛、检丸器等。

(二)塑制法

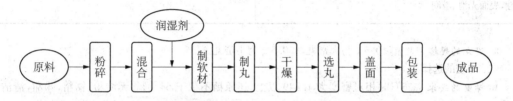

注意事项:① 制丸时喷洒95%乙醇防止粘连,定时称重以调整推料与切丸速度;② 盖面采用水:95%乙醇=1:1;用量为毛药丸重6%。

四、泛制法制丸常见问题与解决措施

问 题	原 因	解 决 方 案
外观色泽不匀,粗糙	① 药粉过粗 ② 盖面药粉用量不足或不均匀 ③ 干燥时水分蒸发不均匀	① 提高粉碎细度 ② 细粉盖面 ③ 干燥时及时翻动
不圆整、均匀度差	① 起模不合格 ② 药粉过粗,均匀度差 ③ 加水、粉量不当	① 丸粒湿润均匀后再加药粉,滚动时保持药粉均匀 ② 药粉均匀、细度合适 ③ 控制适当加水、粉量 ④ 及时筛去过大过小丸粒
皱缩	湿丸滚动时间短,丸粒松	控制泛丸速度,每次加粉后滚动时间要足够
溶散超时限	① 药材本身性质过粘过松 ② 药粉细度过细 ③ 赋形剂黏度过大 ④ 泛丸时间过长 ⑤ 干燥控制时间、温度不当	① 加适量崩解剂 ② 药粉过5、6号筛 ③ 加崩解剂或用乙醇起模 ④ 控制泛丸时间 ⑤ 控制含水量与温度,或采用塑制法、微波干燥
微生物限度超标	① 药材灭菌不彻底 ② 生产卫生条件差 ③ 包装不严或污染	① 原药材采用适当方法灭菌 ② 按GMP控制卫生条件 ③ 包装材料及成品灭菌

第三节　蜜　丸

一、概述

1. 蜜丸的含义　蜜丸系指饮片细粉以蜂蜜为黏合剂制成的丸剂。

2. 蜜丸的特点

优　点	缺　点
作用缓和持久;可防止氧化(还原糖);具补中、镇咳、缓下、润燥、解毒作用(蜂蜜协同作用);矫味;较强的可塑性,表面光滑、滋润	含量、溶散时限难控制;易吸潮,霉变,微生物限度易超标

3. 蜜丸的规格　丸重≥0.5 g 为大蜜丸,<0.5 g 为小蜜丸。

二、蜂蜜的选择

1. 蜂蜜的要求　25℃时相对密度为 1.349 以上,还原糖不少于 64.0%.无淀粉、糊精,味甜,清洁无杂质。

2. 炼蜜目的　除去杂质,破坏酶类,杀死微生物,降低水分含量,增加黏合力。

三、蜜丸的制备

1. 工艺流程图

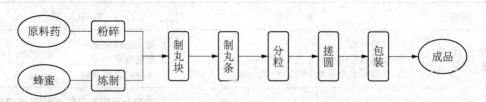

2. 制法

(1) 蜂蜜的炼制　①炼蜜程度选择依据:药材性质;药粉含水量;制丸气温等。过嫩黏力不好,不光滑;过老丸块硬,难搓丸。②工艺:蜂蜜→沸水溶化并稀释→过三至四号筛网(除杂)→滤液煮沸→去沫、搅拌→至需要程度。③炼蜜规格与选用:

规格	炼制温度/℃	含水量/%	相对密度	性状	使用范围
嫩蜜	105～115	17～20	1.35	稍有黏性	含较多树脂、黏液质等黏性较强的药材
中蜜	116～118	14～16	1.37	浅黄色、无白丝	黏性中等的药材
老蜜	119～122	<10	1.40	红棕色、有白丝	黏性差的矿物性和纤维性药材

(2) 物料的准备　① 药材饮片:粉碎成细粉或最细粉。② 润滑剂:为防粘连并使表面光滑,机器用 70%乙醇(兼消毒),手工用麻油与蜂蜡(7:3)的加热融合物。

(3) 制丸块　塑制法的关键步骤,要求:能随意塑形不开裂,不粘手,不黏附器壁。

影响因素:①炼蜜程度:根据药材性质、粉末粗细、含水量、温湿度炼蜜。②和药蜜温:黏性强、遇热易熔化的药粉或挥发性药物以 60℃～80℃温蜜为宜;冰片、麝香等,应采用温蜜;黏性小的药粉,须用老蜜,趁热加入。③用蜜量:常用1:1～1:1.5,含糖类等黏性强药粉用蜜少,含纤维多黏性差的药粉用蜜多,可达1:2。此外,夏季用蜜少于冬季;机械用蜜少于手工。

设备：大生产，中药自动制丸机、滚筒式制丸机、光电自控制丸机；手工制，螺旋式出条机、轧丸机或搓丸板。

（4）制丸条、分粒与搓圆　通常用三辊蜜丸机或中药自动制丸机。

（5）干燥　水分≤15.0％；以老或中偏老制丸，不须干燥，保持滋润状态；以嫩或中偏嫩制丸，需干燥。温度同水丸。

四、塑制法制蜜丸常见问题与解决措施

问题	原　　因	解　决　方　案
粗糙	①药粉过粗；②蜜量不足或不均匀；③润滑剂不足；④过松的药物过多(纤维、矿物)	①提高粉碎度；②加大用蜜量、用老蜜；③加适量润滑剂；④过松药物提取后兑入炼蜜
空心	①丸块揉搓不够；②药材油性过大	①控制和药步骤；②用嫩蜜
丸粒过硬	①炼蜜过老；②蜜温过低；③蜜量不足；④含胶类药材过多	控制炼蜜过程及蜜温；减少胶类药材投
皱皮	①炼蜜过嫩；②包装不严吸潮；③润滑剂使用不当	①控制炼蜜程度；②包装严密；③加适量润滑剂
微生物限度超标	同水丸	①同水丸；②热蜜和药，减少制备时间

第四节　浓缩丸与水蜜丸

一、浓缩丸

1. 浓缩丸的含义　将饮片或部分饮片提取浓缩后，与适宜的辅料或其余饮片细粉，以水、蜂蜜或蜂蜜和水为黏合剂制成的丸剂。

2. 浓缩丸的制备

（1）泛制法　水丸/水蜜丸型：膏少时以浸膏为黏合剂，与药材细粉泛制；膏多时稠膏与药材细粉先混合，干燥，粉碎，或制成浸膏粉；以水或一定浓度的乙醇为润湿剂。

（2）塑制法　蜜丸型：药液浓缩成膏作黏合剂，加适量炼蜜，与药材细粉混合，制成丸块后塑制。

（3）压制法　相当于片剂制备工艺，现代大生产多用，质量可控性强，工艺简单。

3. 决定制膏与打粉药材的原则　既缩小体积，又增强疗效。①粉性、贵重、细料、易碎药、量少或作用强烈的药材，宜作粉；②质坚、黏性及体积大、纤维多的药材，宜作膏。

二、水蜜丸

1. 水蜜丸的含义　饮片细粉以炼蜜和水为黏合剂制成的丸剂。

2. 浓缩丸与水蜜丸的特点

	优点	缺点
浓缩丸	1. 体积减小，便于服用与携带 2. 利于贮藏，不易霉变	有些成分稳定性可能受到影响，导致药效降低
水蜜丸	1. 丸粒小，光滑圆整，易服用 2. 节省蜂蜜，降低成本，利于贮存	含水量高，干燥不及时易发霉变质

3. 水蜜丸的制备　可采用塑制法和泛制法制备。

（1）泛制法　起模须用水，以免粘结；蜜水加入方式：浓度低→高→低。

（2）塑制法　药粉：炼蜜＝100∶40；加水量为炼蜜∶水＝1∶2.5～3。

（3）注意事项　及时干燥，防止霉变。

第五节　糊丸、蜡丸

一、糊丸

1. 糊丸的含义　饮片细粉以米粉、米糊或面糊等为黏合剂制成的丸剂。

2. 糊丸的特点　胃内溶散迟缓，释药缓慢，可延长药效；减少药物对胃的刺激，适用于毒性或有刺激性药物制丸。

二、蜡丸

1. 蜡丸的含义　饮片细粉以蜂蜡为黏合剂制成的丸剂。

2. 蜡丸的特点　蜡丸在体内外均不溶散，药物通过微孔或蜂蜡溶蚀方式缓慢持久释放，可延长药效，能防止药物中毒或对胃肠道刺激。

三、糊丸与蜡丸的比较

	糊丸	蜡丸
赋形剂	米粉、米糊或面糊	蜂蜡
中医特点	"取其迟化"	"取其难化"
释药特点	溶散缓慢	不溶散，以微孔或溶蚀方式释放
制法	泛制法、塑制法	塑制法
说明	糯米粉黏合力最强，面粉糊使用较广泛	蜂蜡需精制，操作温度60℃左右，蜂蜡用量要适宜

第六节　滴　丸

一、概述

1. 滴丸的含义　指原料药物与适宜的基质加热熔融混匀，滴入互不作用的冷凝介质中制成的球形或类球形制剂。采用的制备方法为滴制法，新技术为固体分散技术。

2. 滴丸的特点　优点：①起效迅速、生物利用度高（水溶性基质呈高度分散状态）；②缓释、长效作用（非水溶性基质呈骨架型）；③生产车间无粉尘、利于劳动保护；设备简单，操作方便，生产工序少，工艺周期短，生产效率高；④工艺条件易控制，剂量准确、质量稳定；⑤增加易氧化易挥发药物的稳定性；⑥液体药物固体化；⑦可多部位用药（口服、耳、鼻、口腔）。

缺点：载药量小，服药数量大。

二、滴丸基质与冷凝液

1. 滴丸基质　①与主药无化学反应，不影响药物的疗效与检测；②熔点低，受热可熔化成液体，遇骤冷能凝固，室温下保持固体状态；③对人体无害。

2. 冷凝介质　①安全无害，不溶解主药与基质，不与主药、基质发生化学反应；②密度与液滴密度相近，使滴丸在其中缓缓下沉或上浮，充分凝固圆整。

3. 常用基质与冷凝液

	水溶性基质	非水溶性基质
基质	PEG6000(4 000)、硬脂酸钠、甘油明胶、S40、聚醚	硬脂酸、单硬脂酸甘油酯、蜂蜡、虫蜡、氢化植物油
冷凝液	液状石蜡、植物油、甲基硅油	水、不同浓度乙醇、无机盐溶液

三、滴丸的制备

1. 工艺流程图

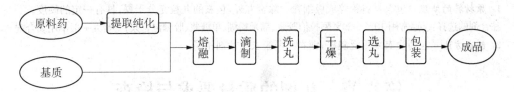

2. 制法　将药物溶解、混悬或乳化在熔融的基质中,保持恒定的温度(80℃～100℃),经过一定大小管径的滴头匀速滴入冷凝介质中,滴液收缩、凝固形成的丸粒缓缓下沉于器底,或浮于冷凝液表面,取出,脱冷凝液,干燥,即成,也可包衣。

3. 注意事项　为保证滴丸的圆整度与丸重差异合格,滴制过程中要保持药液恒温,滴制液静液压恒定,控制适当的滴距及滴速,保持好冷凝液的温度梯度。

四、常见问题与解决措施

问题	原　因	解　决　方　案
丸重差异超限	① 药物与基质未完全熔融,混合不匀 ② 滴制压力不均衡 ③ 滴制液温度不恒定 ④ 滴速控制不当 ⑤ 滴头与冷却液面距离过大	① 升高配料罐、滴液罐和滴头温度 ② 药物与基质混合均匀,保持恒温 ③ 使滴液罐内通入适当压力的压缩空气,使滴制液静压恒定 ④ 调整滴距为最小状态(<15 mm) ⑤ 控制稳定的滴速 ⑥ 及时冷却
圆整度差	① 冷凝液未控制好温度梯度 ② 冷凝液选择不当	① 调整制冷系统,保证冷却液温度梯度 ② 更换合适的冷凝液
滴头堵塞	① 滴灌和滴头温度过低,滴液凝固所致 ② 药物与基质密度差异过大 ③ 药物成分间或与基质间发生反应,聚集成小颗粒引起堵塞	① 升高滴灌和滴头的温度,保持恒温 ② 搅拌药液 ③ 调整处方,选用适宜的基质
药丸破损	集丸离心机转速过高	调节转速
滴丸不够干燥	① 冷却液残留过多 ② 吹风强度和时间不足	① 保证离心机脱冷却剂85%以上 ② 提高吹风强度和时间

第七节　丸剂的包衣

一、丸剂包衣的目的
(1) 掩盖恶臭、异味,使丸面平滑、美观,便于吞服。

(2) 防止主药氧化变质或挥发。

(3) 防止吸潮及虫蛀。

(4) 根据医疗需要,处方中一部分药物作为包衣材料包于丸剂的表面,在服用后首先发挥药效。

(5) 包肠溶衣可避免药物对胃的刺激,或肠溶缓释。

二、丸剂包衣的种类

(1) **药物衣** 既可先发挥药效,又可保护丸粒、增加美观。如朱砂衣、甘草衣。

(2) **保护衣** 不具药理作用,性质稳定,起保护作用。如糖衣、薄膜衣。

(3) **肠溶衣** 在肠液中溶散。如虫胶、CAP。

三、丸剂包衣的方法

1. 原材料的处理 包衣材料粉碎成极细粉。除蜜丸外,包衣的丸粒充分干燥,具有一定的硬度。

黏合剂的选择:①通常用 10%~20%阿拉伯胶浆、糯米粉糊、单糖浆、胶糖混合浆;②蜜丸一般不用黏合剂。

2. 包衣方法 包药物衣采用泛制法;糖衣及薄膜衣与片剂相同。

第八节 丸剂的质量要求与检查

丸剂的质量要求包括性状、水分、重量差异、装量差异、装量、溶散时限、微生物限度。

一、水分

大蜜丸、小蜜丸、浓缩蜜丸≤15.0%;水蜜丸、浓缩水蜜丸≤12.0%;水丸、糊丸或浓缩水丸≤9.0%;蜡丸,不检查。

二、溶散时限

类别	溶散时限	类别	溶散时限
小蜜丸、水蜜丸、水丸	1 h 内	包衣滴丸	1 h 内
浓缩丸、糊丸	2 h 内	大蜜丸及研碎、嚼碎后或用开水、黄酒等分散后服用的丸剂	不检查
滴丸	30 min 内		

第九节 丸剂的包装与贮藏

一、丸剂常用包装材料与包装方法

(1) **小丸** 玻璃瓶、塑料瓶、瓷瓶,棉花填空隙,蜡封。

(2) **蜜丸** 纸盒、蜡壳、塑料圆盒,铝塑泡罩,多用蜡纸蜡衣防潮。

(3) **包装** 采用机械化包装,如中药蜡壳蜜丸包装机。

二、蜡壳包装

(1) **特点** 通透性差,适用于芳香性药物和贵重药材丸剂。

(2) **原料** 蜂蜡与石蜡混合,石蜡调节硬度。

各种丸剂特点概述与选用

剂型	赋形剂	优点	缺点
水丸	水酒/醋/药汁	① 易溶散、显效快 ② 含药量高(无辅料) ③ 可分层泛入制成多层丸 ④ 便于服用和贮藏	① 泛制法繁琐、质量不稳定 ② 含量、溶散时限难控制 ③ 卫生学易超标

续　表

剂型	赋形剂	优点	缺点
蜜丸	炼蜜	① 作用缓和持久 ② 可防止氧化(还原糖) ③ 具补中、镇咳、缓下、润燥、解毒作用(蜂蜜协同作用) ④ 矫味 ⑤ 较强的可塑性,表面光滑、滋润	① 含量、溶散时限难控制 ② 易吸潮,霉变,卫生学易超标
浓缩丸	水、炼蜜、乙醇等	① 服用量减小、疗效增加 ② 节省赋形剂 ③ 携带贮存运输方便 ④ 符合中医用药特点又适于大生产	① 含量、溶散时限难控制 ② 卫生学易超标 ③ 有效成分可能有损失
水蜜丸	炼蜜和水	① 同蜜丸,但用蜜少,适用于潮湿环境(南方多用) ② 丸粒小、易服用、成本低、易贮存	① 含量、溶散时限难控制 ② 易吸潮,霉变,卫生学易超标
糊丸	米糊 面糊	① 坚硬,溶散迟缓,延效 ② 减少刺激性,适于有毒剧药物	① 含量、溶散时限难控制 ② 易霉变,卫生学易超标
蜡丸	蜂蜡	① 难溶于水,释药极慢 ② 适于毒性或刺激性强的药物 ③ 有的具肠溶作用	
滴丸	基质: PEG、泊洛沙姆、硬脂酸等	① 起效迅速、生物利用度高(水溶性基质呈高度分散状态) ② 缓释长效作用(脂溶性基质呈骨架型) ③ 生产车间无粉尘、利于劳动保护 ④ 工艺条件易控制,剂量准确、质量稳定 ⑤ 增加易氧化易挥发药物的稳定性 ⑥ 液体药物固体化 ⑦ 可多部位用药(耳、鼻)	① 载药量小,服药数量大 ② 主药要求高 ③ 可供选择的基质、冷凝剂少

【同步练习】

一、选择题

(一) 单选题

1. 水丸的制备工艺流程为(　)

　　A．原料的准备→起模→泛制成型→盖面→干燥→选丸→包衣→打光

　　B．原料的准备→起模→泛制成型→盖面→选丸→干燥→包衣→打光

　　C．原料的准备→起模→泛制成型→干燥→盖面→选丸→包衣→打光

　　D．原料的准备→起模→泛制成型→干燥→选丸→盖面→包衣→打光

　　E．原料的准备→起模→泛制成型→干燥→包衣→选丸→盖面→打光

2. 关于湿法制粒起模法特点的叙述,**错误**的是(　)

　　A．所得丸模较紧密　　　　　　B．所得丸模较均匀　　　　　　C．丸模成型率高

　　D．该法是先制粒再经旋转摩擦去其棱角而得

　　E．该法起模速度快

3. 下列关于水丸的叙述中,**错误**的是(　)

A. 质粘糖多的处方多用酒作润湿剂　　B. 活血通络的处方多用酒做润湿剂

C. 疏肝理气的处方多用醋作润湿剂　　D. 水丸"起模"选用黏性强的极细粉

E. 泛丸时酒作为润湿剂产生的黏性比水弱

4. 关于蜜丸的叙述,**错误**的是(　　)

A. 是以炼蜜为黏合剂制成的丸剂　　B. 大蜜丸是指重量在 6 g 以上者　　E. 易长菌

C. 一般用于慢性病的治疗　　D. 一般用塑制法制备

5. 蜂蜜炼制目的的叙述,**错误**的是(　　)

A. 除去蜡质　　　　　　　B. 杀死微生物　　　　　　C. 破坏淀粉酶

D. 增加黏性　　　　　　　E. 促进蔗糖解为还原糖

6. 关于老蜜的判断,**错误**的是(　　)

A. 炼制老蜜会出现"牛眼泡"　　B. 有"滴水成珠"现象

C. 出现"打白丝"　　　　　　D. 含水量一般在 14%～16%　　E. 相对密度为 1.40

7. 塑制法制备蜜丸的关键工序是(　　)

A. 物料的准备　　B. 制丸块　　C. 制丸条　　D. 分粒　　E. 干燥

8. 制备六味地黄丸时,每 100 g 粉末应加炼蜜(　　)

A. 250 g　　　　B. 200 g　　　　C. 150 g　　　　D. 100 g　　　　E. 50 g

9. 下列关于水蜜丸的叙述中,**错误**的是(　　)

A. 水蜜丸是药材细粉以蜜水为黏合剂制成的

B. 它较蜜丸体积小,光滑圆整,易于服用

C. 比蜜丸利于贮存　　　　　　D. 可以采用塑制法和泛制法制备

E. 水蜜丸在成型时,蜜水的浓度应以高→低→高的顺序。

10. 用于制作水蜜丸时,其炼蜜与水的一般比例是(　　)

A. 1∶1～1.5　　B. 1∶2～2.5　　C. 1∶2.5～3　　D. 1∶3.5～4　　E. 1∶5～5.5

11. 含有毒性及刺激性强的药物宜制成(　　)

A. 水丸　　　　B. 蜜丸　　　　C. 水蜜丸　　　　D. 浓缩丸　　　　E. 蜡丸

12. 关于滴丸特点的叙述,**错误**的是(　　)

A. 滴丸载药量小　　　　　　B. 滴丸可使液体药物固体化

C. 滴丸剂量准确　　　　　　D. 滴丸均为速效剂型　　　　E. 劳动保护好

13. 滴丸与胶丸的共同点是　(　　)

A. 均为丸剂　　　　　　　　B. 均可用滴制法制备

C. 所用制造设备完全一样　　D. 均以 PEG 类为辅料

E. 分散体系相同

14. 以 PEG 为基质制备滴丸做冷却剂时应选(　　)

A. 水与乙醇的混合物　　　　B. 乙醇与甘油的混合物

C. 液体石蜡与乙醇的混合物　　D. 煤油与乙醇的混合物

E. 液体石蜡

15. 从制剂学观点看,苏冰滴丸疗效好的原因是(　　)

A. 用滴制法制备　　　　　　B. 形成固体溶液　　　　　　C. 含有挥发性药物

D. 受热时间短,破坏少　　　　E. 剂量准确

16. 《中国药典》2015 年版规定丸剂所含水分应为(　　)

A. 均<15.0%　　　　　　　B. 均<9.0%

C. 水丸<9.0%,大蜜丸<15.0%　　D. 水丸<12.0%,水蜜丸<15.0%

E. 浓缩水丸<12.0%,浓缩水蜜丸<15.0%

17. 朱砂安神丸一般包衣为(　　)

A. 滑石衣　　　　B. 药物衣　　　　C. 肠衣　　　　D. 糖衣　　　　E. 半薄膜衣

18. 下列药材细粉中,宜选作水丸起模用粉的为(　　　)
    A. 甘草　　　　　B. 熟地　　　　　C. 黄柏　　　　　D. 朱砂　　　　　E. 牡蛎

19. 下列关于水丸润湿剂的叙述,**错误**的是(　　　)
    A. 通常情况下用自来水作润湿剂　　　B. 活血通络的处方多用酒作润湿剂
    C. 疏肝理气止痛的处方多用醋作润湿剂
    D. 质黏糖多的处方多以酒作润湿剂
    E. 鲜品药材可做成药汁当润湿剂

20. 下列关于蜜丸的叙述中,**错误**的是(　　　)
    A. 它是药物细粉用"炼蜜"混合制成　　　B. 药物应是过 100~120 目筛的细粉
    C. 药物与炼蜜的比例通常为 1:1~1:1.5
    D. 含大量树脂类药物和药时,蜜温越高越好
    E. 含纤维较多的药材,应该使用老蜜

21. 制备蜜丸时,炼制嫩蜜其温度应达到(　　　)
    A. 105℃~115℃　B. 110℃~116℃　C. 116℃~118℃　D. 119℃~122℃　E. 123℃~126℃

22. 下列关于水蜜丸的叙述中,**错误**的是(　　　)
    A. 水蜜丸是药材细粉以蜜水为黏合剂制成
    B. 它较蜜丸体积小、硬度大,易于服用
    C. 更适于补益药处方及湿热地区制丸
    D. 可采用塑制法和泛制法　　　E. 泛制法时,采用浸膏起模

23. 下列关于浓缩丸的叙述,**错误**的是(　　　)
    A. 浓缩丸按赋形剂可分水丸型和蜜丸型
    B. 其服用量较蜜丸和水丸少　　　C. 制法分塑制法和泛制法
    D. 膏少药粉多时宜用塑制法制备
    E. 泛制法时,多采用不同浓度乙醇作为润湿剂

24. 下列关于选择滴丸冷却剂的叙述,**错误**的是(　　　)
    A. 主药在其中不溶解　　　　　　B. 基质在其中不溶解
    C. 其密度与液滴密度相等　　　　D. 虫蜡为基质可用水冷却
    E. PEG 为基质可用植物油冷却

25. 下列关于丸剂特点叙述,**错误**的是(　　　)
    A. 适用于慢性病　　　　　B. 为重要的传统中药剂型　　　　　C. 溶散、释放药物快
    D. 操作不当易影响溶散、崩解　　　E. 成品难符合药品卫生标准

26. 丸剂中疗效发挥最快的剂型是(　　　)
    A. 水丸　　　　　B. 蜜丸　　　　　C. 糊丸　　　　　D. 蜡丸　　　　　E. 滴丸

27. 下列关于水丸特点叙述**不当**的是(　　　)
    A. 可掩盖不良气味　　　　　B. 表面致密不易吸潮
    C. 药物的均匀性及溶散时间不易控制　D. 成品均匀性及溶散易控制
    E. 作用较为迟缓

28. 下列**不适宜**作为水丸赋形剂的是(　　　)
    A. 蒸馏水　　　　　B. 黄酒　　　　　C. 淀粉浆　　　　　D. 米醋　　　　　E. 药汁

29. 制备防风通圣丸所用滑石粉的作用是(　　　)
    A. 起模　　　　　B. 成型　　　　　C. 盖面　　　　　D. 包衣　　　　　E. 选丸

30. 水丸起模的操作过程是(　　　)
    A. 将药粉加入逐渐泛制成成品　　　B. 加润湿剂逐渐泛制的过程
    C. 将药粉制成直径 0.5~1 mm 大小丸粒的过程
    D. 使表面光洁的过程

E．将成型的药丸进行筛选,除去大小不规则的丸粒的过程

31. 水丸盖面的目的是(　　　)

A．使丸粒增大　　　　　　　　　　　B．使丸粒表面光洁、致密、色泽均匀

C．使丸粒崩解时限延长　　　　　　　D．使丸粒崩解时限缩短　　　　E．使丸粒含菌量降低

32. 下列关于蜜丸制备叙述,**错误**的是(　　　)

A．药材经炮制粉碎成细粉后制丸

B．药材经提取浓缩后制丸

C．根据药粉性质选择适当的炼蜜程度

D．根据药粉性质选择适当的合药蜜温

E．炼蜜与药粉的比例一般是1∶1～1∶1.5

33. 下列指标哪个是"中蜜"的炼制标准(　　　)

A．蜜温105～115℃,含水量17～20%,相对密度1.35

B．蜜温114～116℃,含水量18%,相对密度1.35

C．蜜温116～118℃,含水量14～16%,相对密度1.37

D．蜜温119～122℃,含水量10%,相对密度1.40

E．蜜温126～128℃,含水量4～6%,相对密度1.47

34. 下列关于炼蜜的叙述,**不正确**的是(　　　)

A．炼蜜时有嫩蜜、中蜜、老蜜三种规格

B．中蜜炼蜜温度为116℃～118℃并有"鱼眼泡"出现

C．老蜜的相对密度为1.40

D．嫩蜜的相对密度为1.37

E．炼蜜的目的是杀灭微生物、破坏酶、除杂质和增加黏性

35. 制大蜜丸炼蜜时,老蜜含水量是(　　　)

A．10%　　　　B．12%　　　　C．10%～12%　　D．14%～16%　　E．15%

36. 下列蜜丸的制备工艺流程正确的为(　　　)

A．物料准备→制丸条→分粒及搓圆→整丸→质检→包装

B．物料准备→制丸块→搓丸→干燥→整丸→质检→包装

C．物料准备→制丸块→分粒→干燥→整丸→质检→包装

D．物料准备→制丸块→制丸条→分粒及搓圆→干燥→整丸→质检→包装

E．物料准备→制丸块→制丸条→分粒及搓圆→包装

37. 下列何物常作为手工制蜜丸的润滑剂(　　　)

A．软肥皂与甘油的融合物　　　　　B．蜂蜡与芝麻油的融合物　　　C．药用乙醇

D．石蜡与芝麻油的融合物　　　　　E．蜂蜡与液体石蜡的融合物

38. 在下列制剂中疗效发挥最快的剂型是(　　　)

A．水丸　　　　B．蜜丸　　　　C．滴丸　　　　D．浓缩丸　　　E．糊丸

39. 在下列制剂中疗效发挥最慢的剂型是(　　　)

A．水丸　　　　B．蜜丸　　　　C．滴丸　　　　D．浓缩丸　　　E．糊丸

40. 制备蜡丸时用的辅料为(　　　)

A．蜂蜡　　　　B．石蜡　　　　C．液体石蜡　　　D．川白蜡　　　E．地蜡

41. 下列丸剂中不能用泛制法制备的是(　　　)

A．水丸　　　　B．蜜丸　　　　C．水蜜丸　　　D．浓缩丸　　　E．糊丸

42. 下列不需要检查溶散时限或崩解时限的丸剂是(　　　)

A．水丸　　　　B．小蜜丸　　　C．大蜜丸　　　D．浓缩丸　　　E．糊丸

43. 下列不需要进行水分检测的丸剂是(　　　)

A．水丸　　　　B．蜜丸　　　　C．浓缩水蜜丸　　D．糊丸　　　　E．蜡丸

44. 下列关于滴丸叙述,**错误**的是( )

　　A．由滴制法制成的一种球状固体制剂　　B．难溶性药物以微细晶体存在于基质中

　　C．基质有水溶性和脂溶性之分　　　　　D．生物利度高但剂量不准确

　　E．量大的液体药物可形成固态乳剂存在于基质中

45. 滴丸制备中固体药物在基质中的状态为( )

　　A．药物与基质形成络合物　　　　B．形成固态凝胶　　　　　C．形成固态乳剂

　　D．形成固体溶液　　　　　　　　E．形成微囊

46. 下列哪项**不是**影响滴丸圆整度的因素( )

　　A．药物的重量　　　　　　　　B．液滴的大小　　　　　　C．冷却剂的温度

　　D．液滴与冷凝液的密度差　　　E．液滴与冷却剂的亲和力

47. 下列哪一项对滴丸圆整度无影响( )

　　A．滴丸单粒重量　　　　　　　B．滴管的长短

　　C．液滴与冷却液的密度差　　　D．液滴与冷却剂的亲和力　　E．冷却方式

48. 下列物质一般**不作**为滴丸冷凝液的是( )

　　A．液体石蜡　　B．二甲基硅油　　C．聚乙二醇　　D．乙醇　　E．水

49. 以水溶性强的基质制备滴丸时应选用下列哪一种冷却剂( )

　　A．水　　　　　　　　　　　　B．乙醇

　　C．液体石蜡与乙醇的混合物　　D．煤油与乙醇的混合物　　E．甲基硅油

(二) 多选题

1. 可以用作制备丸剂的辅料的是( )

　　A．水　　　　　　B．酒　　　　　C．蜂蜜　　　　D．药汁　　　　E．面糊

2. 关于水丸的特点,叙述正确的是( )

　　A．含药量较高　　　　　　　　B．可以掩盖不良气味　　　　C．不易吸潮

　　D．溶解时限易控制　　　　　　E．生产周期短

3. 在水丸制备中有些药物可以提取药汁作为泛丸的赋形剂,以下药物宜提取的是( )

　　A．丝瓜络　　　B．乳香、没药　　　C．白术　　　D．阿胶　　　E．胆汁

4. 关于起模的叙述,正确的是( )

　　A．起模是指将药粉制成直径 0.5~1 mm 的小丸粒的过程

　　B．起模是水丸制备最关键的工序

　　C．起模常用水作润湿剂

　　D．为便于起模,药粉的黏性可以大一些

　　E．起模用粉应过 5 号筛

5. 水丸的制备中需要盖面,方法有以下哪几种( )

　　A．干粉盖面　　　B．清水盖面　　　C．糖浆盖面　　　D．清浆盖面　　　E．虫蜡盖面

6. 关于塑制法制备蜜丸叙述,正确的是( )

　　A．含有糖、黏液质较多宜热蜜和药　　B．炼蜜与药粉的比例应为 1∶1~1.5

　　C．一般含糖类较多的药材可以用蜜量多些

　　D．夏季用蜜量宜少　　　　　　E．手工用蜜量宜多

7. 制丸块是塑制蜜丸关键工序,那么优良的丸块应为( )

　　A．可塑性非常好,可以随意塑形　　B．表面润泽,不开裂

　　C．丸块被手搓捏较为粘手　　　　D．较软者为佳　　　　　E．握之成团、按之即散

8. 蜂蜜炼制不到程度,蜜嫩水多可导致蜜丸( )

　　A．表面粗糙　　　B．蜜丸变硬　　　C．皱皮　　　D．反砂　　　E．空心

9. 关于浓缩丸的叙述,正确的是( )

　　A．又称为"药膏丸"或"浸膏丸"　　B．只能采用泛制法制备

C．黏性大的药材宜制膏　　　　D．含淀粉多的药材宜制膏

E．与蜜丸相比减少了体积和服用量

10. 关于微丸的叙述,正确的是(　　)

A．是直径小于 3 mm 的各类球形小丸　B．胃肠道分布面积大,吸收完全,生物利用度高

C．释药规律具有重现性　　　　D．我国古时就有微丸,如六神丸、牛黄消炎丸等

E．微丸是一类缓、控释制剂

11. 关于滴丸冷却剂的要求,叙述正确的是(　　)

A．冷却剂不与主药相混合　　　B．冷却剂与药物间不应发生化学变化

C．液滴与冷却剂之间的黏附力要大于液滴的内聚力

D．冷却剂的相对密度应大于液滴的相对密度

E．冷却剂的相对密度应小于液滴的相对密度

12. 滴丸基质应具备的条件是(　　)

A．熔点较低或加热(60℃～100℃)下能熔成液体,而遇骤冷又能凝固

B．在室温下保持固态　　　C．要有适当的黏度

D．对人体无毒副作用　　　E．不与主药发生作用,不影响主药的疗效

13. 固体药物在滴丸的基质中分散的状态可以是(　　)

A．形成固体溶液　　　B．形成固态凝胶　　　C．形成微细结晶

D．形成无定型状态　　　E．形成固态乳剂

14. 关于滴丸丸重的叙述,正确的是(　　)

A．滴速越快丸重越大　　　B．温度高丸重小　　　C．温度高丸重大

D．滴管口与冷却剂之间的距离应大于 5 cm

E．滴管口径大丸重也大,但不宜太大

15. 为改善滴丸的圆整度,可采取的措施是(　　)

A．液滴不宜过大　　　B．液滴与冷却液的密度差应相近

C．液滴与冷却剂间的亲和力要小　D．液滴与冷却剂间的亲和力要大

E．冷却剂要保持恒温,温度要低

16. 丸剂的包衣种类包括(　　)

A．药物衣　　B．糖衣　　C．薄膜衣　　D．肠溶衣　　E．树脂衣

17. 水丸包衣可起到什么作用(　　)

A．医疗作用　　B．保护作用　　C．减少刺激性　　D．定位释放　　E．改善外观

18. 丸剂包衣按传统方法可包成(　　)

A．朱砂衣　　B．青黛衣　　C．雄黄衣　　D．虫胶衣　　E．百草霜衣

19. 下列丸剂中需作溶散时限检查的是(　　)

A．水丸　　B．糊丸　　C．水蜜丸　　D．蜡丸　　E．浓缩丸

20. 目前丸剂发展出一些现代改进剂型,包括(　　)

A．糊丸　　B．滴丸　　C．浓缩丸　　D．蜡丸　　E．胶丸

21. 下列适于制备蜡丸的药物(　　)

A．滋补性药物　　B．芳香性药物　　C．解表性药物　　D．刺激性药物　　E．毒性药物

22. 下列关于蜡丸的叙述中,正确的是(　　)

A．其是药粉以蜂蜡为黏合剂制成　B．其不溶于水和酸,在胃中也不崩解

C．其释药速度缓慢而持久　　　D．其不宜用于毒性和刺激性的药物

E．用塑制法制备,成丸可用 80℃ 干燥

23. 下列关于影响滴丸圆整度因素的叙述中,**错误**的是(　　)

A．液滴愈大,滴丸的圆整度愈好　B．液滴愈小,滴丸的圆整度愈好

C．液滴在冷却剂中移动速度愈快,滴丸的圆整度愈好

D．液滴在冷却剂中移动速度愈快,滴丸的圆整度愈差

E．降低液滴与冷却液的亲和力,能使空气尽早排出,滴丸的圆整度愈好

24. 下列丸剂中需作溶散时限检查的是(　　)

A．水丸　　　　　B．糊丸　　　　　C．大蜜丸　　　　　D．蜡丸　　　　　E．浓缩丸

25. 丸剂的特点是(　　)

A．溶散、释放药物缓慢　　　　　B．多用于治疗慢性疾病

C．多用于病后调和气血　　　　　D．为重要的传统中药剂型

E．易达药品卫生标准

26. 水丸的特点是(　　)

A．丸粒体积小便于吞服　　　　　B．易溶散显效快

C．生产设备简单,操作简单　　　　　D．分层泛制

E．可掩盖药物的不良气味

27. 制备水丸时用酒的目的是(　　)

A．降低泛制操作时药物的黏性　　　　　B．良好的有机溶剂有助于一些成分溶出

C．引药上行增强活血散瘀作用　　　　　D．制成的丸剂易于干燥

E．有助于成品的卫生达标

28. 制备水丸时常需制成药汁的药物有(　　)

A．含淀粉量多的药物　　　　　B．纤维性强的药物

C．树脂类药物　　　　　D．乳汁胆汁等　　　　　E．鲜药材

29. 水丸起模应注意的是(　　)

A．起模用粉应选用黏性适宜的药粉　　　B．起模常用乙醇作为润湿剂

C．起模是将药粉制成 0.5～1 mm 大小的丸粒

D．起模常用水作为润湿剂

E．起模用粉量应根据药粉的性质和丸粒的规格决定

30. 水丸成型操作中应注意的是(　　)

A．加水量以丸粒表面润湿而不粘连为度

B．加粉量以能被润湿的丸粒完全吸附为宜

C．除在泛制过程中及时筛选外在丸粒干燥后必须进一步选丸

D．处方中若含芳香挥发性或刺激性较大的药粉,最好泛于丸粒中层

E．含朱砂、硫黄等药物的丸剂不能用铜制锅泛丸

31. 含下列成分的药物制蜜丸时,哪些需选择嫩蜜(　　)

A．富含纤维　　　　　B．富含淀粉　　　　　C．富含糖类　　　　　D．富含脂肪　　　　　E．富含黏液质

32. 下列药物含量较多时制蜜丸**不应**选择热蜜和药的是(　　)

A．淡竹叶　　　　　B．石决明　　　　　C．乳香　　　　　D．阿胶　　　　　E．冰片

33. 下列关于蜜丸制备的叙述,正确的是(　　)

A．药材粉碎成细粉或最细粉　　　　　B．机制、手工制蜜丸常用润滑剂均为药用乙醇

C．蜜与药粉比例为 1∶1～1∶1.5　　　　　D．夏季用蜜量多,冬季用蜜量少

E．蜜丸不经干燥即可包装

34. 制备蜜丸用蜂蜜的质量规定主要为(　　)

A．半透明、带光泽、浓稠的液体　　　　　B．气芳香、味极甜

C．相对密度不得低于 1.349(25℃)　　　　　D．含还原糖不得低于 64%

E．进行酸度的检查

35. 下列丸剂中可采用泛制法制备的是(　　)

A．水丸　　　　　B．水蜜丸　　　　　C．糊丸　　　　　D．蜡丸　　　　　E．微丸

36. 除另有规定外下列丸剂的含水量正确的是(　　)

A．水丸不得超过 12.0%   B．水蜜丸不得超过 12.0%

C．小蜜丸不得超过 15.0%   D．浓缩水丸不得超过 9.0%   E．蜡丸不得超过 9.0%

37. 脂溶性基质的滴丸选用的冷却剂为（   ）

A．液体石蜡   B．水   C．不同浓度乙醇

D．液体石蜡与煤油的混合物   E．植物油

二、填空题

1. 丸剂的制备方法有 3 种：_____、_____、_____。

2. 水丸常用的赋形剂除水外还有_____、_____、_____。

3. 机械泛丸时,起模的方法可分为_____、_____。

4. 塑制法制备蜜丸的工艺为物料准备→制丸块→制丸条→_____→_____→_____→_____→_____。

5. 根据所用黏合剂的不同,浓缩丸分为_____、_____、_____。

6. 微丸是指直径小于_____的各类球形或类球形的药剂。

7. 糊丸所用的糊最常用的为_____、_____。

8. 蜡丸所用的蜡,用_____,静置_____,反复几次,精制而成。

9. 制备滴丸的设备主要由_____、_____、_____ 3 个部分组成。

10. 丸剂染菌的主要途径有_____、_____、_____。

11. 冠心苏合滴丸所采用的基质是_____。

12. 滴丸应在_____分钟内全部溶散。

13. 丸剂的制备方法有泛制法、塑制法和_____。

14. 妇科通经丸中含有巴豆,为防止中毒反应,故制成_____丸。

15. 滴丸水溶性基质应选择_____冷凝液。

三、判断题

1. 水丸"起模"应选用黏性强的极细粉。（   ）

2. 泛丸时酒作为润湿剂产生的黏性比水弱。（   ）

3. 塑制法制丸,黏性强的药物宜用"中蜜"和药。（   ）

4. 一般说来,方中膏少粉多宜用泛制法制备浓缩丸。（   ）

5. 塑制法制丸,机械和药比手工和药用蜜量要多。（   ）

6. 制备水丸的关键操作是盖面加大成型,使丸粒表面光滑。（   ）

7. 检丸器的主要原理是利用丸粒的大小不同使合格与畸形的丸粒分开。（   ）

8. 重量 3 g 的蜜丸比 9 g 的蜜丸小,故前者称之为小蜜丸。（   ）

9. 影响滴丸重量的主要因素是滴管口的半径。（   ）

10. 耳用滴丸可起到长效的作用。（   ）

11. 制备蜡丸时主要是利用蜂蜡本身的黏性而制丸。（   ）

12. 蜡丸是缓释制剂的一种。（   ）

四、术语解释

1. 水丸 **2.** 蜜丸 **3.** 滴丸 **4.** 浓缩丸 **5.** 糊丸 **6.** 蜡丸

五、简答题

1. 简述水丸的特点。

2. 简述浓缩丸的特点。

3. 简述机械泛丸中的湿粉制粒起模法。

4. 制备蜜丸时,为什么要对蜂蜜进行炼制?怎样决定和药的蜜温?

5. 如何根据处方中药材的性质选用不同的炼蜜。

6. 丸剂包衣的目的是什么。

六、论述题

1. 试述滴丸的特点及其对基质与冷却剂的要求。

2. 什么是固体分散法？采用该法如何制备滴丸？

3. 试述水丸及蜜丸传统制备方法的工艺流程及其操作关键。

【参考答案】

一、选择题

(一)单选题

1. A   2. A   3. D   4. B   5. E   6. D   7. B   8. D   9. E   10. C   11. E   12. D   13. B   14. E   15. B
16. C   17. B   18. A   19. A   20. D   21. A   22. E   23. D   24. C   25. C   26. E   27. D   28. C
29. D   30. C   31. B   32. B   33. C   34. D   35. A   36. D   37. E   38. C   39. E   40. A   41. B
42. C   43. E   44. D   45. D   46. A   47. B   48. C   49. E

(二)多选题

1. ABCDE   2. ABC   3. ABD   4. ABC   5. ABD   6. BDE   7. AB   8. CD   9. ACE   10. ABCD
11. AB   12. ABDE   13. ACD   14. ABE   15. AB   16. ABCDE   17. ABCDE   18. ABCE
19. ABCDE   20. BC   21. DE   22. ABC   23. ACE   24. ABDE   25. ABCD   26. ABDE   27. ABCDE
28. BCDE   29. ACDE   30. ABCDE   31. BCDE   32. CDE   33. AC   34. ABCDE   35. CE   36. BCD
37. BC

二、填空题

1. 泛制法　塑制法　滴制法　2. 酒　醋　药汁　3. 粉末直接起模　湿颗粒起模　4. 分粒　搓圆　干燥　整丸　包装　5. 浓缩水丸　浓缩蜜丸　浓缩水蜜丸　6. 3 mm　7. 米粉糊　面糊　8. 熔化搅拌使杂质下沉　冷后刮去底部杂质　9. 滴瓶　冷却柱　恒温箱　10. 药材本身带菌　生产过程染菌　包装不严或污染　11. 聚乙二醇　12. 30　13. 滴制法　14. 蜡　15. 油类

三、判断题

1. ×　2. √　3. ×　4. √　5. ×　6. ×　7. ×　8. ×　9. √　10. √　11. ×　12. √

四、术语解释

1. 水丸　饮片细粉以水或根据制法用黄酒、醋、稀药汁等为黏合剂制成的丸剂。

2. 蜜丸　饮片细粉以蜂蜜为黏合剂制成的丸剂。

3. 滴丸　指原料药物与适宜的基质加热熔融混匀，滴入互不作用的冷凝介质中制成的球形或类球形制剂。

4. 浓缩丸　饮片或部分饮片提取的清膏或浸膏，与适宜的辅料或其余饮片细粉，以水、蜂蜜或蜜水为黏合剂制成的丸剂。

5. 糊丸　饮片细粉用米糊或面糊等为黏合剂制成的丸剂。

6. 蜡丸　饮片细粉用蜂蜡为黏合剂制成的丸剂。

五、简答题

1. 简述水丸的特点。

答：以水或液体为赋形剂，服用后在体内易溶散、吸收，显效较蜜丸、糊丸、蜡丸更快。且不含其他固体赋形剂，实际含药量高。由于在制备时可分层泛入，可将一些易挥发、有刺激气味、性质不稳定的药物泛入内层，也可将速释药物泛入外层，缓释药物泛入内层，或将药物分别包衣，使之在不同部位释放。水丸丸粒小，表面致密光滑，即便于吞服又不易吸潮，利于保管储存。生产设备简单，可大量生产。但制备时间长，易污染，对主要含量及溶散时限较难控制。

2. 简述浓缩丸的特点。

答：药物全部或部分经过提取浓缩，体积缩小，易于服用和吸收，发挥药效好；同时利于保存，不易霉变。但是，在煎煮过程中由于受热时间较长，有些成分可能会受到影响，使药效降低。

3. 简述机械泛丸中的湿粉制粒起模法。

答：湿颗粒起模法是将药物用水混匀，以手握之成团，抖之即散为度，制成适宜的软材，再将其过2号筛，取颗粒置泛丸锅中，经旋转、滚撞、摩擦，即成圆形，取出过筛分等，即得丸模。

4. 制备蜜丸时，为什么要对蜂蜜进行炼制？怎样决定和药的蜜温？

答：炼制蜂蜜的目的是为了除去杂质，降低水分含量，破坏酶，杀死微生物，增强黏和性等。一般处方用热蜜和药。如处方中含有多量树脂、胶质、糖、油脂类药材，黏性较强且遇热易熔化，加入热蜜后熔化，使丸块黏软，不易成型，待冷却后又变硬，不利制丸，服用后丸粒不易溶散，故此类药粉和药温应以60℃～80℃为宜。又加若处方中含有冰片、麝香等芳香挥发性药物，也应采用温蜜。若处方中含有大量的叶、茎、全草或矿物性药材，粉末黏性很小，则须用老蜜，趁热加入。

5. 如何根据处方中药材的性质选用不同的炼蜜。

答：①处方中的药材黏性较强时应选用嫩蜜，如含油脂、黏液质、胶质、糖、淀粉、动物组织较多的药材。②处方中的药材黏性适中时应选用中蜜。多数药材如此。③处方中的药材黏性较差时应选用老蜜如含矿物质或纤维质较多的药材。

6. 丸剂包衣的目的是什么。

答：①掩盖恶臭、异味，使丸面平滑、美观，便于吞服；②防止主药氧化变质或挥发；③防止吸潮及虫蛀；④根据医疗需要，处方中一部分药物作为包衣材料包于丸剂的表面，在服用后首先发挥药效；⑤包肠溶衣可避免药物对胃的刺激，或肠溶缓释。

六、论述题

1. 试述滴丸的特点及其对基质与冷却剂的要求。

答：滴丸的特点：①起效迅速，生物利用度高；②生产车间无粉尘，有利于劳动保护；③液体药物固体化；④用药部位多；⑤载药量小，相应含药量低，服药剂量大。

滴丸基质的要求：①与主药无化学反应，不影响药物的疗效与检测；②熔点低，受热可熔化成液体，遇骤冷能凝固，室温下保持固体状态；③对人体无害。

冷凝液的要求：①冷凝液必须安全无害，不溶解主药和基质，也不与主药和基质发生化学反应。②冷凝液密度与滴液密度相近，不能相等，使滴丸在冷凝液中，缓慢下沉或上浮，充分凝固，丸形圆整。③要有适当的黏度，使液滴与冷凝剂间的黏附力小于液滴的内聚力，而能收缩凝固成丸。

2. 什么是固体分散法？采用该法如何制备滴丸？

答：固体分散法，即利用一种固体载体将药物分散成分子、胶体、微晶态或无定型态，形成一种以固体形式存在的分散系统，然后再制成一定剂型。

（1）形成固态凝胶：即使液体固化而形成凝胶。甘油栓、甘油明胶等均以硬脂酸钠或明胶等使其形成固态凝胶。如芸香油滴丸是将各药熔融后，滴于对硬脂酸钠不溶的酸或水液中而成。

（2）形成固态乳剂：在熔融的基质中加入不相溶的液体药物，再加入界面活性剂，搅拌，使形成均匀的乳剂，其外相是基质，内相是液体药物。在冷凝丸后，液体药物即形成细滴，分散在固体的滴丸中。例如牡荆油滴丸，就是用聚山梨酯-80作为表面活性剂，在热的明胶液中作成乳剂后滴制而成。

（3）油基质吸收：一般水溶性固体基质能容纳部分液体，仍能维持固态，如常用的聚乙二醇6000可容纳5%～10%的液体。对于剂量较小，难溶于水的药物，可选适当溶剂，溶解后加入基质中，滴制成丸。

3. 试述水丸及蜜丸传统制备方法的工艺流程及其操作关键。

答：（1）水丸：①工艺流程　原料的准备→起模→成型→盖面→干燥→选丸→质量检查→包装。②操作关键是起模。水丸用泛制法制备模子的形状直接影响成品的圆整度模子的粒度差异和数目亦影响成型过程中筛选的次数、丸粒规格及药物含量的均匀度。

（2）蜜丸：①工艺流程　物料准备→制丸块→制丸条→分粒→搓圆→干燥→整丸→质检→包装。②操作关键是制丸块。丸块软硬程度及黏稠度直接影响丸粒成型和丸粒贮存中是否变形。

（付英杰）

第十五章　颗　粒　剂

【要点解析】

第一节　概　述

一、颗粒剂的含义

颗粒剂系指原料药物与适宜的辅料混合制成具有一定粒度的干燥颗粒状制剂。

二、颗粒剂的特点

优点：①吸收快、显效迅速；②剂量小、口感好，可调色、香、味，尤其适合儿童用药；③生产设备简单易操作；④服用、携带、贮藏和运输方便；⑤克服了汤剂的煎煮不便、服用量大以及液体制剂易霉变等特点。

不足之处：①成本相对较高；②含有中药浸膏或以糖为主要赋形剂的颗粒剂容易吸潮结块、潮解，从而发生微生物繁殖、药物降解等变化。

三、颗粒剂的分类

1. **可溶性颗粒剂**　分为水溶性颗粒剂和酒溶性颗粒剂两类。
2. **混悬颗粒**　含有水不溶性药物原料细粉或中药材细粉制成的颗粒，加水冲服呈均匀混悬状。
3. **泡腾颗粒**　利用有机酸与弱碱遇水作用产生二氧化碳气体，使药液产生气泡成泡腾状态。

块状颗粒剂是单剂量颗粒剂用模压法或机压法压成块状。

第二节　制粒方法

一、制粒的目的

制粒是指往粉体药料中加入适宜的润湿剂和黏合剂，经加工制成具有一定形状与大小的颗粒状物体的操作。制粒的目的：①改善粉体药料的流动性；②防止多组分药物的离析；③防止生产中粉尘飞散及在器壁上吸附；④在片剂生产中可改善其压力的均匀转递。

二、制粒的方法与设备

1. **挤出制粒**　药粉加入适量的润湿剂或黏合剂制成软材后，用强制挤压的方式使其通过具有一定孔径的筛网或孔板而制粒的方法。

设备：摇摆式制粒机、旋转式制粒机、螺旋挤压式制粒机、挤出滚圆制粒机等。

2. **高速搅拌制粒**　药粉、辅料、黏合剂，用高速旋转搅拌器混合并制成颗粒。

特点：①在一个容器内进行混合、捏合、制粒全过程，混合均匀，黏合剂用量少，捏合能力强；②生产过程密闭，省工序，操作简单快速；③制成的湿颗粒呈松散的雪花状，无坚实团块，且细粉较少，很适合改善粉体流动性以灌装胶囊、细粒剂、压片前制粒以及化学药物的干糖浆、干混悬剂的制备。

3. **流化床制粒**　用气流使药粉成悬浮流化状态，喷入黏合剂（或中药流浸膏）液体，使粉末凝结成粒的方法。

优点：制得颗粒细小均匀，流动性好，热交换迅速，适用于对湿和热敏感的药物制粒；简化工序。

缺点：动力消耗大，药物粉末飞扬，极细粉不易全部回收。

4. **喷雾干燥制粒**　液态物料集喷雾干燥、流化制粒于一体的一步制粒过程。药物浓缩液（或黏合剂)送至雾化喷嘴后与压缩空气混合形成雾滴,在干燥室很快被干燥成球状粒子。适用于微粉辅料、热敏性物料及固体分散液、微囊、包合物、抗生素粉针等的生产制备。也适用于中药全浸膏片浓缩液直接制粒。

5. 滚转法制粒 浸膏或半浸膏细粉与适宜辅料混匀,转动,滚转中将润湿剂乙醇或水呈雾状喷入,润湿黏合成粒。适用于中药浸膏粉、半浸膏粉及黏性较强的药物细粉制粒。

6. 离心转动制粒 转盘的离心旋转运动可以获得高密度的球形制粒物,这是该种设备的最大特征。

7. 干法制粒 ①滚压法制粒:药物与辅料混匀,滚动圆筒压成薄片,颗粒机破碎成颗粒;② 重压法制粒(压片法):药物与辅料混匀,压片机压成大片,破碎成颗粒。

8. 复合型制粒机 搅拌流化制粒机、转动流化制粒机、搅拌转动流化制粒机

第三节 颗粒剂的制备

一、水溶性颗粒剂的制备
(一) 工艺流程图

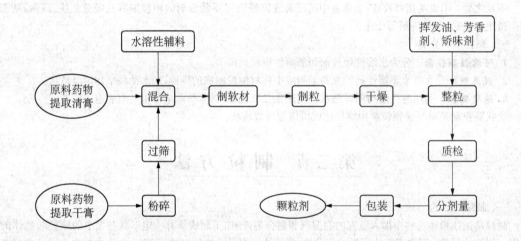

(二) 制法
1. 中药的提取 因中药含有效成分的不同及对颗粒剂溶解性的要求不同,应采用不同的溶剂和方法进行提取。水溶颗粒一般多采用煎煮法提取,也有用渗漉法、浸渍法及回流法提取。含挥发油的药材还可用"双提法"。

2. 提取液的纯化 常用方法是水提醇沉法。将水煎液浓缩至一定浓度,除另有规定外,一般加入 1～3 倍量乙醇至含醇量达 40%～70%,充分混合均匀,静置冷藏 12 小时以上,滤过,滤液回收乙醇后,再继续浓缩至清膏,相对密度为 1.30～1.35(50℃～60℃),或继续烘成干浸膏备用。

3. 辅料的选择 水溶性颗粒常用的辅料为糖粉和糊精。其他尚有乳糖、可溶性淀粉、甘露醇、羟丙基淀粉等。制备时可适当添加矫味剂和芳香剂。为防潮和掩盖药物的不良气味,颗粒剂可包薄膜衣。为便于区分或美观,可添加适量色素。

4. 制软材 是湿法制粒法的关键工序。将赋形剂置适宜的设备内混合均匀,加入药物清膏(或干膏粉)搅拌均匀,加入适量一定浓度的乙醇调整湿度,制成"手捏成团,轻按即散"的程度。制软材时一般清膏、糖粉、糊精的比例为 1:3:1,也可单用糖粉为辅料。辅料的总用量一般不超过清膏量的 5 倍。如采用干膏

细粉制粒,辅料的用量一般不超过其重量的 2 倍。

5. 制颗粒 可采用湿法或干法制粒,其中湿法制粒在生产中常用,主要有挤出制粒法、快速搅拌制粒法、旋转制粒法、沸腾制粒法及流化喷雾制粒法。

少量制备可采用手工制粒筛,筛网的孔径一般为 10～14 目。在工厂生产中均使用颗粒机制粒。黏性较差的药料宜选用螺旋挤压式制粒机制粒。药料黏性较强用摇摆制粒机。

6. 干燥 制得的湿颗粒应迅速干燥,放置过久湿粒易结块或变形。干燥温度一般以 60℃～80℃为宜。干燥温度应逐渐上升,否则颗粒的表面干燥过快,易结成一层硬壳而影响内部水分的蒸发;且颗粒中的糖粉骤遇高温时能熔化,使颗粒变得坚硬;尤其是糖粉与柠檬酸共存时,温度稍高更易黏结成块。

颗粒的干燥程度,一般应控制水分在 2% 以内。生产中常用的干燥设备有烘箱、烘房、沸腾干燥机、隧道式干燥设备等。

7. 整粒 湿粒用各种干燥设备干燥后,可能有结块粘连等,须再通过一号筛除去粗大颗粒,再通过四号筛除去细粉。筛下的细粉与未过筛的粗粒可重新制粒,或并入下次同一批药粉中,混匀制粒。

8. 挥发油的加入 一般将挥发性成分溶于适量乙醇中,用雾化器均匀地喷洒在干燥的颗粒上,然后密封放置一定时间,待穿透均匀吸收后方可进行包装。也可制成 β-CD 包合物后加入颗粒中混匀。

9. 包装 颗粒剂含有浸膏和糖粉,极易吸潮,故应密封包装和干燥贮藏。可选用复合铝塑袋、铝箔袋或不透气的塑料瓶等分装。

二、酒溶性颗粒剂的制备

酒溶性颗粒剂加入白酒后即溶解成为澄清的药酒,可代替药酒服用。

1. 制备酒溶性颗粒剂的要求 ①处方中药材的有效成分应易溶于稀乙醇中。②提取时所用的溶剂为乙醇,但其含醇量应与欲饮白酒的含醇量相同,方能使颗粒剂溶于白酒后保持澄明度。一般以 60 度的白酒计算。③所加赋形剂应能溶于欲饮白酒中,通常加糖或其他可溶性矫味剂。④一般每包颗粒剂的量,应以能冲泡成药酒 0.25～0.5 kg 宜,由病人根据规定饮用。

2. 制法

(1) 提取:采用渗滤法或浸渍法、回流法等方法,以 60% 左右乙醇(或白酒 60 度含醇度数)为溶液,提取液回收乙醇后,浓缩至清膏状,备用。

(2) 制粒、干燥、整粒、包装等工艺同水溶性颗粒剂。

三、混悬性颗粒剂的制备

(一) 工艺流程图

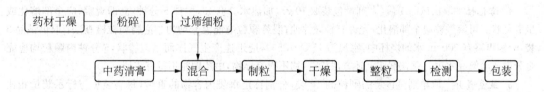

(二) 制法

中药混悬性颗粒剂是部分中药提取的清膏加饮片细粉制成的颗粒剂,用水冲后不能全部溶解而成混悬性液体。中药材细粉通常兼有稀释、分散黏性的赋形剂和治疗的双重作用。

其制法一般将处方中含有挥发性、热敏性、湿热敏性活性成分以及贵重细料药等粉碎成细粉,过六号筛备用;一般性药材,以水为溶剂,煎煮提取,煎液(必要时纯化)浓缩至清膏备用;将清膏与中药细粉及适量辅料混匀,制成软材,制湿颗粒,60℃以下干燥,干颗粒再通过整粒,分装,即得。

四、泡腾颗粒的制备

（一）工艺流程图

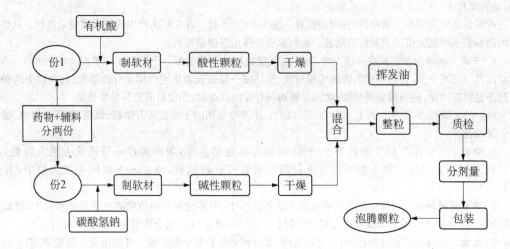

（二）注意事项

1. 严格控制干燥颗粒中的水分。

2. 可用 PEG6000 等对碳酸氢钠进行混合分散和表面包裹，减少碳酸氢钠与柠檬酸的直接接触，增加泡腾颗粒的贮存稳定性。

五、块状颗粒剂的制备

目前，块状颗粒剂的制法有二种，一是模压法，二是机压法。

第四节　颗粒剂的质量要求与检查

1. **性状**　颗粒剂应干燥，颗粒均匀，色泽一致，无吸潮、结块、潮解等现象。

2. **粒度**　除另有规定外，取供试品 30 g，称定重量，置规定药筛中，保持水平状态过筛，左右往返，边筛边轻叩 3 min，不能通过一号筛和能通过五号筛的颗粒和粉末总和，不得超过 15.0%。

3. **水分**　照《中国药典》2015 年版四部水分测定法测定，除另有规定外，含水量不得超过 8.0%

4. **溶化性**　取供试品 1 袋（多剂量包装取 10 g），加热水 200 ml，搅拌 5 分钟，立即观察，应全部溶化或呈混悬状。可溶颗粒应全部溶化，允许有轻微浑浊；混悬颗粒应能混悬均匀。泡腾颗粒检查法：取供试品 3 袋，分别里盛有 200 ml 水的烧杯中，水温为 15℃～25℃，应迅速产生气体而呈泡腾状，5 分钟内颗粒均应完全分散或溶解在水中。颗粒剂按上述方法检查，均不得有异物，中药颗粒不得有焦屑。

5. **装量差异**　取单剂量包装的颗粒剂 10 袋，分别称定每袋内容物的重量，每袋装量与标示装量相比较，按表中的规定，超出装量差异限度的不得多于 2 袋，并不得有 1 袋超出限度 1 倍。

标示装量	装量差异限度	标示装量	装量差异限度
1 g 及 1 g 以下	±10%	1.5 g 以上至 6 g	±7%
1 g 以上至 1.5 g	±8%	6 g 以上	±5%

6. **装量**（略）

7. **微生物限度**（略）

【同步练习】

一、选择题

(一) 单选题

1. 下列有关泡腾颗粒剂,正确的制法是(　　)

A. 先将枸橼酸、碳酸钠分别制成湿颗粒后,再与药粉混合干燥

B. 先将枸橼酸、碳酸钠混匀后,再进行湿法制颗粒

C. 先将枸橼酸、碳酸钠分别制成颗粒后,再混合干燥

D. 先将枸橼酸、碳酸钠分别制成颗粒干燥后,再混合

E. 将枸橼酸、碳酸钠和药粉混匀后,再进行湿法制颗粒

2. 板蓝根颗粒属于(　　)

A. 水溶性颗粒剂　B. 泡腾性颗粒剂　C. 酒溶性颗粒剂　D. 块状颗粒剂　E. 混悬性颗粒剂

3. 下列有关可溶性颗粒剂干燥叙述,**不正确**的是(　　)

A. 开始干燥时,温度应逐渐上升　　　　B. 在85℃～90℃范围内干燥

C. 成品含水量不应超过2%　　　　　　D. 湿颗粒应该及时干燥

E. 用手紧握干粒,当手放松后颗粒不应黏结成团

4. 颗粒剂"软材"质量的经验判断标准是(　　)

A. 含水量充足　　　　　　B. 含水量在12%以下　　　　　　C. 握之成团,触之即散

D. 有效成分含量符合规定　E. 黏度适宜,握之成型

5. 向颗粒剂中加入挥发油的最佳方法是(　　)

A. 与其他药粉混匀后,再制颗粒　　　B. 与稠浸膏混匀后,再制颗粒

C. 用乙醇溶解后喷在药粉上,再与其余的颗粒混匀

D. 先制成β-CD包合物后,再与整粒后的颗粒混匀

E. 用乙醇溶解后喷入干燥后的颗粒中

6. 下列**不属于**对颗粒剂的质量要求是(　　)

A. 溶化性强　　　　　　　　　B. 不得检出大肠埃希菌

C. 在一号筛到五号筛之间的颗粒不得少于85%

D. 含水量不得超过9.0%

E. 成品的外观应干燥、颗粒均匀

7. 可溶性颗粒剂常用的赋形剂有(　　)

A. 糖粉　　　　B. 食用色素　　　C. 淀粉　　　　D. 硫酸钙二水物　E. 饮片细粉

8. 下列有关颗粒剂的叙述,**不正确**的是(　　)

A. 糖尿病患者可用无糖型　　　B. 成本便宜

C. 服用运输均方便　　　　　　D. 奏效快

E. 能通过包衣制成缓释制剂

9. 下列有关颗粒剂辅料的叙述,正确的是(　　)

A. 优良的赋形剂既具有矫味作用,又具有黏合作用

B. 辅料用量不超过清膏量的10倍

C. 不能单独使用糖粉作辅料　　　D. 清膏:糖粉:糊精=1:1:1

E. 羟丙基淀粉不能用作颗粒剂的辅料

10. 水溶性颗粒剂制备工艺流程为(　　)

A. 提取→提取液浓缩→制颗粒→干燥→整粒→质量检查→包装

B. 提取→提取液浓缩→纯化→制颗粒→干燥→整粒→质量检查→包装

C. 提取→提取液纯化→浓缩→制颗粒→整粒→干燥→质量检查→包装

D. 提取→提取液纯化→浓缩→制颗粒→干燥→整粒→质量检查→包装

E. 提取→提取液纯化→制颗粒→干燥→整粒→质量检查→包装

11. 适宜糖尿病人服用的是(　　　)

 A. 水溶性颗粒剂　　　　　　　　B. 无糖颗粒剂　　　　　　　　C. 酒溶性颗粒剂

 D. 块状颗粒剂　　　　　　　　　E. 泡腾性颗粒剂

12. 湿颗粒干燥的适宜温度是(　　　)

 A. 60℃～70℃　　B. 70℃～80℃　　C. 60℃～80℃　　D. 60℃～90℃　　E. 50℃～80℃

13. 颗粒剂的最佳贮藏条件是(　　　)

 A. 低温贮藏　　　　　　　　　　B. 阴凉干燥处贮藏　　　　　　C. 通风处贮藏

 D. 避光处贮藏　　　　　　　　　E. 干燥处贮藏

14. 可用来包合挥发性成分的辅料是(　　　)

 A. 可压淀粉　　B. 可溶性环糊精　　C. 玉米朊　　　D. 可溶性性淀粉　　E. β-CD

15. 对泡腾性颗粒剂溶化性的要求是(　　　)

 A. 在热水中可均匀混悬　　　　　B. 在热水中可全部溶化

 C. 在温水中应全部溶化　　　　　D. 在热水中能产生二氧化碳气体

 E. 在常温水中就全部溶化

16. 《中国药典》2015年版规定颗粒剂水分含量除另有规定外,**不得超过**(　　　)

 A. 4.0%　　　　B. 5.0%　　　　C. 6.0%　　　　D. 7.0%　　　　E. 8.0%

17. 单剂量包装的颗粒剂剂量在1.5g以上至6g的,装量差异限度为(　　　)

 A. 10%　　　　B. 9%　　　　C. 8%　　　　D. 7%　　　　E. 5%

18. 混悬性湿颗粒干燥的适宜温度是(　　　)

 A. 50℃以下　　B. 60℃以下　　C. 70℃以下　　D. 80℃以下　　E. 90℃以下

19. 在酒溶性颗粒剂制备过程中,提取用的乙醇浓度应是(　　　)

 A. 50%左右　　B. 60%左右　　C. 70%左右　　D. 80%左右　　E. 90%左右

20. 下列有关泡腾性颗粒剂的叙述,**不正确**的是(　　　)

 A. 碳酸可以用作泡腾崩解剂　　　B. 泡腾剂是通过麻痹味蕾进行矫味的

 C. 泡腾剂分类有机酸和弱碱两种　D. 含水量大时会在贮藏时发生部分酸碱中和反应

 E. 成品中含有两种不同的颗粒

21. 颗粒大小不均匀时应(　　　)

 A. 用高浓度乙醇制粒　　　　　　B. 用淀粉浆制粒　　　　　　　C. 过筛整粒

 D. 加辅料调整　　　　　　　　　E. 加浸膏粉调整

22. 制软材的药粉黏性太大时(　　　)

 A. 用高浓度乙醇制粒　　　　　　B. 用淀粉浆制粒　　　　　　　C. 过筛整粒

 D. 加辅料调整　　　　　　　　　E. 加浸膏粉调整

23. 颗粒过分松散时(　　　)

 A. 用高浓度乙醇制粒　　　　　　B. 用淀粉浆制粒　　　　　　　C. 过筛整粒

 D. 加辅料调整　　　　　　　　　E. 加浸膏粉调整

24. 颗粒剂标示装量为1g以上至1.5g时,装差异限度为(　　　)

 A. ±9%　　　　B. ±8%　　　　C. ±7%　　　　D. ±6%　　　　E. ±5%

25. 颗粒剂标示装量为6g以上时,装差异限度为(　　　)

 A. ±9%　　　　B. ±8%　　　　C. ±7%　　　　D. ±6%　　　　E. ±5%

26. 所含的全部组分均能溶于热水中的是(　　　)

 A. 水溶性颗粒剂　　　　　　　　B. 混悬性颗粒剂　　　　　　　C. 块状颗粒剂

 D. 泡腾性颗粒剂　　　　　　　　E. 酒溶性颗粒剂

27. 引湿性小、性质稳定的新型颗粒剂辅料是(　　　)

 A. 糊精　　　　B. 乳糖　　　　C. 淀粉　　　　D. 蔗糖粉　　　　E. β-环糊精

28. 可使液体药物固体化的是（　　）

    A．糊精　　　　　　B．乳糖　　　　　　C．活性炭　　　　　D．蔗糖粉　　　　　E．β-环糊精

29. 属于淀粉的水解产物、并且有良好的颗粒成型性的是（　　）

    A．糊精　　　　　　B．乳糖　　　　　　C．活性炭　　　　　D．蔗糖粉　　　　　E．β-环糊精

30. 制成的颗粒有一定棱角的制颗粒方法是（　　）

    A．挤出制颗粒　　　　　　　　B．一步制颗粒　　　　　　　C．干法制颗粒

    D．湿法制颗粒　　　　　　　　E．快速搅拌制颗粒

（二）多选题

1. 常用作水溶性颗粒剂的辅料是（　　）

    A．糊精　　　　　　B．乳糖　　　　　　C．蔗糖粉　　　　　D．淀粉　　　　　E．药材细粉

2. 下列有关颗粒剂质量要求的叙述，正确的是（　　）

    A．颗粒剂中能通过五号筛的粉末不得超过15%

    B．泡腾性颗粒剂遇水后立即出现泡腾状

    C．在颗粒剂制备时，辅料用量一般应低于清膏的5倍

    D．标示装量不同，颗粒剂的装量差异限度也不同

    E．《中国药典》2015年版规定颗粒剂含水量不得超过9%

3. 下列有关湿颗粒的叙述，正确的是（　　）

    A．应该在60℃～80℃范围内进行干燥　　B．长时间保存易结块、变形

    C．软材黏性较强可采用螺旋挤压式制粒机

    D．表面不可干燥过快　　　　　E．干燥后含水量应在5%以下

4. 颗粒剂药材提取液的纯化方法有（　　）

    A．高速离心法　　　　　　　　B．乙醇沉淀法　　　　　　　C．微孔滤膜滤过法

    D．反渗透法　　　　　　　　　E．大孔树脂吸附法

5. 干燥颗粒正确的操作方法是（　　）

    A．可用烘干法或沸腾干燥法　　B．在80℃～100℃范围内进行干燥

    C．应控制干颗粒的含水量在2%以下　　D．开始干燥的温度应该逐步升高

    E．应该及时干燥

6. 常用的颗粒剂制颗粒方法有（　　）

    A．湿法制粒　　　　　　　　　B．干法制粒　　　　　　　　C．流化床制粒

    D．喷雾干燥制粒　　　　　　　E．挤出制粒

7. 下列有关酒溶性颗粒剂的叙述，正确的是（　　）

    A．颗粒溶于白酒后应为澄清溶液　　B．颗粒中的有效成分不仅溶于醇，也溶于水

    C．药材常用60%乙醇提取　　　　D．是酒剂的改进和发展

    E．药材可用渗漉法提取

8. 颗粒剂常用的干燥方法有（　　）

    A．远红外线干燥　　B．真空干燥　　C．喷雾干燥　　D．烘干　　E．沸腾干燥

9. 下列关于制粒方法说法，正确的是（　　）

    A．流化床制粒适用于粉性物料　　B．喷雾干燥制粒适用于液态物料

    C．滚转制粒法适用于黏性较差的药物细粉制粒

    D．高速搅拌制粒制成的湿颗粒中细粉较多

    E．挤出制粒制成的颗粒较松软

10. 下列有关块状颗粒剂制法的叙述，正确的是（　　）

    A．压制前需加入崩解剂　　　　B．模压法应严格控制颗粒的水分含量

    C．在用机械压制前应该向干颗粒中加入水溶性润滑剂

    D．机压法应采用压力较大的设备冲压　　E．压制前需制成颗粒

11. 下列有关颗粒剂特点的叙述,正确的是(　　　)
　　A．适合大规模生产　　　　B．吸收快、奏效迅速　　　　C．成本相对较高
　　D．服用剂量小　　　　　　E．服用、携带方便

12. 颗粒剂按分散状态可分为(　　　)
　　A．水溶性颗粒　　　B．酒溶性颗粒　　　C．泡腾性颗粒　　　D．混悬性颗粒　　　E．块状颗粒剂

13. 常用的颗粒剂辅料有(　　　)
　　A．枸橼酸　　　B．碳酸氢钠　　　C．蔗糖　　　D．糊精　　　E．滑石粉

二、术语解释

1. 颗粒剂　　**2.** 水溶性颗粒剂　　**3.** 酒溶性颗粒剂　　**4.** 混悬性颗粒剂　　**5.** 泡腾性颗粒剂　　**6.** 软材
7. 制粒

三、填空题

1. 颗粒剂按其溶解性能和溶解状态,可分为可溶性颗粒、_____和泡腾性颗粒。

2. 泡腾性颗粒剂一般采用的崩解剂为_____、酒石酸等有机酸和_____。

3. 制备颗粒剂,可根据清膏的密度、黏性来调整赋形剂用量,其总用量一般不宜超过清膏量的_____倍。

4. 颗粒剂的质量检查项目有粒度、水分、_____、装量差异、装量和_____等。

5. 水溶性颗粒剂的辅料主要是_____和_____。

6. 制备水溶性颗粒剂时,清膏、糖粉、糊精的比例一般为_____。

7. 在颗粒剂制备过程中制得的湿颗粒干燥温度一般以_____为宜。

8. 颗粒剂制备过程中的整粒是指用_____筛除去粗大颗粒,再通过_____筛去细粉。

9. 制备酒溶性颗粒剂时,要求提取所用的乙醇含醇量应与_____含醇量相同。

10. 泡腾性颗粒剂的制备,必须将提取的清膏或干浸膏粉_____制成酸性和碱性干颗粒后再_____。

四、判断题

1. 颗粒剂是饮片细粉与适宜的辅料制成的干燥颗粒状制剂。(　　　)

2. 中药颗粒剂是汤剂或酒剂与干糖浆剂结合起来的一种新的中药剂型,服用时以水或酒冲服。(　　　)

3. 因为中药颗粒剂服用的是液体形式,药效物质以小质点(分子、离子、微滴或微粒)的状态进入消化道,吸收速度快。(　　　)

4. 颗粒剂经过矫味处理,不良气味得以改善,所以服用时感受不到异味。(　　　)

5. 可溶性颗粒剂包括水溶性颗粒剂、酒溶性颗粒剂和泡腾性颗粒剂。(　　　)

6. 泡腾性颗粒剂中的泡腾崩解剂(如枸橼酸和碳酸氢钠)的作用是促使颗粒快速溶散,并有较强的矫味作用。(　　　)

7. 湿法制粒的关键是制软材,软材应该"手捏成团,轻按即散"。(　　　)

8. 颗粒干燥的程度应用手紧握干粒,当手放松后颗粒不应黏结而成团,手掌也不应有粘着的细粉,无潮湿感。(　　　)

9. 若颗粒剂处方中含芳香挥发性成分或需加入香精时,可拌入其他药粉中制颗粒。(　　　)

10. 制备酒溶性颗粒剂时,为了将有效成分的提取更加完全,往往采用80％以上的乙醇做提取溶媒。(　　　)

11. 制备泡腾性颗粒剂时,为了混合均匀,往往将弱酸和弱碱先溶于水中使成溶液后再用其他药粉吸收。(　　　)

12. 颗粒剂制备时可包薄膜衣。(　　　)

五、简答题

1. 简述水溶性颗粒剂的制备工艺流程。

2. 简述泡腾性颗粒剂的制备方法。

3. 简述混悬性颗粒剂的制备方法。

4. 简述酒溶性颗粒剂的制备方法。

5. 简述制粒的目的。

【参考答案】

一、选择题

（一）单选题

1. D　2. A　3. B　4. C　5. E　6. D　7. A　8. B　9. A　10. D　11. B　12. C　13. B　14. E　15. E
16. E　17. D　18. B　19. B　20. A　21. C　22. A　23. B　24. B　25. E　26. A　27. B　28. E
29. A　30. E

（二）多选题

1. ABC　2. BCD　3. ABD　4. ABCE　5. ACDE　6. ABCDE　7. ACDE　8. ADE　9. ABD
10. BCDE　11. ABCDE　12. ABCD　13. ABCD

二、术语解释

1. 颗粒剂　原料药物与适宜的辅料混合制成具有一定粒度的干燥颗粒状制剂。

2. 水溶性颗粒剂　是指颗粒溶于水，临用时加入一定量的水可调配成溶液。

3. 酒溶性颗粒剂　是指颗粒溶于白酒，临用时加入一定量的饮用酒可调配成药酒。

4. 混悬性颗粒剂　是指颗粒内多含药物细粉，临用时加入一定量的分散媒可调配成均匀的混悬液。

5. 泡腾性颗粒剂　是指颗粒内含有泡腾崩解剂（如枸橼酸和碳酸氢钠），遇水后产生大量的二氧化碳气体，从而促使颗粒快速溶散。

6. 软材　是指在湿法制备颗粒时，取药物加入辅料，制成的握之成团，触之即散的状态，以备制颗粒之用。

7. 制粒　是指往粉体药料中加入适宜的润湿剂和黏合剂，经加工制成具有一定形状与大小的颗粒状物体的操作。

三、填空题

1. 混悬性颗粒　2. 枸橼酸　碳酸氢钠　3. 5　4. 溶化性　微生物限度　5. 蔗糖　糊精　6. 1∶3∶1
7. 60℃～80℃　8. 一号筛　四号筛　9. 饮用白酒　10. 分别　混合

四、判断题

1. ×　2. √　3. √　4. ×　5. ×　6. √　7. √　8. √　9. ×　10. ×　11. ×　12. √

五、简答题

1. 简述水溶性颗粒剂的制备工艺流程。

答：水溶性颗粒剂的制备工艺流程为：提取→纯化→浓缩→加入辅料后制颗粒→干燥→整粒→质量检查→包装。

2. 简述泡腾性颗粒剂的制备方法。

答：泡腾性颗粒剂的制备方法是将处方中药材饮片按水溶性颗粒剂制法提取、纯化、浓缩成清膏或干浸膏粉，分成2份，其中1份加入有机酸制成酸性颗粒，干燥，备用；另1份加入弱碱制成碱性颗粒，干燥，备用；然后将酸性颗粒与碱性颗粒混匀，包装，即得。

3. 简述混悬性颗粒剂的制备方法。

答：混悬性颗粒剂是将处方中含挥发性、热敏性或淀粉量较多的药材粉碎成细粉，一般性药材以水为溶剂，煎煮提取，煎液蒸发浓缩至清膏，将清膏与药材细粉及适量糖粉混匀，制成软材，再制成湿颗粒，60℃以下干燥，整粒，包装，即得。

4. 简述酒溶性颗粒剂的制备方法。

答：酒溶性颗粒剂的制备多采用渗漉法、浸渍法、回流法等方法提取，用60%左右的乙醇为溶剂，提取液回收乙醇后，蒸发浓缩至清膏状，加入适宜的辅料，制软材、制颗粒、干燥、整粒、包装，即得。

5. 简述制粒的目的。

答：①改善粉体药料的流动性；②防止多组分药物的离析；③防止生产中粉尘飞散及在器壁上吸附；④在片剂生产中可改善其压力的均匀转递。

（朱立俏）

第十六章 胶 囊 剂

【要点解析】

第一节 概 述

一、胶囊剂的含义

胶囊剂系指原料药物或与适宜的辅料充填于空心胶囊或密封于软质囊材中制成的固体制剂,可分为硬胶囊、软胶囊(胶丸)、缓释胶囊、控释胶囊和肠溶胶囊,主要供口服用。

二、胶囊剂的特点

1. 能掩盖药物不良臭味,提高药物稳定性 因药物装在胶囊壳中与外界隔离,避开了水分、空气、光线的影响,对具不良臭味或不稳定的药物有一定程度上的遮蔽、保护与稳定作用。

2. 药物的生物利用度较高 胶囊剂中的药物是以粉末或颗粒状态直接填装于囊壳中,不受压力等因素的影响,所以在胃肠道中能迅速分散、溶出和吸收,其生物利用度高于丸剂、片剂等剂型。

3. 可弥补其他固体剂型的不足 含油量高的药物或液态药物难以制成丸剂、片剂等,但可制成胶囊剂。

4. 可定时定位释放药物 如可先将药物制成颗粒,然后用不同释放速度的高分子材料包衣(或制成微囊),按需要的比例混匀后装入空胶囊中,制成缓释、肠溶等多种类型的胶囊剂。另外,还可根据需要将药物制成直肠或阴道给药的胶囊剂。

5. 利于识别

三、不适宜选用胶囊剂的情况

①能溶解胶囊壁的药物水溶液或乙醇溶液;②氯化物、溴化物等易溶性药物;③胃刺激性强的药物;④易风化或易吸湿的药物;⑤儿科用药。

四、分类

类别	含义
硬胶囊剂	采用适宜的制剂技术,将原料药物或加适宜辅料制成的均匀粉末、颗粒、小片、小丸、半固体或液体等,充填于空心胶囊中的胶囊剂
软胶囊剂	将一定量的液体原料药物直接包封,或将固体原料药物溶解或分散在适宜的辅料中制备成溶液、混悬液、乳状液或半固体,密封于软质囊材中的胶囊剂
肠溶胶囊剂	用肠溶材料包衣的颗粒或小丸充填与于胶囊而制成的硬胶囊,或用适宜的肠溶材料制备而得的硬胶囊或软胶囊
缓释胶囊剂	在规定的释放介质中缓慢地非恒速释放药物的胶囊剂
控释胶囊剂	在规定的释放介质中缓慢地恒速释放药物的胶囊剂

第二节　胶囊剂的制备

一、硬胶囊的制备

(一) 工艺流程图

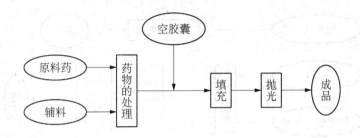

(二) 制法

1. 空胶囊的规格与选择

(1) 空胶囊的规格　8种规格,从小到大如下,其中0~3号常用。

$$000\quad 00\quad \underline{0\quad 1\quad 2\quad 3\quad 4\quad 5}$$

(2) 空胶囊的选择　凭经验与试装确定,常用方法是先测定待填充物料的堆密度,然后根据应装剂量计算该物料容积,决定应选胶囊的号数。例如:某固体的密度为$1.8\,g\cdot(cm^3)^{-1}$,应装剂量为700 mg,则容积为0.388 ml,选择2号胶囊。

2. 药物的处理　硬胶囊剂中填充的药物除特殊规定外,一般均要求混合均匀的细粉、颗粒、小丸、半固体或液体。

若纯药物粉碎至适宜粒度能满足硬胶囊剂的填充要求,即可直接填充。多数药物由于流动性差等各方面的原因,均需加入一定的稀释剂、润滑剂、助流剂等辅料才能满足填充或临床的要求。

具体情况:

(1) 以中药为原料的处方剂量小的或细料药:可直接粉碎成细粉,混匀后填充;

(2) 剂量较大:可先将部分中药粉碎成细粉,其余中药经提取浓缩成稠膏后与细粉混匀,干燥,研细,过筛,混匀后填充,或全部中药经提取浓缩成稠膏后加适当辅料,制成颗粒,经干燥混匀后填充;

(3) 对于经处理后性质稳定的半固体或液体也可直接填充。

3. 药物的填充　胶囊剂的填充方法主要有自动硬胶囊填充机填充。工作流程为:送囊→囊帽、囊体分离→剔除废囊→充填物料→锁囊→出囊

4. 硬胶囊剂的抛光　硬胶囊剂为了确保外观质量,必要时应进行除粉打光处理,质量检查合格后,即可包装。

5. 硬胶囊剂的包装与贮藏　胶囊剂应贮存于阴凉干燥处。高湿度(≥60%相对湿度,室温)易使包装不良的胶囊剂变软、变黏、膨胀,并有利于微生物的滋长。若超过室温,相对湿度大于45%时会产生更快更明显的影响,直至发生熔化。

(三) 注意事项

(1) 配方时按实际需要量多备几粒的分量。

(2) 填充小剂量的药粉,尤其是麻醉、毒性药物,应先用适当的稀释剂稀释一定的倍数(按散剂倍散制备操作),混匀后填充。

(3) 疏松性药物小量填充时,可加适量乙醇或液体石蜡混匀后填充。

(4) 填充易引湿或混合后发生共熔的药物,可根据情况分别加入适量的稀释剂,混匀后填充。

(5) 胶囊剂装量差异超限,其产生的原因主要有有囊壳因素、药物因素、填充设备因素等。可以通过加

入适宜辅料或者制颗粒等方法改善药物的流动性,使填充准确,同时对填充设备要及时维修保养,确保正常运转。

(6) 胶囊剂吸潮问题可通过改进制备工艺(如制粒、防潮包衣),利用玻璃瓶、双铝箔包装及铝塑包装等方法解决。

二、软胶囊的制备

(一) 工艺流程图

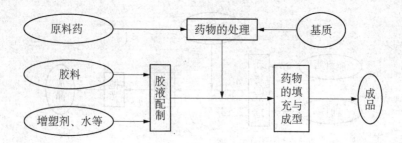

(二) 制法

1. 囊材选择与胶液制备　囊材(见下表):

水	
胶料	明胶、阿拉伯胶;明胶符合《中国药典》2015 年版的相关规定
增塑剂	甘油、山梨醇或两者混合物
附加剂	防腐剂:对羟基苯甲酸甲酯-羟基苯甲酸丙酯(4∶1),用量一般为明胶量的 0.2%～0.3% 遮光剂:二氧化钛,2～12 g/kg 明胶 色素:食用规格的水溶性染料 芳香剂:0.1% 的乙基香兰醛或 2% 的香精

通常使用的比例:干明胶∶增塑剂∶水＝1∶(0.4～0.6)∶1。

2. 软胶囊大小的选择　原则:在保证填充药物达到治疗量的前提下,软胶囊的容积要求尽可能减小。液体药物包囊时按剂量和比重计算囊核大小。混悬液制成软胶囊时,所需软胶囊的大小可用"基质吸附率"来决定。基质吸附率:1 克固体药物制成填充胶囊的混悬液时所需液体基质的克数。影响固体药物基质吸附率的因素有固体颗粒的大小、形状、物理状态(纤维状、无定形、结晶状)、密度、含湿量以及亲油性或亲水性等。

3. 药物的处理　填充物:对蛋白质性质无影响的药物和附加剂、各种油类或对明胶无溶解作用的液体药物或混悬液,甚至固体药物。

要求:组分稳定、疗效和生产效能最高、体积最小、与空心胶囊有良好的相容性、具有良好的流变学性质和适应在 35℃时生产的非挥发性物质。

不适宜的情况:药物含水量超过 5%,或含低分子量水溶性或挥发性有机物如乙醇、酮、酸、酯类等,均能使软胶囊软化或溶解,因而此类物质不宜填充。O/W 型乳剂可使乳剂失水破坏,醛类可使明胶变性,也不能填充。液体药物可用磷酸盐、乳酸盐等缓冲液调整,使 pH 值控制在 4.5～7.5 为宜,因强酸性可引起明胶的水解而漏泄,强碱性可引起明胶变性而影响溶解释放。

不同种类药物的处理方法如下:

(1) 液体药物和药物溶液　油一般作为本身是油或脂溶性药物的溶剂或混悬液的介质,溶解分散药物为溶液,比混悬液更易包裹并具有较好的物理稳定性和较高的生物利用度。如药物是亲水的,可在药物中保留 3%～5% 的水分。

(2) 混悬液和乳浊液　混悬液是固体粉末(80 目以下)混悬分散在油状基质介质(植物油或挥发油)或非油状基质(聚乙二醇、吐温 80、丙二醇和异丙醇等)中,还应加有助悬剂。对于油状介质,通常使用的助悬剂是 10％～30％的油蜡混合物,对于非油状介质,则常用中 1％～15％聚乙二醇 4000 或聚乙二醇 6000。有时还可加入抗氧剂、表面活性剂来提高软胶囊剂的稳定性与生物利用度。软胶囊剂只能填充 W/O 型乳浊液。

(3) 固体药物　药物粉末应通过五号筛,并要混合均匀。

4. 药物的填充和成型　①压制法。②滴制法:系指通过滴制机制备软胶囊剂的方法　即利用明胶液与油状药物为两相,由滴制机喷头使两相按不同速度喷出,一定量的明胶液将定量的油状液包裹后,滴入另一种不相混溶的液体冷却剂中,胶液接触冷却液后,由于表面张力作用而使之形成球形,并逐渐凝固成软胶囊剂。

(三) 注意事项

(1) 软胶囊制备过程中水分有挥发,最终空心胶囊中含水量为 7％～9％。软胶囊区别于硬胶囊的是增塑剂比例较高(大于 20％)。

(2) 制备明胶液时,明胶一般先加适量水膨胀,甘油及余下的水加热混匀后加入膨胀的明胶,搅拌溶化后保温静置,去泡沫,滤过,保温待用。

(3) 采用滴制法制备软胶囊剂时,影响其质量的因素主要包括:①明胶液的处方组成比例;②胶液的黏度;③药液、胶液及冷却液三者的密度;④胶液、药液及冷却液的温度;⑤软胶囊剂的干燥温度。

三、肠溶胶囊的制备

肠溶胶囊的制备有两种方法:

方法一:明胶与甲醛作用生成甲醛明胶,使明胶无游离氨基存在,失去与酸结合能力,只能在肠液中溶解。但此种处理法受甲醛浓度、处理时间、成品贮存时间等因素影响较大,使其肠溶性极不稳定。

方法二:在明胶壳表面包被肠溶衣料,如用 PVP 作底衣层,然后用蜂蜡等作外层包衣,也可用丙烯酸Ⅱ号、CAP 等溶液包衣等,其肠溶性较为稳定。

第三节　胶囊剂的质量要求与检查

一、性状

胶囊剂应整洁,不得有黏结、变形、渗漏或囊壳破裂现象,并应无异臭。其内容物应干燥、疏松、混合均匀;小剂量药物,应先用适宜稀释剂稀释并混合均匀。

二、水分

除另有规定外,供试品内容物水分不得过 9％。硬胶囊内容物为液体或半固体者不检查水分。

三、装量差异

检查法除另有规定外,照《中国药典》2015 年版四部制剂通则胶囊剂部分进行测定。取供试品 20 粒(中药取 10 粒),每粒装量与平均装量相比较(有标示装量的胶囊剂,每粒装量应与标示装量比较),超出装量差异限度的不得多于 2 粒,并不得有 1 粒超出限度 1 倍。

四、崩解时限

类别	崩解时限
硬胶囊	30 min 内
软胶囊	60 min 内
肠溶胶囊	在盐酸溶液(9→1 000 ml)中检查 2 h,每粒囊壳均不得有裂缝或崩解现象,人工肠液中 1 h 内崩解

续 表

类别	崩 解 时 限
结肠溶胶囊	先在盐酸溶液(9→1 000)中不加挡板检查 2 h,每粒的囊壳均不得有裂缝或崩解现象;在磷酸盐缓冲液(pH6.8)中不加挡板检查 3 h,每粒的囊壳均不得有裂缝或崩解现象;在磷酸盐缓冲液(pH7.8)中检查,1 h 内应全部崩解

五、微生物限度(略)

【同步练习】

一、选择题

(一) 单选题

1. 关于硬胶囊剂质量要求的叙述,**不正确**的是( )

A. 应整洁,不得有黏结、变形、渗漏或囊壳破裂现象

B. 内容物应干燥、疏松、混合均匀

C. 水分含量不得超过9%　　　　　D. 应在 60 min 内崩解

E. 0.35 g 规格的胶囊每粒的装量与标示量比应在 ±10% 以内

2. 肠溶性空心胶囊囊壳的常用包衣材料是( )

A. 聚乙二醇(PEG)　　　　　B. 聚维酮(PVP)　　　　　C. 聚乙烯醇(PVA)

D. 醋酸纤维素酞酸酯(CAP)　　　　　E. 羟甲基纤维素钠(CMC-Na)

3. 关于胶囊剂的叙述**错误**的是( )

A. 软胶囊可以填充对囊壁无溶解作用的药物溶液或混悬液

B. 填充于软胶囊的药物溶液 pH 值应在 6.5~9.5 之间

C. 软胶囊内容物常用的分散介质是植物油或 PEG400

D. 硬胶囊不可以填充易风化或吸湿性强的药物

E. 剂量小的药物可直接粉碎成细粉,混匀后填充于硬胶囊中

4. 除另有规定外,软胶囊的崩解时限为( )

A. 15 min　　　B. 30 min　　　C. 60 min　　　D. 90 min　　　E. 120 min

5. 除另有规定外,硬胶囊的崩解时限为( )

A. 15 min　　　B. 30 min　　　C. 60 min　　　D. 90 min　　　E. 120 min

6. 软胶囊填充介质为 PEG-400 时,其助悬剂应该选用( )

A. PEG-6000　　B. 油蜡混合物　　C. 大豆油　　　D. 蜂蜡　　　E. 亚硫酸氢钠

7. 关于硬胶囊剂制备,说法**错误**的是( )

A. 制备空胶囊的主要原料明胶具有一定的黏度和胶冻力

B. 挥发油可制成包合物或微囊后填充

C. 应根据填充物料的粒度、堆密度、剂量等选择适当规格的空胶囊

D. 硬胶囊中填充的物料均为细粉

E. 麻醉药、毒性药应稀释后填充

8. 下列各种规格的空胶囊中,容积最小的是( )

A. 00 号　　　B. 0 号　　　C. 1 号　　　D. 3 号　　　E. 5 号

9. 软胶囊囊壁中干明胶、增塑剂、水的重量比例通常是( )

A. 1:(0.40~0.60):1　　　　　B. 1:(0.20~0.40):1

C. 1:(0.40~0.60):2　　　　　D. 1:(0.20~0.40):2

E. 1:(0.30~0.60):2

10. 软胶囊填充混悬液时可选用的分散介质是( )
    A. 稀乙醇　　　　B. 去离子水　　　　C. 大豆油　　　　D. 油蜡混合物　　　E. 滑石粉

11.《中国药典》2015 版规定,肠溶胶囊检查崩解时限时应为( )
    A. 在浓盐酸溶液中检查,1 h 内崩解　　　B. 盐酸溶液(9→1 000 ml)中检查,1 h 内崩解
    C. 盐酸溶液(9→1 000 ml)中检查,0.5 h 内崩解
    D. 在人工肠液中检查,1 h 内崩解　　　E. 在人工肠液中检查,0.5 h 内崩解

12. 空胶囊壳中对羟基苯甲酸甲酯-羟基苯甲酸丙酯是( )
    A. 遮光剂　　　　B. 防腐剂　　　　C. 增塑剂　　　　D. 增稠剂　　　E. 芳香剂

13. 以下关于胶囊剂,叙述错误的是( )
    A. 胶囊剂分硬胶囊剂与软胶囊剂两种　B. 可装入液体药物
    C. 药物装入胶囊可以提高药物的稳定
    D. 可以弥补其他固体剂型的不足　　E. 生物利用度较丸剂、片剂要好

14. 下列药物中,可以制成胶囊剂的是( )
    A. 远志流浸膏　　B. 牡荆油　　　　C. 陈皮酊　　　　D. 碘化钾　　　E. 氯化钾

15. 下列方法中,可用来制备软胶囊剂的是( )
    A. 泛制法　　　　B. 压制法　　　　C. 塑制法　　　　D. 凝聚法　　　E. 复凝聚法

16. 制备肠溶胶囊剂时,用甲醛处理囊壳的目的是( )
    A. 增加弹性　　　B. 增加稳定性　　　C. 增加渗透性　　　D. 改变其溶解性能
    E. 杀灭微生物

(二) 多选题

1. 下列关于胶囊剂的叙述,错误的是( )
    A. 胶囊剂的外观光洁,且可掩盖药物的不良气味,易于服用
    B. 胶囊剂既可以填充粉末又可以填充颗粒
    C. 胶囊剂适宜于儿科用药
    D. 处方量大的中药可以部分或全部提取成稠膏后直接填充胶囊
    E. 胶囊剂仅供口服使用

2. 不宜制成软胶囊的有( )
    A. O/W 型乳剂　　　　　　B. 挥发性有机物　　　　　　C. 药物的水溶液
    D. 药物的油溶液　　　　　　E. 药物的稀醇溶液

3. 不宜制成胶囊剂的药物有( )
    A. 药物的水溶液　　　　　　B. 药物的油溶液
    C. 易溶性及刺激性强的药物　　D. 易风化药物
    E. 宜吸湿药物

4. 关于硬胶囊剂制备的方法,正确的是( )
    A. 制备空胶囊的主要原料明胶应具有一定的黏度和胶冻力
    B. 挥发油可制成包合物或微囊后填充
    C. 应根据填充物料的粒度、堆密度、剂量等选择适当规格的空胶囊
    D. 硬胶囊中填充的物料均为细粉
    E. 麻醉药、毒性药应稀释后填充

5. 硬胶囊在制备时药物的处理有一定的方法,叙述正确的是( )
    A. 定量药粉在填充时需要多准备几粒的分量
    B. 填充的药物如果是麻醉、毒性药物,应先用适当的稀释剂稀释一定的倍数再填充
    C. 疏松性药物小量填充时,可加适量乙醇或液体石蜡混匀后填充。
    D. 挥发油类药物可直接填充
    E. 结晶性药物应粉碎后与其余药粉混匀后填充

二、填空题

1. 胶囊填充物中的挥发油可溶于_____喷入干颗粒,密闭。目前常用制成_____包合物,然后与其他物料制颗粒以增加稳定性。

2. 胶囊剂填充物的形态有_____、_____、_____、_____。

3. 填充硬胶囊时,若药物的流动性较差应该加入_____、_____、_____。

4. 胶囊易受温度和湿度的影响,因此包装必须具有良好的_____性能。

5. 五仁醇浸膏黏腻,加入碳酸钙_____,淀粉作_____。

6. 制备软胶囊常用的胶料为_____和_____。

7. 软胶囊填充混悬液常用的分散介质为_____和_____。

8. 软胶囊填充乳浊液为_____乳剂。

9. 少量填充硬胶囊可以使用_____填充,工业化生产硬胶囊使用_____填充。

10. 产生装量差异超限的原因有_____、_____、_____等,可以通过加入适宜的辅料和制颗粒的方法以改善流动性,同时对设备进行维修保养。

三、术语解释

1. 胶囊剂 2. 基质吸附率 3. 软胶囊 4. 肠溶胶囊

四、简答题

1. 不适宜选用胶囊剂的情况有哪些?

2. 简述肠溶胶囊的制备方法及特点。

3. 制备硬胶囊的药物应该如何处理?

五、论述题

1. 试述胶囊剂的特点。

2. 试述制备硬胶囊剂的注意事项。

3. 试述填充软胶囊药物的处理方法。

【参考答案】

一、选择题

（一）单选题

1. D 2. D 3. B 4. C 5. B 6. A 7. D 8. E 9. A 10. C 11. D 12. B 13. A 14. B 15. B
16. D

（二）多选题

1. CDE 2. ABCE 3. ACDE 4. ABCE 5. ABCE

二、填空题

1. 乙醇 β-环糊精 2. 粉末 颗粒 液体 半固体 3. 稀释剂 润滑剂 助流剂 4. 密封 5. 吸收剂 稀释剂 6. 明胶 阿拉伯胶 7. 植物油 聚乙二醇 8. W/O型 9. 硬胶囊分装器 自动硬胶囊填充机 10. 囊壳因素 药物因素 填充设备因素

三、术语解释

1. 胶囊剂 系指原料药物或与适宜的辅料充填于空心胶囊或密封于软质囊材中制成的固体制剂,可分为硬胶囊、软胶囊(胶丸)、缓释胶囊、控释胶囊和肠溶胶囊,主要供口服用。

2. 基质吸附率 1克固体药物制成填充胶囊的混悬液时所需液体基质的克数。

3. 软胶囊 系指将一定量的液体原料药物直接包封,或将固体原料药物溶解或分散在适宜的辅料中制成溶液、混悬液、乳状液或半固体,密封于软质囊材中的胶囊剂。

4. 肠溶胶囊 不溶于胃液,但能在肠液中崩解而释放活性成分的胶囊剂。

四、简答题

1. 不适宜选用胶囊剂的情况有哪些?

答:①能溶解胶囊壁的药物水溶液或乙醇溶液;②氯化物、溴化物等易溶性药物;③胃刺激性强的药物;④易风化或易吸湿的药物。

2. 简述肠溶胶囊的制备方法及特点。

答: 肠溶胶囊的制备有两种方法:

方法一:明胶与甲醛作用生成甲醛明胶,使明胶无游离氨基存在,失去与酸结合能力,只能在肠液中溶解。但此种处理法受甲醛浓度、处理时间、成品贮存时间等因素影响较大,使其肠溶性极不稳定。

方法二:在明胶壳表面包被肠溶衣料,如用 PVP 作底衣层,然后用蜂蜡等作外层包衣,也可用丙烯酸Ⅱ号、CAP 等溶液包衣等,其肠溶性较为稳定。

3. 制备硬胶囊的药物应该如何处理?

答: 硬胶囊剂中填充的药物除特殊规定外,一般均要求混合均匀的细粉、颗粒、小丸、半固体或液体。

若纯药物粉碎至适宜粒度能满足硬胶囊剂的填充要求,即可直接填充。多数药物由于流动性差等各方面的原因,均需加入一定的稀释剂、润滑剂、助流剂等辅料才能满足填充或临床的要求。

(1)以中药为原料的处方剂量小的或细料药:可直接粉碎成细粉,混匀后填充。

(2)剂量较大:可先将部分中药粉碎成细粉,其余中药经提取浓缩成稠膏后与细粉混匀,干燥,研细,过筛,混匀后填充,或全部中药经提取浓缩成稠膏后加适当辅料,制成颗粒,经干燥混匀后填充。

(3)对于经处理后性质稳定的半固体或液体也可直接填充。

五、论述题

1. 试述胶囊剂的特点。

答:(1)能掩盖药物不良臭味,提高药物稳定性。因药物在胶囊壳中与外界隔离,可以避免水分、空气和光线的影响,对具有不良臭味或不稳定的药物有一定程度的遮蔽、保护与稳定作用。

(2)药物的生物利用度高。胶囊剂中的药物是以粉末或颗粒状态直接填充于囊壳中,不受压力等因素的影响,所以在胃肠道中能迅速分散、溶出和吸收,其生物利用度高于丸剂、片剂等剂型。

(3)可弥补其他固体剂型的不足。含油量高的药物或液态药物难以制成丸剂、片剂等,但可制成胶囊剂。

(4)可定时定位释放药物。如可先将药物制成颗粒,然后用不同释放速度的高分子材料包衣(或制成微囊),按需要的比例混匀后装入空胶囊中,制成缓释、肠溶等多种类型的胶囊剂。另外,还可根据需要将药物制成直肠或阴道等给药的胶囊剂。

(5)利于识别。胶囊剂囊壁能着色、印字,利于识别。

2. 试述制备硬胶囊剂的注意事项。

答:(1)配方时按实际需要量多备几粒的分量。

(2)填充小剂量的药粉,尤其是麻醉、毒性药物,应先用适当的稀释剂稀释一定的倍数(按散剂倍散制备操作),混匀后填充。

(3)疏松性药物小量填充时,可加适量乙醇或液体石蜡混匀后填充。

(4)填充易引湿或混合后发生共熔的药物,可根据情况分别加入适量的稀释剂,混匀后填充。

(5)胶囊剂装量差异超限,其产生的原因主要有有囊壳因素、药物因素、填充设备因素等。可以通过加入适宜辅料或者制颗粒等方法改善药物的流动性,使填充准确,同时对填充设备要及时维修保养,确保正常运转。

(6)胶囊剂吸潮问题可通过改进制备工艺(如制粒、防潮包衣),利用玻璃瓶、双铝箔包装及铝塑包装等方法解决。

3. 试述填充软胶囊药物的处理方法。

答: 不同种类药物的处理方法如下:

(1)液体药物和药物溶液 油一般作为本身是油或脂溶性药物的溶剂或混悬液的介质,溶解分散药物为溶液,比混悬液更易包裹并具有较好的物理稳定性和较高的生物利用度。如药物是亲水的,可在药物中保留 3%～5%的水。

（2）混悬液和乳浊液：混悬液是固体粉末（80 目以下）混悬分散在油状基质介质（植物油或挥发油）或非油状基质（聚乙二醇、吐温 80、丙二醇和异丙醇等）中，还应加有助悬剂。对于油状介质，通常使用的助悬剂是 10%～30%的油蜡混合物，对于非油状介质，则常用中 1%～15%聚乙二醇 4000 或聚乙二醇 6000。有时还可加入抗氧剂、表面活性剂来提高软胶囊剂的稳定性与生物利用度。软胶囊剂只能填充 W/O 型乳浊液。

（3）固体药物：药物粉末应通过五号筛，并要混合均匀。

（侯　林）

第十七章　片　　剂

【要点解析】

第一节　概　　述

一、含义

片剂系指原料药物或与适宜的辅料混匀制成的圆形或异形的片状固体制剂。

二、特点

1. 优点　①片剂的溶出度及生物利用度通常较丸剂好；②剂量准确，片剂内药物含量差异较小；③质量稳定，片剂为干燥固体，易氧化变质及易潮解的药物可借包衣加以保护，光线、空气、水分等对其影响较小；④服用、携带、运输及贮存等较方便；⑤机械化生产，产量大、成本低。

2. 缺点　①片剂中需要加入多种赋形剂，制备中需经压缩成型，有时影响其生物利用度，溶出度较散剂及胶囊剂差；②儿童及昏迷患者不宜服用；③含挥发性成分的片剂贮存较久时含量下降。

三、分类

（一）口服片剂

口服片剂是应用最广泛的一类，在胃肠道内崩解吸收而发挥疗效。

类别	含义、特点
普通压制片	又称素片，药物与赋形剂混合，经制粒、压制而成的片剂
包衣片	片芯（压制片）外包有衣膜的片剂——糖衣片、薄膜衣片、肠溶（衣）片
咀嚼片	在口腔中咀嚼后吞服的片剂；适用于小儿、吞咽困难的患者及需在胃部快速起作用的药物；不需要加崩解剂
泡腾片	含有碳酸氢钠和有机酸，遇水可产生气体而呈泡腾状；可以溶液形式服用，药物奏效迅速，生物利用度高；适用于儿童、老年人和不能吞服固体制剂的患者
分散片	在水中能迅速崩解并均匀分散的片剂；可加水分散后口服，也可含于口中吮服或吞服；服用方便、吸收快、生物利用度高和不良反应小等优点
口崩片	在口腔内不需要水即能迅速崩解并均匀分散的片剂；一般适合小剂量原料药物，常用于吞咽困难或不配合服药的患者
多层片	由两层或多层组成的片剂，一种分上下两层或多层，另一种是先将一种颗粒压成片芯，再将另一种颗粒压在片芯之外，形成片中有片的结构 目的：①避免复方制剂中不同药物之间的配伍变化，②制成长效片剂，一层由速释颗粒制成，另一层由缓释颗粒制成，③改善片剂的外观
缓释片	在规定的释放介质中缓慢地非恒速释放药物的片剂
控释片	在规定的释放介质中缓慢地恒速地释放药物的片剂

（二）口腔片剂

类别	含义、特点
含片	在口腔中缓慢溶化产生局部或全身作用的片剂。主要起局部治消炎、杀菌、收敛、止痛或局部麻醉等作用，多用于口腔及咽喉疾患
舌下片	置于舌下能迅速溶化，药物经舌下黏膜吸收发挥全身作用的片剂。优点：①原料药物应易于直接吸收，辅料应是易溶性的，主要用于急症的治疗，②避免药物的肝脏首过效应，③防止胃肠液 pH 和酶对药物的不良影响 要求：5 min 之内全部崩解溶化
口腔贴片	粘贴于口腔中，经黏膜吸收后起局部或全身治疗作用的片剂。含有较强黏着力的赋形剂，能控制药物的溶出，用于治疗口腔或咽喉部位疾患

（三）外用片剂

类别	含义、特点
阴道片与阴道泡腾片	置于阴道内应用的片剂。主要在局部起杀菌、消炎作用
外用溶液片	加一定量的缓冲溶液或水溶解后制成一定浓度溶液的非包衣片或薄膜衣片，供外用。若溶液片中药物口服有毒，应加鲜明标记或制成异形片，以引起用者注意

（四）其他片剂

（1）可溶片　临用前能溶解于水的非包衣片或薄膜包衣片剂。

（2）微囊片　固体或液体药物利用微囊化工艺制成干燥的粉粒，经压制而成的片剂。

四、中药片剂的类型

（1）全浸膏片　系指将药材用适宜的溶剂和方法提取制得浸膏，以全量浸膏制成的片剂。

（2）半浸膏片　系指将部分药材细粉与稠浸膏混合制成的片剂。此类型在中药片剂中应用最多。

（3）全粉片　系指将处方中全部药材粉碎成细粉，加适宜的辅料制成的片剂。

（4）提纯片　系指将处方中药材经过提取，得到单体或有效部位，以此提纯物细粉为原料，加适宜的辅料制成的片剂。

第二节　片剂的辅料

片剂由药物和辅料两部分组成。辅料为片剂中除主药外一切物质的总称，亦称赋形剂。压片所用的药物应具备以下性能：①有良好的流动性和可压性；②有一定的黏着性；③润滑性好，不黏冲头和模圈；④遇体液能迅速崩解、溶解、吸收而产生应有的疗效。很少有药物完全具备这些性能，因此，必须另加辅料或适当处理使之达到上述要求。

片剂的辅料必须具有较高的化学稳定性，不与主药起反应，不影响主药的释放、吸收和含量测定，对人体无害，来源广，成本低。片剂辅料一般包括稀释剂、吸收剂、润湿剂、黏合剂、崩解剂及润滑剂。

一、稀释剂与吸收剂

当药物剂量小于 100 mg，或中药片剂中含浸膏量多或浸膏黏性太大，制片困难时，需加入稀释剂。

当原料药中含有较多挥发油、脂肪油或其他液体时，需加吸收剂吸收。

1. 淀粉　①本品为白色细腻的粉末，由支链淀粉和直链淀粉组成。淀粉有玉米淀粉、马铃薯淀粉等，其中常用的是玉米淀粉。②性质稳定，可与大多数药物配伍；③不溶于冷水及乙醇，但在水中加热到 62℃～

72℃可糊化；④遇水膨胀，遇酸或碱在潮湿或加热情况下可逐渐水解而失去膨胀作用；⑤具有吸湿性；⑥淀粉为最常用的稀释剂，也可作为吸收剂或崩解剂；⑦淀粉的可压性不好，作稀释剂用量不宜过多，必要时与糖粉、糊精、乳糖等混合使用，改善其可压性。

2. 糖粉 ①糖粉可溶性片剂的优良稀释剂，兼有矫味和黏合作用，多用于口含片、咀嚼片、分散片、泡腾片、可溶片及纤维性强或质地疏松的药物压片；②糖粉黏合力强，能增加片剂的硬度，使片剂表面光滑美观，但吸湿性较强，在中药浸膏制粒、压片中用量过多会使制粒、压片困难；③长期贮存会使片剂的硬度过大，造成片剂崩解或药物溶出困难；④酸性或碱性强的药物能促使蔗糖转化，增加其引湿性，故不宜用配伍使用。

3. 糊精 ①淀粉水解的中间产物；②白色或类白色无定形粉末，不溶于醇，微溶于水，能溶于沸水成黏胶状溶液，黏性强，并呈弱酸性；③糊精常与淀粉合用作为片剂的填充剂，兼有黏合剂作用；④如用量大于50%，不宜用淀粉浆作黏合剂，可用40%～50%乙醇为润湿剂，以免颗粒过硬。

4. 乳糖 ①略带甜味，能溶于水，难溶于醇；②性质稳定，可与大多数药物配伍；③乳糖无吸湿性；④有良好的可压性，制成的片剂光洁美观；⑤影响药物的溶出，对主药的含量测定影响较小，是优良的片剂稀释剂；⑥乳糖自动物乳中提取制成，国内产量较少，价格贵。国内多用淀粉7份、糊精1份、糖粉1份的混合物代替乳糖使用。

5. 微晶纤维素（MCC） ①本品为由纤维素部分水解而制得的晶体粉末，白色，无臭，无味，不溶于水。商品名为 Avicel；②PH101 为标准型，用于湿法制粒；③PH102 粒径大，流动性好，可用于粉末直接压片；④其缺点是价格比常用的淀粉、糊精、糖粉等高，故如不是特殊需要，一般不单独使用；⑤因此微晶纤维素除作为稀释剂外，兼具黏合、助流、崩解等作用。

6. 预胶化淀粉 ①由玉米淀粉经部分胶化或全部胶化而成。目前上市品种是部分预胶化淀粉，为白色或类白色粉末，其中部分是完整的淀粉颗粒，部分是水解破坏而凝聚成的球粒；②其流动性好，休止角小于40°，压缩成型性好，有自身润滑作用；③可作填充剂，又兼作黏合剂和崩解剂，多用于粉末直接压片，有改善小剂量药物含量均匀性的作用。

7. 糖醇类 ①甘露醇、山梨醇为白色、无臭、具甜味的结晶性粉末或颗粒，在口中溶解时吸热，有凉爽感。常用于咀嚼片、口崩片，但价格稍贵，常与蔗糖配合使用；②近年开发的赤藓糖醇，口服后不产生热能，口腔内 pH 值不下降，有较强的凉爽感，有利于牙齿保护，是制备口腔崩解片的最佳辅料，但价格较贵。

8. 无机盐类
①常用作片剂的稀释剂和吸收剂，吸收挥发油或脂肪油；②磷酸氢钙及磷酸钙对易吸湿药物有降低引湿作用，为中药浸出物、油类及含油浸膏类的良好吸收剂，压成的片剂较坚硬；③其他如氧化镁、碳酸镁、碳酸钙、氢氧化铝凝胶粉及活性炭等，都可作为片剂的吸收剂，用于吸收挥发油和脂肪油。

二、润湿剂与黏合剂

润湿剂和黏合剂在片剂中具有黏结固体粉末的作用。

润湿剂系指本身没有黏性，但能诱秀发物料黏性，以利于制粒的液体，适用于具有黏性物料的制粒压片。制粒中常用的润湿剂为蒸馏水和乙醇。

黏合剂是指本身具有黏性，能增加物料的黏合力的物质，适用于没有黏性或黏性差的中药提取物或原药粉制粒压片。

1. 水 ①药物本身若具有一定黏性，如中药半浸膏粉，用水润湿即能黏结制粒；②但用水作润湿剂时，干燥温度高，故对不耐热、遇水易变质或易溶于水的药物不宜应用；③实际生产中很少单独使用，常以低浓度的淀粉浆或各种浓度乙醇代替。

2. 乙醇 ①可用于遇水易分解、在水中溶解度大或遇水黏性太大的药物；②不同浓度的乙醇是中药浸膏制粒的常用润湿剂，常用浓度为30%～70%；③乙醇浓度愈高，粉料被润湿后黏性愈小；④用乙醇作润湿剂时应迅速搅拌，立即制粒，迅速干燥。

3. 淀粉浆 ①是淀粉加水在 70℃左右受热糊化而得，为最常用的黏合剂；②淀粉浆的常用浓度为8%～15%，若物料的可压性较差，浓度可适当提高；③淀粉浆含有大量水分，遇物料后水分能够逐渐扩散到物料中，均匀的润湿物料，且黏性较好，有利于片剂崩解；④淀粉浆的制法主要有煮浆法和冲浆法。

4. 聚维酮（PVP） ①根据分子量不同有多种规格，其中最常用的型号是 K30（分子量 6 万）；②聚维酮可溶于乙醇或水,常用 10％水溶液作黏合剂,3％～15％的乙醇溶液用于对水敏感药物的制粒;③适于疏水性物料并可改善药物的润湿性;④为溶液片、泡腾片、咀嚼片等的优良黏合剂,也可用作直接压片的干黏合剂。

5. 纤维素衍生物 系将天然的纤维素经处理后制成的各种纤维素的衍生物,常用浓度为 5％左右。

类别	应 用
羟丙基甲基纤维素	一般用其 2％～8％的水溶液或乙醇溶液作黏合剂,用于吸湿性较强的中药颗粒有抗湿作用
甲基纤维素	可用于水溶性及水不溶性物料的制粒,颗粒的压缩成型性好
羟丙基纤维素	溶液可用于湿法制粒,干品用作粉末直接压片的干燥黏合剂
羧甲基纤维素钠	常用于可压性较差的药物压片

6. 糖浆、炼蜜、饴糖、液状葡萄糖 这四种黏合剂性质相似,黏性很强,适用于纤维性强、质地疏松或弹性较大的动物组织类药物。

类别	应 用
糖浆	常用浓度为 50％～70％(g/g),黏性很强,不宜用于酸性或碱性较强的药物
炼蜜	常用于含有生药原粉的中药片剂
饴糖	俗称麦芽糖,常用浓度 25％或 75％,不宜用于白色片剂,制成的颗粒不易干燥,压成的片子易吸潮。
液状葡萄糖	系淀粉不完全水解产物,含糊精、麦芽糖等。常用浓度有 25％与 50％两种。本品对易氧化的药物如亚铁盐有稳定作用,有引湿性

7. 阿拉伯胶浆、明胶浆 两者的黏合力均大,压成的片剂硬度大,适用于松散且不易制粒的药物,或要求硬度大的片剂如口含片。

8. 其他 海藻酸钠、聚乙二醇及硅酸铝镁等也可用作黏合剂。中药稠膏具有一定黏性,既能起治疗作用,又可起黏合剂的作用。

三、崩解剂(disintegrant)

崩解剂系指促使片剂在胃肠液中迅速崩解成细小颗粒的辅料。除了缓控释片、口含片、咀嚼片、舌下片外,一般均需加入崩解剂。中药半浸膏片中含有药材细粉,遇水后能缓缓崩解,一般不需另加崩解剂。

(一) 常用的崩解剂

1. 干淀粉 ①常用的崩解剂,用前在 100℃～105℃下干燥 1 h,使含水量在 8％以下;②常用量为配方的 5％～20％;③干淀粉的吸水性较强,适用于水不溶性或微溶性药物的片剂。

2. 羧甲基淀粉钠(CMS - Na) ①吸水后体积能膨胀增大至 200～300 倍,是一种性能优良的崩解剂;②常用量为 2％～6％;③可用于不溶性药物及可溶性药物片剂的崩解剂。

3. 低取代羟丙基纤维素(L - HPC) 具有崩解黏结双重作用;常用量为 2％～5％。

4. 交联聚维酮(PVPP) 在水、有机溶剂及强酸、强碱溶液中均不溶解,在水中迅速溶胀,无黏性,崩解性能优越。

5. 交联羧甲基纤维素钠(CCNa) 不溶于水,与羧甲基淀粉钠合用,崩解效果更好,但与干淀粉合用时崩解作用会降低。

6. 泡腾崩解剂 由碳酸盐和有机酸组成。常用碳酸氢钠和枸橼酸、酒石酸组成的混合物,专用于泡腾片。泡腾片遇水时产生大量二氧化碳气体,片剂在几分钟内迅速崩解。

7. 表面活性剂 为崩解辅助剂,可用于疏水性或不溶性药物。常用的表面活性剂有聚山梨酯 80、溴化十六烷基三甲铵、十二烷基硫酸钠、硬脂醇磺酸钠等,用量一般为 0.2％。表面活性剂的使用方法:①溶解于黏合剂内;②与崩解剂混合后加于干颗粒中;③制成醇溶液喷在干颗粒上。第三种方法最能缩短崩解时间。

(二) 崩解剂的加入方法

1. 内加法　崩解剂与处方粉料混合在一起制颗粒。崩解作用起自颗粒的内部,使颗粒全部崩解,崩解作用较弱。

2. 外加法　崩解剂加于压片前的干颗粒中。片剂的崩解发生在颗粒之间,崩解速度较快,但崩解后往往呈颗粒状态。

3. 内外加法　部分崩解剂在制粒过程中加入,部分崩解剂加入压片前的干颗粒中。此种方法可使片剂的崩解既发生在颗粒内部又发生在颗粒之间,效果较好。一般加入比例为内加 3 份,外加 1 份。

(三) 片剂的崩解机理

毛细管作用;膨胀作用;产气作用;酶解作用。

四、润滑剂

加入目的:为了保证压片时顺利加料和出片,减少黏冲,降低颗粒之间、药片与冲模之间的摩擦力,使片剂光滑美观。

广义的润滑剂包括助流剂、抗黏剂和润滑剂:①助流剂为降低颗粒之间摩擦力,改善粉体流动性,减少重量差异的辅料。②抗黏剂为防止压片时产生黏冲,保证压片操作的顺利进行以及使片剂表面光洁的辅料。③润滑剂为降低压片和推出片时药片与冲模壁之间的摩擦力,保证压片时应力分布均匀,防止裂片的辅料。

(一) 疏水性及水不溶性润滑剂

1. 硬脂酸镁　①性能优良、最常用的润滑剂。用量一般为 0.3%～1%;②如果用量过大,由于其本身疏水性,会影响片剂润湿,而显著延长片剂的崩解时间;③硬脂酸镁呈碱性,可降低某些药物的稳定性。

2. 滑石粉　①其成分为含水硅酸镁,可以增加颗粒的润滑性和流动性;②常用量一般为 0.1%～0.3%;③常与硬脂酸镁合用,以改善后者的疏水性;④可能造成黏冲、片面色泽不匀等问题。

3. 氢化植物油　①由精制植物油经催化氢化制得,常用量 1%～6%;②本品润滑性能好,常与滑石粉合用。

(二) 水溶性润滑剂

1. 聚乙二醇(PEG4000,PEG6000)　本品为水溶性,溶解后可得到澄明溶液。50 μm 以下的 PEG 颗粒压片时具有良好的润滑效果,用于可溶性片剂。

2. 十二烷基硫酸镁　具有良好的润滑作用,能增强片剂的机械强度,促进片剂的崩解、药物的溶出。

(三) 助流剂

助流剂可黏附在颗粒或粉末的表面,将粗糙表面的凹陷处填满,将颗粒隔开,降低颗粒间的摩擦力,故可改善流动性。

1. 微粉硅胶　①特别适宜于油类和浸膏类等药物,与 1～2 倍的油混合仍呈粉状;②其亲水性能强,用量在 1% 以上时可加速片剂的崩解,有利于药物的吸收;③为优良的助流剂,可用于粉末直接压片,常用量为 0.1%～0.3%。

2. 氢氧化铝凝胶　常作为粉末直接压片的助流剂和干燥黏合剂。

四、补充说明

(1) 不少片剂辅料往往兼有几种作用。例如淀粉可用作稀释剂或吸收剂,同时也是良好的崩解剂,淀粉加水加热糊化后又可用作黏合剂;糊精可用作稀释剂,也是良好的干燥黏合剂。

(2) 中药片剂的原料药物,既有治疗作用,也兼作辅料。如含淀粉较多的药物细粉可用作稀释剂和崩解剂;药物的稠膏也可用作黏合剂。

第三节　片剂的制备

片剂的制备:颗粒压片法(湿法制颗粒压片法,干法制颗粒压片法);直接压片法(粉末直接压片法,半干式颗粒压片法)。

一、湿法制颗粒压片法

(一) 工艺流程

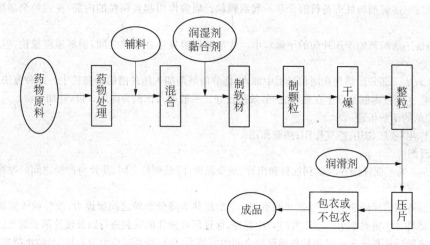

(二) 原料处理

1. 中药原料的处理 目的：①去除无效成分、杂质，保留有效成分，减少服用量；②方便操作，便于生产；③选用部分处方药料用作赋形剂。

中药原料处理的一般原则如下：

(1) 按处方选用合格的药材，进行洁净、灭菌、炮制和干燥处理，制成净药材。

(2) 生药原粉入药：含淀粉较多的饮片、贵重药、剧毒药、树脂类药及受热有效成分易破坏的饮片等，一般粉碎成 100 目左右的细粉。

(3) 含水溶性有效成分的饮片，或含纤维较多、黏性较大、质地泡松或坚硬的药材，以水煎煮，浓缩成稠膏。必要时采用高速离心或加乙醇等纯化方法去除杂质，再制成稠膏或干浸膏。

(4) 含挥发性成分较多的饮片宜用双提法。即先用水蒸气蒸馏法提取挥发油成分，药渣再加水煎煮或将蒸馏后剩余药液制成稠膏或干浸膏粉。

(5) 含醇溶性成分的饮片，可用适宜浓度的乙醇或其他溶剂以回流、渗漉、浸渍等方法提取，回收乙醇后再浓缩成稠膏。

(6) 有效成分明确的饮片采用特定的方法和溶剂提取后制片。

中药片剂中的稠膏，一般可浓缩至相对密度 1.2～1.3，有时可达 1.4，根据处方中药粉量而定。或将稠膏浓缩至密度 1.1 左右，喷雾干燥或减压干燥成干浸膏。

2. 化学药品原、辅料的处理 ①主药及辅料细度一般为通过五至六号筛；②剧毒药、贵重药及有色的原、辅料宜粉碎得更细些；③药物与辅料的混合应按等量递增法进行。

(三) 制颗粒

1. 制颗粒的目的 ①增加物料的流动性；②改善可压性；③避免粉末分层；④避免细粉飞扬。

2. 制颗粒的方法 不同原料的制粒方法，根据对中药原料处理方法的不同，可分以下四类：

(1) 药材全粉制粒法：系将处方中全部药材细粉混匀，加适量的黏合剂或润湿剂制成软材，挤压过筛制粒的方法。

此法适用于剂量小的贵重细料药、毒性药及几乎不具有纤维性的药材细粉制片。本法具有简便、快速、经济的优点，但必须注意药材的净化与灭菌，使片剂符合卫生标准。

(2) 部分药材细粉与稠浸膏混合制粒法：系将处方中部分药材提取制成稠浸膏，另一部分药材粉碎成细粉，两者混合后若黏性适中可直接制成软材、制颗粒的方法。

此法最大优点是稠浸膏与药材细粉除具有治疗作用外，稠浸膏还起黏合剂作用，药材细粉具有稀释剂、崩解剂作用。

与药材全粉制粒法及全浸膏制粒法相比,节省辅料,操作简便。因此,此法在中药片剂制备中应用最多,适用于大多数片剂颗粒的制备。

(3) 全浸膏制粒法:系将处方中全部药材提取制成浸膏再制粒的方法。浸膏粉制粒法所得颗粒质量较好,压出的药片外观光滑,色泽均匀,硬度易控制。但工序复杂,费工时。全浸膏片不含药材细粉,服用量少,易达到卫生标准。本法适用于处方量大,不含贵重药、细料药的品种,尤其适用于有效成分含量较低的药材制片。

(4) 提纯物制粒法:将提纯物细粉(有效成分或有效部位)与适量稀释剂、崩解期等混匀后,加入黏合剂或润湿剂,制软材、制颗粒。

其他常用制粒方法还有挤出制粒法、流化喷雾制粒法、滚转制粒法、喷雾干燥制粒法等。

3. 湿颗粒的干燥 湿颗粒制成后应及时干燥,以免结块或受压变形。

(1) 干燥温度一般为60℃~80℃,温度过高可使颗粒中含有的淀粉粒糊化,延长片剂崩解,含浸膏的颗粒会软化结块。

(2) 含挥发性及苷类成分中药颗粒的干燥应控制在60℃以下,避免有效成分散失或破坏。

(3) 对热稳定的药物,干燥温度可提高至80℃~100℃,以缩短干燥时间。

(4) 干燥温度应逐步上升,以防颗粒表面水分迅速蒸发形成干燥硬壳,影响颗粒内部水分的散失。

(5) 颗粒干燥的程度一般凭经验掌握,含水量以3%~5%为宜。含水量过高会产生黏冲现象,含水量过低则易出现顶裂现象。

4. 干颗粒的质量要求

(1) 主药含量 干颗粒在压片前应进行含量测定,应符合该品种的要求。

(2) 含水量 干颗粒中含水量对中药片剂成型及片剂质量影响很大,一般为3%~5%。目前生产中测定颗粒水分多使用红外线快速水分测定仪,或隧道式水分测定仪。

(3) 颗粒大小、松紧及粒度 ①大小:颗粒大小应根据片重及药片直径选用,大片可用较大颗粒或小颗粒压片,但小片必须用较小颗粒,否则会造成较大的片重差异。同样大小中药片的颗粒比化学药品片要细小些,可避免压片时产生花斑。中药片一般选用通过二号筛或更细的颗粒。②松紧:干颗粒的松紧与片剂的物理外观有关,干颗粒以手指轻捻能碎成有粗糙感的细粉为宜。③粒度:干颗粒应由粗细不同的颗粒组成,一般干颗粒中20~30目的粉粒以20%~40%为宜,且无通过六号筛的细粉。

5. 干颗粒压片前的处理

(1) 整粒 整粒的目的是将干颗粒过筛,使其中的团块状物、条状物分散成均匀的颗粒。

(2) 配粒 又称总混,是将处方中的挥发性成分、其他液体成分及崩解剂、润滑剂等加入颗粒中混匀的操作。

(四) 压片

1. 片重的计算 若处方中规定了每批药料应制的片数及每片重量时,则所得的干颗粒重应等于片数与片重之积,即干颗粒总重量(主药加辅料)等于片数乘片重。当干颗粒总重量小于片数乘片重时,应补加淀粉等使两者相等。

(1) 投料规定了每批药料应制的片数及每片重量时,则干颗粒总重量(主药加辅料)应等于片数乘片重,片重可按下式计算:

$$片重 = \frac{干颗粒重 + 压片前加入的辅料重}{理论片数}$$

(2) 中药片剂试制过程中,处方药料的片数与片重未定时,可按下式计算片重:

$$单服颗粒重 = \frac{干颗粒总重量}{单服次数}$$

$$片重 = \frac{单服颗粒重}{单服片数}$$

(3) 半浸膏片的片重,可由下式求:

$$片重 = \frac{干颗粒重 + 压片前加入的辅料重}{理论片数}$$

$$= \frac{(成膏固体重 + 原粉重) + 压片前加入的辅料重}{原中药总重量 / 每片原中药量}$$

$$= \frac{(中药重量 \times 收膏\% + 原粉重) + 压片前加入的辅料重量}{原中药总重量 / 每片原中药量}$$

(4) 若已知每片主药含量时,可通过测定颗粒中主药含量再确定片重。

$$片重 = \frac{每片主药量}{干颗粒的主药百分含量}$$

二、干法制颗粒压片法

干法制颗粒压片法指不用润湿剂或液态黏合剂而将粉末物料或干浸膏制成颗粒进行压片的方法。制备中物料不经过湿和热的处理,可提高不稳定药物的产品质量,节省工时。

干法制粒压片与湿法制粒压片不同之处主要在于后者制粒需用润湿剂或黏合剂,而前者不用。常用的干法制粒主要有滚压法制粒和重压法制粒(参见第十五章第二节)。

1. 滚压法 将药物和辅料混匀后,使之通过转速相同的两个滚动圆筒间的缝隙压成所需硬度的薄片,然后通过颗粒机破碎制成一定大小的颗粒的方法。

优点:能大面积而缓慢地加料,压成的薄片厚度较易控制,硬度较均匀,压成的片剂无松片现象。

缺点:有时制成的颗粒过硬,影响片剂崩解。

2. 重压法 将药物与辅料混匀后,用较大压力的压片机压成大片(直径为 20~25 mm),然后再粉碎成一定大小的颗粒。

三、粉末直接压片

粉末直接压片系指药物粉末与适宜的辅料混匀后,不经制颗粒而直接压片的方法。具有以下特点:①粉末直接压片可省去制粒、干燥等工序,缩短工艺过程,有利于自动化连续生产;②生产过程中无湿热过程,提高了药物的稳定性;③片剂崩解后为药物的原始粒子,比表面积大,有利于药物的溶出,提高药效。

进行直接压片的药物粉末应具有良好的流动性、可压性和润滑性。但多数药物不具备这些特点,目前常通过采用以下措施加以解决。①改善压片原料的性能 通过加入优良的药用辅料,以改善压片原料的性能。可用于粉末直接压片的优良辅料有:各种型号的微晶纤维素、改性淀粉、喷雾干燥乳糖、微粉硅胶、氢氧化铝凝胶及磷酸氢钙二水合物等。②改进压片机械的性能。

四、压片时常见问题与解决措施

在压片过程中有时会出现松片、黏冲、崩解迟缓、裂片、叠片、片重差异超限、变色或表面有斑点及微生物污染等问题,对这些问题产生的原因,归纳起来常从下面三个方面考虑:①颗粒的质量:是否过硬,过松,过湿,过干,大小悬殊,细粉过多等;②空气湿度:是否太高;③压片机是否正常:如压力大小,车速是否过快,冲模是否磨损等。

1. 松片 片剂硬度不够,置中指和食指之间,用拇指轻轻加压就能碎裂的现象称为松片。松片产生原因和解决办法如下:

原　　因	解　决　方　案
润湿剂或黏合剂选择不当或用量不足	原料粉碎成通过六号筛的细粉,再加适量润湿剂或选用黏性较强的黏合剂如明胶、饴糖、糖浆等重新制粒予以克服
颗粒含水量不当	调节颗粒最适宜的含水量
药料中含挥发油、脂肪油等成分较多	加适当的吸收剂如碳酸钙、磷酸氢钙和氢氧化铝凝胶等吸油,也可制成微囊或包合物等

原　　因	解　决　方　案
制剂工艺不当,制粒时乙醇浓度过高;润滑剂、黏合剂不适;药液浓缩时温度过高;浸膏粉碎不细,黏性减小等	针对原因解决,也可采用新技术改进制剂工艺
冲头长短不齐或下冲下降不灵活	更换冲头
压力过小或车速过快	适当增大压力,减慢车速
片剂露置过久,吸湿膨胀而松片	片剂应在干燥、密闭条件下贮藏、保管

2. **黏冲**　压片时,冲头和模圈上常有细粉黏着,使片剂表面不光、不平或有凹痕的现象称为黏冲。冲头上刻有文字或模线者尤易发生黏冲现象。

黏冲产生原因及解决办法如下:①颗粒太潮,浸膏易吸湿,室内温度、湿度过高等均易产生黏冲。应将颗粒重新干燥,室内保持干燥。②润滑剂用量不足或选用不当,应增加润滑剂用量或选用合适润滑剂,与颗粒充分混合。③冲模表面粗糙或冲头刻字(线)太深,应更换冲模,或将冲头表面擦净使光滑。

3. **裂片**　片剂受到震动或经放置后从腰间开裂或从顶部脱落一层称为裂片。检查方法为取数片置小瓶中轻轻振摇或自高处投入硬板地面,应不产生裂片;或取 20～30 片置于手掌中,两手相合,用力振摇数次,检查是否有裂片现象。

裂片的原因及解决方法如下:

(1) 制粒时黏合剂或润湿剂选择不当或用量不足致细粉过多,或颗粒过粗过细;选择合适的黏合剂或加入干燥黏合剂予以解决。

(2) 颗粒中油类成分较多或药物含纤维成分较多时易引起裂片,可分别加吸收剂或糖粉予以克服。

(3) 颗粒过分干燥引起的裂片;可喷洒适量稀乙醇湿润,或与含水量较大的颗粒掺和,或在地上洒水使颗粒从空气中吸收适当水分后压片。

(4) 冲模不合要求,可更换冲模予以解决。

(5) 压力过大或车速过快;可调节压力或减慢车速克服。

4. **片重差异超限**　片剂重量差异超过药典规定的限度称为片重差异超限。

产生的原因及解决办法如下:

(1) 颗粒粗细相差悬殊,或黏性、引湿性强的药物颗粒流动性差。解决办法:重新制粒,或筛去过多的细粉,调节颗粒至合适的含水量。

(2) 润滑剂用量不足或混合不匀。应适量增加润滑剂,并充分混匀。

(3) 加料器不平衡,或下冲塞模时下冲不灵活;应停止检查,调整机器正常后再压片。

5. **崩解超限**　片剂崩解时间超过药典规定的时限称为崩解超限。崩解迟缓的原因及解决办法如下:

(1) 崩解剂的品种及加入方法不当,用量不足,或干燥不够均可影响片剂的崩解。应调整崩解剂的品种或用量,改进加入方法。

(2) 黏合剂黏性太强或用量过多,或疏水性润滑剂用量太多等,应选用适宜的黏合剂或润滑剂,并调整用量,或适当增加崩解剂用量。

(3) 颗粒粗硬或压力过大,应将颗粒适当破碎,或适当降低压力。

(4) 含胶质、糖或浸膏的片子贮存温度较高或引湿后,崩解时间会延长,应注意贮放条件。

6. **变色或表面斑点**　变色或表面斑点系指片剂表面出现花斑或色差,使片剂外观不符合要求。产生的原因及解决办法为:

(1) 中药浸膏制成的颗粒过硬;有色颗粒松紧不匀;或润滑剂未混匀等。可将颗粒重新粉碎,用合适的润湿剂重新制粒,润滑剂细筛后加入,与颗粒充分混匀。

(2) 上冲润滑油过多落入颗粒产生油斑,可在上冲头装一橡皮圈防止油垢滴入颗粒,并经常擦拭机械。

7. 引湿受潮 中药片剂,尤其是浸膏片,由于含有易引湿的蛋白质、黏液质、鞣质、树胶及无机盐等成分,在制备过程及压成片剂后,易引湿受潮、黏结,以至霉坏变质。

解决引湿的方法如下:①干浸膏中加入适量辅料,如磷酸氢钙、氢氧化铝凝胶粉、淀粉、活性炭等;②提取液加乙醇沉淀,除去部分水溶性杂质;或加入原药量的 10%～20% 的中药细粉;③5%～15% 的玉米朊乙醇液或 PVA 溶液喷雾或混匀于浸膏颗粒中,干后压片;④片剂包糖衣、薄膜衣,可减少引湿性;⑤改进包装,在包装容器中放 1 小包干燥剂。

五、注意事项

(1) 在口含片、咀嚼片中加入疏水性润滑剂,会影响口感,应尽量减少其用量,或用亲水性润滑剂。

(2) 泡腾片生产过程中应严格防止物料吸收水分,制粒与压片车间的温度、相对湿度应严格控制。

(3) 中药分散片中崩解剂如 PVPP、CMS-Na、CCNa 常用量 4%～8%,用量过多会延长片剂崩解时间。

第四节 片剂的包衣

一、片剂包衣的目的、种类与要求

片剂包衣是在压制片(片芯或素片)表面包裹适宜材料的衣层或衣料的一种单元操作。被包的压制片称为片芯,包成的片剂称为包衣片。

1. 片剂包衣的目的

(1) 避光,防潮,隔离空气,提高药物稳定性。

(2) 掩盖药物不良气味,提高患者顺应性。

(3) 降低药物对胃的刺激作用,避免被胃液或胃酶破坏,为使药物到达小肠释放,可将药物包肠溶衣。

(4) 实现药物分别在胃内和肠内发挥疗效,将需在肠内起作用的成分制成片芯,在胃内起作用的成分作为衣层压包于片芯外层制成多层片,口服后,外层先在胃内崩解,而片芯则到达肠内后崩解。

(5) 增强片剂美观度,便于识别片剂品种。

2. 片剂包衣的种类 ①糖衣;②薄膜衣(胃溶型、肠溶型,水不溶型)。

3. 片剂包衣的要求 ①片芯必须具有适宜的弧度,棱角小;②硬度比一般片剂要大些,脆性应小些;③包衣前需将破碎片或片粉筛去;④衣层应均匀牢固,与片芯无相互作用;⑤崩解度应符合有关要求;⑥在较长的贮藏时间内保持光亮美观、色泽一致、无裂纹等。

二、片剂包衣的方法与设备

片剂包衣的方法有滚转包衣法、流化包衣法和压制包衣法等。

1. 滚转包衣法 滚转包衣法又称锅包衣法,是常用的包衣方法,可以包糖衣和薄膜衣。运用滚转包衣法包衣的设备有普通包衣机、埋管包衣机、高效包衣机等。

(1) 普通包衣机 包衣锅的转轴一般与水平成 30°～45° 角,有利于锅内片剂在转动时既能随锅的转动方向滚动又能沿轴方向滚动。

(2) 埋管包衣机 是在普通包衣锅内采用埋管装置,埋管内配有气流式喷头。

(3) 高效包衣机 高效包衣机与普通包衣机相比,干燥效率较高,是目前常用的包衣设备。

2. 流化包衣法 也称沸腾包衣法或悬浮包衣法。

(1) 优点 具有包衣速率高、工序少、自动化程度高、包衣容器密闭、无粉尘、用料少。

(2) 缺点 采用该法制得的包衣片通常包衣层太薄,在包衣过程中药片悬浮运动易相互碰撞造成破损。

3. 压制包衣法 也称干法包衣或干压包衣法。压制包衣法一般将包衣材料制成干颗粒,利用包衣机,把包衣材料的干颗粒压在片芯的外层,形成一层干燥衣。

三、片剂包衣材料与工艺

(一) 薄膜衣

系指在片芯之外包一层比较稳定的高分子聚合物衣膜,又称保护衣。片剂包薄膜衣的目的在于防止空气中湿气、氧气等侵入片剂,增加稳定性,并可掩盖不良气味。

薄膜衣的优点：① 节省物料,简化操作,工时短而成本低;② 衣层牢固光滑,衣层薄,片芯增重少(薄膜衣片重仅增加 2%～4%,而糖衣可使片重增大 50%～100%);③ 对崩解的影响小;④ 片剂包衣后原来标记仍可显出;⑤ 便于生产工艺的自动化等。

在包薄膜衣前可以先在片芯上包几层粉衣层,消除片剂棱角和色泽差异,然后包薄膜衣,此法为糖衣和薄膜衣两种工艺的结合,生产上称"半薄膜衣"。

1. 薄膜衣材料 主要包括成膜材料、增塑剂、着色剂和掩蔽剂、溶剂以及其他辅助材料等。

薄膜材料必须具备的性能:①能充分溶解或均匀分散于适宜的介质中,易于包衣操作;②在规定的 pH 值条件下溶解或崩裂;③能形成坚韧连续的薄膜,且美观光洁,对光线、热、湿度均稳定;④无毒,无不良的臭味;⑤能与色素及其他材料混合使等。

1) 成膜材料

(1) 胃溶型薄膜衣材料

类 别	应 用
羟丙基甲基纤维素(HPMC)	是广泛应用的薄膜包衣材料
羟丙基纤维素(HPC)	干燥过程易产生较大黏性,具有一定的吸湿性
Ⅳ号丙烯酸树脂	常用的较理想的胃溶型薄膜衣材料
聚维酮(PVP)	形成的衣膜坚固,但具有一定的吸湿性
聚乙烯缩乙醛二乙胺基醋酸酯	具有一定的防潮性能

(2) 肠溶型薄膜衣材料 是指具有耐酸性,在胃液中不溶解,但在肠液中或 pH 值较高的水溶液中可以溶解的成膜材料。在 37℃的人工胃液中 2 h 以内不崩解或溶解,洗净后在人工肠液中 1 h 崩解或溶解,释放出药物。片剂是否包肠溶衣取决于药物性质和使用目的:①遇胃液性质不稳定的药物;②对胃刺激性太强的药物;③作用于肠道的驱虫药、肠道消毒药;④需要其在肠道保持较久的时间以延长作用的药物。

常用薄膜衣材料:①丙烯酸树脂类聚合物:国产Ⅱ号、Ⅲ号丙烯酸树脂,国外产品称 Eudragit L 型、Eudragit S 型。②邻苯二甲酸醋酸纤维素(CAP):本品常与增塑剂或疏水性辅料配合应用,增加衣膜韧性及增强包衣层的抗透湿性。③其他高分子材料:如羟丙甲纤维素酞酸酯(HPMCP)、醋酸羟丙甲纤维素琥珀酸酯(HPMCAS)等。

(3) 水不溶型薄膜衣材料 是指在水中不溶解的薄膜衣材料,如乙基纤维素(EC)和醋酸纤维素等。主要用于控释和缓释制剂。

2) 增塑剂 系指能增加成膜材料可塑性的材料。水溶性增塑剂:甘油、聚乙二醇、丙二醇、甘油三醋酸酯等;非水溶性增塑剂:有蓖麻油、乙醚化甘油一酸酯等。

3) 溶剂 溶剂用于溶解、分散成膜材料和增塑剂。常用的有机溶剂有乙醇、丙酮等,有机溶剂溶液黏度低,且易挥发除去,但存在使用量大、有一定的毒性和易燃等缺点,近年来国内外已尝试以水为溶剂,以克服有机溶剂的不足。

4) 着色剂和掩蔽剂 其目的是易于识别片剂类型及改善产品外观,掩盖有色斑的片芯和不同批号的片芯色调差异。

注解:为了提高包衣效率和质量,可以采用新型薄膜包衣材料即薄膜包衣粉(亦称薄膜包衣预混剂)。薄膜包衣粉是由适宜的成膜材料、增塑剂、着色剂等多种成分组合而成的粉状固体。配制包衣液时仅需根据用量将薄膜包衣粉溶解或分散于适宜溶剂中即可,操作简便。

2. 薄膜衣的包衣方法 ①将片芯置入预热的包衣锅内,锅内有适当形状的挡板;②喷入适量的包衣液,使片芯表面均匀润湿;③吹入 40℃缓和热风,缓慢蒸发溶剂;④重复操作②与③使片芯增重至符合要求;⑤多数薄膜衣需要在室温或略高于室温下放置 6～8 小时,使薄膜衣固化;⑥若使用有机溶剂,应在 50℃下继续缓慢干燥 12~24 小时,以除尽残余的有机溶剂。

3. 片剂包薄膜衣过程中出现的问题及解决方法

1)碎片粘连和剥落 ①原因:包衣液加入的速度过快,未能及时干燥。②处理:应适当降低包衣液的加入速率,提高干燥速率。

2)起皱和"橘皮"膜

(1)原因 干燥不当引起,衣膜尚未铺展均匀,已被干燥。有波纹出现,即有起皱现象,喷雾时高低不平有如"橘皮"样粗糙面。

(2)处理 立即控制蒸发速率,并且在前一层衣层完全干燥前继续添加适量的包衣液。若由于成膜材料的性质引起,则应改换材料。

3)起泡和桥接

(1)原因 薄膜衣下表面有气泡或刻字片衣膜使标志模糊,表明膜材料与片芯表面之间黏着力不足,前者称为起泡,后者称为桥接。

(2)处理 ①改进包衣液组成、增加片芯表面粗糙度;②在片芯内添加能与衣膜内某些成分形成氢键的物质如微晶纤维素等,以提高衣膜与片芯表面的黏着力;③在包衣材料中使用增塑剂可提高衣膜的塑性;④操作时降低干燥温度,延长干燥时间。

4)色斑和起霜

(1)原因 ①色斑是指可溶性着色剂在干燥过程中迁移至表面而不均匀分布所产生的斑纹。②起霜是指有些增塑剂或组成中有色物质在干燥过程中迁移到包衣表面,呈灰暗色且不均匀分布的现象。

(2)处理 注意着色剂或增塑剂与成膜材料间的亲和性及与溶剂的相溶性,充分搅拌,并延长包衣时间,缓慢干燥。

5)出汗 衣膜表面有液滴或呈油状薄膜。①原因:包衣溶液的配方组成不当,组成间有配伍禁忌。②处理:调整配方予以克服。

6)崩边 ①原因:由于包衣液喷量少、包衣锅转速过快而导致片芯边缘附着包衣液量少造成。②处理:应适当提高包衣液的加入速率,降低包衣锅的转速,提高衣膜强度和附着力。

(二)糖衣

糖衣系指以蔗糖为主要包衣材料的衣层。特点:①糖衣具有一定防潮、隔绝空气的作用;②可掩盖不良气味;③可改善外观并易于吞服;④糖衣层可迅速溶解,是最早应用的包衣类型。

1. 糖衣的包衣材料

(1)糖浆 ①采用干燥粒状蔗糖制成,浓度 65%~75%(g/g);②宜新鲜配制,保温使用;③对于包有色糖衣,则需在糖浆中加入 0.03%可溶性食用色素,配成有色糖浆。

(2)胶浆 天然胶浆:15%明胶、35%阿拉伯胶浆、1%西黄蓍胶浆、4%白及胶浆、35%桃胶浆。玉米朊的乙醇溶液、丙烯酸树脂等也可作为糖衣包衣材料。

(3)滑石粉 用于包衣的滑石粉为过 100 目筛的白色或微黄色细粉。

(4)白蜡 通常指四川产的白色米心蜡,又名虫蜡。

2. 糖衣包衣过程 糖衣的包衣过程一般为:隔离层→粉衣层→糖衣层→有色糖衣层→打光。

(1)隔离层 是指在片芯外层起隔离作用的衣层。包隔离层的目的在于:①防止药物吸潮;②防止因酸性药物促进蔗糖转化而造成糖衣破坏;③增加片剂硬度。

物料:通常用邻苯二甲酸醋酸纤维素乙醇溶液、胶浆等。

(2)粉衣层 又称粉底层。目的是为了消除片剂的棱角,片面包平。物料:润湿黏合剂如明胶、阿拉伯胶水溶液、糖浆等,适量滑石粉或蔗糖粉。

(3)糖衣层 包糖衣层的目的是利用糖浆在片剂表面缓缓干燥,蔗糖晶体连结而成坚实、细腻的薄膜,增加衣层的牢固性和美观度。物料:糖浆。

(4)有色糖衣层 亦称色层或色衣。其目的是使片衣有一定的颜色,以便于区别不同品种,避免药物见光分解破坏。具体操作方法与上述包糖衣层类似:①一般为 8~15 层;②先用浅色糖浆,逐渐用深色糖浆;③含挥发油类或片芯本身颜色较深的片剂,均应包深色衣。物料:带颜色的糖浆。

(5) 打光　是指在片衣表面擦上一层极薄的蜡层,其目的是使片衣表面光亮美观,同时有防潮作用。物料:川蜡、棕榈蜡、蜂蜡等。

3. 糖衣的混合浆包衣方法　混合浆包衣是片剂生产的第二代工艺,混合浆包衣系指将单糖浆、胶浆和滑石粉等包衣材料混合,形成白色分散液,必要时可加入着色剂,应用数控喷雾包衣机包衣。

4. 片剂包糖衣过程中出现的问题及解决方法

问题	原因及解决方法
糖浆粘锅	糖浆量过多,黏性过大,且搅拌不均匀所致;应保持糖浆的含糖量恒定,用量适宜,锅温不宜过低
糖浆不粘锅	锅壁表面的蜡未除尽时,可出现糖浆不粘锅的现象;应洗净锅壁或再涂一层热糖浆,撒一层滑石粉
脱壳或掉皮	片芯未能及时干燥会产生掉皮现象;在包衣时应注意层层干燥
片面裂纹	①糖浆与滑石粉用量不当,干燥温度过高,速率过快,应注意糖浆与滑石粉的用量,控制干燥温度与速率;②衣层过脆,缺乏韧性。加入塑性较强的材料或使用增塑剂;③在北方严寒地区可能由于片芯和衣层的膨胀系数差异大,低温时衣层脆性过强所致,应注意贮藏温度
花斑或色泽不均	①若由于片面粗糙不平,粉衣层和有色糖衣层未包匀,或粉衣层过薄,片面着色不均,则可适当增加粉衣层厚度;②若有色糖浆用量过少,未搅拌均匀,则选用浅色糖浆,分散均匀;③若衣层未干就打光,则洗去蜡料,重新包衣;④若因中药片受潮稳定性下降,则调整处方或改善工艺

第五节　片剂的包装

一、多剂量包装
①玻璃瓶(管);②塑料瓶(盒);③软塑料薄膜袋。

二、单剂量包装
单剂量包装系指片剂每片独立包装。单剂量包装提高了对产品的保护作用,使用方便,外形美观。

1. 泡罩式　是用底层材料(无毒铝箔)和热成型塑料薄板(无毒聚氯乙烯硬片),经热压形成的水泡状包装,罩泡透明,坚硬,美观。

2. 窄条式　是由两层膜片(铝塑复合膜、双纸铝塑复合膜等)经黏合或加压形成的带状包装。

第六节　片剂的质量检查

一、性状
检查结果应符合下列规定:完整光洁;色泽均匀;杂色点80~100目应<5%;麻片<5%;中药粉末片除个别外<10%,并不得有严重花斑及特殊异物;包衣片有畸形者不得>0.3%。

二、鉴别(略)

三、含量测定(略)

四、重量差异
0.3g以下为±7.5%;0.3g及以上为±5.0%。

检查方法:取供试品20片,精密称定总重量,求得平均片重后,再分别精密称定各片的重量,每片重量与标示片重相比较(凡无含量测定的片剂或有标示片重的中药片剂,每片重量应与标示片重比较),超出重量差异限度的不得多于 2 片,并不得有 1 片超出限度的一倍。

除按上述检查法检查外,糖衣片的片芯应检查重量差异并符合规定,包糖衣后不再检查重量差异。

五、崩解时限

一般内服片剂都应在规定的条件和时间内,在规定介质中崩解。即片剂崩解成能通过直径 2 mm 筛孔的颗粒或粉末。凡规定检查溶出度、释放度、或分散均匀性的制剂不再进行崩解时限检查。

检查方法:除另有规定外,取药片 6 片,分别置于吊篮的玻璃管中,每管加挡板 1 块,启动崩解仪进行检查。如有 1 片不能完全崩解,则另取 6 片复试,均应符合规定。

类型	介质	时间
全粉片	水	30 min
浸膏(半浸膏)片	水	1 h
糖衣片	水	1 h
薄膜衣片	盐酸溶液(9→1 000)	1 h
肠溶衣片	盐酸溶液(9→1 000)2 h,每片不得有裂缝、软化或崩解	
	磷酸盐缓冲液(pH6.8)	1 h
泡腾片	200 ml 水,水温为 15℃～25℃	5 min

六、硬度(或脆碎度)

药典虽未作统一规定,但各生产单位都有各自的内控标准。生产和科研中常用方法如下:

1. 破碎强度 又称抗张强度,习惯上也称为硬度。常用的仪器有孟山都硬度测定器和国产片剂四用仪(有径向加压测定强度的装置)。

2. 脆碎度 片剂由于磨碎和振动常出现碎片、顶裂或破裂的现象。《中国药典》2015 年版四部特殊检查法中规定了片剂脆碎度检查法,常用片剂脆碎度检查仪测定。

七、溶出度

溶出度系指活性药物从片剂、胶囊剂或颗粒剂等普通制剂在规定条件下溶出的速度和程度。溶出度检查是测定固体制剂中有效成分溶出的一种理想的体外测定方法。对于有下列情况的片剂,药典规定检查其溶出度以控制或评定质量:①含有在消化液中难溶的药物;②与其他成分容易相互作用的药物;③在久贮后溶解度降低的药物;④剂量小、药效强、副作用大的药物。

凡检查溶出度的片剂,不再进行崩解时限的检查。《中国药典》2015 年版收载的溶出度检查方法有转篮法(第一法)、浆法(第二法)、小杯法(第三法)、浆碟法(第四法)、转筒法(第五法)。

八、含量均匀度(略)

九、微生物限度检查(略)

【同步练习】

一、选择题

(一) 单选题

1. 制备片剂,下列需要加吸收剂的是(　　)

A. 主药剂量小于 0.1 g　　B. 药料黏性不足　　C. 药料含挥发油较多

D. 药料黏性较大　　E. 药料含引湿成分较多

2. 糖衣片包粉衣层所用的物料为(　　)

A. 滑石粉、阿拉伯胶浆　　B. 滑石粉、有色糖浆　　C. 单糖浆或胶浆

D. 糖浆、滑石粉　　E. 有色糖浆、滑石粉

3. 《中国药典》2015 年版规定,片重 0.30 g 以下者其重量差异限度为(　　)

    A．±9.0%　　　　B．±7.5%　　　　C．±5.0%　　　　D．±4.5c　　　　E．±6.0%

4. 将处方部分药材细粉与其余药料制得的稠膏经加工制成的中药片剂称为(　　)

    A．提纯片　　　　B．全粉末片　　　　C．分散片　　　　D．全浸膏片　　　　E．半浸膏片

5. 下列有关片剂辅料应用的叙述,正确的是(　　)

    A．中药浸膏粉制粒常用乙醇作黏合剂

    B．若主药计量小于 1 g,则制片时需加稀释剂

    C．颗粒(或粉末)压片前必须加入润滑剂

    D．含中药浸膏量较多且黏性较大而制片困难者应加用吸收剂

    E．中药片剂均需加用崩解剂

6. 片剂辅料中,既可以作填充剂,又可以作崩解剂的是(　　)

    A．磷酸氢钠　　　　B．山梨醇　　　　C．硬脂酸镁　　　　D．淀粉　　　　E．糊精

7. 将制片用的药料与辅料共置快速搅拌制粒机的容器内,使混合、制软材、分粒与滚圆一次完成的制粒方法称为(　　)

    A．挤出制粒法　　　　　　　　　B．湿法制粒法　　　　　　　　　C．喷雾转动制粒法

    D．流化喷雾制粒法　　　　　　　E．干法制粒法

8. 制备时需加用崩解剂的片剂是(　　)

    A．舌下片　　　　B．咀嚼片　　　　C．长效片　　　　D．口含片　　　　E．分散片

9. 应检查融变时限的片剂是(　　)

    A．分散片　　　　B．泡腾片　　　　C．含片　　　　D．咀嚼片　　　　E．阴道片

10. 将处方中全部药材粉碎成细粉,加适宜辅料制成的中药片剂称为(　　)

    A．分散片　　　　B．全粉末片　　　　C．提纯片　　　　D．全浸膏片　　　　E．半浸膏片

11. 凡检查溶出度的片剂,不再进行(　　)

    A．含量测定　　　　　　　　　　B．崩解时限检查　　　　　　　　　C．片重差异检查

    D．含量均匀度检查　　　　　　　E．融散时限检查

12. 下列既可做填充剂,又可做崩解剂、黏合剂的是(　　)

    A．淀粉　　　　B．糊精　　　　C．糖粉　　　　D．微晶纤维素　　　　E．磷酸氢钙

13. 中药片剂中含浸膏量多或浸膏黏性太大制片困难时,需加入(　　)

    A．崩解剂　　　　B．稀释剂　　　　C．吸收剂　　　　D．润滑剂　　　　E．助流剂

14. 片剂制备过程中,若黏合剂加入过多会导致(　　)

    A．松片　　　　B．裂片　　　　C．片重差异超限　　　　D．崩解超限　　　　E．没有影响

15. 不宜以细粉直接压片的是(　　)

    A．贵重药　　　　　　　　　　　B．含淀粉较多的饮片　　　　　　　C．含纤维较多的饮片

    D．受热有效成分易破坏的饮片　　E．毒性药

16. 片剂制备中目前可代替乳糖的混合辅料是(　　)

    A．淀粉、糖粉、糊精(7:2:1)　　　　B．淀粉、糊精、糖粉(7:5:1)

    C．淀粉、糊精、糖粉(7:1:1)　　　　D．淀粉、糊精、甘露醇(5:1:1)

    E．淀粉、糊精、糖粉(5:1:1)

17. 片剂制备过程中常与糊精配合使用的填充剂是(　　)

    A．可压性淀粉　　　　B．淀粉　　　　C．糖粉　　　　D．磷酸氢钙　　　　E．甘露醇

18. 包糖衣出现片面裂纹的原因是(　　)

    A．温度高干燥速度太快　　　　　　B．片芯未干燥

    C．包糖衣层时最初几层没有层层干燥　　D．胶液层水分进入到片芯

    E．有色糖浆用量过少

19. 乙醇作为润湿剂一般采用的浓度是(　　)

    A. 90%以上   B. 70%~90%   C. 30%~70%   D. 20%~60%   E. 20%以下

20.《中国药典》2015 年版中,阴道片的特殊检查项目是(　　)

    A. 溶化性试验   B. 硬度检查   C. 微生物检查

    D. 融变时限检查   E. 含量均匀度检查

21. 用湿制颗粒压片法,冰片最佳的加入工序为(　　)

    A. 制粒前加入   B. 颗粒干燥前加入   C. 整粒前加入

    D. 整粒后加入,闷数小时   E. 临压片时加入

22. 压片时,冲头和模圈上常有细粉黏着,使片剂表面不光、不平和有凹痕,称为(　　)

    A. 崩边   B. 裂片   C. 粘连   D. 黏冲   E. 松片

23. 需要进行含量均匀度检查的是(　　)

    A. 不易混匀的物料   B. 含有浸膏药物的片剂

    C. 含有易溶性成分的片剂   D. 小剂量片剂

    E. 含有挥发性药物的片剂

24. 片剂包糖衣的正确工序是(　　)

    A. 隔离层→糖衣层→粉衣层→有色糖衣层→打光

    B. 隔离层→粉衣层→糖衣层→有色糖衣层→打光

    C. 隔离层→粉衣层→有色糖衣层→糖衣层→打光

    D. 隔离层→粉底层→粉衣层→有色糖衣层→打光

    E. 粉衣层→隔离层→糖衣层→有色糖衣层→打光

25. 以下片剂辅料中属于崩解剂的是(　　)

    A. 乙基纤维素   B. 阿拉伯胶   C. 羧甲基淀粉钠   D. 滑石粉   E. 糊精

26. 淀粉浆作为黏合剂,最常用的浓度是(　　)

    A. 10%   B. 20%   C. 30%   D. 40%   E. 50%

27. 崩解剂加入方法不同而致药物崩解速度不同,下列排序正确的是(　　)

    A. 外加法>内加法>内、外加法   B. 外加法>内、外加法>内加法

    C. 内加法>外加法>内、外加法   D. 内加法>内、外加法>外加法

    E. 内、外加法>外加法>内加法

28. 下列可选作口含片稀释剂和矫味剂的物质为(　　)

    A. 淀粉   B. 氧化镁   C. 甘露醇   D. 硬脂酸镁   E. 微晶纤维素

29. 下列药物可采用水作润湿剂的是(　　)

    A. 不耐热的药物   B. 易溶于水的药物   C. 易水解的药物

    D. 具有一定黏性的药物   E. 以上均不是

30. 包糖衣时包粉衣层的目的是(　　)

    A. 使片面消失原有棱角   B. 增加片剂硬度   C. 有利于药物溶出

    D. 片芯稳定性增强   E. 使片剂美观

31. 包糖衣中打光所用的物料是(　　)

    A. 胶浆   B. CAP   C. 白蜡   D. 滑石粉   E. 糊精

32. 舌下片给药途径是(　　)

    A. 口服   B. 黏膜   C. 呼吸道   D. 皮肤   E. 注射

33. 下列关于片剂的叙述,**错误**的是(　　)

    A. 剂量准确   B. 质量较稳定

    C. 生物利用度高于胶囊剂   D. 可以实现定位给药

    E. 对儿童不是理想的剂型

34. 下列关于咀嚼片的叙述,**错误**的是(　　)

    A. 适用于吞咽困难的患者   B. 适用于小儿给药

C．一般不需要加入崩解剂　　　　　　D．属于口腔用片剂

E．治疗胃部疾患的药物可以制成咀嚼片

35．关于淀粉的特点叙述,**不正确**的是(　　)

A．淀粉浆可以充当黏合剂　　　　　　B．淀粉可压性好

C．淀粉易吸湿潮解　　　　　　　　　D．淀粉可以充当稀释剂

E．淀粉也可充当崩解剂

36．中药含油浸膏可采用的吸收剂是(　　)

A．淀粉　　　　B．糊精　　　　　C．糖粉　　　　D．磷酸钙　　　　E．硬脂酸镁

37．以下情况宜选用水做润湿剂的是(　　)

A．物料中的成分不耐热　　　　　　　B．物料中的成分易溶于水

C．物料中的成分不易水解　　　　　　D．物料中以较大量糖粉及糊精为赋形剂

E．颗粒若干燥后过硬时

38．淀粉浆可用做黏合剂,常用浓度为(　　)

A．5％　　　　B．8％　　　　　C．10％　　　　D．15％　　　　E．20％

39．以下属于片剂崩解剂的是(　　)

A．羧甲基淀粉钠　B．阿拉伯胶　　C．磷酸氢钙　　D．滑石粉　　　E．糊精

40．以下关于润滑剂的叙述**错误**的是(　　)

A．可以改善压片原料的流动性　　　　B．附着在颗粒表面发挥润滑作用

C．其用量越多颗粒流动性越好　　　　D．选用不当可影响崩解

E．用量不当可影响崩解

41．需要在压片前加入的赋形剂是(　　)

A．黏合剂　　　　　　　　　　　　　B．稀释剂　　　　　　　　　C．吸收剂

D．润滑剂　　　　　　　　　　　　　E．黏合剂、崩解剂与润滑剂

42．解决粉末直接压片中存在的可压性差的问题可以采取的措施是(　　)

A．压片机增加预压装置　　　　　　　B．缩短药片受压时间

C．使压片机车速加快　　　　　　　　D．在处方中大量使用淀粉

E．加入助流剂改善

43．以下**不属于**松片产生原因的是(　　)

A．药物细粉过多　　　　　　B．原料中含有较多的挥发油　　　C．颗粒中含水过高

D．润湿剂选择不当,乙醇浓度过高　　E．冲头长短不齐

44．以下**不能**引起片重差异超限的是(　　)

A．药材原粉进行压片　　　　　B．润滑剂用量不足　　　　　C．下冲下降不灵活

D．颗粒过于干燥　　　　　　　E．颗粒粗细相差悬殊

45．关于包衣的叙述,**错误**的是(　　)

A．包衣片比不包衣片崩解溶散慢　　　B．包衣可用于制备控释制剂

C．包衣前要作重量差异检查　　　　　D．固体制剂只有片剂能包衣

E．包衣可以改善外观,易于服用

46．用于包衣的片芯形状应为(　　)

A．平顶形　　　　B．浅弧形　　　　C．深弧形　　　　D．扁形　　　　E．无要求

47．目前中药片剂生产上广泛使用的包衣方法是(　　)

A．滚转包衣法　　B．悬浮包衣法　　C．平压包衣法　　D．液中包衣法　　E．沸腾包衣法

48．以下包糖衣的衣层可以视具体情况**不包**的是(　　)

A．粉衣层　　　　B．隔离层　　　　C．糖衣层　　　　D．有糖色衣层　　　E．打光

49．关于片剂包糖衣叙述,正确的是(　　)

A．包糖衣共需包五层衣层,即隔离层、粉衣层、糖衣层、有色糖衣层、打光,缺一不可

B. 包粉衣层的主要目的是增强片剂的稳定性

C. 包糖衣层所用物料为糖浆与少量滑石粉

D. 包有色糖衣层时要注意从内到外有色糖浆的颜色要由深至浅

E. 打光时用白蜡为包衣物料

50. 包糖衣时导致片面裂纹是（　　　）

A. 温度高干燥速度太快 　　　B. 片芯未干燥 　　　C. 有色糖浆用量过少

D. 胶液层水分进入到片芯 　　E. 包糖衣层时最初几层没有层层干燥

51. 下列关于片剂崩解度要求,**错误**的是（　　　）

A. 药材原粉片 30 min 内崩解 　　B. 浸膏片在 30 min 内崩解

C. 糖衣片在 1 h 内崩解 　　　　D. 薄膜衣片 1 h 内崩解

E. 泡腾片在 5 min 内崩解

52. 下列关于片剂崩解的叙述,**错误**的是（　　　）

A. 糖衣片只需在包衣前检查片剂的崩解时限即可,包衣后不必再检查

B. 水分的透入是片剂崩解的首要条件

C. 若片剂崩解迟缓,加入表面活性剂均可加速其崩解

D. 凡检查溶出度的制剂,不再进行崩解时限检查

E. 含有胶类、糖类及浸膏片贮存温度较高引湿后,崩解时间延长

53. 关于片剂崩解机理叙述,**错误**的是（　　　）

A. 崩解剂吸收水分使自身体积膨胀

B. 物料吸收水分往往产生一种润湿热,使片剂内部残存气体膨胀

C. 表面活性剂在片剂崩解中不发挥作用

D. 片剂内有毛细管和孔隙,利于水分从该通道进入到内部

E. 酶解作用

54. 关于片剂成型的理论叙述,**错误**的是（　　　）

A. 由于有范德华等粒间力的存在,产生足够的内聚力

B. 适量水分的存在增加了药物的可塑性,同时也能减少颗粒间的摩擦

C. 相同压力树枝状结晶压出的片剂硬度较普通结晶大

D. 压制多层片时,层层都要用较大压力压紧,否则易于分层

E. 在压片过程中能形成固体桥

55. 薄膜衣的特点**不包括**（　　　）

A. 衣层牢固光滑 　　　　　　B. 对片剂崩解影响小

C. 不如糖衣美观 　　　　　　D. 节省物料 　　　　　　E. 可以定位释放药物

56. 压片时黏合剂用量过多可以引起（　　　）

A. 裂片 　　　B. 粘冲 　　　C. 片重差异超限 　D. 崩解超限 　　E. 松片

57. 制备片剂时聚乙二醇 6000（PEG6000）常用作（　　　）

A. 崩解剂 　　　B. 润滑剂 　　　C. 填充剂 　　　D. 肠溶衣料 　　E. 薄膜衣料

58. 以下措施**不可以**改善片剂崩解超时限的是（　　　）

A. 加入高效崩解剂 　　　　　　B. 以外加法加入崩解剂

C. 硬脂酸镁作润滑剂要控制用量不可过多

D. 黏合剂用量不宜过大 　　　　E. 制粒时颗粒不可过硬

59. 片剂包衣时包粉衣层应选用的辅料为（　　　）

A. 糖浆 　　　B. 糖浆和滑石粉 　C. 胶浆 　　　D. CAP 　　　E. 虫蜡

60. 可避免复方制剂中不同药物之间的配伍变化的是（　　　）

A. 溶液片 　　　B. 分散片 　　　C. 泡腾片 　　　D. 多层片 　　　E. 口含片

(二) 多选题

1. 下列片剂制备时，**不加**崩解剂的有(　　)
   A. 泡腾片　　　　B. 长效片　　　　C. 口含片　　　　D. 溶液片　　　　E. 舌下片

2. 旋转式压片机的主要结构除上冲头，下冲头、压力盘及模圈外，还有(　　)
   A. 片重调节器　　B. 压力调节器　　C. 加料斗　　　　D. 出片调节器　　E. 刮粒器

3. 关于压片药料制粒的目的的叙述，正确的是(　　)
   A. 增加物料的流动性，使片重和含量准确
   B. 加速片剂中有效成分的溶出，提高疗效
   C. 避免粉末分层，保证片剂均匀性　　D. 避免粉末飞扬及粘冲、拉模等现象
   E. 缩小体积、减少服用量

4. 制备中药半浸膏片时，选作为粉料的处方饮片是(　　)
   A. 含淀粉较多的饮片　　　　　　　B. 用量极少的贵重药
   C. 纤维性强、质地泡松的饮片　　　D. 黏性大或质地坚硬的饮片
   E. 受热有效成分易破坏的饮片

5. 舌下片的特点有(　　)
   A. 可以避免胃酸的破坏　　　　　　B. 可以避免肝脏的首过作用
   C. 局部给药可发挥全身治疗作用　　D. 一般片大而硬，味道适宜
   E. 吸收迅速显效快

6. 制备片剂的方法有(　　)
   A. 干颗粒压片法　　　　　B. 湿颗粒压片法　　　　　C. 粉末直接压片法
   D. 滚压法　　　　　　　　E. 重压法

7. 引起裂片的原因有(　　)
   A. 黏合剂的用量不足或黏性不够强　B. 油类成分过多
   C. 药物疏松，弹性过大　　　　　　D. 压力过大
   E. 压片机转速过快

8. 制备下列片剂时需加入崩解剂的有(　　)
   A. 泡腾片　　　　B. 长效片　　　　C. 口含片　　　D. 外用溶液片　　E. 舌下片

9. 制备片剂时，以下情况需要加入稀释剂的是(　　)
   A. 主药剂量小于0.1 g　　　　B. 含浸膏量较多　C. 含有较多的液体成分
   D. 含有较多的挥发油　　　　　E. 浸膏黏性太大

10. 中药片剂的缺点是(　　)
    A. 剂量不准确　　　　　　　　B. 儿童及昏迷患者不易吞服
    C. 生产自动化程度不高　　　　D. 生物利用度比胶囊剂、散剂差
    E. 含挥发性成分的片剂储存较久含量可能下降

11. 片剂制备过程中干颗粒的质量要求包括(　　)
    A. 主药含量符合要求　　　　　　B. 颗粒的粒度由片重、片径来选择
    C. 干颗粒应由粗细不同的颗粒组成　D. 含水量一般为3%～5%
    E. 颗粒的松紧度以手指轻捻能碎成有粗糙感的细粉为宜

12. 制备片剂时，属于干法制粒的方法是(　　)
    A. 流化喷雾制粒　B. 滚压法　　　C. 挤出制粒　　　D. 滚转法　　　E. 重压法

13. 下列对片剂包隔离层的叙述，正确的是(　　)
    A. 可以增加衣层的牢固性　　　B. 使片芯失去棱角
    C. 片芯含酸性药物必须包隔离层　D. 片芯含吸潮性成分必须包隔离层
    E. 包衣物料为胶浆和少量滑石粉

14. 包衣的目的有(　　)

　　A．控制药物在胃肠道的释放部位　　　　B．控制药物在胃肠道中的释放速度

　　C．掩盖苦味或不良气味　　　　　　　　D．防潮,避光,隔离空气以增加药物的稳定性

　　E．防止松片现象

15. 可能引起片剂压片时黏冲的原因有(　　)

　　A．颗粒太潮　　　　　　　　B．室内湿度过大　　　　　　　C．室内温度过高

　　D．润滑剂用量不足　　　　　　E．片剂中浸膏含量过多

16. 关于片剂包隔离层的叙述,正确的是(　　)

　　A．可以增加衣层的牢固性　　　　　　B．使片芯失去棱角

　　C．片芯含酸性药物必须包隔离层　　　　D．片芯含吸潮性成分必须包隔离层

　　E．包衣物料为胶浆和少量滑石粉

17. 片剂质量的要求包括(　　)

　　A．含量准确,重量差异小

　　B．通过包衣保证了片剂的稳定性,因此一般包衣片有效期都在五年以上

　　C．片剂大部分经口服用,不进行细菌学检查

　　D．外观完整光洁,硬度符合要求　　　　E．崩解时限或溶出度符合规定

18. 干燥淀粉作为崩解剂其崩解机制是(　　)

　　A．干燥淀粉可以吸收水分而膨胀

　　B．干燥淀粉可以遇水产生气体

　　C．干燥淀粉弹性强

　　D．干燥淀粉在压片过程中形成许多毛细管和孔隙,为水分的透入提供通道

　　E．向该片剂中加入淀粉酶促进崩解

19. 关于片剂质量检查叙述,正确的是(　　)

　　A．凡检查含量均匀度的制剂,可以不再检查重量差异

　　B．有些片剂需要进行融变时限检查

　　C．检查片重差异要求不得有两片超出限度1倍

　　D．要求一般中药压制片硬度在 2～3 kg

　　E．崩解时限判断时,只要有1片未在规定时间内崩解就是不合格

20. 以下属于肠溶型薄膜衣材料的是(　　)

　　A．丙烯酸树脂类　　　　　　　　B．邻苯二甲酸醋酸纤维素(CAP)

　　C．羟丙甲纤维素酞酸酯(HPMCP)　　D．羟丙基纤维素　　　　　　　E．羟丙基甲基纤维素

二、填空题

1. 中药片剂分为_____、_____、_____和提纯片。

2. 分散片应进行溶出_____检查。

3. 片剂辅料一般包括_____、_____、_____、_____、_____。

4. 当药物剂量小于_____mg,或中药片剂中含_____或_____制片困难时,需加入稀释剂。

5. 糖粉是可溶性片剂的优良_____,兼有_____和_____作用。

6. 国内多用淀粉_____、糊精_____、糖粉_____的混合物代替乳糖使用。

7. 淀粉浆的常用浓度为_____,若物料的可压性较差,浓度可适当提高。

8. 纤维素衍生物做黏合剂使用时常用的浓度为_____左右。

9. 常用的崩解剂包括_____、_____、_____、_____。

10. 崩解剂的加入方法有_____、_____和_____。

11. 片剂的崩解机理有_____、_____、_____、_____。

12. 疏水性及水不溶性润滑剂有_____、_____、_____;水溶性润滑剂有_____、_____。

13. 片剂的制备方法包括颗粒压片法和直接压片法,其中颗粒压片法又包括_____和_____。

14. 片剂生产中常用的制粒方法有_____、_____、_____。

15. 在压片过程中有时会出现_____、_____、_____、_____、片重差异超限、变色或表面有斑点及微生物污染等问题。

16. 片剂包衣的方法有_____、_____、_____等。

17. 薄膜衣的膜衣材料主要包括_____、_____、_____、_____、_____。

18. 糖衣的包衣过程一般为：_____、_____、_____、_____、_____。

19. 片剂的片重差异限度：0.3 g 以下为_____；0.3 g 及以上为_____。

20. 《中国药典》2015 年版规定的溶出度前三个检查方法有_____、_____、_____。

三、术语解释

1. 半浸膏片　2. 全粉片　3. 润湿剂　4. 崩解剂　5. 内外加法　6. 粉末直接压片　7. 松片　8. 黏冲　9. 片剂包衣　10. 起霜　11. 打光　12. 崩解时限　13. 溶出度　14. 隔离层　15. 裂片　16. 薄膜衣　17. 片剂

四、简答题

1. 简述片剂的特点。
2. 简述多层片的分类和意义。
3. 简述舌下片的含义和特点。
4. 简述压片所用的药物应具备的性能。
5. 简述润湿剂和黏合剂的异同。
6. 简述稀释剂与吸收剂适用范围及常用的填充剂。
7. 简述湿法制粒压片法中药原料处理的目的。
8. 简述片剂制颗粒的目的。
9. 简述粉末直接压片的特点。
10. 简述压片时常见问题与原因。
11. 简述片重差异超限的原因及解决方案。
12. 简述片剂包衣的要求。
13. 简述包衣的目的。
14. 简述薄膜衣的特点。

五、论述题

1. 试述崩解剂的加入方法。
2. 试述湿法制颗粒压片法中药原料的处理的一般原则。
3. 试述不同原料的制粒方法。
4. 试述压片时干颗粒的质量要求。
5. 试述松片产生原因和解决办法。
6. 试述片剂包薄膜衣过程中出现的问题及解决方法。
7. 试述片剂包糖衣过程中出现的问题及解决方法。
8. 试述溶出度含义、片剂进行溶出度检查范围、溶出度检查方法

【参考答案】

一、选择题

（一）单选题

1. C　2. D　3. B　4. E　5. A　6. D　7. B　8. E　9. E　10. B　11. B　12. A　13. B　14. D　15. C

16. C　17. B　18. A　19. C　20. D　21. D　22. D　23. D　24. B　25. C　26. A　27. E　28. C

29. D　30. A　31. C　32. B　33. C　34. D　35. B　36. D　37. C　38. E　39. A　40. C　41. D

42. A　43. C　44. D　45. D　46. B　47. A　48. B　49. E　50. A　51. B　52. A　53. C　54. D

55. E　56. D　57. B　58. B　59. B　60. D

(二)多选题

1. BCE　2. ABCDE　3. ACD　4. ABE　5. ABCE　6. ABC　7. ABCDE　8. AD　9. ABE　10. BDE
11. ABCDE　12. BE　13. CDE　14. ABCD　15. ABCDE　16. CDE　17. ADE　18. ADE　19. ABD
20. ABC

二、填空题

1. 浸膏片　半浸膏片　全粉片　2. 分散均匀性　3. 稀释剂　吸收剂　润湿剂　黏合剂　崩解剂　润滑剂
4. 100　浸膏量多　浸膏黏性太大　5. 稀释剂　矫味　黏合　6. 7份　1份　1份　7. 8%～15%
8. 5%　9. 干淀粉　羧甲基淀粉钠　低取代羟丙基纤维素　交联聚维酮　交联羧甲基纤维素钠　10. 内加
法　外加法　内外加法　11. 毛细管作用　膨胀作用　产气作用　酶解作用　12. 硬脂酸镁　滑石粉　氢
化植物油　聚乙二醇　十二烷基硫酸镁　13. 湿法制颗粒压片法　干法制颗粒压片法　14. 挤出制粒法
流化喷雾制粒法　滚转制粒法　喷雾干燥制粒法　15. 松片　黏冲　崩解超限　裂片　16. 滚转包衣法
流化包衣法　压制包衣法　17. 成膜材料　增塑剂　着色剂　掩蔽剂　溶剂　18. 隔离层　粉衣层　糖衣
层　有色糖衣层　打光　19. ±7.5%　±5%　20. 转篮法　桨法　小杯法

三、术语解释

1. **半浸膏片**　系指将部分药材细粉与稠浸膏混合制成的片剂。

2. **全粉片**　系指将处方中全部药材粉碎成细粉,加适宜的辅料制成的片剂。

3. **润湿剂**　系指本身没有黏性,但能诱发物料黏性,以利于制粒的液体,适用于具有黏性物料的制粒压片。

4. **崩解剂**　系指促使片剂在胃肠液中迅速崩解成细小颗粒的辅料。

5. **内外加法**　部分崩解剂在制粒过程中加入,部分崩解剂加入压片前的干颗粒中。

6. **粉末直接压片**　系指药物粉末与适宜的辅料混匀后,不经制颗粒而直接压片的方法。

7. **松片**　片剂硬度不够,置中指和食指之间,用拇指轻轻加压就能碎裂的现象称为松片。

8. **黏冲**　压片时,冲头和模圈上常有细粉黏着,使片剂表面不光、不平或有凹痕的现象称为黏冲。

9. **片剂包衣**　是在压制片(片芯或素片)表面包裹适宜材料的衣层或衣料的一种单元操作。

10. **起霜**　指有些增塑剂或组成中有色物质在干燥过程中迁移到包衣表面,呈灰暗色且不均匀分布的现象。

11. **打光**　指在片衣表面擦上极薄的一层蜡层,其目的是使片衣表面光亮美观,同时有防潮作用。

12. **崩解时限**　一般内服片剂都应在规定的条件和时间内,在规定介质中崩解。即片剂崩解成能通过直径2 mm筛孔的颗粒或粉末。

13. **溶出度**　系指活性药物从片剂、胶囊剂或颗粒剂等普通制剂在规定条件下溶出的速度和程度。

14. **隔离层**　是指在片芯外层起隔离作用的衣层。

15. **裂片**　片剂受到震动或经放置后从腰间开裂或从顶部脱落一层称裂片。

16. **薄膜衣**　系指在片芯之外包一层比较稳定的高分子聚合物衣膜。又称保护衣。

17. **片剂**　系指原料药物或与适宜的辅料混匀制成的圆形或异形的片状固体制剂。

四、简答题

1. 简述片剂的特点。

答:优点:①片剂的溶出度及生物利用度通常较丸剂好;②剂量准确,片剂内药物含量差异较小;③质量稳定,片剂为干燥固体,易氧化变质及易潮解的药物可借包衣加以保护,光线、空气、水分等对其影响较小;④服用、携带、运输及贮存等较方便;⑤机械化生产,产量大、成本低。缺点:①片剂中需要加入多种赋形剂,制备中需经压缩成型,有时影响其生物利用度,溶出度较散剂及胶囊剂差;②儿童及昏迷患者不宜服用;③含挥发性成分的片剂贮存较久时含量下降。

2. 简述多层片的分类和意义。

答:由两层或多层组成的片剂为多层片,一种是分为上下两层或多层,另一种是先将一种颗粒压成片芯,再将另一种颗粒包压在片芯之外,形成片中有片的结构;制备多层片目的:①避免复方制剂中不同药物之间的配伍变化,②制成长效片剂,一层由速释颗粒制成,另一层由缓释颗粒制成,③改善片剂的外观。

3. 简述舌下片的含义和特点。

答:置于舌下能迅速溶化,药物经舌下黏膜吸收发挥全身作用的片剂为舌下片。优点:①原料药物应易于直接吸收,辅料应是易溶性的,主要用于急症的治疗,②避免药物的肝脏首过效应,③防止胃肠液 pH 和酶对药物的不良影响。

4. 简述压片所用的药物应具备的性能。

答: 压片所用的药物应具备以下性能:①有良好的流动性和可压性;②有一定的黏着性;③润滑性好,不黏冲头和模圈;④遇体液能迅速崩解、溶解、吸收而产生应有的疗效。

5. 简述润湿剂和黏合剂的异同。

答: 润湿剂和黏合剂在片剂中具有黏结固体粉末的作用。润湿剂指本身没有黏性,但自秀发物料黏性,以利于制粒的液体,适用于具有黏性物料的制粒压片。黏合剂是指本身具有黏性,能增加物料的黏合力的物质,适用于没有黏性或黏性差的中药提取物或原药粉制粒压片。

6. 简述稀释剂与吸收剂适用范围及常用的填充剂。

答: 当药物剂量小于 100 mg,或中药片剂中含浸膏量多或浸膏黏性太大,制片困难时,需加入稀释剂;当原料药中含有较多挥发油、脂肪油或其他液体时,需加入吸收剂。常用的填充剂有淀粉、糖粉、糊精、乳糖、微晶纤维素、预胶化淀粉、糖醇类和一些无机盐。

7. 简述湿法制粒压片法中药原料处理的目的。

答: ①去除无效成分、杂质,保留有效成分,减少服用量;②方便操作,便于生产;③选用部分处方药料用作赋形剂。

8. 简述片剂制颗粒的目的。

答: ①增加物料的流动性;②改善可压性;③避免粉末分层;④避免细粉飞扬。

9. 简述粉末直接压片的特点。

答: ①粉末直接压片可省去制粒、干燥等工序,缩短工艺过程,有利于自动化连续生产;②生产过程中无湿热过程,提高了药物的稳定性;③片剂崩解后为药物的原始粒子,比表面积大,有利于药物的溶出,提高药效。

10. 简述压片时常见问题与原因。

答: 在压片过程中有时会出现松片、黏冲、崩解迟缓、裂片、叠片、片重差异超限、变色或表面有斑点及微生物污染等问题,对这些问题产生的原因,归纳起来常从下面三个方面考虑:①颗粒的质量:是否过硬,过松,过湿,过干,大小悬殊,细粉过多等;②空气湿度:是否太高;③压片机是否正常:如压力大小,车速是否过快,冲模是否磨损等。

11. 简述片重差异超限的原因及解决方案。

答: 片剂重量差异超过药典规定的限度称为片重差异超限。产生的原因及解决办法如下:①颗粒粗细相差悬殊,或黏性、引湿性强的药物颗粒流动性差。解决办法:重新制粒,或筛去过多的细粉,调节颗粒至合适的含水量。②润滑剂用量不足或混合不匀。应适量增加润滑剂,并充分混匀。③加料器不平衡,或下冲塞模时下冲不灵活;应停止检查,调整机器正常后再压片。

12. 简述片剂包衣的要求。

答: ①片芯必须具有适宜的弧度,棱角小,②硬度比一般片剂要大些,脆性应小些,③包衣前需将破碎片或片粉筛去。④衣层应均匀牢固,与片芯无相互作用,⑤崩解度应符合有关要求,⑥在较长的贮藏时间内保持光亮美观、色泽一致、无裂纹等。

13. 简述包衣的目的。

答: ①避光,防潮,隔离空气,提高药物稳定性;②掩盖药物不良气味,提高患者顺应性;③降低药物对胃的刺激作用,避免被胃液或胃酶破坏,为使药物到达小肠释放,可将药物包肠溶衣;④实现药物分别在胃内和肠内发挥疗效,将需在肠内起作用的成分制成片芯,在胃内起作用的成分作为衣层压包于片芯外层制成多层片,口服后,外层先在胃内崩解,而片芯则到达肠内后崩解;⑤增强片剂美观度,便于识别片剂品种。

14. 简述薄膜衣的特点。

答: ①节省物料,简化操作,工时短而成本低;②衣层牢固光滑,衣层薄,片芯增重少(薄膜衣片重仅增加 2%~4%,而糖衣可使片重增大 50%~100%);③对崩解的影响小;④片剂包衣后原来标记仍可显出;⑤便于生产工艺的自动化等。

五、论述题

1. 试述崩解剂的加入方法。

答： 崩解剂的加入方法有①内加法：崩解剂与处方粉料混合在一起制颗粒。崩解作用起自颗粒的内部，使颗粒全部崩解，崩解作用较弱。②外加法：崩解剂加于压片前的干颗粒中。片剂的崩解发生在颗粒之间，崩解速度较快，但崩解后往往呈颗粒状态。③内外加法：部分崩解剂在制粒过程中加入，部分崩解剂加入压片前的干颗粒中。此种方法可使剂的崩解既发生在颗粒内部又发生在颗粒之间，效果较好。一般加入比例为内加 3 份，外加 1 份。

2. 试述湿法制颗粒压片法中药原料的处理的一般原则。

答： 中药原料处理的一般原则如下：①按处方选用合格的药材，进行洁净、灭菌、炮制和干燥处理，制成净药材。②生药原粉入药：含淀粉较多的饮片、贵重药、剧毒药、树脂类及受热有效成分易破坏的饮片等，一般粉碎成 100 目左右的细粉。③含水溶性有效成分的饮片，或含纤维较多、黏性较大、质地泡松或坚硬的药材，以水煎煮，浓缩成稠膏。必要时采用高速离心或加乙醇等纯化方法去除杂质，再制成稠膏或干浸膏。④含挥发性成分较多的饮片宜用双提法，即先用水蒸气蒸馏法提取挥发油成分，药渣再加水煎煮或将蒸馏后剩余药液制成稠膏或干浸膏粉。⑤含醇溶性成分的饮片，可用适宜浓度的乙醇或其他溶剂以回流、渗漉、浸渍等方法提取，回收乙醇后再浓缩成稠膏。⑥有效成分明确的饮片采用特定的方法和溶剂提取后制片。中药片剂中的稠膏，一般可浓缩至相对密度 1.2～1.3，有时可达 1.4，根据处方中药粉量而定。或将稠膏浓缩至密度 1.1 左右，喷雾干燥或减压干燥成干浸膏。

3. 试述不同原料的制粒方法。

答： 根据对中药原料处理方法的不同，可分以下四类：

（1）药材全粉制粒法：系将处方中全部药材细粉混匀，加适量的黏合剂或润湿剂制成软材，挤压过筛制粒的方法。

此法适用于剂量小的贵重细料药、毒性药及几乎不具有纤维性的药材细粉制片。本法具有简便、快速、经济的优点，但必须注意药材的净化与灭菌，使片剂符合卫生标准。

（2）部分药材细粉与稠浸膏混合制粒法：系将处方中部分药材提取制成稠浸膏，另一部分药材粉碎成细粉，两者混合后若黏性适中可直接制成软材、制颗粒的方法。

此法最大优点是稠浸膏与药材细粉除具有治疗作用外，稠浸膏还起黏合剂作用，药材细粉具有稀释剂、崩解剂作用。

与药材全粉制粒法及全浸膏制粒法相比，节省辅料，操作简便。因此，此法在中药片剂制备中应用最多，适用于大多数片剂颗粒的制备。

（3）全浸膏制粒法：系将处方中全部药材提取制成浸膏再制粒的方法。浸膏制粒法所得颗粒质量较好，压出的药片外观光滑，色泽均匀，硬度易控制。但工序复杂，费工时。全浸膏片不含药材细粉，服用量少，易达到卫生标准。本法适用于处方量大，不含贵重药、细料药的品种，尤其适用于有效成分含量较低的药材制片。

（4）提纯物制粒法：将提纯物细粉（有效成分或有效部位）与适量稀释剂、崩解期等混匀后，加入黏合剂或润湿剂，制软材、制颗粒。

4. 试述压片时干颗粒的质量要求。

答： 颗粒除必须具有适宜的流动性和可压性外，尚需符合以下要求。

（1）主药含量：干颗粒在压片前应进行含量测定，应符合该品种的要求。

（2）含水量：干颗粒中含水量对中药片剂成型及片剂质量影响很大，一般为 3%～5%。由于不同品种本身性质各异，颗粒含水量要求不同。应反复试验，制定合适的含水量标准。

（3）颗粒大小、松紧及粒度：颗粒大小应根据片重及药片直径选用，大片可用较大颗粒或小颗粒压片，但小片必须用较小颗粒，否则会造成较大的片重差异。同样大小中药片的颗粒比化学药品片要细小些，可避免压片时产生花斑。中药片一般选用通过二号筛或更细的颗粒。

干颗粒的松紧与片剂的物理外观有关，干颗粒以手指轻捻能碎成有粗糙感的细粉为宜；颗粒过硬、过紧，压片易产生麻点，崩解时间延长；颗粒太松易碎成细粉，压片时易产生松片。

干颗粒应由粗细不同的颗粒组成,一般干颗粒中20～30目的粉粒以20%～40%为宜,且无通过六号筛的细粉。若粗粒过多,压成的片剂重量差异大;而细粉过多,则可产生松片、裂片、边角毛缺及黏冲等现象。

5. 试述松片产生原因和解决办法。

答: 片剂硬度不够,将压成的片剂置中指和食指之间,用拇指轻轻加压就能碎裂的现象称为松片。松片产生原因和解决办法如下:

(1) 润湿剂或黏合剂选择不当或用量不足,致使压片物料细粉过多;或药料含纤维多、动物角质类药量大,缺乏黏性又具弹性,致使颗粒松散不易压片;或黏性差的矿物类药量多;或颗粒质地疏松,流动性差,填充量不足而产生松片。以上情况可将原料粉碎成通过六号筛的细粉,再加适量润湿剂或选用黏性较强的黏合剂如明胶、饴糖、糖浆等重新制粒予以克服。

(2) 颗粒含水量不当。颗粒过干,弹性变形较大,压成的片子硬度较差。如含水量过多,不但压片时易黏冲,片剂硬度亦减低。可采用相应方法,调节颗粒最适宜的含水量。

(3) 药料中含挥发油、脂肪油等成分较多,易引起松片。若油为有效成分,可加适当的吸收剂如碳酸钙、磷酸氢钙和氢氧化铝凝胶粉等吸油,也可制成微囊或包合物等。若油为无效成分,可用压榨法或脱脂法去除。

(4) 制剂工艺不当,如制粒时乙醇浓度过高;润滑剂、黏合剂不适;药液浓缩时温度过高,使部分浸膏炭化,黏性降低;或浸膏粉碎不细,黏性减小等。解决方法应针对原因解决,也可采用新技术改进制剂工艺。

(5) 冲头长短不齐,颗粒历受压力不同,或下冲下降不灵活致使模孔中颗粒填充不足也会产生松片,应更换冲头。压力过小或车速过快,受压时间过短,常引起松片,可适当增大压力,减慢车速。用小的冲模压较厚的药片比压大而薄的药片硬度好,凸片硬度好。

(6) 片剂露置过久,吸湿膨胀而松片。片剂应在干燥、密闭条件下贮藏、保管。

6. 试述片剂包薄膜衣过程中出现的问题及解决方法。

答: (1) 碎片粘连和剥落:原因:包衣液加入的速度过快,未能及时干燥。处理:应适当降低包衣液的加入速率,提高干燥速率。

(2) 起皱和"橘皮"膜:原因:干燥不当引起,衣膜尚未铺展均匀,已被干燥。有波纹出现,即有起皱现象,喷雾时高低不平有如"橘皮"样粗糙面。处理:立即控制蒸发速率,并且在前一层衣层完全干燥前继续添加适量的包衣液。若由于成膜材料的性质引起,则应改换材料。

(3) 起泡和桥接:原因:薄膜衣下表面有气泡或刻字片衣膜使标志模糊,表明膜材料与片芯表面之间黏着力不足,前者称为起泡,后者称为桥接。处理:①改进包衣液组成、增加片芯表面粗糙度;②在片芯内添加能与衣膜内某些成分形成氢键的物质如微晶纤维素等,以提高衣膜与片芯表面的黏着力;③在包衣材料中使用增塑剂可提高衣膜的塑性;④操作时降低干燥温度,延长干燥时间。

(4) 色斑和起霜:原因:①色斑是指可溶性着色剂在干燥过程中迁移至表面而不均匀分布所产生的斑纹。②起霜是指有些增塑剂或组成中有色物质在干燥过程中迁移到包衣表面,呈灰暗色且不均匀分布的现象。处理:注意着色剂或增塑剂与成膜材料间的亲和性及与溶剂的相溶性,充分搅拌,并延长包衣时间,缓慢干燥。

(5) 出汗:衣膜表面有液滴或呈油状薄膜。原因:包衣溶液的配方组成不当,组成间有配伍禁忌。处理:调整配方予以克服。

(6) 崩边:原因:由于包衣液喷量少、包衣锅转速过快而导致片芯边缘附着包衣液量少造成。处理:应适当提高包衣液的加入速率,降低包衣锅的转速,提高衣膜强度和附着力。

7. 试述片剂包糖衣过程中出现的问题及解决方法。

答: (1) 糖浆粘锅:由于糖浆量过多,黏性过大,且搅拌不均匀所致。应保持糖浆的含糖量恒定,用量适宜,锅温不宜过低。

(2) 糖浆不粘锅:锅壁表面的蜡未除尽时,可出现糖浆不粘锅的现象,应洗净锅壁或再涂一层热糖浆,撒一层滑石粉。

(3) 脱壳或掉皮:片芯未能及时干燥会产生掉皮现象。在包衣时应注意层层干燥。

(4) 片面裂纹:产生片面裂纹可能有以下几方面的原因:①糖浆与滑石粉用量不当,干燥温度过高,速率过快,粗糖晶析出而产生片面裂纹,为此,应注意糖浆与滑石粉的用量,控制干燥温度与速率;②衣层过脆,缺乏韧性,此时可适量加入塑性较强的材料或使用增塑剂;③在北方严寒地区可能由于片芯和衣层的膨胀系数差异较大,低温时衣层脆性过强所致,应注意贮藏温度。

(5)花斑或色泽不均:产生该现象的原因较多:①若由于片面粗糙不平,粉衣层和糖衣层未包匀,或粉衣层过薄,片面着色不均,则可适当增加粉衣层厚度;②若有色糖浆用量过少,未搅拌均匀,则选用浅色糖浆,分散均匀;③若衣层未干就打光,则洗去蜡料,重新包衣;若因中药片受潮稳定性下降,则调整处方或改善工艺。

8. 试述溶出度含义、片剂进行溶出度检查范围、溶出度检查方法

答: 溶出度系指活性药物从片剂、胶囊剂或颗粒剂等普通制剂在规定条件下溶出的速度和程度。对于有下列情况的片剂,药典规定检查其溶出度以控制或评定质量:①含有在消化液中难溶的药物;②与其他成分容易相互作用的药物;③在久贮后溶解度降低的药物;④剂量小、药效强、副作用大的药物。凡检查溶出度的片剂,不再进行崩解时限的检查。《中国药典》2015 年版收载的溶出度检查方法有转篮法(第一法)、桨法(第二法)、小杯法(第三法)、桨碟法(第四法)、转筒法(第五法)。

(侯 林)

第十八章 气雾剂、喷雾剂与粉雾剂

【要点解析】

第一节 气 雾 剂

一、概述

(一) 气雾剂的含义

1. **含义** 气雾剂系指原料药物或原料药物和附加剂与适宜的抛射剂共同封装于具有特制阀门系统的耐压容器中,使用时借助抛射剂的压力将内容物呈雾状喷出,用于肺部吸入或直接喷至腔道黏膜、皮肤的制剂。内容物喷出后呈泡沫状或半固体状,则称之为泡沫剂或凝胶剂/乳膏剂。

2. **应用现状** 气雾剂在治疗呼吸系统疾病、心血管系统疾病、外科出血、烧伤等方面发挥了重要的作用,气雾剂也是外科用药、皮肤黏膜用药和腔道给药治疗疾病的理想剂型。

目前临床应用品种少的主要原因是:气雾剂要求药物活性强、剂量小,且气雾剂的抛射剂品种少、生产操作技术要求高,而中药组方药味多,活性成分复杂,提取分离困难,药液色泽深,制备气雾剂难度大。

(二) 气雾剂的特点

优点:①气雾剂喷出物为雾粒或雾滴,可直达吸收或作用部位,具有速效和定位作用;②药物严封于密闭容器,提高了药物的稳定性;③通过阀门控制剂量,使用方便,用药剂量准确;④喷雾给药可减少局部涂药的疼痛与感染,同时避免了胃肠道给药的副作用。

不足:①可因封装不严密、抛射剂的渗漏而失效;②遇热或受撞击易发生爆炸;③气雾剂的包装需耐压容器和阀门系统,制备需冷却与灌装的特殊机械设备,生产成本较高,操作麻烦;④抛射剂具有致冷效应,多次使用可引起不适;⑤供吸入用的气雾剂,往往吸收不完全。

(三) 气雾剂的分类

1. **按分散系统分类**

按分散系统分类

- 溶液型气雾剂:系指药物溶解在抛射剂中,形成均匀溶液,喷出后,药物以固体或液体微粒状态到达作用部位
- 乳剂型气雾剂:药物水溶液和抛射剂制成O/W型乳化剂(泡沫剂)或W/O型乳化剂(喷出时形成液流)
- 混悬型气雾剂:固体药物以微粒状态分散在抛射剂中形成混悬液,喷出后,药物以固体微粒状态达到作用部位(粉末气雾剂)

2. **按给药途径分类** 可分为呼吸道吸入气雾剂、皮肤和黏膜给药气雾剂、空间消毒用气雾剂。

3. **按相的组成分类**

按相组成分类

- 两相气雾剂:是由抛射剂的气相和药物与抛射剂混溶的液相组成
- 三相气雾剂:(三种情况)
  - 药物的水溶液与抛射剂不混溶而分层
  - 固体药物和附加剂等的微粉混悬在抛射剂中
  - 药物的水溶液与液化抛射剂制成乳浊液

4. 按给药定量与否分类 可分为定量气雾剂和非定量气雾剂。

(四) 气雾剂经肺吸收的机理

1. 吸收途径 气雾剂中的药物主要通过肺部吸收。肺泡为主要吸收部位,人体肺泡总数达 3 亿~4 亿个,总表面积约 200 m²,肺泡由单层上皮细胞构成,肺泡表面至毛细血管间的距离仅 0.5~1 μm,和肺泡接触的毛细血管的总面积约达 100 m²,因此巨大的吸收面积、丰富的毛细血管和极小的转运距离,是肺吸收性好的重要因素,其吸收速度不亚于静脉注射。

2. 影响吸收的因素 影响药物吸收的主要因素包括药物性质、雾粒大小及呼吸情况等。

(1) 药物性质 药物在肺部的吸收速度,与药物的脂溶性成正比,与药物的分子量成反比。

(2) 雾粒大小 粒子大小是影响药物能否深入肺泡囊的主要因素。通常吸入气雾剂的微粒大小以在 0.5~5 μm 范围内最适宜。《中国药典》规定,吸入气雾剂的雾滴(粒)大小应控制在 10 μm 以下,其中大多数应为 5 μm 以下,一般不使用饮片细粉。粒径 3~10 μm 者多沉积于支气管,2 μm 以下的雾化粒子方能到达肺泡。

(3) 呼吸情况 粒子的沉积量与呼吸量成正比,与呼吸频率成反比。

二、气雾剂的组成

气雾剂由药物与附加剂、抛射剂、耐压容器和阀门系统四部分组成。

(一) 药物与附加剂

1. 药物 用于制备气雾剂的中药,一般应进行预处理。

2. 附加剂 各种附加剂对呼吸道、皮肤或黏膜应无刺激性。常用的附加剂有潜溶剂、乳化剂、助悬剂、湿润剂、抗氧剂、防腐剂、矫味剂等。

(二) 抛射剂

1. 抛射剂的概念 抛射剂主要是指一些低沸点液化气体,是气雾剂喷射药物的动力,同时也是药物的溶剂和稀释剂。抛射剂的沸点和蒸汽压对制剂的成型、雾滴的大小、干湿及泡沫状态等起着决定性的作用。

2. 抛射剂的特点 对抛射剂的要求有:①在常温下的蒸汽压大于大气压;②无毒、无致敏反应和刺激性;③惰性;④不易燃、不易爆炸;⑤无色、无臭、无味;⑥价廉易得。

3. 抛射剂的分类 氟氯烷烃类(CFCs,氟利昂类),可分解出高活性元素氯,破坏臭氧层,我国承诺 2010 年完全停止它的生产和使用。目前使用的抛射剂主要有以下几类:

(1) 氢氟烷烃类(HFA) 作为氟利昂类的主要替代品,分子中不含氯,臭氧耗损潜能几乎为零,温室效应潜能低于 CFCs。常用于气雾剂抛射剂的主要有四氟乙烷、七氟丙烷及二氟乙烷。

(2) 碳氢化合物 包括丙烷、正丁烷和异丁烷等。因其易燃易爆不宜单独使用。

(3) 二甲醚 因其具有易燃性,FDA 未批准用于定量吸入用气雾剂。

4. 抛射剂的用量 气雾剂喷射能力的强弱取决于抛射剂的用量和其自身蒸汽压。一般抛射剂用量大,蒸汽压高,喷射能力强,反之则弱。混合抛射剂的蒸汽压可依据 Raoult 定律和 Dalton 气压分压定律计算求得。

(三) 耐压容器

1. 金属容器 耐压性强,但化学稳定性较差,须在容器的内壁涂环氧树脂或乙烯基树脂等有机物质,以增强其抗腐蚀性能,或镀锡、银。

2. 玻璃容器 化学性质稳定,但耐压和耐撞击性差,一般用于压力和容积不大的气雾剂。多用外壁搪塑的玻璃瓶。

3. 塑料容器 具有良好耐压性、抗撞击和耐腐蚀性,但有较高的渗透性和特殊的气味,易引起药液变化。

(四) 阀门系统

阀门系统的基本功能是调节药物和抛射剂从容器中定量流出。

1. 一般阀门系统 由封帽、橡胶封圈、阀门杆、弹簧、浸入管、推动钮等部件组成。

2. 定量阀门 除具有一般阀门各部件外,还有一个定量室(杯),它的容量决定每次用药剂量。

三、中药气雾剂的设计要求

1. 溶液型气雾剂 主要用于吸入,是气雾剂中应用最广的类型。当药物为醇溶性成分时,可直接溶解于乙醇或抛射剂中;当成分比较复杂时,应依据有效部位的特殊性质,选择合适的潜溶剂。常用的潜溶剂有甘油、丙二醇、乙醇等。

2. 混悬型气雾剂　设计时应注意:①控制水分在 0.03% 以下。②药物粒径应控制在 5 μm 左右,不得超过 10 μm。③加入 *HLB* 值小于 10 的表面活性剂可增加体系的物理稳定性,防止药物凝聚和重结晶化。④应调节抛射剂与混悬固体微粒的密度尽量相等,以减少药物粒子沉降。⑤在不影响生理活性的前提下,选用在抛射剂中溶解度最小的药物衍生物,避免贮存过程中微晶变粗。⑥用蒸汽压较高的抛射剂,使喷出的药物微粒高度分散。

3. 乳剂型气雾剂　设计时应注意以下几点:①抛射剂的选择:应根据需要,采用适宜的混合抛射剂,使泡沫稳定持久或快速崩裂而成药物薄膜。抛射剂用量一般为 8%~10%,若喷出孔直径小于 0.5 mm 时,用量为 30%~40%。②乳化剂的选用:应根据药物的性质和治疗需要,选择合适的乳化剂。③药物可溶解在水相或油相中,形成 O/W 或 W/O 型乳化剂。

四、中药气雾剂的制备

1. 工艺流程　气雾剂应在要求洁净度环境下配置,及时灌封于灭菌的洁净干燥容器中。整个过程应注意防止微生物污染。

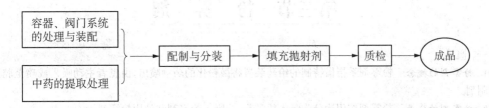

2. 中药原料的处理与添加剂的选用　中药饮片先经纯化等处理,按照不同剂型气雾剂的要求,选择适宜的附加剂进行配制。

3. 抛射剂的充填

方法	优　　点	缺　　点
压灌法	设备简单,不需低温操作,抛射剂损耗较少	生产速度稍慢,成品压力高且不稳定
冷压法	简单,速度快,成品压力稳定	高能耗;装量不一;含水产品不宜采用此法

五、气雾剂的质量检查

包括:①容器和阀门检查;②破损与漏气检查;③喷射试验和装量检查(非定量阀门气雾剂应进行喷射速率与喷出总量检查;定量阀门气雾剂应进行每瓶总掀次、递送均一性、每掀喷量或每掀主药含量检查);④粒度,吸入用混悬型气雾剂应作粒度检查;⑤无菌,用于烧伤或严重创伤的气雾剂,需作无菌检查;⑥微生物限度。

第二节　喷　雾　剂

一、概述

1. 喷雾剂的含义　喷雾剂系指原料药物或与适宜辅料填充于特制的装置中,使用时借助手动泵的压力、高压气体、超声振动或其他方法将内容物呈雾状物释出,用于肺部吸入或直接喷至腔道黏膜及皮肤等的制剂。

2. 喷雾剂的分类

(1) **按分散系统分类**　可分为溶液型、乳剂型和混悬型喷雾剂。

（2）按给药定量与否分类　可分为定量喷雾剂和非定量喷雾剂。

（3）按雾化原理分类　可分为喷射喷雾剂、超临界 CO_2 辅助喷雾剂和超声波喷雾剂。

（4）按给药途径分类　可分为呼吸道吸入给药、皮肤给药、鼻腔给药等。

3. 喷雾剂的特点　与气雾剂相比，喷雾剂具有以下特点：①不含抛射剂，可避免对大气污染，减少抛射剂对机体的副作用与刺激性。②简化处方与生产设备，降低成本，提高生产安全性。

二、喷雾剂的制备

1. 中药饮片的处理　采用适当方法对中药饮片进行提取、纯化、浓缩。对于难溶性药物，需将药物微粉化，供配制混悬液型喷雾剂用。

2. 压缩空气的选择　常用的压缩空气有 CO_2、N_2O、N_2，内服的喷雾剂大多采用 CO_2 和 N_2 等压缩气体为喷射药液的动力。

3. 药液的配制与灌封　烧伤、创伤用喷雾剂应采用无菌操作或灭菌。

4. 喷雾剂的质量检查　喷雾剂应进行内容物、粒度（吸入用混悬型喷雾剂）、每掀平均喷量、装量、无菌和微生物限度等检查。

第三节　粉　雾　剂

一、概述

1. 粉雾剂的概念　粉雾剂系指借特制的给药装置将微粉化的药物喷出，由患者主动吸入或喷至腔道黏膜的制剂。

2. 粉雾剂的分类　粉雾剂按用途分为吸入粉雾剂、非吸入粉雾剂和外用粉雾剂。

（1）吸入粉雾剂　系指固体微粉化原料药物单独或与合适载体混合后，以胶囊、泡囊或多剂量贮库形式，采用特制的干粉吸入装置，由患者吸入雾化药物至肺部的制剂。

（2）非吸入粉雾剂　系指药物或与载体以胶囊、泡囊形式，采用特制的干粉给药装置，将雾化药物喷至腔道黏膜的制剂。

（3）外用粉雾剂　系指药物或与适宜的附加剂灌装于特制的干粉给药装置中，使用时借助外力将药物喷至皮肤或黏膜的制剂。

二、粉雾剂的质量检查

按《中国药典》2015 年版四部进行含量均匀度、装量差异、排空率、每瓶总吸次、每吸主药含量、雾滴（粒）分布等项检查，均应符合规定。

【同步练习】

一、选择题

（一）单选题

1. 气雾剂常用的抛射剂是（　　）

A．N_2　　　　B．CO_2　　　　C．丙二醇　　　　D．乙醇　　　　E．四氟乙烷

2. 下列有关气雾剂通过肺吸收的叙述，正确的是（　　）

A．药物吸收的速度与其脂溶性成反比　　　　B．药物吸收取决于雾化粒子的大小

C．药物吸收与抛射剂的蒸汽压成正比　　　　D．药物吸收速度与其分子量成正比

E．药物吸收与其在肺部的解离度成正比

3. 下列有关气雾剂的叙述，**不正确**的是（　　）

A．氟利昂类和氟氯烷烃类均是气雾剂的抛射剂　　　　B．气雾剂稳定、吸收迅速和奏效快

C．气雾剂剂量准确、使用方便　　　　D．喷雾给药可减少创面涂药的机械刺激

E．药物没有胃肠道内破坏和首过效应

4. 下列关于气雾剂的叙述,正确的是(　　)

A. 喷出的雾滴大小与抛射剂用量多少成反比

B. 抛射剂不能做气雾剂的溶剂

C. 药物不能是混悬状态　　　　D. 不能含防腐剂和抗氧剂　　　　E. 抛射剂的沸点较高

5. 下列**不能**作气雾剂抛射剂的是(　　)

A. HFA-134a　　B. 丙烷　　　　C. 正丁烷　　　　D. 二甲醚　　　　E. 丙二醇

6. 下列有关气雾剂的正确表述是(　　)

A. 气雾剂是由药物与抛射剂、附加剂、阀门系统三部分组成的

B. 按分散系统分类,气雾剂可分为溶液型、混悬型和乳剂型

C. 只能吸入给药

D. 现在压缩空气已经完全能作为氟利昂的替代品

E. 雾化粒子大小与抛射剂的种类、用量无关

7. 下列有关抛射剂的叙述,**不正确**的是(　　)

A. 可用作溶剂和稀释剂　　　　B. 沸点较低

C. 在常温下蒸汽压大于大气压　　D. 雾化粒子大小与抛射剂的蒸汽压成正比

E. 主要作用是在耐压容器中产生压力

8. 气雾剂中抛射药物的动力是(　　)

A. 阀门杆　　　　B. 弹簧　　　　C. 浸入管　　　　D. 推动钮　　　　E. 抛射剂

9. 目前我国最常用的抛射剂是(　　)

A. 挥发性有机溶剂　　　　B. 压缩气体　　　　C. 氢氟烷烃类

D. 碳氢化合物　　　　E. 惰性气体

10. 下列**不属于**气雾剂抛射剂要求的是(　　)

A. 不易燃易爆　　　　B. 常温下蒸汽压小于大气压

C. 常压下沸点低于室温　　　　D. 价廉易得　　　　E. 无致敏反应

11. 下列有关气雾剂的叙述,**不正确**的是(　　)

A. 以往常用的抛射剂氟利昂破坏环境,将逐步被取代

B. 可发挥局部治疗作用,也可发挥全身治疗作用

C. 可避免消化道对药物的破坏,无首过效应

D. 药物是微粒状,全部在肺部吸收

E. 剂量小,不良反应也小

12. 直接影响气雾剂给药剂量准确性的是(　　)

A. 附加剂的种类　　　　B. 抛射剂的种类　　　　C. 抛射剂的用量

D. 耐压容器　　　　E. 阀门系统的精密程度

13. 与气雾剂雾滴大小无关的因素是(　　)

A. 阀门系统的质量　　　　B. 贮藏的温度　　　　C. 药液的黏度

D. 抛射剂的种类　　　　E. 抛射剂的用量

14. 下列**不属于**吸入喷雾剂压缩气体的是(　　)

A. CO_2+N_2　　B. 氟利昂　　C. CO_2　　　　D. N_2　　　　E. N_2O

15. 下列有关气雾剂吸收的叙述,**不正确**的是(　　)

A. 能发挥局部治疗作用　　　　B. 药物主要在肺泡内吸收

C. 药物脂溶性越强,吸收速度越快　　D. 粒子在 $20\,\mu m$ 以下为宜

E. 发挥全身治疗作用,雾化粒子大小不宜小于 $0.5\,\mu m$

16. 下列有关气雾剂特点的叙述,**不正确**的是(　　)

A. 剂量不准确　　　　B. 给药刺激性小　　　　C. 不易被微生物污染

D. 奏效快　　　　E. 杜绝了与空气、水分和光线的接触,药物稳定性增强

17. 下列关于乳剂型气雾剂的叙述,正确的是(　　)

    A．为均相分散体系　　　　　　　　B．存在液相和气相的二相气雾剂

    C．药物固体细粉分散于抛射剂中形成的非均相分散体系,形成的三相气雾剂

    D．通过乳化作用而制成的气雾剂,为二相气雾剂

    E．为非均相体系,存在气相、液相、液相的三相气雾剂

18. 下列有关气雾剂的叙述,**不正确**的是(　　)

    A．操作方法简单,生产成本高　　　　B．消毒用气雾剂,主要用于空间杀虫和灭菌等

    C．可减少涂药对创面的刺激　　　　D．剂量小、奏效快

    E．皮肤用气雾剂,主要功能是保护皮肤创面等

19. 按《中国药典》2015年版四部规定,应做粒度测定的是(　　)

    A．吸入的混悬型气雾剂　　　　B．空间消毒用气雾剂　　　　C．外用气雾剂

    D．二相气雾剂　　　　　　　　E．粉雾剂

20. 气雾剂应进行的质量检查项目**不包括**(　　)

    A．瓶内压力　　B．每瓶总掀次　　C．漏气检查　　D．每掀主药含量　　E．每掀喷量

21. 抛射剂的用量可影响的项目**不包括**(　　)

    A．相的组成　　B．蒸汽压的大小　C．喷射能力　　　D．硬度大小　　　E．雾粒大小

22. 下列关于吸入粉雾剂的叙述,**不正确**的是(　　)

    A．采用特制的干粉吸入装置　　　　B．可加入适宜的载体和润滑剂

    C．应置于凉暗处保存　　　　　　　D．药物的多剂量贮库形式

    E．微粉化药物或与载体以胶囊、泡囊或多剂量贮库形式

23. 制备两相气雾剂时,常常需加入适宜的潜溶剂,下列可作为潜溶剂的是(　　)

    A．七氟丙烷　　B．丙二醇　　　C．丙烷　　　　D．月桂醇　　　E．芳香油

24. 下列关于气雾剂表述,正确的是(　　)

    A．按气雾剂相组成可分为一相、二相和三相气雾剂

    B．二相气雾剂一般为混悬系统或乳剂系统

    C．按给药途径分为吸入气雾剂、皮肤和黏膜气雾剂及空间消毒用气雾剂

    D．气雾剂指药物封装于具有特制阀门系统的耐压密封容器中制成的制剂

    E．吸入气雾剂的微粒大小以在 $5\sim10\ \mu m$ 范围为宜

(二) 多选题

1. 气雾剂充填抛射剂的方法有(　　)

    A．压灌法　　B．冷压法　　　C．水灌法　　　D．油灌法　　　E．压入法

2. 气雾剂的组成包括(　　)

    A．耐压容器　　B．阀门系统　　C．药物　　　　D．附加剂　　　E．抛射剂

3. 按用途可将气雾剂分为(　　)

    A．治疗用气雾剂　　　　　　　　B．空间消毒用气雾剂　　　　C．直肠用气雾剂

    D．口服用气雾剂　　　　　　　　E．注射用气雾剂

4. 下列有关气雾剂质量检查的项目是(　　)

    A．喷射试验　　B．粒度　　　　C．漏气和破损　　D．装量　　　E．密度

5. 下列有关药物通过肺吸收的叙述,正确的是(　　)

    A．药物粒径越小吸收越好　　　　　B．药物的吸收效果与其在肺部解离度成正比

    C．药物的脂溶性强且粒度适宜,吸收效果好

    D．药物在肺泡中保留率高,吸收效果好

    E．直径在 $2\ \mu m$ 以下的药物粒子容易到达肺泡

6. 下列**不含**抛射剂的是(　　)

    A．喷雾剂　　　B．非吸入气雾剂　C．吸入气雾剂　　D．外用气雾剂　　E．粉雾剂

7. 抛射剂在气雾剂所起的作用是(   )

A．增加体积   B．溶剂作用   C．稀释剂作用   D．动力作用   E．增加压力

8. 下列关于气雾剂叙述,正确的是(   )

A．指药物与适宜抛射剂封装于具有特制阀门系统的耐压容器中而制成的制剂

B．是借助于手动泵的压力将药液喷成雾状的制剂

C．指微粉化药物与载体以胶囊、泡囊或高剂量贮库形式,采用特制的干粉吸入装置,由患者主动吸入雾化药物的制剂

D．借助抛射剂压力将内容物以定量或非定量地喷出

E．药物喷出多为雾状气溶胶

二、填空题

1. 气雾剂是由药物与附加剂、_____、耐压容器和_____4部分组成。

2. 气雾剂的阀门系统由封帽、_____、封圈、弹簧、浸入管和推动钮等组成。

3. 用于喷雾剂的压缩气体有二氧化碳、一氧化二氮和_____等。

4. 气雾剂的附加剂有潜溶剂、润湿剂、乳化剂、抗氧剂和_____等。

5. 制备气雾剂时抛射剂的充填方法有_____和_____。

6. 气雾剂喷射能力的强弱取决于抛射剂的_____和_____。

7. 乳剂型气雾剂产生泡沫的性状取决于抛射剂的_____和_____。

8. O/W 型乳剂型气雾剂,液相为_____与_____形成的 O/W 型乳剂,气相为_____的蒸气,在喷射时产生稳定而持久的泡沫,故又称为_____。

9. 气雾剂按给药途径分为_____气雾剂、_____气雾剂及_____用气雾剂。

10. 对于溶液型气雾剂,抛射剂的_____和_____比会直接影响_____。

11. 混悬型气雾剂除药物必须_____外,抛射剂的用量_____。

12. 粉雾剂按用途可分为_____、_____和_____。

13. 吸入粉雾剂的给药装置按吸入器中干粉的剂量形式可将其分为_____、_____与_____三种类型。

14. 气雾剂用抛射剂应满足以下要求,即常温下的蒸汽压_____大气压,无毒、无_____反应、无_____、_____,不_____、不_____,无色、无臭、无味,价廉易得。

三、判断题

1. 三相气雾剂是气相、液相与固相(混悬型)或液相(乳剂型)共存体系。(   )

2. 氟氯烷烃类,也称氟利昂,是一类有着广阔应用前景的抛射剂。(   )

3. 喷雾剂是指将药物与抛射剂混匀后,借助手动泵的压力将内容物以雾状等形态释出的制剂。(   )

4. 气雾剂与喷雾剂产生压力都与气体有关,所以二者的制备方法完全相同。(   )

5. 气雾剂和喷雾剂在制备过程中,必要时应严格控制水分,一般相对湿度应小于45%。(   )

6. 气雾剂与喷雾剂的容器应能耐受气雾剂和喷雾剂所需的压力,不得泄露,不易爆破,使用安全。(   )

四、术语解释

1. 气雾剂 **2.** 喷雾剂 **3.** 粉雾剂 **4.** 吸入气雾剂 **5.** 乳剂型气雾剂 **6.** 非吸入粉雾剂 **7.** 抛射剂

五、简答题

1. 简述气雾剂的制备工艺流程。

2. 简述气雾剂中药物经肺吸收的机理。

3. 简述气雾剂的质量检查项目。

4. 简述二相气雾剂和三相气雾剂。

5. 简述喷雾剂的特点。

六、论述题

1. 论述混悬型气雾剂的设计要点。

2. 论述乳剂型气雾剂的设计要点。

3. 论述气雾剂与喷雾剂生产过程中的质量控制。

4. 论述影响气雾剂中药物在肺部吸收的影响因素。

【参考答案】

一、选择题

（一）单选题

1. E　2. B　3. A　4. A　5. E　6. B　7. D　8. E　9. C　10. B　11. D　12. E　13. B　14. B　15. D
16. A　17. E　18. A　19. A　20. A　21. D　22. D　23. B　24. C

（二）多选题

1. AB　2. ABCDE　3. AB　4. ABCD　5. CDE　6. AE　7. BCD　8. ADE

二、填空题

1. 抛射剂　阀门系统　2. 阀门杆　3. 氮气　4. 防腐剂　5. 压灌法　冷压法　6. 用量　自身蒸汽压
7. 性质　用量　8. 药物水溶液　抛射剂　抛射剂　泡沫气雾剂　9. 吸入　皮肤和黏膜　空间消毒
10. 种类　用量　雾滴大小　11. 微粉化　较高　12. 吸入粉雾剂　非吸入粉雾剂　外用粉雾剂　13. 胶
囊　泡囊　多剂量贮库　14. 大于　致敏　刺激性　惰性　易燃　易爆

三、判断题

1. √　2. ×　3. ×　4. ×　5. √　6. √

四、术语解释

1. 气雾剂　系指原料药物或原料药物和附加剂与适宜的抛射剂共同封装于具有特制阀门系统的耐压容器中,使用时借助抛射剂的压力将内容物呈雾状喷出用于肺部吸入或直接喷至腔道黏膜、皮肤的制剂。

2. 喷雾剂　系指原料药物或与适宜辅料填充于特制的容器中,使用时借助手动泵的压力、高压气体、超声振动或其他方法将内容物呈雾状物释出,用于肺部吸入或直接喷至腔道黏膜及皮肤等的制剂。

3. 粉雾剂　系指借特制的给药装置将微粉化的药物喷出,由患者主动吸入或喷至腔道黏膜的制剂。

4. 吸入粉雾剂　系指固体微粉化原料药物单独或与合适载体混合后,以胶囊、泡囊或多剂量贮库形式,采用特制的干粉吸入装置,由患者吸入雾化药物至肺部的制剂。

5. 乳剂型气雾剂　是指药物水溶液和抛射剂制成 O/W 或 W/O 型乳化剂。

6. 非吸入粉雾剂　系指药物或与载体以胶囊、泡囊形式,采用特制的干粉给药装置,将雾化药物喷至腔道黏膜的制剂。

7. 抛射剂　主要是指一些低沸点液化气体,是气雾剂喷射药物的动力,同时也是药物的溶剂和稀释剂。

五、简答题

1. 简述气雾剂的制备工艺流程。

答:气雾剂的制备工艺流程为:容器、阀门系统的处理与装配→中药的提取、配制与分装→充填抛射剂→质检→成品。

2. 简述气雾剂中药物经肺吸收的机理。

答:气雾剂中药物经肺吸收的机理为:人体肺泡的总数约达 3 亿～4 亿个,肺泡总表面积约为 200 m²。肺泡由单层上皮细胞构成,肺泡表面至毛细血管间的距离仅为 0.5～1 μm,和肺泡接触的毛细血管总面积约达 100 m²。巨大的吸收面积、丰富的毛细血管和极小的转运距离,是肺部吸收的重要机理。

3. 简述气雾剂的质量检查项目。

答:气雾剂的质量检查项目包括:①容器和阀门的检查;②破损与漏气检查;③喷射试验和装量试验,其中非定量阀门气雾剂需要检查喷射速率和喷出总量,定量阀门气雾剂需要检查每瓶总揿次和每揿喷量(或每揿主药含量);④吸入用混悬型气雾剂需作粒度检查;⑤用于烧伤或严重创伤的气雾剂需进行无菌检查;⑥除用于烧伤和严重创伤意外的气雾剂均应进行微生物限度检查。

4. 简述二相气雾剂和三相气雾剂。

答:(1)二相气雾剂(气相和液相):其中气相是抛射剂的蒸气,液相是药物分散在抛射剂中所形成的溶液,又称溶液型气雾剂。

　　(2) 三相气雾剂：分为三种情况①存在气相、液相与固相三相的气雾剂即混悬型气雾剂,其中气相为抛射剂的蒸气,液相为液化的抛射剂,固相为固体药物;②存在气相、液相与液相的气雾剂(乳剂型气雾剂):其中气相为抛射剂,两种液相为乳浊液的内相与外相;③存在气相、液相与液相的气雾剂,其中气相为抛射剂,两种液相为药物的水溶液与抛射剂不混溶而分成的上下两层液相。

5. 简述喷雾剂的特点。

答: 喷雾剂的特点有:①不含抛射剂,可避免对大气污染,减少了抛射剂对机体的副作用与刺激性。②处方简单,生产设备简单,成本低,生产安全性高。

六、论述题

1. 论述混悬型气雾剂的设计要点。

答: 混悬型气雾剂设计要点为:①控制水分在 0.03% 以下,防止药物相互凝聚及粘壁,影响剂量的准确性,同时制备前需将药物充分干燥。②药物粒径应控制在 5 μm 左右,不得超过 10 μm,比表面积大,有利于药物的吸收。③加入 HLB 值小于 10 的表面活性剂可增加体系的物理稳定性,防止药物凝聚和重结晶化。④调节抛射剂与混悬固体微粒的密度尽量相等,以减少药物粒子沉降。⑤在不影响生理活性的前提下,选用在抛射剂中溶解度最小的药物衍生物,避免贮存过程中微晶变粗。⑥采用蒸汽压较高的抛射剂(3 kg/cm³ 以上),可使喷出的药物微粒尽可能地分散。

2. 论述乳剂型气雾剂的设计要点。

答: 乳剂型气雾剂设计要点为:①应根据需要,采用具有适宜蒸汽压的混合抛射剂,使泡沫稳定持久或快速崩裂而成药物薄膜。②抛射剂用量一般为 8%~10%,若喷出孔直径小于 0.5 mm 时,用量为 30%~40%。③应根据药物的性质和治疗需要,选择合适的乳化剂;其基本要求是产品在振摇时,油和抛射剂应完全乳化成很细的微粒,外观色白,较稠厚,至少 1~2 分钟内不分离,并能保证药液和抛射剂同时喷出。④药物可溶解在水相(如水或甘油)或油相(如脂肪酸、植物油)中,形成 O/W 或 W/O 型乳化剂。

3. 论述气雾剂与喷雾剂生产过程中的质量控制。

答: 气雾剂与喷雾剂生产过程中的质量控制有:

　　(1) 微生物控制:气雾剂与喷雾剂应在要求洁净度环境下配置,及时灌封于灭菌的洁净干燥容器中。气雾剂要求整个过程应注意防止微生物污染。喷雾剂要求烧伤、创伤用喷雾剂应采用无菌操作或灭菌。

　　(2) 水分控制:气雾剂和喷雾剂在制备过程中,必要时应严格控制水分,防止水分混入以免影响制品的稳定性。一般制备过程中要严格控制环境的湿度。因为多数吸入性气雾剂和喷雾剂中的药物均有较强的水溶性。环境湿度大时,易吸湿,吸湿后药物粒子会聚集、涨晶或沉积,从而使其均匀性降低,导致剂量不准确。

4. 论述影响气雾剂中药物在肺部吸收的影响因素。

答: 影响气雾剂中药物在肺部吸收的因素有:

　　(1) 药物性质,药物在肺部的吸收速度,与药物的脂溶性成正比,与药物的分子量成反比。

　　(2) 雾粒大小,粒子大小是影响药物能否深入肺泡囊的主要因素。通常吸入气雾剂的微粒大小应在 0.5~5 μm 范围内最适宜。《中国药典》2015 年版四部规定,吸入用气雾剂的药粉粒径应控制在 10 μm 以下,其中大多数应为 5 μm 以下,一般不使用饮片细粉。

　　(3) 呼吸情况,粒子的沉积量与呼吸量成正比,与呼吸频率成反比。

(李秀英)

第十九章 其他剂型

【要点解析】

第一节 膜 剂

一、概述

1. 含义 膜剂系指原料药物与适宜的成膜材料经加工制成的膜状制剂,供口服或黏膜用。

2. 特点 ①工艺简单,制备过程无粉尘飞扬;②含量准确,质量稳定,使用方便;③采用适宜的成膜材料可制成不同释药速度的膜剂;④多层复方膜剂可避免药物间的配伍禁忌;⑤重量轻,体积小,便于携带、运输和贮存。

缺点:载药量小,只适用于小剂量药物。

3. 膜剂的分类

分类依据	类　　别
结构特点	单层膜剂、多层膜剂、夹心膜剂(缓释或控释膜剂)
给药途径	内服膜剂、口腔用膜剂、眼用膜剂、皮肤及黏膜用膜剂
外观	透明膜剂、不透明膜剂

二、辅料

1. 成膜材料 要求:无毒、无刺激性,性质稳定;成膜、脱膜性能好,成膜后具有足够的强度、柔性和弹性。

成膜材料:①天然材料:淀粉、糊精、纤维素、明胶、虫胶、阿拉伯胶、琼脂;②合成材料:聚乙烯醇(PVA)、丙烯酸树脂类、纤维素衍生物(羧甲基纤维素、乙基纤维素、甲基纤维素)

经证实,成膜性能、脱膜性能及膜的抗拉强度、柔软性、吸湿性和可溶性都以聚乙烯醇为好。PVA的毒性、刺激性很小,消化道吸收很少,仅作为一个药物载体、释放药物后,80%PVA在应用48 h内由肠道排出。

PVA 规格	PVA05‐88	PVA17‐88
聚合度	500~600 个分子聚合	1 700~1 800 个分子聚合
分子量	22 000~26 400	74 500~79 200
醇解度	均为 88%±2%	
特点	聚合度小,水溶性大,柔韧性差	聚合度大,水溶性小,柔韧性好

2. 附加剂

附加剂	名称	附加剂	名称
增塑剂	甘油、山梨醇	着色剂	色素、TiO_2
表面活性剂	吐温80,十二烷基硫酸钠	矫味剂	蔗糖、甜叶菊糖苷
填充剂	淀粉、$CaCO_3$、二氧化硅		

三、制备

膜剂的制法（国内：涂膜法）

1. 工艺流程

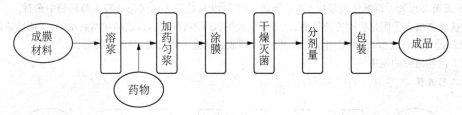

2. 制法

①溶浆：成膜材料→浸泡→溶胀→溶解，必要时可水浴加热溶解；②加药匀浆：将药物、附加剂等加入上述浆液中，搅匀，静置一段时间，除去气泡；③涂膜：手工少量可采用玻璃板涂膜，大生产时采用涂膜机涂膜；④干燥灭菌：涂层经热风80℃～100℃干燥、灭菌；⑤分剂量、包装：经含量测定、计算单剂量药膜面积。

膜剂尚可采用热塑法、挤出法及延压法等制备。

3. 注意事项

（1）药物如为水溶性，应与成膜材料制成具有一定黏度的溶液；药物如为水不溶性，应粉碎成极细粉，并与成膜材料等混合均匀。药材经过提取浓缩成稠膏或制成干粉备用。含芳香性成分的药材一般采用双提法提取，备用。

（2）涂膜机涂少量液状石蜡作为脱膜剂。

4. 膜剂的质量要求与评定

①外观，完整光洁、厚度一致、色泽均匀、无明显气泡；②重量差异；③微生物限度，眼用及皮肤、黏膜创伤、烧伤用膜剂、植入膜剂应无菌。

第二节 海 绵 剂

一、概述

海绵剂系用亲水性胶体溶液经发泡、固化、冷冻、干燥制成的海绵状固体剂型，多用于外科辅助止血、消炎及止痛。

海绵剂质地柔软而疏松、坚韧而具有极强的吸水性，一般为块状，也有粉状、颗粒状或纸状。止血的机理，一般认为可促进血栓形成，加速局部凝血过程，另吸水膨胀后，可起到局部压迫止血作用。

海绵剂分为两类：一是以蛋白质为原料制成的，如明胶海绵；二是以碳水化合物为原料制备的如淀粉海绵。

二、制备

（一）明胶海绵的制备

1. 工艺流程

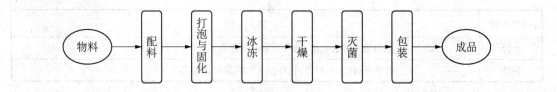

2. 制法

（1）配料 取明胶，加10倍量水浸泡使膨胀软化，40℃～50℃水浴加热使其溶解，趁热滤过后冷至32℃～38℃保温备用；另将甲醛加水稀释10倍备用。

（2）打泡与固化 将甲醛溶液加入上述胶液中，用打泡机打泡至泡沫均匀细腻，迅速倒入麻布盒内固化。

（3）冰冻　−10℃需要 48 小时，−20℃需要 24 小时。

（4）干燥　取出冰冻海绵，先自然解冻，轻轻挤压除去水分后 36℃鼓风干燥。

（5）灭菌与包装　以纸袋包装后 120℃干热灭菌 2 小时，再以无菌操作法装入塑料袋中密封。

3.　注意事项　①固化后冰冻要彻底；②溶解明胶的温度不宜过高，否则加速明胶水解；③明胶浓度 10％左右最好，过低不宜成型；④甲醛用量不宜过大，否则成品消化时间延长，且硬而易碎。

（二）淀粉海绵的制备

1.　工艺流程

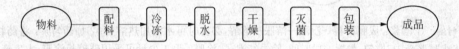

2.　制法

（1）配料　取淀粉加蒸馏水搅拌制成 5％～15％的混悬液，70℃～100℃水浴加热并不断搅拌至均匀透明的淀粉浆，并倾入大小适宜的方格盘中。

（2）冷冻　先冷至室温，再于−2℃～−4℃冰冻 48 小时。−18℃效果最好，制成的海绵不易变形。

（3）脱水　取出冰冻海绵，先室温部分解冻，切除硬表皮后再全部解冻，用纱布包裹解冻后的海绵，轻轻压出水分，切块后采用梯度乙醇法脱水。

（4）干燥　50℃以下干燥。

（5）灭菌与包装　以纸袋包装后 120℃干热灭菌 2 小时。

3.　注意事项　①淀粉加热糊化前必须形成均匀的混悬液，糊化完全后立即停止搅拌；②解冻时不能加热，以免海绵结构变形；③灭菌前海绵必须完全干燥，否则易变成糊糊状。

三、质量要求

1.　质量要求　应质软而疏松，有弹性，不溶于水，吸水迅速润湿变软而不破碎；无菌、无刺激性及过敏性；止血迅速，并能被机体组织完全吸收。

2.　检查　①吸水力，要求吸收水分的量不得少于海绵剂重量的 35 倍；②炽灼残渣；③无菌；④消化试验。

第三节　丹　药

1.　概述　丹药系指汞及某些矿物药，在高温条件下经烧炼制成的不同结晶形状的无机化合物。

特点：用量少、药效确切、用法多样化。但为无机汞盐，毒性较大，使用不当易导致中毒，且炼制过程产生大量有毒或刺激性气体，易污染环境，故现在品种越来越少。

分类：

分类依据	类　　别
色泽	红丹为汞的氧化物，白丹为汞的氯化物
制法	红升丹（HgO），白升丹（Hg_2Cl_2）、白降丹（$HgCl_2$）

2.　制备　①传统制备方法：升法、降法、半升半降法；②现代制备方法：研磨法、化学合成法；③升法：药料经高温反应，生成物凝附在上覆盖物内侧面而得到结晶状化合物的炼制法；④降法：药料经高温反应，生成物降至下方接收器中，冷却析出结晶状化合物的炼制法；⑤半升半降法：一部分上升凝结在覆盖物内侧，另一部分散落在加热容器内的炼制法；⑥一般工艺流程：配料→坐胎→封口→烧炼→收丹→去火毒。

第四节 烟剂、烟熏剂、香囊(袋)剂

1. **烟剂** 烟剂系指原料药物掺入烟丝中,卷制成香烟形,供点燃吸入用的制剂,也称药物香烟,主要用于治疗呼吸道疾病。

2. **烟熏剂** 烟熏剂系指借助某些易燃物质经燃烧产生的烟雾达到杀虫、灭菌和预防与治疗疾病的目的,或利用穴位灸燃产生的温热来治疗疾病的制剂。

3. **香囊(袋)剂** 香囊(袋)剂系指将含挥发性成分的中药,装入布制囊(袋)中,敷于患处或接触机体,成分被机体吸入或渗入皮肤、黏膜或刺激穴位而起外用内治作用的制剂。

第五节 锭剂、糕剂、钉剂、线剂、条剂、灸剂、熨剂、棒剂、离子导入剂与沐浴剂

1. **锭剂** 锭剂系指饮片细粉与适宜黏合剂(或利用饮片细粉本身的黏性)加工制成的不同形状的固体制剂。制备方法有搓捏法或模制法,可包衣或打光。

2. **糕剂** 糕剂系指原料药物与米粉、蔗糖蒸制而成的块状制剂。常用于小儿脾胃虚弱,面黄肌瘦,慢性消化不良等症。

3. **钉剂** 钉剂系指原料药物与糯米粉混匀后加水蒸制成软材,按要求分剂量后,搓成细长而两端尖锐如钉(或锥形)的外用固体制剂。

钉剂的应用类似栓剂,主要用以插入病灶或瘘管,能在局部逐渐释放药物,呈现较长时间的疗效。

4. **线剂** 线剂系指将丝线或棉线,置药液中先浸后煮,经干燥制成的一种外用制剂。常用于中医外科的引流、止血、抗炎等。

5. **条剂** 条剂系指将原料药物黏附于桑皮纸上后捻成细条的一种外用制剂。常用于中医外科的引流、拔毒、去腐生肌与敛口等。根据黏合剂的不同,条剂可分为软条剂与硬条剂。

6. **灸剂** 灸剂系指将艾叶捣、碾成绒状,或另加其他药料卷制成卷烟状或捻成其他形状,供熏灼穴位或其他患部的外用制剂。

7. **熨剂** 熨剂系指将煅制铁砂与药汁、米醋拌匀,晾干而制成的外用固体制剂。主要利用铁屑与醋酸发生化学反应产生的热刺激及一些治疗风寒湿痹药物的蒸汽透入达到治疗疾病的目的。

8. **棒剂** 棒剂系指将药物制成小棒状的外用固体制剂。直接施于皮肤或黏膜上,起腐蚀、收敛等作用,常用于眼科。

9. **离子导入剂** 离子导入剂系指用离子导入技术将药物制剂与物理疗法相结合的临床用药形式。该剂型仅适用与具有极性的或在电场下能显示出极性的药物分子,在外加电场作用下,通过皮肤进入体内而治疗疾病。临床上广泛用于局部麻醉、消炎、止痛及骨质增生、盆腔炎、冠心病等疾病的治疗。

10. **沐浴剂** 沐浴剂系指将原料药物单独或加入适宜的表面活性剂后制成的供加入或浸入沐浴用水中的液体或固体中药制剂。沐浴剂始于药浴疗法。使用时浸于沐浴用热水或涂于身体,既可保健治病,又可清洁皮肤。

【同步练习】

一、选择题

(一)单选题

1. 下列关于膜剂叙述,**错误**的是( )

A. 膜剂是药物与适宜的成膜材料加工制成的膜状制剂

B．膜剂的大小与形状可根据临床需要及用药部位而定

C．膜剂使用方便，适合多种给药途径应用

D．膜剂载药量大，适用于剂量较大的中药复方制成膜剂

E．膜剂可采用不同的成膜材料及辅料，制成速效或缓释膜剂

2. 下列膜剂的成膜材料中，其成膜性、抗拉强度、柔韧性、吸湿性及水溶性最好的为（　　　）

A．羧甲基纤维素钠 　　　　B．乙基纤维素 　　　　C．阿拉伯胶

D．聚乙烯醇 　　　　E．PVC

3. 膜剂常用的成膜材料**不包括**（　　　）

A．明胶 　　　　B．聚山梨酯 80 　　　　C．白及胶

D．羧甲基纤维素钠 　　　　E．聚乙烯醇

4. 甘油在膜剂中起的作用是（　　　）

A．增塑剂 　　B．着色剂 　　C．遮光剂 　　D．填充剂 　　E．矫味剂

5. 膜剂的质量要求检查项中**不包括**的是（　　　）

A．外观 　　B．溶化时间 　　C．微生物限度 　　D．重量差异 　　E．含量均匀度

6. 下列关于丹药的叙述，正确的是（　　　）

A．丹药中的汞来自于原料火硝中

B．丹药系指汞与某些矿物药，在高温条件下炼制而成的不同结晶形状的无机汞化合物制剂

C．丹药主要用于中医外科和中医内科

D．大活络丹是丹药

E．丹药具有提脓、去腐、生肌燥湿、杀虫、抗衰老等功效

7. 红升丹的主要成分是（　　　）

A．氧化汞 　　B．三氧化二砷 　　C．氯化汞 　　D．氯化亚汞 　　E．硫化汞

8. 白降丹的主要成分是（　　　）

A．氧化汞 　　B．三氧化二砷 　　C．氯化汞 　　D．氯化亚汞 　　E．硫化汞

9. 膜剂常用的填充剂是（　　　）

A．豆磷脂 　　B．甜叶菊糖苷 　　C．淀粉 　　D．桑皮纸 　　E．二氧化钛

10. 以下各制剂定义中**错误**的是（　　　）

A．糕剂系指原料药物与米粉、蔗糖蒸制而成的块状制剂

B．茶剂是指含茶叶的药材提取物用沸水其泡服或煎服的制剂

C．锭剂系指将原料药物加适宜黏合剂制成不同形状的固体制

D．钉剂系指原料药物与糯米粉混匀后加水、加热制成软材，按要求分剂量后，搓成细长而两端尖锐（或锥形）的外用固体制剂

E．灸剂系指艾叶捣、碾成绒状，或另加其他药料卷制成卷烟状或捻成其他形状，供熏灼穴位或其他患部的外用制剂。

11. 膜剂的厚度，一般约为（　　　）

A．0.1 mm 　　B．0.5 mm 　　C．1 mm 　　D．0.1～1 mm 　　E．0.5～1 mm

12. 由 PVA17—88 所表达信息的是（　　　）

A．成膜材料的醇解度是 17% 　　　　B．成膜材料的醇解度是 88%

C．成膜材料的平均聚合度为 17～88 　　D．成膜材料的水解度是 17～88

E．成膜材料的水解度是 88%

13. 有引流脓液、拔毒去腐作用的是（　　　）

A．线剂 　　B．条剂 　　C．灸剂 　　D．熨剂 　　E．棒剂

14. 下列**不是**膜剂附加剂的是（　　　）

A．表面活性剂 　　B．增塑剂 　　C．脱膜剂 　　D．遮光剂 　　E．填充剂

15. 下列有关明胶海绵的制备工艺流程，正确的是（　　　）

A．配料→打泡与固化→冰冻→干燥→灭菌→包装

B．配料→冰冻→固化与打泡→干燥→灭菌→包装

C．配料→固化→打泡→冰冻→干燥→灭菌→包装

D．配料→打泡→冰冻→固化→干燥→灭菌→包装

E．配料→冷冻→脱水→干燥→灭菌→包装

16. 下列有关离子导入剂的叙述,**不正确**的是(   )

A．属于物理疗法与药物制剂相结合的临床用药形式

B．适用于大分子药物   C．可用于治疗骨质增生、盆腔炎

D．需在外加电场作用下起作用   E．可用于局部麻醉

17. 下列关于海绵剂叙述**错误**的是(   )

A．质地疏松   B．吸水性强   C．淀粉海绵较为常用

D．要求无菌   E．不溶于水

18. 下列有关膜剂的制备工艺流程,正确的是(   )

A．成膜浆液配制→加药(脱泡)→涂膜→干燥、灭菌→分剂量、包装

B．成膜浆液配制→加药(脱泡)→干燥、灭菌→涂膜→分剂量、包装

C．成膜浆液配制→涂膜→加药(脱泡)→干燥、灭菌→分剂量、包装

D．成膜浆液配制→加药→脱泡→干燥、灭菌→分剂量、包装

E．成膜浆液配制→加药(脱泡)→涂膜→分剂量、包装

19. 祖国医学认为丹药**不具有**的功用是(   )

A．提脓   B．去腐   C．生津   D．生肌   E．燥湿

20. 下列药物属于丹药的是(   )

A．玉枢丹   B．九一丹   C．紫雪丹   D．三仙丹   E．大活络丹

21. 以糯米粉为赋形剂,制成的锥形固体,多用于中医肛肠科治疗瘘管及溃疡性疮疡制剂称为(   )

A．栓剂   B．条剂   C．线剂   D．棒剂   E．钉剂

22. 药材借助某些易燃物质,经燃烧产生的烟雾而杀虫、灭菌和预防、治疗疾病的外用制剂称为(   )

A．艾条   B．艾卷   C．艾柱   D．艾头   E．烟熏剂

23. 红粉的主要化学成分是(   )

A．Hg_2Cl_2 B．$HgCl_2$ C．HgO D．$NaCl$ E．$HgNO_3$

24. 除药效外,还具有机械引流、结扎作用的外用制剂是(   )

A．栓剂   B．条剂   C．线剂   D．棒剂   E．钉剂

25. 三仙丹又称(   )

A．白矾   B．红粉   C．轻粉   D．白降丹   E．氯化汞

26. 用铁砂吸附药材的提取物后制得的外用剂型是(   )

A．糕剂   B．熨剂   C．锭剂   D．棒剂   E．钉剂

27. 在桑皮纸捻上用面糊黏附药粉制成,用来引流脓液、拔毒去腐、生肌敛口的外用制剂是(   )

A．条剂   B．熨剂   C．锭剂   D．棒剂   E．钉剂

28. 将适宜药材削成圆锥体,再浸以他药提取液制成,具有腐蚀、收敛等作用,通常用于眼科外用固体制剂是(   )

A．条剂   B．熨剂   C．锭剂   D．棒剂   E．钉剂

29. 药粉加适宜的黏合剂经塑制、干燥而成,用时研细内服或外用的制剂是(   )

A．条剂   B．熨剂   C．锭剂   D．棒剂   E．钉剂

30. 药粉与米粉、蔗糖蒸制而成,常用于小儿慢性消化不良的块状制剂是(   )

A．糕剂   B．熨剂   C．锭剂   D．棒剂   E．钉剂

（二）多选题

1. 下列关于膜剂常用附加剂的叙述，**错误**的是（   ）

A．膜剂中甘油起增塑作用　　　　B．聚山梨酯-80 起润湿作用

C．二氧化硅起遮光剂作用　　　　D．甜叶菊苷起矫味作用

E．二氧化钛起填充剂作用

2. 下列可作为膜剂附加剂的是（   ）

A．糖浆剂　　　B．增塑剂　　　C．着色剂　　　D．填充剂　　　E．矫味剂

3. 下列叙述中正确的有（   ）

A．丹药的用量少，药效确切，可制成其他外用制剂

B．丹药除用于外用制剂外还可少量内服

C．膜剂系指将药物溶解或分散于成膜材料溶液中，经过加工制成的薄膜状制剂

D．膜剂易于自动化生产，并可制成不同释药速度的制剂

E．膜剂也适用于制备剂量较大的药物制剂

4. 丹药的制法有（   ）

A．升法　　　B．降法　　　C．研磨法　　　D．半升半降法　　　E．化学合成法

5. 下列属于丹药的药物有（   ）

A．紫血丹　　　B．红升丹　　　C．轻粉　　　D．白降丹　　　E．化癣丹

6. 下列剂型中属于传统气体剂型的是（   ）

A．烟剂　　　B．烟熏剂　　　C．熨剂　　　D．气雾剂　　　E．灸剂

7. 下列可以用塑制法制备的剂型是（   ）

A．锭剂　　　B．钉剂　　　C．糕剂　　　D．棒剂　　　E．条剂

8. 膜剂的优点是（   ）

A．工艺简单　　B．生产时无粉尘飞扬　　　　C．节省辅料和包装材料

D．多层复方膜剂便于解决药物间的配伍禁忌

E．可制成速效或缓释性长效制剂

9. 下列制备时须要去火毒的剂型有（   ）

A．黑膏药　　　B．丹药　　　C．烟剂　　　D．熨剂　　　E．灸剂

10. 制备丹药时，去火毒的方法有（   ）

A．热熔法　　　B．升法　　　C．蒸法　　　D．煮法　　　E．露法

11. 下列常用于治疗瘘管的剂型有（   ）

A．丹药　　　B．条剂　　　C．锭剂　　　D．线剂　　　E．钉剂

12. 下列使用时需要点燃才能发挥作用的剂型是（   ）

A．灸剂　　　B．条剂　　　C．锭剂　　　D．线剂　　　E．烟熏剂

13. 下列说法正确的是（   ）

A．沐浴剂属于液体剂型　　　　　B．棒剂常用于眼科

C．海绵剂中可添加药物　　　　　D．制备膜剂时药物若为非水溶性，须研成细粉

E．PVA05-88 比 PVA17-88 水溶性好

二、填空题

1. 膜剂按结构分类可分成单层膜剂、多层膜剂和＿＿＿＿＿＿。

2. 红升丹的主要成分为＿＿＿＿＿＿，红丹的主要成分是＿＿＿＿＿＿。

3. 海绵剂的原料分为两类，一是＿＿＿＿＿＿，二是＿＿＿＿＿＿。

4. 海绵剂吸水力检查中，要求吸收水分的量不得少于海绵剂重量的＿＿＿＿＿＿倍。

5. 烟熏剂的处方组成包括药物、燃料和＿＿＿＿＿＿。

6. 根据黏合剂的不同，条剂可分为软条剂与＿＿＿＿＿＿。

7. 熨剂是一种＿＿＿＿＿＿与药疗相结合的方法。

8. 糕剂系指原料药物与_____、蔗糖蒸制而成的块状制剂。

三、判断题

1. 膜剂制备过程中干燥温度为80℃～100℃。（　　）

2. 膜剂属于局部外用的剂型。（　　）

3. 淀粉海绵的制备时应加甲醛固化。（　　）

4. 凡是名称以"丹"字结尾的中成药均为丹药。（　　）

5. 条剂是指将原料药物黏附于牛皮纸上后捻成细条的一种制剂。（　　）

四、术语解释

1. 膜剂　2. 海绵剂　3. 丹药　4. 锭剂

五、简答题

1. 试述膜剂的一般处方组成及涂膜法工艺流程。

【参考答案】

一、选择题

（一）单选题

1. D　2. D　3. B　4. A　5. B　6. B　7. A　8. C　9. C　10. B　11. D　12. B　13. B　14. C　15. A　16. B　17. C　18. A　19. C　20. D　21. E　22. E　23. C　24. C　25. B　26. B　27. A　28. D　29. C　30. A

（二）多选题

1. CE　2. BCDE　3. ACD　4. ABCDE　5. BCD　6. ABE　7. ABCDE　8. ABCDE　9. AB　10. CDE　11. ABDE　12. AE　13. BCE

二、填空题

1. 夹心膜剂　2. HgO　Pb3O4　3. 蛋白质　碳水化合物　4. 35　5. 助燃物质　6. 硬条剂　7. 理疗　8. 米粉

三、判断题

1. √　2. ×　3. ×　4. ×　5. ×

四、术语解释

1. 膜剂　系指原料药物与适宜的成膜材料经加工制成的膜状制剂。

2. 海绵剂　系用亲水性胶体溶液经发泡、固化、冷冻、干燥制成的海绵状固体灭菌制剂。

3. 丹药　系指汞及某些矿物药，在高温条件下经烧炼制成的不同结晶形状的无机化合物。

4. 锭剂　饮片细粉与适宜黏合剂（或利用饮片细粉本身的黏性）加工制成的不同形状的固体制剂。

五、简答题

试述膜剂的一般处方组成及涂膜法工艺流程。

答：（1）膜剂的一般处方组成：主药、成膜材料（PVA等）、着色剂（色素，二氧化钛等）、增塑剂（甘油、山梨醇等）、表面活性剂（聚山梨酯-80、十二烷基硫酸纳、豆磷脂）、填充剂（$CaCO_3$、SiO_2、淀粉）、矫味剂（甜叶菊糖苷）。

（2）涂膜法的工艺流程：溶浆→加药、匀浆→涂膜→干燥、灭菌→分剂量、包装。

（朱立俏）

第二十章　药物制剂新技术

第一节　环糊精包合技术

一、概述

1. 含义　环糊精包合技术是指采用适宜的方法,将某些小分子物质(客分子)包藏于环糊精分子(主分子)的空穴结构内,形成环糊精包合物的技术。

包合过程是一种物理过程,不是化学过程,维系包合物的稳定性主要依赖主、客分子间的范德华力。因此,主分子、客分子能否形成包合物以及所形成的包合物是否稳定,取决于主、客分子的空间结构和极性。

2. 特点　①增加药物的稳定性;②增加药物的溶解度;③液体药物粉末化;④掩盖不良气味,减少刺激性及毒副作用;⑤提高药物的生物利用度。

二、环糊精的性质

目前,在制剂中最常应用的是环糊精及其衍生物。

1. 环糊精(CD)　CD是由淀粉经酶解后得到的环状低聚糖化合物。常见的有 α、β、γ 三种类型,以 β-CD 最为常用,由 7 个葡萄糖分子通过 1,4-糖苷键连接而成的,形成环状中空的圆筒形结构。圆筒内部为疏水区;圆筒外部具有亲水性。

CD 耐酸性差,但具有耐碱、耐热、耐机械作用。发生水解反应的速率大小依次为 α-CD < β-CD < γ-CD。溶解度以 β-CD 为最小,且毒性很低。

2. 环糊精衍生物　虽然 β-CD 的空穴大小适宜,但由于其溶解度很低,所以形成的包合物的溶解度亦很低,因此,对其结构进行修饰,形成一系列理化性质改良后的衍生物:水溶性环糊精衍生物和疏水性环糊精衍生物。

(1) 水溶性环糊精衍生物　羟丙基-β-环糊精(HP-β-CD),羟乙基-β-环糊精(HE-β-CD),甲基-β-环糊精(M-β-CD),葡萄糖基-β-环糊精(G-β-CD)等。其中 HP-β-CD 是目前研究最多的环糊精衍生物,其在提高药物溶解度和稳定性方面效果最好。

(2) 疏水性环糊精衍生物　主要是乙基-β-环糊精(E-β-CD),制成的包合物具有一定的缓释作用。

三、包合物的制备

1. 包合作用的特点

(1) 药物与环糊精的比例:通常是单分子包合物,主、客分子摩尔比通常是 1:1 或 2:1。

(2) 包合时对药物的要求:通常,以环糊精作为包合材料时,无机药物大多数不宜用于包合。同时,被包合的分子应具备如下条件之一:分子中所含的原子数目大于 5 个,稠环数目少于 5 个,分子量介于 100~400;水中溶解度小于 10 mg/ml,熔点在 250℃ 以下。

(3) 药物的极性与缔合作用影响包合作用。

(4) 包合作用具有竞争性。

(5) 不同的制备方法、制备工艺参数(如制备温度、搅拌速率及时间、干燥方式及温度等),均可影响包合效率。

包合物产率 = (包合物实际重量)/(CD + 投药量)×100%

药物利用率 = (包合物中实际含药量)/(投药量×空白回收率)×100%

包合物载药量 = (包合物中实际含药量)/(包合物实际重量)×100%

2. 常用的包合技术

（1）饱和水溶液法

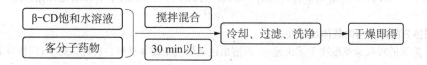

（2）研磨法

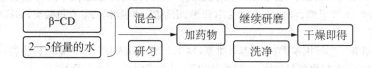

（3）超声法

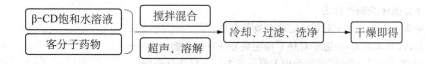

（4）冷冻干燥法 将CD制成饱和水溶液,加入药物溶解,搅拌一定时间,使药物被CD包合,冷冻干燥即得。适用于制成包合物后易溶于水、且在干燥过程中易分解、变色的药物。所得包合物外形疏松,溶解性能好,可制成粉针剂。

（5）喷雾干燥法 将CD制成饱和水溶液,加入药物溶解,搅拌一定时间,使药物被CD包合,喷雾干燥即得。适用于难溶性、疏水性药物。用喷雾干燥法制备包合物,产率高;制得的包合物易溶于水,遇热性质较稳定。

四、质量评价

薄层色谱法、热分析法、X-射线衍射法、显微镜法、红外光谱法、核磁共振法、荧光光谱法以及圆二色谱法等。

第二节 固体分散技术

一、概述

1. 固体分散体的含义 固体分散体是指药物与载体混合制成的高度分散的固体分散物。固体分散体技术是提高难溶性药物溶出度的有效方法。通常是一种难溶性药物以分子,胶态,微晶或无定型状态,分散在另一种水溶性或难溶性、肠溶性材料中呈固体分散体系。

2. 固体分散体的特点 药物的这种高度分散的状态,导致固体分散体具有:

（1）优点 ①利用不同性质的载体达到速释、缓释、控释的目的;②增加药物的化学稳定性;③液体药物固体化,有利于液体药物的广泛应用。

（2）缺点 ①载药量小,需要大量的载体材料;②物理稳定性差;③工业化生产困难。

3. 固体分散体的类型

（1）根据载体材料的特点 分为:①速释型固体分散体:亲水性载体材料;②缓、控释型固体分散体:水不溶性载体材料;③肠溶性固体分散体:肠溶性载体材料。

（2）根据药物的分散状态 分为:①低共熔混合物:药物为超细晶体分散;②固体溶液:药物为分子状

态分散;又可分为连续型、非连续型、置换型以及填充型固体溶液;③玻璃溶液或玻璃混悬液:药物以分子或无定形状态分散;一般可用多羟基化合物为载体材料,利用热熔-骤然冷却的方法制备;④共沉淀物(共蒸发物):药物以分子形式分散在非结晶性的无定形的载体材料中,无固定熔点,有玻璃化转化温度;多以溶剂法制备。

二、固体分散体常用的载体及特性

固体分散体的吸收速率取决于溶出速率,而溶出速率取决于载体材料的特性。通常,固体分散体的载体材料可以分为以下三类:

1. **水溶性载体** ①聚乙二醇,如 PEG4000、PEG6000 等;②聚维酮(PVP)类;③表面活性剂类,如 poloxamer188、十二烷基硫酸钠、哇温 80 等;④有机酸类,如酒石酸、枸橼酸等;不适合酸敏感药物;⑤糖类与醇类,糖类如右旋糖酐、半乳糖、蔗糖等,醇类如甘露醇、山梨醇、木糖醇等;⑥有机酸类,如枸橼酸、酒石酸、琥珀酸、去氧胆酸等。

2. **水不溶性载体** ①纤维素类,如乙基纤维素(EC);②含季铵基团的聚丙烯酸树脂类,如 Eudragit RL、RS;③脂质类,如胆固醇、棕榈酸甘油脂、棕榈酸甘油脂、巴西棕榈蜡、蓖麻油蜡等。

3. **肠溶性载体** ①纤维素类,如醋酸纤维素酞酸酯(CAP),羟丙甲基纤维素酞酸酯(HPMCP),羧甲乙纤维素(CMEC)等;②聚丙烯酸树脂类,如丙烯酸树脂Ⅱ、Ⅲ。

三、固体分散体的制备方法

(1)熔融法 主要适用于对热稳定的药物和载体。

(2)溶剂法(共沉淀法) 适于对热不稳定或易挥发的药物。

(3)溶剂-熔融法 适于液态药物或剂量小于 50 mg 的固体药物。

(4)溶剂-喷雾(冷冻)干燥法 溶剂-喷雾干燥法适宜连续生产,溶剂-冷冻干燥法适于易分解、对热不稳定药物。

(5)研磨法

(6)双螺旋挤压法 用于两种以上的载体材料,制备温度低于药物熔点和载体材料的软化点,药物不易破坏,制得的固体分散体稳定。

四、固体分散体的质量评价

药物在固体分散体中的分散状态检测方法有:差示热分析法、粉末 X-射线衍射法、红外光谱测定法、核磁共振法等。

第三节 微囊与微球的制备技术

一、概述

1. **微囊与微球的含义** ①微囊,利用载体辅料作为囊膜,将固体或液体药物(囊心物)包裹而成的微小胶囊。②微球,药物分散或溶解在载体辅料中形成的骨架形微小球形或类球形实体。

2. **微囊与微球的特点** ①掩盖药物的不良气味及口味;②提高药物稳定性;③防止药物在胃内失活或减少对胃刺激性;④液态药物固态化,便于应用与贮存;⑤减少复方药物配伍变化;⑥控制药物释放速率;⑦使药物具有靶向性;⑧包囊活细胞、疫苗等生物活性物质不引起活性损失或变性;⑨栓塞性微球为双重抗肿瘤药剂。

二、微囊与微球制剂的辅料

1. **囊材的一般要求** ①性质稳定;②有适宜的释药速率;③无毒、无刺激性;④能与药物配伍,不影响药物的药理作用及含量测定;⑤有一定的强度、弹性及可塑性,能完全包封囊心物;⑥具有符合要求的黏度、渗透性、亲水性、溶解性等特性。

2. **常用的囊材**

(1)天然高分子囊材 明胶、阿拉伯胶、海藻酸盐、壳聚糖等。

(2)半合成高分子囊材 CMC-Na,CAP,EC,MC,HPMC 等。

（3）合成高分子囊材 ①生物不降解，聚酰胺、聚丙烯酸树脂类、PVA 等；②生物可降解，PLA、PLGA 等。

三、微囊的制备

1. 物理化学法（相分离法） 形成新相析出，分为四步：囊心物分散→囊材加入→囊材沉积→囊材固化。

（1）**单凝聚法** 原理：将药物分散于高分子囊材的水溶液中，加入凝聚剂（电解质或强亲水性非电解质），破坏高分子材料表面的水化膜，降低高分子囊材的溶解度，使囊材凝聚包封于药物表面而形成微囊，再采用适宜的方法使凝聚囊固化，即得不可逆的微囊；凝聚剂：常用 $60\%Na_2SO_4$，凝聚系统通常为明胶-水-硫酸钠；固化剂：37% 甲醛。特点：水性介质中成囊，要求药物难溶于水。制备流程。

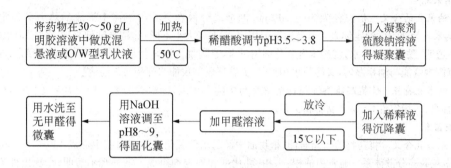

（2）**复凝聚法** 原理：利用两种具有相反电荷的高分子材料作为囊材，将囊心物分散（混悬或乳化）在囊材的水溶液中，在一定条件下，相反电荷的高分子互相交联后，溶解度降低，自溶液中凝聚析出而成囊；凝聚剂：无需加入凝聚剂；固化剂：37% 甲醛。特点：水性介质中成囊，适于难溶性药物微囊化。制备流程。

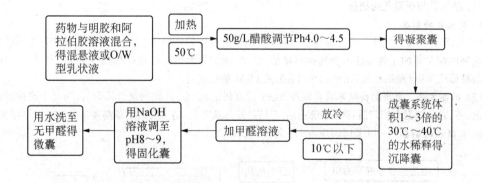

（3）**溶剂-非溶剂法** 加入一种对囊材不溶的非溶剂，引起相分离。

（4）**改变温度法** 不加凝聚剂，控制温度。

（5）**液中干燥法（溶剂挥发法）** 除去分散相挥发性溶剂。

2. 物理机械法 ①喷雾干燥法，喷入惰性热气流；②空气悬浮法，流化床包衣法；③喷雾凝结法，分散于熔融囊材中；④多孔离心法；⑤锅包衣法。

3. 化学法 不加凝聚剂，先形成 W/O 型乳状液。常用方法：界面缩聚法；辐射交联法。

四、微球的制备（略）

五、微囊、微球的质量评价

包括：形态、粒径与粒径分布；药物的含量（消解法、溶剂法或研磨提取法制备含药供试液）；载药量与包封率；药物的释放速率（开始 $0.5\ h$ 内的释放量应低于 40%）；有机溶剂残留。

载药量＝[微囊(球)中含药量/微囊(球)的总重量]×100％

包封率＝[微囊(球)中含药量/微囊(球)和介质中的总药量]×100％,包封率一般不得低于80％

包封产率＝[微囊(球)中含药量/投药总量]×100％

第四节　纳米乳与亚微乳的制备技术

一、概述

1. 纳米乳

(1) 纳米乳的含义　是粒径为50～100 nm的液滴分散在另一种液体中形成的热力学稳定的胶体溶液。纳米乳为热力学稳定体系。与普通乳剂相比：①粒径大小不同；②纳米乳低黏度、各向同性、透明状,普通乳不透明,黏度远大于水；③纳米乳乳化剂用量大,且需加入助乳化剂；④纳米乳热力学稳定；⑤纳米乳在一定范围内既能与油相混匀,又能与水相混匀,而普通乳剂仅能与外相溶剂混溶。

(2) 纳米乳特点　①提高难溶性药物溶解度与生物利用度；②根据需要达到缓释和靶向的目的,毒性小,安全性高；③稳定性好,易于制备和保存。

2. 亚微乳

(1) 亚微乳含义　将药物溶于脂肪油/植物油中经磷脂等乳化分散于水相中形成100～600 nm粒径的O/W型微粒载药分散体系。通常由油相、水相、乳化剂和稳定剂组成。①外观不透明；②稳定性不如纳米乳,但可热压灭菌。

(2) 亚微乳的特点　①提高药物稳定性；②增加难溶性药物溶解度；③使药物具有靶向性；④降低药物毒副作用和刺激性；⑤提高药物体内及经皮吸收率。

二、常用的辅料

油相、水相、乳化剂、助乳化剂以及稳定剂,常用的稳定剂有油酸、油酸钠、胆酸、脱氧胆酸及其钠盐。

三、纳米乳与亚微乳的制备

1. 纳米乳的制备

(1) 纳米乳的处方筛选——关键环节　纳米乳的形成所需的外加功小,主要依靠体系中各组分的匹配,寻找这种匹配关系的主要办法有相转换温度法、亲水-亲油平衡值法和盐度扫描等方法。体系 HLB 值在4～7间易形成 W/O 型纳米乳,在8～18间易形成 O/W 型纳米乳。

(2) 制备方法　常规制备纳米乳有两种方法：①有机溶剂、水、乳化剂混合均匀后,向其中滴加醇；②有机溶剂、醇、乳化剂混合均匀后,向其中滴加水。只要处方确定后,纳米乳的制备与各成分的加入顺序无关。

2. 亚微乳的制备　一般采用两步高压乳匀法制备亚微乳。

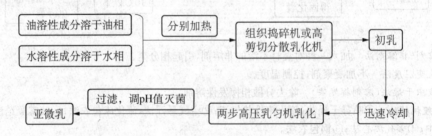

第五节　纳米粒的制备技术

一、概述

1. 纳米粒的含义　纳米粒系指药物或与载体辅料经纳米化技术分散形成的粒径＜500 nm的固体粒子。

可分为骨架实体型的纳米球和膜壳药库型的纳米囊。

2. 纳米粒的特点　①可缓释药物；②可靶向给药；③可提高药物的生物利用度，减小给药剂量，从而减轻或避免毒副作用；④保护药物，提高药物稳定性，可避免多肽等药物在消化道的失活。

二、纳米粒的制备

主要包括乳化聚合法、天然高分子凝聚法、液中干燥法以及自动乳化法等。

三、固体脂质纳米粒(SLN)的制备

固体脂质纳米粒的载体材料采用的是生物相容的高熔点脂质。常用的高熔点脂质材料有饱和脂肪酸的甘油酯、硬脂酸、癸酸、甾体等，乳化剂多用磷脂或合成的乳化剂。常用的制备方法有熔融-匀化法、冷却-匀化法以及纳米乳法等。

四、纳米粒的质量评价

形态、粒径及其分布；再分散性；包封率与渗漏率；突释效应；有害有机溶剂残留量。

第六节　脂质体的制备技术

一、概述

1. 脂质体的含义　脂质体系将药物包封于类脂质双分子层内而形成的微小囊泡。

2. 脂质体的特点　①靶向性和淋巴定向性；②缓释性；③降低药物毒性；④细胞亲和性和组织相容性；⑤提高药物的稳定性

3. 脂质体的组成、结构　脂质体是以类脂质(如磷脂和胆固醇)构成的双分子层为膜材包合而成的微粒。

4. 脂质体的分类

(1) 按脂质体的结构和粒径分类　①单室脂质体：大单室脂质体(LUVs)、小单室脂质体(SUVs)；②多室脂质体(MLVs)；③大多孔脂质体。

(2) 按脂质体性能分类　①一般脂质体；②特殊性能脂质体：热敏脂质体、pH敏感脂质体、多糖被覆脂质体、免疫脂质体、超声波敏感脂质体、光敏脂质体、磁性脂质体等。

(3) 按脂质体荷电性分类　中性脂质体、负电荷脂质体、正电荷脂质体。

5. 脂质体的理化性质

(1) 相变温度　当温度升高时，脂质体可由胶晶态变为液晶态，膜的厚度减小、流动性增加，转变时的温度称为相变温度。达到相变温度时，由于膜的流动性增加，被包裹在脂质体内的药物释放速率变大，会直接影响脂质体的稳定性。

(2) 电性　脂质体表面的电性对其包封率、稳定性、靶器官分布及对靶细胞的作用均有影响。

(3) 粒径和粒度分布　脂质体粒径大小和分布均匀程度与其包封率和稳定性有关。

二、脂质体的膜材

主要由磷脂和胆固醇构成，它们是形成双分子层的基础物质。

(1) 磷脂类　天然磷脂(如卵磷脂、脑磷脂、大豆磷脂等)，合成磷脂(饱和磷脂如二棕榈酰磷脂酰乙醇胺、二硬脂酰磷脂酰胆碱，不饱和磷脂如二油酰磷脂酰胆碱)。

(2) 胆固醇类　可提高脂质体膜的稳定性和药物的包封率。

三、脂质体的制备

制备方法分以下几种：

(1) 薄膜分散法　是制备脂质体的经典方法，可形成多室脂质体，超声处理后得小单室脂质体。操作简便，脂质体结构典型，包封率较低。

(2) 注入法(乙醚/乙醇注入法)　将磷脂等膜材溶于乙醇/乙醚中，搅拌下慢慢滴于55℃~65℃含药或不含药的磷酸盐缓冲液中，不断搅拌至乙醚除尽为止，即制得大多室脂质体。其粒径较大，不适宜静脉注射。通过高压乳匀机2次，可大多成为单室脂质体。

(3) 逆向蒸发法　磷脂等脂溶性成分溶于有机溶剂，如氯仿、二氯甲烷中，在按一定比例与含药的缓冲液混合、乳化,减压蒸去有机溶剂。适合水溶性药物、大分子活性物质。

（4）超声波分散法　所得脂质体大多为单室脂质体,可制成脂质体混悬型注射剂。

（5）冷冻干燥法　适于包封对热敏感药物。

（6）pH 梯度法　包封率特别高,适合工业化生产。

四、脂质体的质量评价

主要包括粒径与形态、包封率、渗漏率、主药含量、释放度、药物体内分布的测定、磷脂的氧化程度、有害有机溶剂残留量等。其中包封率以及渗漏率的测定方法如下:

测定脂质体中的总药量后,采用葡聚糖凝胶滤过法、超速离心法、超滤法、透析法等分离脂质体,分别测定脂质体中包封的药量和介质中未包封的药量,计算包封率。作为产品开发时,包封率不得低于80%。

包封率=［1－介质中未包封的药量/(脂质体中包封的药量＋介质中未包封的药量)］×100%

＝［脂质体中包封的药量/(脂质体中包封的药量＋介质中未包封的药量)］×100%

渗漏率=贮存后渗漏到介质中的药量/贮存前包封的药量×100%

【同步练习】

一、选择题

（一）单选题

1. β-CD 与莪术油制成的固体粉末是（　　）

A. 固体分散体　　B. 微囊　　　　　C. 包合物　　　　D. 散剂　　　　　E. 干混悬剂

2. 下列关于包合物的叙述,正确的是（　　）

A. 包合物的结构类型是药物分子被包裹于高分子材料中形成的一种核-壳药库

B. 包合物中药物分子与载体材料分子以配位键相结合

C. 包合物能增加药物的稳定性　　　D. 包合物能提高药物的靶向性

E. 包合物是一种物理混合物

3. β-CD 中,葡萄糖基的个数是（　　）

A. 6　　　　　　B. 7　　　　　　C. 8　　　　　　D. 9　　　　　　E. 10

4. 下列**不属于**包合物的制备方法的是（　　）

A. 饱和水溶液法　　　　　B. 研磨法　　　　　　C. 乳化法

D. 冷冻干燥法　　　　　　E. 喷雾干燥法

5. 环糊精包合物的优点**不包括**（　　）

A. 增加药物的溶解度　　　B. 提高药物的稳定性　　　C. 使液态药物粉末化

D. 使药物具有靶向性　　　E. 提高药物的生物利用度

6. 羟丙基-β-环糊精是（　　）

A. 水溶性包合材料　　　　B. 肠溶性包合材料　　　　C. 可降解包合材料

D. 难溶性包合材料　　　　E. 以上都不是

7. 下列具有缓释效果的固体分散体的载体材料是（　　）

A. 乙基纤维素　　B. 泊洛沙姆　　　C. 乳糖　　　　D. 甘露醇　　　E. 山梨醇

8. 下列可用作胃中不稳定药物的固体分散体载体材料的是（　　）

A. CAP　　　　B. EC　　　　　C. 乳糖　　　　D. 甘露醇　　　E. 纤维素

9. 固体分散体制备时,如形成共沉淀物,药物与载体的存在状态是（　　）

A. 分子　　　　B. 胶态　　　　C. 微晶　　　　D. 无定型　　　E. 晶体

10. 固体分散体中药物的存在状态**不包括**（　　）

A. 分子状态　　　　　　　B. 胶体状态　　　　　　C. 乳滴状态

D. 无定型状态　　　　　　E. 微晶状态

11. 下列叙述**错误**的是（　　）

A. 固体分散技术适用于剂量小的药物

B. 液态药物因制得后难以进一步粉碎,故不适于制备固体分散体

C. 一般载体材料的重量应大于药物的 5～20 倍

D. 固体分散体的老化与药物浓度、储存条件及载体材料的性质有关

E. 散剂也可以是固体分散体

12. 下列说法中,**错误**的是(　　)

A. 微囊能提高药物的稳定性　　　　　　　B. 微囊能掩盖药物的不良臭味

C. 微囊能提高药物的溶出速率　　　　　　D. 微囊能防止药物在胃内失活或减少对胃的刺激性

E. 微囊能使液态药物固体化

13. 微囊的质量评价**不包括**(　　)

A. 形态与粒径　　　　　　　　B. 载药量　　　　　　　　C. 包封率

D. 释放速度　　　　　　　　E. 含量均匀度

14. 以白蛋白为囊材制备微囊时,常用交联固化方法为(　　)

A. 37% 甲醛　　　B. 硫酸钠　　　C. 乙醇　　　D. 加热　　　E. 氯化钠

15. 破伤风类毒素制成微囊的目的是(　　)

A. 降低毒性　　　B. 提高稳定性　　　C. 减少活性损失或变性

D. 提高生物利用度　　　E. 降低水解性

16. 微囊制备方法中,属于相分离法范畴的是(　　)

A. 喷雾干燥法　　　　　　　　B. 界面缩聚法　　　　　　　　C. 流化床包衣法

D. 液中干燥法　　　　　　　　E. 喷雾凝结法

17. 以明胶-阿拉伯胶为囊材制备微囊的操作要点包括(　　)

A. 浓度适当的明胶与阿拉伯胶溶液混合后调节 pH 值至 4 以下,使两者结合成不溶性复合物

B. 成囊过程系统温度应保持在 50℃～55℃

C. 成囊后在 10℃ 以下,加入 37% 甲醛溶液使囊固化

D. 以上均是　　　　　　　　　　　　　　E. 以上均不是

18. 以下**不属于**纳米粒的制备方法的有(　　)

A. 乳化溶合法　　　　　　　　B. 天然高分子凝聚法　　　　　　　　C. 液中干燥法

D. 自动乳化法　　　　　　　　E. 干膜超声法

19. 固体脂质纳米粒的骨架材料为(　　)

A. 高分子　　　　　　　　B. 生理相容的高熔点脂质　　　　　　　　C. 高熔点脂质

D. 脂质体聚合物　　　　　　　　E. 卵磷脂

20. 磁性微球中具有磁性的物质是(　　)

A. 核糖核酸　　　B. 白蛋白　　　C. 四氧化三铁　　　D. 铁屑　　　E. PEG

21. 制备磁性纳米粒或磁性微球时,首先制备的磁流体是(　　)

A. 顺磁性四氧化三铁粒子　　　　　　　B. 顺磁性三氯化铁　　　　　　　C. 顺磁性二氯化铁

D. 顺磁性二价铁离子　　　　　　　E. 顺磁性三价铁离子

22. 关于微囊微球的释药机理,以下叙述正确的是(　　)

A. 只是通过药物在载体材料中的扩散　　　　　　　B. 仅是通过载体材料的溶解

C. 仅是通过载体材料的降解　　　　　　　D. 以上都有

E. 以上都不是

23. 以明胶为囊材制备微囊时,可被选用作为交联固化剂的是(　　)

A. 37% 甲醛　　　B. 硫酸钠　　　C. 加热　　　D. 甘油　　　E. 稀醋酸

24. 作为微囊囊膜,在厚度相同的情况下,下列微囊释药速率顺序正确的是(　　)

A. 明胶＞乙基纤维素＞苯乙烯马来酐共聚物＞聚酰胺

B. 聚酰胺＞乙基纤维素＞苯乙烯马来酐共聚物＞明胶

C. 明胶＜乙基纤维素＜苯乙烯马来酐共聚物＜聚酰胺

D. 聚酰胺＜乙基纤维素＜苯乙烯马来酐共聚物＜明胶

E. 乙基纤维素＞明胶＞聚酰胺＞苯乙烯马来酐共聚物

25. 亚微粒的粒径范围是（　　）

A. 1～5 000 μm　　　　　B. 10～100 nm　　　　　C. 100～1 000 nm

D. 1～5 μm　　　　　E. 1～250 μm

26. 长循环纳米粒是（　　）

A. 连接了长链化合物的纳米粒　　　　B. 进入体内后可以反复循环的纳米粒

C. 能明显延长在血液循环系统中滞留时间的纳米粒

D. 体内不会被代谢的纳米粒　　　　E. 延长体内循环周期的纳米粒

27. 判断是否为脂质体的标准是（　　）

A. 具有微型泡囊　　　　　B. 球状小体

C. 具有类脂质双分子层的结构的微型泡囊

D. 具有磷脂双分子层结构的微型泡囊

E. 由表面活性剂构成的胶团

28. 脂质体的缓释性主要通过哪一项来实现（　　）

A. 减少肾排泄和代谢　　　　　B. 可长时间吸附于靶向组织周围

C. 被巨噬细胞所吞噬　　　　　D. 可充分渗透到靶细胞内部

E. 使靶区浓度高于正常浓度

29. 影响脂质体稳定性的直接因素为（　　）

A. 磷脂种类　　　　　B. 膜的流动性　　　　　C. 相变温度

D. 脂质体荷电性　　　　　E. 磷脂数量

30. 形成脂质体的双分子层膜材为（　　）

A. 磷脂与胆固醇　B. 蛋白质　　　C. 脂多糖　　　D. HPMC　　　E. PVA

(二) 多选题

1. 包合物在药剂学中常应用于（　　）

A. 降低药物的刺激性与毒副作用　　　　B. 防止挥发性成分的挥发

C. 调节药物的释放速率　　　　D. 制备靶向制剂

E. 避免肝脏的首过效应

2. 环糊精包合物常用来制备的制剂包括（　　）

A. 注射剂　　　　B. 散剂　　　　C. 颗粒剂　　　　D. 胶囊剂　　　　E. 片剂

3. 适合制备包合物的材料是（　　）

A. 糊精　　　　　B. β环糊精　　　　　C. 羟丙基-β环糊精

D. 乙基-β环糊精　　　　　E. 羟乙基淀粉

4. 固体分散体的类型包括（　　）

A. 速释型　　　　　B. 简单低共熔混合物　　　　　C. 固态溶液

D. 共沉淀物　　　　　E. 缓释型

5. 制备固体分散体,当载体为PVP时,可采用的制备方法有（　　）

A. 研磨法　　　　　B. 熔融法　　　　　C. 溶剂-喷雾干燥法

D. 溶剂-熔融法　　　　　E. 蒸发法

6. 固体分散体载体材料可分为（　　）

A. 易溶性　　　B. 难溶性　　　C. 胃溶性　　　D. 肠溶性　　　E. 水溶性

7. 下列材料中,属于生物可降解性材料的是（　　）

A. 壳聚糖　　　　　B. 聚乳酸　　　　　C. 白蛋白

D. 羟丙甲基纤维素　　　　　E. 聚乙烯

8. 下列可与明胶合用以复凝聚法制备微囊的材料有（　　）

　　A．壳聚糖　　　　　　　　　B．阿拉伯胶　　　　　　　　　C．CAP

　　D．羧甲基纤维素钠　　　　　E．甲基纤维素

9. 可用液中干燥法制备的药物载体是（　　）

　　A．微球　　　B．纳米囊　　　C．脂质体　　　D．固体分散体　　　E．微囊

10. 脂质体按结构类型可以分为（　　）

　　A．小单室脂质体　　　　　　B．大单室脂质体　　　　　　C．pH敏感脂质体

　　D．多室脂质体　　　　　　　E．温度敏感脂质体

二、填空题

1. 常见的环糊精主要有三种，它们是由＿＿＿＿个葡萄基通过＿＿＿＿连接而成的环状化合物，分别称之为 α、β、γ 环糊精。

2. 影响环糊精包合的因素除了与环糊精的类型有关外，还与药物分子的＿＿＿＿、＿＿＿＿和＿＿＿＿等相关。

3. 包合物能否形成及其是否稳定，主要取决于＿＿＿＿和＿＿＿＿的立体结构和二者的极性，包合过程是＿＿＿＿过程而不是＿＿＿＿过程。

4. 固体分散体按分散状态主要分为＿＿＿＿、＿＿＿＿和＿＿＿＿三大类。

5. 固体分散体的速效原理包括＿＿＿＿、＿＿＿＿和＿＿＿＿等。

6. 形成固体分散体的验证方法有＿＿＿＿、＿＿＿＿、＿＿＿＿，以及核磁共振法和红外光谱法等。

7. 亚微乳乳滴的粒径在＿＿＿＿范围，其稳定性介于纳米乳与普通乳之间。

8. 纳米乳通常是热力学＿＿＿＿体系，亚微乳在热力学上是＿＿＿＿的。

9. 微囊的制备方法可以归纳为＿＿＿＿、＿＿＿＿和＿＿＿＿三大类。

10. 物理机械法制备微囊的常用方法有＿＿＿＿、＿＿＿＿、＿＿＿＿、＿＿＿＿和＿＿＿＿。

11. 微囊与微球中药物的释放机理有＿＿＿＿、＿＿＿＿和＿＿＿＿三种。

12. 复凝聚法用的经典囊材有＿＿＿＿和＿＿＿＿。

13. 单凝聚法和复凝聚法的主要区别是＿＿＿＿。

14. 复凝聚法中，影响凝聚的主要条件是＿＿＿＿，另外还受＿＿＿＿限制。

15. 微囊的囊材可以分为＿＿＿＿、＿＿＿＿和＿＿＿＿三类。

16. 将药物包封于类脂质双分子层内而形成的微型泡囊称为＿＿＿＿。

17. 作为脂质体的重要组分，磷脂的主要性质有＿＿＿＿、＿＿＿＿和＿＿＿＿。

18. 脂质体的制备方法有＿＿＿＿、＿＿＿＿、＿＿＿＿和＿＿＿＿等。

19. 脂质体中包封的药物重占脂质体混悬液中含药物总重的百分率称为＿＿＿＿。

20. 脂质体的形态是＿＿＿＿。

三、术语解释

1. 固体分散体　**2.** 环糊精包合技术　**3.** 微囊　**4.** 微球　**5.** 单凝聚法　**6.** 复凝聚法　**7.** 纳米粒　**8.** 纳米乳　**9.** 亚微乳　**10.** 脂质体

四、问答题

1. 简述包合技术在药剂学中的应用。

2. 简述常用制备包合物的包合技术，并简要回答影响其包合的因素。

3. 什么是固体分散体？简述固体分散体制法、分类及速释原理。

4. 请列举制备固体分散体常用的水溶性载体都有哪些。

5. 举例说明单凝聚法制备微囊的原理是什么。

6. 简述复凝聚法制备微囊的基本原理。

7. 什么是脂质体？其制备方法都有哪些？

8. 将药物包载于脂质体后，将赋予药物什么特点？

五、处方分析

请分析下列处方中各组分的作用。

1. β-环糊精 8 g，薄荷油 2 ml，蒸馏水 100 ml。

2. 液状石蜡 5 g，阿拉伯胶 5 g，明胶 5 g，甲醛溶液2.5 ml，醋酸溶液适量，氢氧化钠溶液适量。

3. 灯盏花素 8 mg，单硬脂酸甘油酯0.114 g，硬脂酸0.114 g，卵磷脂 1.3 g，普流罗尼克 F68，1.3 g，甲醇 8 ml，EDTA 15 mg。

【参考答案】

一、选择题

(一) 单选题

1. C 2. C 3. B 4. C 5. D 6. A 7. A 8. A 9. D 10. C 11. B 12. C 13. E 14. D 15. C 16. D 17. D 18. E 19. B 20. C 21. A 22. D 23. A 24. C 25. C 26. C 27. C 28. A 29. B 30. A

(二) 多选题

1. ABC 2. ABCDE 3. BCD 4. ABCDE 5. AC 6. BDE 7. ABC 8. ABCD 9. ABE 10. ABD

二、填空题

1. 6~8 1,4-糖苷键 2. 大小 极性 结构 3. 主分子 客分子 物理 化学 4. 简单低共熔混合物 固态溶液 共沉淀物 5. 药物的高度分散性 载体材料的润湿和增溶 载体材料的抑晶作用 6. 溶解度及溶出速率法 热分析法 X射线衍射法 7. 100~1 000 nm 8. 稳定 不稳定 9. 物理化学法 物理机械法 化学法 10. 单凝聚法 复凝聚法 溶剂-非溶剂法 改变温度法 液中干燥法 11. 药物的扩散 囊膜或骨架的溶解 囊膜或骨架的消化与降解 12. 明胶 阿拉伯胶 13. 单凝聚法须加凝聚剂，而复凝聚法不需 14. pH值 浓度 15. 天然 半合成 合成 16. 脂质体 17. 两性物质 荷电性 生物降解性 18. 注入法 薄膜分散法 超声分散法 逆相蒸发法 冷冻干燥法 19. 包封率 20. 封闭的多层囊状物

三、术语解释

1. **固体分散体**　是指药物与载体混合制成的高度分散的固体分散物。

2. **环糊精包合技术**　是指采用适宜的方法，将某些小分子物质（客分子）包藏于环糊精分子（主分子）的空穴结构内，形成环糊精包合物的技术。

3. **微囊**　载体辅料作为囊膜，将固态或液态药物（囊心物）包裹而成的微小胶囊。

4. **微球**　药物溶解或分散在载体辅料中形成的骨架形微小球形或类球形实体。

5. **单凝聚法**　将药物分散于高分子囊材的水溶液中，以电解质或强亲水性非电解质为凝聚剂，使囊材凝聚包封于药物表面而形成微囊，再采用适宜的方法使凝聚囊固化，即得不可逆的微囊。

6. **复凝聚法**　是利用两种具有相反电荷的高分子材料作为囊材，将囊心物分散（混悬或乳化）在囊材的水溶液中，在一定条件下，相反电荷的高分子互相交联后，溶解度降低，自溶液中凝聚析出而成囊。

7. **纳米粒**　系指药物或与载体辅料经纳米化技术分散形成的粒径<500 nm 的固体粒子。

8. **纳米乳**　是粒径为 50~100 nm 的液滴分散在另一种液体中形成的热力学稳定的胶体溶液。

9. **亚微乳**　将药物溶于脂肪油/植物油中经磷脂等乳化分散于水相中形成 100~600 nm 粒径的 O/W 型微粒载药分散体系。

10. **脂质体**　系将药物包封于类脂质双分子层内而形成的微小囊泡。

四、问答题

1. 简述包合技术在药剂学中的应用。

答：①增加药物的稳定性；②增加药物的溶解度；③液体药物粉末化；④掩盖不良气味，减少刺激性及毒副作用；⑤提高药物的生物利用度。

2. 简述常用制备包合物的包合技术，并简要回答影响其包合的因素。

答：①饱和水溶液法：又称重结晶法或共沉淀法。将 CD 制成饱和水溶液，加入药物搅拌混合一定时间，使药物被 CD 包合，经冷藏与过滤，干燥即得；②研磨法：取 CD 加入 2~5 倍量的水混合，研匀，加入药物，充分研磨至糊状物，低温干燥后，再用适宜有机溶剂洗净，再干燥，即得；③超声波法：将 CD 制成饱和水溶液，加入药物溶解后，超声处理一定时间使药物被 CD 包合；④冷冻干燥法：将 CD 制成饱和水溶液，加入药物溶解，搅拌一定时间，使药物被 CD 包合，冷冻干燥即得；⑤喷雾干燥法：将 CD 制成饱和水溶液，加入药物溶解，搅拌一定时间，使药物被 CD 包合，喷雾干燥即得。

影响包合的因素主要有环糊精的类型，药物分子的大小、极性以及空间结构等。

3. 什么是固体分散体？简述固体分散体制法、分类及速释原理。

答：固体分散体是固体药物以分子、胶态、微晶或无定型状态分散于另一种水溶性、难溶性或肠溶性固体载体中所制成的高度分散体。

制备方法有：熔融法、溶剂法、溶剂-熔融法、研磨法、溶剂-喷雾（冷冻）干燥法以及双螺旋挤压法。

固体分散体的类型：按释药特征分为缓释、控释、速释和肠溶型；按分散状态分为固态溶液、简单低共熔混合物以及共沉淀物。

速释原理：①药物的高分散状态加快了药物的释放：固体分散体内的药物呈极细的胶体、微晶或超细微粒，甚至以分子状态存在，不仅大大提高了药物的表面积，也可以提高药物的溶解度，因此必然提高药物的溶出速率，达到速释效果；②载体材料对药物的溶出具有促进作用：载体提高了药物的可润湿性，保证了药物的高度分散性，同时对药物具有抑晶作用。

4. 请列举制备固体分散体常用的水溶性载体都有哪些。

答：聚乙二醇、聚乙烯吡咯烷酮、表面活性剂类、有机酸类、糖类、醇类以及纤维素衍生物等。

5. 举例说明单凝聚法制备微囊的原理是什么。

答：单凝聚法是相分离法中较常应用的一种，是将药物分散于高分子囊材的水溶液中，在高分子囊材（如明胶）中加入凝聚剂以降低高分子溶解度使之凝聚成囊的方法。

基本原理：凝聚剂是强亲水性物质，可以是电解质硫酸钠或硫酸铵的水溶液，或强亲水性的非电解质如乙醇或丙酮。明胶溶液中加入凝聚剂时，由于水分子与凝聚剂结合，明胶的溶解度降低，分子间形成氢键，最后从溶液中析出而凝聚成明胶微囊。但这种凝聚是可逆的，一旦解除促进凝聚的条件（如加水稀释），就可发生解凝聚，使微囊很快消失。这种可逆性在制备过程中可反复利用，直到凝聚微囊形状满意为止（可用显微镜观察）。最后再交联固化，使之成为不凝结、不黏连、不可逆的球形微囊。

6. 简述复凝聚法制备微囊的基本原理。

答：是利用两种具有相反电荷的高分子材料作为囊材，将囊心物分散（混悬或乳化）在囊材的水溶液中，在一定条件下，相反电荷的高分子互相交联后，溶解度降低，自溶液中凝聚析出而成囊。例如，以明胶和阿拉伯胶为囊材，囊心物与明胶和阿拉伯胶的溶液形成混悬液或乳状液，将溶液的 pH 值调至低于明胶的等电点使之带正电荷，而阿拉伯胶仍带负电荷，由于电荷互相吸引交联形成正、负离子的络合物，因溶解度降低而包裹囊心物凝聚成囊。

7. 什么是脂质体？其制备方法都有哪些？

答：脂质体是将药物包封于类脂质双分子层内而形成的微小囊泡，一般由磷脂和胆固醇组成。其制备方法主要有薄膜分散法，逆相蒸发法，冷冻干燥法，注入法，超声波分散法，pH 梯度法，前体脂质体法等。

8. 将药物包载于脂质体后，将赋予药物什么特点？

答：①靶向性和淋巴定向性；②缓释性；③降低药物毒性；④细胞亲和性和组织相容性；⑤提高药物的稳定性。

五、处方分析

1. β-环糊精为包合物的载体材料，薄荷油为待包合的药物分子（客分子），蒸馏水为溶剂系统。

2. 液状石蜡为微囊的囊心物，阿拉伯胶、明胶为复凝聚法的复合囊材，甲醛溶液为固化剂，醋酸溶液和氢氧化钠溶液为 pH 值调节剂。

3. 灯盏花素为主药，单硬脂酸甘油酯、硬脂酸为固体脂质纳米粒的主要载体材料，卵磷脂、普流罗尼克 F68 为水包油混合乳化剂，EDTA 为体系的稳定剂。

（崔亚男）

第二十一章　中药制剂新型给药系统

【要点解析】

第一节　缓释、控释制剂

一、概述

缓释制剂：系指药物在规定释放介质中，按要求缓慢地非恒速释放，其与相应的普通制剂比较，给药频率比普通制剂减少一半或给药频率比普通制剂有所减少，且能显著增加患者依从性的制剂。

控释制剂：系指药物在规定释放介质中，按要求缓慢地恒速或接近恒速释放，其与相应的普通制剂比较，给药频率比普通制剂减少一半或给药频率比普通制剂有所减少，血药浓度比缓释制剂更加平稳，且能显著增加患者依从性的制剂。

缓释制剂与控释制剂的主要区别：缓释制剂的药物释放是一级速度过程，而控释制剂中的药物释放主要是零级或接近零级速度过程。

缓、控释制剂具有如下特点：

（1）优点　减少服药次数，减少用药总剂量；保持平稳的血药浓度，避免峰谷现象，有利于降低药物的毒副作用。

（2）缺点　在临床应用中对剂量调节的灵活性较低，缓释制剂往往是基于健康人群的平均动力学参数而设计，当药物在疾病状态的体内动力学特性有所改变时，不能灵活调节给药方案；制备缓、控释制剂所涉及的设备和工艺费用较常规制剂昂贵。

二、缓释、控释制剂的设计

1. 缓释、控释制剂的组成　①缓释制剂的组成　一般含有速释和缓释两部分药物，也可以只有缓释部分。②控释制剂的组成　药物贮库、控释部分、能源部分、传递孔道。

2. 缓释、控释制剂设计的影响因素

（1）理化性质　①pKa、解离度和水溶性；②油水分配系数；③稳定性。

（2）生物因素　①生物半衰期：1～12 h 为宜；②吸收速率：吸收速度常数低的药物不宜制成缓、控释制剂；③代谢：胃肠道的首过作用会影响缓、控释制剂的生物利用度。

3. 缓、控释制剂的药物选择及设计要求

（1）药物的选择　半衰期一般为 2～8 h。

（2）设计要求　释放时间要求一般胃与小肠 12 h，大肠、结肠 24 h。①生物利用度：缓、控释制剂的生物利用度一般在普通制剂的 80%～120% 范围内，释放时间要求一般胃与小肠 12 h，大肠、结肠 24 h。②峰、谷浓度比值：缓、控释制剂的峰、谷浓度比应小于普通制剂，控释制剂的峰、谷浓度比应显著小于普通制剂。

（3）缓、控释制剂辅料　阻滞剂、骨架材料、增黏剂。

三、缓、控释制剂的释药原理

1. 溶出原理　主要依据 Noyes-Whitney 方程，减少药物溶解度，降低药物的溶出速率。可采用的方法主要有：①适当增大难溶性药物的粒径，使其吸收减慢而药效延长；②将药物制成难溶性的盐，混悬于植物油中制成油溶液型注射剂，药物首先从油相分配至水相而达缓释作用；③将药物与高分子化合物生成难溶性盐或酯等。

2. 扩散原理　药物的释放以扩散作用为主，主要有三种方式：①水不溶性膜材包衣的制剂，零级释放；②含水性孔道的包衣膜，接近零级；③水不溶性骨架片，符合 Higuchi 方程。

采用的方法主要有：①包衣；②制成不溶性骨架片；③制成微囊；④制成植入剂；⑤制成乳剂；⑥增加黏度以降低扩散速度等。

3. 溶蚀与扩散、溶出结合作用 典型情况是采用膨胀型控释骨架，这种系统通常可减少突释效应。

4. 渗透压原理 以渗透压作为驱动力，控制药物的释放，可实现零级释放。其释药速率与 pH 无关，在胃中与在肠中的释药速率相等。主要方法为：将水溶性药物和水溶性聚合物或其他辅料制成片芯，然后以半透膜材包衣，在膜壳顶用激光打一小孔，水可以透过半透膜进入片芯中，药物不能透过半透膜，但可通过小孔释放到外面介质中。

5. 离子交换原理 适用于解离型的药物以及剂量不大的药物。

四、迟释制剂

迟释制剂是指给药后不立即释放药物的制剂。

1. 肠溶制剂 系指在规定的酸性介质中不释放或几乎不释放药物，而在要求的时间内，于 pH6.8 的磷酸盐缓冲液中释放大部分或全部药物的制剂。

2. 结肠定位制剂 系指在胃肠道上部基本不释放、在结肠内大部分或全部释放的制剂，即在规定的酸性介质与 pH6.8 的磷酸盐缓冲液中不释放或几乎不释放，而在要求的时间内，于 pH7.5～8.0 的磷酸盐缓冲液中大部分或全部释放的制剂。

3. 脉冲制剂 是指给药后不立即释放药物，而在某种条件下一次或多次突然释放药物的制剂。

五、缓释、控释制剂的评价方法

1. 体外释放度试验 释放度系指在固定释放介质中，药物从缓释、控释制剂，迟释制剂及透皮贴剂等制剂中释放的速度和程度。是筛选缓释、控释制剂处方和控制其质量的重要指标。

（1）释放度试验方法 根据《中国药典》2015 年版四部的规定进行缓释、控释制剂的体外药物释放度试验。释放溶剂：脱气的新鲜水、稀盐酸（0.001～0.1 mol/L）、pH 3～8 磷酸盐缓冲液，难溶性药物可加少量表面活性剂，释放介质的体积应符合漏槽条件，一般要求不小于形成药物饱和溶液量的三倍。

（2）取样点的设计 三个取样点：第一个，0.5～2 h，累积释放率 30% 以下，考察药物是否有突释；第二个，中间的取样时间点，累积释放率约 50%，确定释药特性；第三个，最后的取样时间，累积释放率约 75%，考察释放是否完全。控释制剂应增加 2 个取样时间点。

2. 体内生物利用度和生物等效性试验

3. 体内-体外相关性评价 可归纳为三种情况：①体外释放曲线与体内吸收曲线上对应的各个时间点应分别相关，即点对点相关；②应用统计矩分析原理建立体外释放的平均时间与体内平均滞留时间之间的相关；③将一个释放时间点与一个药代动力学参数之间的单点相关，部分相关。

第二节 靶向制剂

一、概述

1. 靶向制剂的含义 靶向制剂是指采用载体将药物通过循环系统选择性浓集于或接近靶器官、靶组织、靶细胞或细胞内结构的一类新制剂。

2. 靶向制剂的特点 理想的靶向制剂应具备：①靶向性；②控制释药；③可生物降解。

3. 靶向制剂的分类

（1）按药物分布的程度 第一级药物进入靶部位的毛细血管床释药；第二级药物进入靶部位的特殊细胞释药；第三级指药物进入细胞内的一定部位。

（2）按靶向给药的原理 被动靶向制剂、主动靶向制剂、物理化学靶向制剂。

二、被动靶向制剂

被动靶向制剂是载药微粒被单核-巨噬细胞系统的巨噬细胞摄取，通过正常的生理过程运送至肝、脾等器官而实现靶向的制剂。在体内的分布取决于微粒的粒径大小。

1. 乳剂 靶向性特点是对淋巴有亲和性。影响乳剂靶向性的因素：①乳滴大小；②表面电荷；③处方组成；④给药途径。

2. 脂质体 进入体内被巨噬细胞摄取，在肝、脾和骨髓等单核-巨噬细胞较丰富的器官中浓集。细胞水平的作用机制分为吸附、脂交换、内吞和融合。

3. 微球 靶向性：一般为被动靶向，小于 7 μm 被肝、脾巨噬细胞摄取，大于 7～10 μm 的微球被巨噬细胞摄取进入肺组织或肺泡。释药特性：扩散，材料的溶解、降解。

4. 纳米粒 靶向能力取决于纳米粒的大小、表面性质等。

三、主动靶向制剂

主动靶向制剂包括经过修饰的药物载体及前体药物。

1. 修饰的药物微粒载体系统 可将疏水表面亲水化，减少或避免单核-巨噬细胞系统的吞噬作用。

（1）修饰的脂质体 ①免疫脂质体：在脂质体表面连接上某种抗体，可提高脂质体的专一靶向性；②糖基修饰的脂质体：不同糖基结合的脂质体，可产生不同分布。

（2）修饰的微球（囊）

（3）修饰的纳米粒

2. 前体药物制剂 在体内经生物转化释放出母体药物而发挥其治疗作用。

四、物理化学靶向制剂

物理化学靶向制剂系指应用某些物理化学方法使药物在特定部位发挥药效的靶向给药系统。

1. 磁性靶向制剂 采用体外磁场效应引导药物在体内定向移动和定位聚集，主要有磁性微球、磁性微囊等。

2. 热敏靶向制剂 利用相变温度不同可制成热敏脂质体。

3. pH 敏感靶向制剂 根据肿瘤间质液的 pH 值比周围正常组织低的特点设计 pH 敏感脂质体。

4. 栓塞靶向制剂 动脉栓塞是通过插入动脉的导管将栓塞物输送到组织或靶器官的医疗技术。具有栓塞和靶向化治疗的双重作用。

五、靶向制剂的评价

靶向性是靶向给药系统的重要评价指标，包括三个参数：相对摄取率 r_e，靶向效率 t_e 以及峰浓度比 C_e，这三个参数大于 1 说明具有靶向性，而且值越大说明靶向效果越好。

【同步练习】

一、选择题
（一）单选题

1. 渗透泵型片剂控释的基本原理是（ ）
  A. 减小溶出 B. 减慢扩散 C. 片外渗透压大于片内，将片内药物压出
  D. 片剂膜内渗透压大于片剂膜外，将药物从细孔压出
  E. 片剂外面包控释膜，使药物恒速释出

2. 用水溶性辅料为稀释剂，以乙基纤维素等水不溶性高分子材料包衣，片面打孔制成（ ）
  A. 不溶性骨架片 B. 亲水凝胶骨架片 C. 蜡质类骨架片
  D. 渗透泵缓释片 E. 植入型缓释片

3. 骨架型缓控释制剂中药物的释放速率取决于（ ）
  A. 固体药物的溶解速度 B. 药物在骨架材料中的扩散速度
  C. 药物载药量 E. 不一定 D. 以上都是

4.《中国药典》2015 年版中规定，控释制剂是指在预定的时间内，药物以哪一级释放的药物制剂（ ）
  A. 零级或接近零级 B. 一级或接近一级 C. 二级或接近二级
  D. 二级以上 E. 不一定

5. 下列根据溶出原理达到缓释作用的是（ ）
  A. 与高分子化合物生成难溶性盐 B. 乙基纤维素包制的微囊

C．药物溶于膨胀型聚合物中　　　　D．通过化学键将药物与聚合物直接结合

E．以硅橡胶为骨架

6. 缓、控释制剂的相对生物利用度一般应为普通制剂的(　　)

A．40%～60%　　B．60%～80%　　C．80%～120%　　D．150%以上　　E．不一定

7. 如果缓、控释制剂在结肠有一定吸收,则药物可制成(　　)服用一次的制剂

A．6 h　　　　　B．12 h　　　　　C．18 h　　　　　D．24 h　　　　　E．不一定

8. 亲水性凝胶骨架片的材料为(　　)

A．硅橡胶　　　B．蜡类　　　　　C．海藻酸钠　　　D．聚氯乙烯　　　E．脂肪

9. 《中国药典》2015年版规定,进行口服缓、控释制剂的体外释放度测定时,对取样点的要求是(　　)

A．不少于2个点　　　　　　B．不少于3个点　　　　　　C．不少于4个点

D．不少于5个点　　　　　　E．视情况而定

10. 在口服缓控释制剂中,药物吸收的限速过程为(　　)

A．崩解　　　　　B．释放　　　　　C．吸收　　　　　D．代谢　　　　　E．不一定

11. 影响缓、控释制剂设计的生物因素是(　　)

A．剂量大小　　　　　　　　B．pKa、解离度和水溶性　　　　　C．分配系数

D．稳定性　　　　　　　　　E．人体生物节律及代谢

12. 下列属于缓释给药的特点的是(　　)

A．降低了口服给药可能发生肠胃灭活

B．维持恒定的血药浓度或药理效应,增强了治疗效果,减少了副作用

C．只需1天或更长的时间内给药1次

D．TDDS系统对药物无特别要求

E．不方便即时停药

13. 青霉素普鲁卡因盐的药效比青霉素钾显著延长,其原理是(　　)

A．溶出原理　　　　　　　　B．渗透泵原理　　　　　　　　C．离子交换原理

D．溶蚀原理　　　　　　　　E．扩散原理

14. 控释小丸或膜控型片剂的包衣中加入PEG的目的是(　　)

A．增塑剂　　　　B．致孔剂　　　　C．助悬剂　　　　D．乳化剂　　　　E．成膜剂

15. 需要进行的缓控释制剂评价是(　　)

A．需要进行的体外释放度检查中,至少应选取2个点

B．需进行体外崩解时限检查

C．应进行体内生物利用度和生物等效性研究

D．不必进行体内外相关性实验

E．释放度检查时,释放介质的量为形成药物饱和溶液量的2倍即可

16. 按药物分布的程度,靶向制剂可分为(　　)

A．3级　　　　　B．4级　　　　　C．5级　　　　　D．1级　　　　　E．2级

17. 下列属于被动靶向制剂的是(　　)

A．胃定位释药系统　　　　　B．前体药物　　　　　　　　C．纳米球

D．单克隆抗体修饰脂质体　　E．磁性纳米粒

18. 用抗体修饰的靶向制剂称为(　　)

A．被动靶向制剂　　　　　　B．主动靶向制剂　　　　　　C．物理靶向制剂

D．化学靶向制剂　　　　　　E．单抗

19. 物理化学靶向制剂**不包括**(　　)

A．磁性靶向制剂　　　　　　B．栓塞靶向制剂　　　　　　C．pH敏感靶向制剂

D．单抗修饰靶向制剂　　　　E．热敏脂质体

20. 纳米给药系统表面修饰的聚乙二醇的靶向作用是(　　)

    A. 使粒子柔顺性增加　　　　B. 使粒子亲水性增加　　　　C. 具有"隐形"作用

    D. 有利于药物缓释　　　　　E. 利于被免疫系统识别

21. 纳米乳的靶向性特点在其对什么具有亲和性（　　）

    A. 肝脏　　　　B. 脾脏　　　　C. 骨髓　　　　D. 肺　　　　E. 淋巴系统

22. 利用细胞表面高度特异表达的受体而设计的靶向制剂是（　　）

    A. 主动靶向制剂　　　　　　B. 被动靶向制剂　　　　　　C. 物理化学靶向制剂

    D. 长循环制剂　　　　　　　E. 细胞靶向制剂

23. 大于 7 μm 的微粒能够被动靶向（　　）

    A. 肝脏　　　　B. 脾脏　　　　C. 骨髓　　　　D. 肺　　　　E. 淋巴系统

24. 以下**不是**理想的靶向制剂应具备的要素是（　　）

    A. 定位浓集　　　　　　　　B. 控制释药　　　　　　　　C. 载体无毒

    D. 载体可生物降解　　　　　E. 增加药物稳定性

25. 属于靶向制剂的有（　　）

    A. 阿霉素脂质体　　　　　　B. 肾上腺素气雾剂　　　　　C. 聚苯乙烯磁性微球

    D. 普萘洛尔黏附贴片　　　　E. 维拉帕米渗透压片

（二）多选题

1. 口服缓控释制剂可采用的制备方法有（　　）

    A. 增大水溶性药物的粒径　　　　B. 与高分子化合物生成难溶性盐

    C. 包衣　　　　　　　　　　　　D. 微囊化

    E. 将药物包藏于溶蚀性骨架中

2. 有关口服控释片的解释，正确的是（　　）

    A. 口服后，应缓慢恒速或接近恒速的释放药物

    B. 每 24 小时用药次数应不大于 1～2 次

    C. 应控制释放度　　　　D. 必须进行崩解时限检查　　　　E. 应进行溶出度检查

3. 关于渗透泵片表述正确的是（　　）

    A. 渗透机理是半透膜内渗透压小于膜外渗透压

    B. 半透膜材常用醋酸纤维素，乙基纤维素，水和药物可透过此膜

    C. 渗透泵片内药物以零级速度过程释放

    D. 渗透泵片释药速度在胃中与在肠中相等

    E. 渗透压活性物质用量关系到零级释药时间长短

4. 缓释制剂的特点（　　）

    A. 使血药浓度平稳，避免或减小峰谷现象，有利于降低药物的毒副作用

    B. 药物可以避免胃肠道的破坏

    C. 对半衰期短或需要频繁给药的药物，可以减少服药次数，使用方便

    D. 可以减少用药的总剂量

    E. 可以避免肝脏的首过效应

5. 下列哪些属于缓、控释制剂（　　）

    A. 骨架片　　　B. 静脉含药乳剂　　C. 脂质体　　　D. 渗透泵　　　E. 微球

6. 请指出减慢药物溶出速度的方法（　　）

    A. 制成药物合适的盐或衍生物　　　B. 采用能延缓溶出的包衣材料或载体

    C. 制成溶解度小的盐或酯　　　　　D. 与高分子化合物生成难溶性盐

    E. 邻苯二甲酸二乙酯为增塑剂

7. **不宜**制成长效制剂的药物特点有（　　）

    A. 生物半衰期很短　　　　B. 生物半衰期很长

    C. 溶解度很小，吸收无规律的药物　　　　D. 一次剂量很大的药物

　E．药效很强烈的药物

8. 下列材料中,能用于制成骨架片,具有缓释作用的是(　　)

A．MC　　　　　　　　　　B．CMC-Na　　　　　　　　　　C．PVPP

D．卡波普　　　　　　　　E．生成难溶盐

二、填空题

1. 缓释、控释制剂主要有_____、_____两种。

2. 渗透泵片的基本处方组成包括_____、_____、_____和_____等。

3. 缓释制剂中药物的释放主要是_____速度过程;控释制剂是指在预定时间内以_____或近似_____速度释放药物。

4. 渗透泵制剂能以_____级速率释放药物,且释药速率与_____无关,在胃肠道中释药速度_____。

5. 缓、控释制剂的相对生物利用度一般应在普通制剂_____范围内。若药物吸收部位主要在胃与小肠,宜设计成每_____h服一次,若药物在结肠也有一定的吸收,则可考虑每_____h服一次。

6. 理想的靶向制剂应具备_____、_____和_____三个要素。

7. 释放度试验中释放介质的体积应符合_____条件,一般要求不少于形成药物包合溶液量的_____倍,释放介质用前应_____。

8. 靶向性评价的参数是_____、_____和_____。

9. 物理化学靶向制剂包括_____、_____、_____以及_____。

三、术语解释

1. 缓释制剂　**2.** 控释制剂　**3.** 靶向制剂　**4.** 迟释制剂　**5.** 肠溶制剂　**6.** 被动靶向制剂　**7.** 物理化学靶向制剂　**8.** 结肠定位制剂

四、问答题

1. 缓释制剂(一天给药2次)体外释放度实验至少取几个时间点?为什么?

2. 简述缓释制剂中以减少扩散速度为原理的各种工艺方法。

3. 进行缓控释制剂设计时,应考虑哪些因素?

4. 简述膜控型和骨架型缓、控释制剂的区别。

5. 简述口服定位释药系统在药剂学中的应用。

6. 简述体内外相关性的三种情况。

7. 简述表面处理后,微粒载体的体内靶向性改变的机制。

五、处方分析

1. 请分析处方中各组分的作用。

[处方]黄藤素400 mg,乙基纤维素100 mg,硬脂酸镁5 mg,95%乙醇适量,双醋酸纤维素6 g,PEG400,5 ml,邻苯二甲酸二乙酯5 ml,丙酮100 ml。

【参考答案】

一、选择题

(一) 单选题

1. D　**2.** D　**3.** B　**4.** A　**5.** A　**6.** C　**7.** D　**8.** C　**9.** B　**10.** B　**11.** E　**12.** B　**13.** A　**14.** B　**15.** C
16. A　**17.** C　**18.** B　**19.** D　**20.** C　**21.** E　**22.** A　**23.** D　**24.** E　**25.** A

(二) 多选题

1. BCE　**2.** ABC　**3.** CDE　**4.** ACD　**5.** AD　**6.** ABCD　**7.** ABCDE　**8.** ABCD

二、填空题

1. 骨架型　贮库型　**2.** 药物　半透膜材料　渗透压活性物质　推动剂　**3.** 一级　零级　零级　**4.** 零　pH　恒定　**5.** 80%~120%　12　24　**6.** 靶向性　控制释药　可生物降解　**7.** 漏槽　3　脱气　**8.** 相对

摄取率　靶向效率　峰浓度比　**9.** 磁性靶向制剂　栓塞靶向制剂　热敏靶向制剂　pH敏感靶向制剂

三、术语解释

1. 缓释制剂系指药物在规定释放介质中,按要求缓慢地非恒速释放,其与相应的普通制剂比较,给药频率比普通制剂减少一半或给药频率比普通制剂有所减少,且能显著增加患者依从性的制剂。

2. 控释制剂系指药物在规定释放介质中,按要求缓慢地恒速或接近恒速释放,其与相应的普通制剂比较,给药频率比普通制剂减少一半或给药频率比普通制剂有所减少,血药浓度比缓释制剂更加平稳,且能显著增加患者依从性的制剂。

3. 靶向制剂是指采用载体将药物通过循环系统选择性浓集于或接近靶器官、靶组织、靶细胞或细胞内结构的一类新制剂。

4. 迟释制剂是指给药后不立即释放药物的制剂。

5. 肠溶制剂系指在规定的酸性介质中不释放或几乎不释放药物,而在要求的时间内,于pH6.8的磷酸盐缓冲液中释放大部分或全部药物的制剂。

6. 被动靶向制剂是载药微粒被单核-巨噬细胞系统的巨噬细胞摄取,通过正常的生理过程运送至肝、脾等器官而实现靶向的制剂。在体内的分布取决于微粒的粒径大小。

7. 物理化学靶向制剂系指应用某些物理化学方法使药物在特定部位发挥药效的靶向给药系统。

8. 结肠定位制剂系指在胃肠道上部基本不释放、在结肠内大部分或全部释放的制剂,即在规定的酸性介质与pH6.8的磷酸盐缓冲液中不释放或几乎不释放,而在要求的时间内,于pH7.5～8.0的磷酸盐缓冲液中大部分或全部释放的制剂。

四、问答题

1. 缓释制剂(一天给药2次)体外释放度实验至少取几个时间点?为什么?

答： 至少取三个样点：第一个,通常是0.5～2h,控制释放量在30%以下,考察药物是否有突释;第二个,4～6h,累积释放率约50%,确定释药特性;第三个,7～10h,累积释放率约75%,考察释放是否完全。

2. 简述缓释制剂中以减少扩散速度为原理的各种工艺方法。

答： 以扩散为主的缓释制剂,药物首先溶解成溶液后再从制剂中扩散出来进入体液,其释药速率受扩散速率限制,其工艺方法主要有以下几种：①包衣：将药物或小丸用阻滞材料包衣;②制成微囊：微囊膜为半透膜,在胃肠道中水分可渗透进入囊内,溶解药物形成饱和溶液,然后扩散于囊外的消化液中而被机体吸收;③制成不溶性骨架片剂：以水不溶性材料可制成不溶性骨架片剂;④增加黏度以减少扩散速度：增加黏度以延长药物作用的方法主要用于注射液或其他液体制剂;⑤制成植入剂;⑥制成乳剂：对于水溶性药物可制成W/O乳剂型注射剂。

3. 进行缓控释制剂设计时,应考虑哪些因素?

答： (1)对药物的要求：①半衰期小于1h或大于12h的药物一般不宜制成缓、控释制剂;②剂量很大、剂量需精密调节、药效剧烈、溶解吸收均很差的药物也不宜制成缓控释制剂;③抗生素类一般也不宜制成缓控释制剂。

(2)生物因素：一般在胃肠吸收的,可设计成每12h给药一次的缓控释制剂;在大肠或结肠吸收的,可设计成每24h给药一次的缓控释制剂。可通过药物在胃肠道中的吸收速度控制适宜的制剂释放速度和选用合适的材料保证缓释、控释制剂有较好的生物利用度。

4. 简述膜控型和骨架型缓、控释制剂的区别。

答： 膜控型缓、控释制剂常可获得零级释药,其释药速度可通过不同性质的聚合物膜加以控制。其缺点是贮库型制剂中所含药量比常规制剂大得多,因此,任何制备过程的差错或损伤都可使药物贮库破裂而导致毒副作用。

骨架型结构中药物的释放特点是不呈零级释放,药物首先接触介质,溶解,然后从骨架中扩散出来,显然,骨架中药物的溶出速度必须大于药物的扩散速度。这一类制剂的优点是制备容易,可用于释放大分子量的药物。

5. 简述口服定位释药系统在药剂学中的应用。

答： ①改善药物在胃肠道的吸收,避免其在胃肠生理环境下失活;②治疗胃肠道的局部疾病,可提高疗效,减少剂量,降低全身性副作用;③改善缓、控释制剂因受胃肠道运动的影响而造成的药物吸收不完全、个体差异大等现象。

6. 简述体内外相关性的三种情况。

答:①体外释放曲线与体内吸收曲线上对应的各个时间点应分别相关,即点对点相关;②应用统计矩分析原理建立体外释放的平均时间与体内平均滞留时间之间的相关;③将一个释放时间点与一个药代动力学参数之间的单点相关,部分相关。

7. 简述表面处理后,微粒载体的体内靶向性改变的机制。

答:①改变了微粒表面的疏水性或亲水性;②改变了微粒表面的电学性质;③表面长链的化学物质具有明显的空间位阻和柔性,使吞噬细胞难以识别和摄取。

五、处方分析

1. 答: 黄藤素为主药,乙基纤维素为黏合剂,95%乙醇为乙基纤维素的溶剂,硬脂酸镁为润滑剂,双醋酸纤维素为包衣材料,PEG400为致孔剂,邻苯二甲酸二乙酯为增塑剂,丙酮为膜材的溶剂。

（崔亚男）

第二十二章　中药制剂的稳定性

【要点解析】

第一节　概　述

一、中药制剂的稳定性研究的含义

1. **概念**　中药制剂的稳定性是指中药制剂从生产到使用的过程中化学、物理及生物学特性发生变化的速度与程度。

2. **意义**　中药制剂的稳定性研究是制备安全、有效、稳定中药制剂的重要组成部分,是保证中药制剂临床应用安全、有效的前提,是评价中药制剂质量的重要指标之一,也是确定药物制剂有效期的主要依据,在药品的研究、开发和注册管理中占有重要地位。对保证用药的安全性、有效性,避免药品变质,减少损失,合理组方,设计工艺及推动中药制剂的整体提高有重要意义。

二、中药制剂的稳定性变化分类

中药制剂的稳定性
- 化学稳定性:指药物由于水解、氧化等化学降解反应,使药物含量(或效价)降低、色泽发生变化
- 物理学稳定性:指制剂的物理性质发生变化的状况,如混悬剂中颗粒的结块、沉降,乳剂的分层等
- 生物学稳定性:指制剂受微生物污染,导致制剂发生腐败、变质现象

第二节　影响中药制剂稳定性的因素及稳定化措施

一、影响中药制剂稳定性的因素

影响中药制剂稳定性的因素主要是处方因素和外界因素。

影响中药制剂稳定性的因素

处方因素
- 成分化学:结构、广义的酸碱催化、溶剂、离子强度、药物间相互影响、赋形剂与添加剂
- 溶液 pH:中药制剂中酯类、酰胺类、苷类等有效成分常受 H^+ 或 OH^- 催化水解,其水解速度主要由溶液 pH 值决定

外界因素
- 温度:一般温度升高反应速度加快,Arrhenius 指数定律定量地描述了温度与反应速度之间的关系,是药物稳定性预测的主要理论依据
- 湿度与水分:对固体药物制剂稳定性影响较大,易加速药物水解、氧化等降解反应
- 空气:氧是引起中药制剂氧化变质的重要因素
- 光线:一些药物经光线照射可引起光化降解
- 金属离子:可作为催化剂加速一些药物的化学反应
- 制备工艺:中药制剂的制备多数需经水、醇、热的处理,因此可能发生一些物理、化学变化
- 包装材料:材料与制剂成分的相互作用,以及材料的透气、透光性等对制剂稳定性可以产生影响

在药物的剂型设计、处方筛选、生产工艺路线以及包装、贮存、运输等环节均应考虑上述因素的影响。

二、稳定化的措施

$$
中药制剂稳定化措施
\begin{cases}
延缓水解
\begin{cases}
调节适宜 pH：同时考虑稳定性、溶解度、药效、刺激性 \\
降低温度：热敏药物在加热处理时，应尽量降低受热温度和减少受热时间 \\
改变溶剂：在水中不稳定的药物，可采用乙醇等极性小的溶剂，用以延缓水解 \\
制成干燥固体：极易水解药物应制成干燥固体
\end{cases} \\
防止氧化
\begin{cases}
降低温度：一般温度升高反应速度加快 \\
避免光线：光敏感的药物制剂要进行避光操作及贮存 \\
驱逐氧气：包括煮沸驱氧、通入惰性气体、采用真空包装等 \\
添加抗氧剂：如亚硫酸盐类 \\
添加金属离子络合剂：如依地酸盐、枸橼酸、酒石酸等
\end{cases} \\
其他方法
\begin{cases}
制备稳定的衍生物 \\
制成微囊或包合物 \\
改进工艺条件
\end{cases}
\end{cases}
$$

第三节　中药制剂稳定性考察方法

一、化学动力学简介

化学动力学是研究药物降解的理论基础。根据质量作用定律，反应速度与反应物浓度之间的关系如下：

$$
-\frac{dC}{dt} = KC^n
$$

式中，$-dC/dt$ 为瞬时反应速度，K 为反应速度常数，n 为反应级数，C 为反应物浓度，t 为反应时间。

1. 反应速度常数　反应速度常数 K 表示在反应中，反应物浓度为 1 mol 时的反应速度。K 值与反应物浓度无关，而与温度、溶剂、反应物的性质有关；不同的化学反应有不同的 K 值，同一化学反应因温度不同而有不同的 K 值；K 值反应在给定温度、溶剂等条件下化学反应的难易，K 值越大，其反应速度就越快，化学反应越容易。

2. 反应级数与药物的有效期和半衰期

（1）反应级数 n　可以用来阐明药物浓度对反应速度的影响。当 n 等于 0、1、2 时，该化学反应的级数分别为零级、一级、二级。药物的分解反应以一级反应多见。

（2）有效期（$t_{0.9}$，expiry date）　是指药物在室温下降解 10% 所需要的时间。

（3）半衰期（$t_{1/2}$，half-life）　是指药物在室温下降解 50% 所需要的时间。

（4）零级、一级、二级反应的反应速度方程式、有效期与半衰期

反应级数 n	反应速度方程式	$t_{0.9}$	$t_{1/2}$
0	$C = -Kt + C_0$	$\dfrac{0.1C_0}{K}$	$\dfrac{C_0}{2K}$
1	$\lg C = -\dfrac{Kt}{2.303} + \lg C_0$	$\dfrac{0.105\,4}{K}$	$\dfrac{0.693}{K}$
2	$\dfrac{1}{C} = Kt + \dfrac{1}{C_0}$	$\dfrac{1}{9KC_0}$	$\dfrac{1}{KC_0}$

3. 反应级数的确定　预测中药制剂的稳定性，必须首先确定其降解反应的级数，然后求出反应速度常数 K，进而确定反应速度方程，从而计算出 $t_{0.9}$ 和 $t_{1/2}$。一般多采用图解法测定反应级数。

$$\text{图解法测定反应级数} \begin{cases} \text{以 lg } C \text{ 对 } t \text{ 作图为直线,则为一级反应} \\ \text{以 } 1/C \text{ 对 } t \text{ 作图为直线,则为二级反应} \\ \text{若以 } C \text{ 对 } t \text{ 作图为直线,则为零级反应} \end{cases}$$

图解法的缺点:只限用于反应物的初浓度相同或只有一种反应物的情况,不适合于复杂反应。

二、中药制剂稳定性考察项目

中药制剂稳定性考察项目因剂型不同而异。

三、中药制剂稳定性考察方法

中药制剂稳定性考察方法通常有影响因素试验、长期试验与加速试验法。

1. 影响因素试验

1)高温试验 主要用于评价药物对温度的敏感性。将供试品置适宜的洁净容器中,60℃下放置 10 天,与第 5、10 天取样,按照稳定性重点考察项目要求检测,如指标低于限度,则在 40℃下进行试验。

2)高湿试验 用于评价药物对湿度的敏感性。将供试品置恒湿密闭容器中,在 25℃分别于相对湿度 90%±5%条件下放置 10 天,于第 5、10 天取样,按照稳定性重点考察项目要求检测,同时准确称量实验前后供试品的重量,以考察供试品的吸湿性能。若增重>5%,则在相对湿度 75%±5%条件下,同法进行试验。

3)强光照试验 考察药物对光线的敏感性。将供试品开口放置于装有日光灯的光照箱或其他适宜的光照装置中,于照度为 4 500 lx±500 lx 的条件下放置 10 天,于第 5、10 天取样,按照稳定性重点考察项目要求检测。

2. 长期试验 是在接近制剂的实际贮存条件下进行的稳定性试验,目的是为制订制剂的有效期提供依据。

取供试品 3 批,市售包装,在温度 25℃±2℃,相对湿度 60%±10%的条件下放置 12 个月,或在温度 30℃±2℃,相对湿度 65%±5%的条件下放置 12 个月,每 3 个月取样一次,按照稳定性重点考察项目要求检测。12 个月以后仍需继续考察,分别于 18、24、36 个月取样进行检测,结果与第 0 月结果比较,以确定该产品的有效期和贮藏期。对温度特别敏感的药物,应在 6℃±2℃条件下,同法进行长期试验。

3. 加速试验法 加速试验法可在较短的时间内预测药品在常温条件下的稳定性。包括:

(1)常规试验法 本法为低温加速试验法,将市售包装的制剂置于温度 40℃±2℃,相对湿度 75%±5%的条件下加速试验 6 个月,按照稳定性重点考察项目检测。若不符合规定,应在中间条件下(30℃±2℃,相对湿度65%±5%)下同法进行加速试验。

(2)经典恒温法 理论依据为 Arrhenius 公式:$\lg K = -E/2.303R \times 1/T + \lg A$,该方程为直线方程,以 $\lg K$ 对绝对温度的倒数 $1/T$ 作图为一直线,此图也成为 Arrhenius 图,其斜率,由此可计算出活化能 E。将直线外推至室温,可求出 $K_{25℃}$,进而可求出药物分解 10%所需要的时间 $t_{0.9}$。

经典恒温法的基本操作步骤:①预实验:确定稳定性指标成分的测定方法,初步了解该制剂的稳定性情况;②实验设计:选定试验条件、试验温度和取样间隔时间;③进行加速试验:将样品放入设定的不同温度的恒温水浴中,定时取样,迅速冷却终止反应,室温下测定其浓度或含量,记录试验数据;④确定反应级数:以 C 或 $\lg C$ 或 $1/C$ 对 t 作图,确定反应级数;⑤确定反应常数:由上述直线或直线方程求出相应温度下的 K 值;⑥求出 $K_{25℃}$:以各温度的 $\lg K$ 对 $1/T$ 作图,将直线外推至室温,求出 $K_{25℃}$;⑦计算有效期 $t_{0.9}$。

(3)简化法 理论基础仍为化学动力学原理和 Arrhenius 指数定律。包括降低温度数的方法(温度系数法、温度指数法),减少取样次数的方法(初均速法、单侧点法),以及简化数据处理的方法($t_{0.9}$法、活化能估算法)等。

① $t_{0.9}$法:由于不同温度下的 K 值与 $t_{0.9}$ 成反比,根据 Arrhenius 指数定律,用 $\lg t_{0.9}$ 代替 $\lg K$ 对 $1/T$ 作图,亦得一条直线,直线外推至室温,即可求出室温下的 $t_{0.9}$。

② 温度指数法:选用两个较高的温度 T_1 和 T_2 进行加速试验,分别求出各试验温度下药物贮存期,进一步计算室温 T_0 时的有效期 t_0。

$$t_0 = t_1 \left(\frac{t_1}{t_2}\right)^a$$

其中 α 为温度指数，$\alpha = \dfrac{T_2(T_1 - T_0)}{T_0(T_2 - T_1)}$。

③ 初均速法：该法以反应初速度 V_0 代替反应速度常数 K，按 Arrhenius 定律外推得室温有效期，其表达式为

$$\lg V_\alpha = -\frac{E}{2.303RT_i} + \lg A'$$

式中 $V_\alpha = \dfrac{C_0 - C_i}{t_i}$

本法进行稳定性试验时，至少选取 7 个加速温度点，每个温度取样一次，测定各温度下加热样品至一定时间 t 后测定药物浓度 C_i，通过上述公式计算各温度下的 V_α，然后将 $\lg V_\alpha$ 对 $1/T$ 作线性回归，得直线方程，从而计算出活化能和室温下的有效期。

④ 温度系数法（Q_{10} 法）：根据 Van't Hoff 规则，温度变化不大时，温度系数 Q_{10} 可以看作是常数。

$$\frac{\tau_1}{\tau_2} = \frac{K_2}{K_1} = Q_{10}^{0.1(T_2 - T_1)}$$

式中，τ_1 与 τ_2 分别为药物在温度 T_1 和 T_2 时分解同一百分数所需时间。此法不必知道反应级数。

四、中药制剂稳定性试验应注意的问题

（1）科学选择稳定性考核指标　应选择能反映一定活性的成分，尤其是其中不稳定的成分作为考核指标。

（2）选择专属、灵敏的测定方法

（3）注意适用范围　①基于 Arrhenius 指数定律的加速试验法只适用于活化能在 $41.84 \sim 125.52$ kJ/mol 的热分解反应，光化反应及某些多羟基药物的降解反应不能用热加速试验预测室温下的稳定性；②稳定性加速试验要求加速过程中反应级数和反应机理均不改变；③经典恒温法应用于均相系统效果较好，而对非均相系统通常不适用。

（4）有效期的确定　加速试验预测的有效期，与留样观察的结果对照，才能确定产品的实际有效期。

第四节　包装材料对制剂稳定性的影响

一、玻璃

玻璃化学性质稳定，不易与药物或空气中的氧气、二氧化碳等发生反应，但有两个主要缺点：①会释放出碱性物质；②可能存在不溶性玻璃片脱落到药液中。硼硅酸盐玻璃可减少上述现象的产生。除玻璃的材质外，其盛装的溶液性质也与脱片有关，枸橼酸钠、酒石酸钠、磷酸钠及其他钠盐溶液特别易使玻璃容器脱片。棕色玻璃适用于盛装光敏感药物。

二、塑料

塑料中含有增塑剂、防老剂等附加剂，选用前应进行有关试验，证明其对制剂没有影响方可使用。塑料存在下列缺点：①透过（塑料容器中的溶液和水分可以透过塑料进入周围空气，空气和水分也可以透过塑料壁进入溶液）；②泄露与吸附；③产生理化反应（乳剂装于塑料容器中时，透入的氧气可使油相氧化或芳香性成分逸失，使容器和乳剂均变质）。

三、橡胶

橡胶中残存的硫磺、填充剂、防老剂、过氧化物等溶入药液，是药液中出现"小白点"的原因。同时橡胶会吸附药液中的抑菌剂。若橡胶塞用环氧树脂涂层，可明显减少橡胶成分被水浸出而进入药液，但是不能防止其对抑菌剂的吸附。将聚四氟乙烯涂于橡胶塞上基本可防止其对抑菌剂的吸附，也可防止橡胶中成分溶入药液。

四、金属

锡管、铝管或搪锡的铝管可以作为软膏剂、眼膏剂的包装材料。为保证制剂的稳定性，首先要求镀层金

属与产品不发生化学反应,其次要求完全、牢固地覆盖下层金属,不得有微孔和裂隙,不应产生脆裂等现象。锡的化学性质较稳定,但可被氯化物或酸性物质所腐蚀,汞化物对锡也有强烈的腐蚀作用,同时 pH 值 6.6～8 的制剂也可腐蚀锡管。在锡的表面涂乙烯、纤维素漆薄层或环氧树脂薄层可增强锡的耐腐蚀性。铝箔具有良好的防湿、遮光、隔气等保护功能,薄的铝箔气孔多,且热密封强度差,现使用的铝塑复合膜属于较理想的包装材料。

包装材料与制剂稳定性关系较大,因此在包装产品试制过程中,要进行"装样试验",对欲选择的各种不同的包装材料进行实验研究方可确定。

第五节　制剂稳定性结果评价及贮存与保管要求

一、制剂稳定性结果评价

制剂稳定性的评价是对加速试验、长期试验的结果进行的系统分析和判断。可以用来进行①生产条件的确定(主要是制剂车间温度和湿度的确定);②贮存条件的确定;③包装材料和容器的确定;④有效期的确定。

二、制剂贮存与保管的要求

贮存、运输条件不当也会对制剂的稳定性产生影响,《中国药典》规定了药品贮存与保管的基本要求。主要方式有:避光(用遮光的容器包装)、密闭(将容器密闭,以防止尘土及异物进入)、密封(将容器密封,以防止风化、吸潮、挥发或异物进入)、熔封或严封(将容器熔封或严封,以防止空气与水分的侵入并防止污染)、阴凉处(不超过 20℃)、凉暗处(避光且不超过 20℃)、冷处(2℃～10℃)、常温(10℃～30℃)。

【同步练习】

一、选择题

(一) 单选题

1. 下列有关制剂稳定性研究基本任务的叙述,不正确的是(　　)
   A. 属于中药制剂质量变化的实质　　　B. 探索中药制剂质量变化的影响因素
   C. 确定中药制剂的使用期限　　　　　D. 确定中药制剂的给药途径
   E. 探索避免中药制剂质量变化的措施

2. 下列不属于中药制剂稳定性研究的内容是(　　)
   A. 中药制剂因为水解反应,导致其有效物质含量降低或丧失
   B. 中药制剂颜色发生改变　　　C. 中药因炮制加工,导致其成分转变
   D. 中药制剂生霉、腐败　　　　E. 溶液型中药制剂出现浑浊、沉淀

3. 下列不属于药物降解途径的是(　　)
   A. 中和　　　　B. 水解　　　　C. 还原　　　　D. 氧化　　　　E. 异构化

4. 影响酯类药物降解的主要因素是(　　)
   A. 脱羧　　　　B. 水解　　　　C. 还原　　　　D. 氧化　　　　E. 异构化

5. 下列不影响中药制剂稳定性的因素是(　　)
   A. 湿度　　　　B. 温度　　　　C. 包装风格　　　D. 空气　　　　E. 制剂工艺

6. 下列叙述不正确的是(　　)
   A. 光照可激发挥发油成分的自氧化反应
   B. 牛黄中的胆红素变色为光化学降解反应
   C. 酯类药物制成水溶液应注意调节 pH 值
   D. 具有酯键结构的药物不易水解
   E. 在水溶液中加入适量的有机溶剂可延缓药物的水解

7. 下列对化学反应速度**没有**影响的是(　　)

　　A．光线　　　　　　B．介质的 pH 值　　C．药物的浓度　　　　D．温度　　　　　　　E．以上均非

8. 加速试验的常规试验法通常使用的温度是(　　)

　　A．27℃～30℃　　　B．38℃～42℃　　　C．47℃～50℃　　　D．30℃～40℃　　　E．40℃～50℃

9. 下列**不是**影响因素试验法所采用的超常条件(　　)

　　A．高压　　　　　　B．40℃　　　　　　　C．高湿　　　　　　　D．60℃　　　　　　　E．强光

10. 加速试验法中的常规试验法将样品置于相对湿度条件是(　　)

　　A．45%　　　　　　B．55%　　　　　　　C．65%　　　　　　　D．75%　　　　　　　E．95%

11. 下列关于药物稳定性研究范畴的陈述,**错误**的是(　　)

　　A．固体制剂的吸湿属于物理学稳定性变化

　　B．制剂成分在胃内水解属化学稳定性变化

　　C．糖浆剂的染菌属于生物学稳定性变化

　　D．乳剂的分层属于物理学稳定性变化

　　E．混悬剂的沉降属于物理学稳定性变化

12. 防止制剂中药物水解,**不宜**采用的措施为(　　)

　　A．避免光线　　　　　　　　　B．使用有机溶剂　　　　　　　　　C．加入 $Na_2S_2O_4$

　　D．调节 pH 值　　　　　　　　E．降低温度

13. 某药物按一级反应速度降解,反应速度常数 $K_{25℃} = 8.0 \times 10^{-6}(h^{-1})$,该药于 25℃分解 10%所需时间为

　　(　　)

　　A．1.5 年　　　　　B．2 年　　　　　　　C．2.5 年　　　　　　D．3 年　　　　　　　E．3.5 年

14. 测得某药物 50℃和 70℃分解 10%所需时间分别为 1 161 h 和 128 h,该药物于 25℃下的有效期应为

　　(　　)

　　A．1.5 年　　　　　B．2.1 年　　　　　　C．2.5 年　　　　　　D．3 年　　　　　　　E．3.3 年

15. 关于临界相对湿度(CRH)的陈述,正确的是(　　)

　　A．药剂的 CRH 值愈大,愈不易吸湿　　　B．制剂的生产和贮存环境应控制在 CRH 值以上

　　C．药剂的 CRH 愈大,亲水性愈强　　　　D．药剂的 CRH 值不因制剂工艺改变而改变

　　E．药剂的 CRH 愈小,亲脂性愈强

16. 可改变盛装药液 pH 值的包装材料为(　　)

　　A．聚丙烯　　　　　B．聚氯乙烯　　　　　C．玻璃　　　　　　　D．氯丁橡胶　　　　　E．铝

17. 下列有关药物稳定性的叙述,**不正确**的是(　　)

　　A．含有不饱和键的油脂会发生氧化反应　　　　　　　B．酯类、酰胺类和苷类药物易水解

　　C．铜可加快维生素 C 氧化反应速度　　　　　　　　D．将药物制成粉针可防止药物水解

　　E．温度降低可减缓水解反应的速度,但对氧化反应却无影响

18. 下列关于化学反应的说法,**不正确**的是(　　)

　　A．均有反应最合适的 pH 值　　　　B．含酚羟基的药物易水解而影响疗效

　　C．温度升高,反应速度加快　　　　D．反应速度主要取决于反应物的性质

　　E．光线照射所引起的变化属于化学反应

19. 某药物的分解为一级过程,其有效期为(　　)

　　A．$t_{1/2} = 0.693/K$　　　　　　　B．$t_{0.9} = C_0/2K$　　　　　　　C．$t_{0.9} = 0.105\ 4/K$

　　D．$t_{1/2} = 1/C_0K$　　　　　　　E．$t_{1/2} = 0.105\ 4/K$

20. Arrhenius 方程定量描述(　　)

　　A．湿度对反应速度的影响　　　　B．光线对反应速度的影响

　　C．pH 值对反应速度的影响　　　　D．温度对反应速度的影响

　　E．压力对反应速度的影响

21. 药物的有效期通常是指(　　)

A．药物在室温下降解一半所需要的时间　　B．药物在室温下降解 10% 所需要的时间

C．药物在高温下降解一半所需要的时间　　D．药物在高温下降解 10% 所需要的时间

E．药物在 30℃ 下降解一半所需要的时间

22. 某药物易氧化,制备其注射液时**不应**(　　)

A．灌封时通纯空气　　　　B．使用茶色容器　　　　C．加抗氧剂

D．灌封时通 CO_2　　　　　E．使用玻璃容器

23. 对一级反应来说,如果以 $\ln C$ 对 t 作图,反应速度常数为(　　)

A．$\lg C$ 值　　　　　　　B．t 值　　　　　　　C．直线斜率 ×2.303

D．温度　　　　　　　　E．直线斜率/2.303

24. 稳定性试验中,关于长期试验,**错误**的是(　　)

A．试验条件接近实际情况　　　　B．一般在高温下进行

C．可预测药物有效期　　　　　　D．不能及时发现药物的变化及原因

E．结果能反映实际情况

25. 若测得某药物在 50℃,K 为 0.346/h,则其 $t_{1/2}$ 是(　　)

A．3.5 h　　　B．3 h　　　C．2 h　　　D．1.5 h　　　E．0.3 h

26. 关于药物稳定性叙述,**错误**的是(　　)

A．通常将反应物消耗一半所需的时间为半衰期

B．大多数药物的降解反应可用零级、一级反应进行处理

C．如果药物降解反应是一级反应,药物有效期与反应物浓度有关

D．温度升高时,绝大多数化学反应速率增大

E．降低温度也是防止氧化的方法

27. 在 pH-速度曲线图最低点所对应的横坐标,即为(　　)

A．最稳定 pH　　　　　　B．最不稳定 pH　　　　　C．pH 催化点

D．反应速度最高点　　　　E．pH 惰性点

28. 关于药物稳定性的酸碱催化叙述,**不正确**的是(　　)

A．许多酯类、酰胺类药物常受 H^+ 或 OH^- 催化水解,称为广义酸碱催化

B．在 pH 很低时,主要是酸催化

C．在 pH 很高时,主要是碱催化

D．在 pH-速度曲线图最低点所对应的横坐标,即为最稳定 pH

E．苷类药物易受酸碱催化而水解

29. 影响中药制剂稳定性的处方因素**不包括**(　　)

A．溶剂　　　B．广义酸碱　　　C．辅料　　　D．温度　　　E．离子强度

30. 中药制剂稳定性预测的主要理论依据是(　　)

A．Stokes 方程　　　　　　B．Arrhenius 指数定律　　　　C．Noyes 方程

D．Noyes-Whitney 方程　　　E．Van't Hoff 规则

31. 影响药物稳定性的外界因素**不包括**(　　)

A．温度　　　B．pH　　　C．光线　　　D．制备工艺　　　E．包装材料

32. 某药物服从一级反应,其消除速度常数 $K=0.009\,6\,d^{-1}$,其半衰期和有效期为(　　)

A．31.3d, 11d　　　　　B．72.2d, 11d　　　　　C．72.2d, 22d

D．88d, 22d　　　　　　E．88d, 11d

33. 对于一级反应来说,以 $\ln C$ 对 t 作图,将得到(　　)

A．渐近线　　　B．折线　　　C．直线　　　D．双曲线　　　E．抛物线

34. 下列关于中药制剂稳定性的正确说法是(　　)

A．中药制剂稳定性是指中药制剂在制备过程中发生变化的程度

B．中药制剂在放置过程中的稳定性就是指中药制剂的微生物学稳定性

C．药物稳定性研究可以预测中药制剂的安全性

D．中药制剂稳定性包括化学、物理和微生物学三方面

E．中药制剂稳定性研究在中药新药申请临床试验时不需要提供相关研究资料

35．一般来说，药物化学降解的主要途径是（　　）

　　A．水解、氧化　　　B．脱羧　　　　　C．异构化　　　　　D．酶解　　　　　E．聚合

36．一般来说，易发生水解的药物有（　　）

　　A．酚类药物　　　　　　　　　　B．酰胺类与酯类药物　　　　　　　　　C．烯醇类药物

　　D．多糖类药物　　　　　　　　　E．芳香胺类药物

37．下列影响中药制剂稳定性因素**不属于**处方因素的是（　　）

　　A．药液的 pH 值　　　　　　　　B．药物间相互影响　　　　　　　　　　C．金属离子

　　D．药物溶液的离子强度　　　　　E．成分化学结构

38．一些易水解的药物溶液中加入表面活性剂可使稳定性提高，其可能的原因是（　　）

　　A．两者形成络合物　　　　　　　B．药物溶解度增加

　　C．药物（或敏感基团）进入胶束内

　　D．药物溶解度降低　　　　　　　E．离子强度增加

39．注射剂的工艺中，将药物制成无菌粉末的主要目的是（　　）

　　A．防止药物氧化　　　　　　　　B．方便运输贮存　　　　　　　　　　　C．方便生产

　　D．防止药物水解　　　　　　　　E．方便使用

40．下列有关药物稳定性正确的叙述是（　　）

　　A．亚稳定型晶型属于热力学不稳定晶型，制剂中应避免使用

　　B．乳剂的分层是不可逆现象

　　C．乳剂破裂后，加以振摇，能重新分散、恢复成原来状态的乳剂

　　D．为增加混悬液稳定性，加入的能降低 Zeta 电位、使粒子絮凝程度增加的电解质称为絮凝剂

　　E．牛磺胆酸钠结构中具有酰胺基团，故易氧化

（二）多选题

1．中药固体制剂的吸潮，可导致制剂的（　　）

　　A．生物学稳定性变化　　　　　　B．有效成分的水解

　　C．某些药物晶型变化　　　　　　D．有效成分的氧化

　　E．崩解性能的变化

2．防止中药制剂中药物氧化，可采用的措施有（　　）

　　A．调节 pH 值　　B．避免光线　　C．防止吸潮　　　D．加入 Na_2SO_4

　　E．加入酒石酸

3．**不必**测知反应级数即可用于预测药物有效期的加速试验法包括（　　）

　　A．经典恒温法　　　　　　　　　B．初均速法　　　　　　　　　　　　　C．温度系数法

　　D．活化能估算法　　　　　　　　E．台阶型变温法

4．只需在两个较高温度下进行的加速实验方法有（　　）

　　A．经典恒温法　　　　　　　　　B．初均速法　　　　　　　　　　　　　C．温度系数法

　　D．活化能估算法　　　　　　　　E．温度指数法

5．含中药浸膏的固体制剂，其防湿措施包括（　　）

　　A．除去胶质、黏液质　　　　　　B．除去油脂、树脂　　　　　　　　　　C．加入磷酸氢钙

　　D．加入微晶纤维素　　　　　　　E．加入乳糖

6．可吸附盛装药剂成分的包装材料有（　　）

　　A．玻璃　　　B．尼龙　　　C．铝管　　　　　D．锡管　　　　D．橡胶

7．关于经典恒温法的正确表述（　　）

　　A．经典恒温法的理论依据是 Arrhenius 公式：$K = Ae - E/RT$

B．K 是药物降解的速度常数　　　　　　　C．E 是药物降解的活化能

D．K 值越小药物越稳定　　　　　　　　　E．E 值越大药物越不稳定

8．下列关于药物氧化降解反应的说法中，**错误**的是(　　)

A．氧化降解反应速度与温度无关　　　　　B．金属离子可催化氧化反应

C．含有酚羟基结构的药物不易氧化降解　　D．药物的氧化反应可以防止

E．含有不饱和键的药物易被氧化降解

9．关于固体制剂稳定性的**错误**说法有(　　)

A．环境的相对湿度大大影响固体制剂的稳定性

B．固体制剂相对液体制剂有较好的稳定性

C．固体药物与辅料间的相互作用不影响制剂稳定性

D．晶型的转变属于药物的化学稳定性变化

E．温度可加速固体制剂中药物的降解

10．关于中药制剂包装材料的正确说法有(　　)

A．对光敏感的药物可采用棕色瓶包装

B．玻璃容器可释放碱性物质和脱落不溶性玻璃碎片

C．塑料容器有一定的透气透湿性，会影响中药制剂的稳定性

D．银黄注射液不宜选用塑料为包装容器

E．中药制剂稳定性取决于处方设计，与包装材料无关

11．根据 Arrhenius 方程，有关药物降解反应活化能的正确说法有(　　)

A．活化能小的药物稳定性好　　　　　　　B．由 $\ln C$ 对 t 作图直线斜率即为活化能

C．有 $\lg C$ 对 t 作图直线斜率即为活化能　D．在一定温度范围内活化能为一定值

E．活化能具有能量单位

12．提高易氧化药物注射剂的稳定性的方法为(　　)

A．处方中加入适宜的抗氧剂　　　　　　　B．加入金属离子螯合剂作为辅助抗氧剂

C．处方设计时选择适宜的 pH 值　　　　　D．制备时充入 CO_2 等惰性气体

E．生产和存放的过程中避免高温

二、填空题

1．混悬剂型中药制剂出现粒子的粗化、沉淀和结块均属于＿＿＿＿＿稳定性变化。

2．溶液剂色泽变化属于＿＿＿＿＿稳定性变化。

3．Arrhenius 指数定律定量地描述了温度与＿＿＿＿＿之间的关系。

4．能中断链反应的自由基抑制剂，可以用作增加药物稳定性的＿＿＿＿＿。

5．不同温度下药物分解同一百分数所需时间与药物的＿＿＿＿＿成反比。

6．中药制剂初步稳定性加速试验，取市售包装条件的供试品 3 批，在温度 40℃±2℃、相对湿度 75%±5% 的条件下放置＿＿＿＿＿个月。

7．在不同的温度下测定固体制剂的吸湿速度与平衡吸湿量称为＿＿＿＿＿试验。

8．中药制剂的稳定性是指中药制剂在生产、运输、贮藏过程中＿＿＿＿＿变化的速度和程度。

9．中药制剂稳定性变化研究的内容一般包括中药制剂化学稳定性变化、物理学稳定性变化和＿＿＿＿＿稳定性变化三个方面。

10．中药制剂生霉、腐败等由于微生物污染所导致的变化是＿＿＿＿＿稳定性变化。

11．溶液中的 H^+ 或 OH^- 是影响药物成分＿＿＿＿＿的主要因素之一。

12．光线辐射作用使药物分子活化而产生分解的反应称为＿＿＿＿＿。

13．严格控制原辅料微量金属离子的数量、减少原辅料与金属器械的接触和在制剂中加入螯合剂将金属离子螯合掩藏起来，使其不能发挥加速＿＿＿＿＿反应速度的作用。

14．温度是许多化学反应的必要条件，一般来说，温度每升高 10℃，化学反应速度大约增加＿＿＿＿＿倍。

15．根据有效成分的性质可采取制备稳定的＿＿＿＿＿、制成微囊或＿＿＿＿＿、制成＿＿＿＿＿剂型及改进工艺

条件等来提高中药制剂的稳定性。

16. 使用有机溶剂或在水溶液中加入适量的有机溶剂可以延缓_____。

17. 采用_____玻璃瓶或在容器内衬黑纸包装等均是有效地防止光敏感药物失效。

三、判断题

1. 药物制剂的有效性是保证药物稳定性的一个重要基础。（　　）

2. 防止药物稳定性变化时获得良好经济效益的一个重要保障。（　　）

3. 光照可引发药物的氧化、水解、聚合等反应。（　　）

4. 水分的存在不仅可引起药物的水解，也可加速氧化。（　　）

5. 药物的"自氧化反应"通常不需要大气中氧的参与。（　　）

6. 应用 Arrhenius 指数定律须设定活化能不随温度而变化。（　　）

7. 若药物分解在 10% 以内，不知反应级数也可采用 $t_{0.9}$ 法预测药物有效期。（　　）

8. 温度系数法适合于按任何反应级数降解药物的稳定性预测。（　　）

9. 固体制剂稳定性试验中，可发生气相、液相、固相之间组成和状态的变化。（　　）

10. pH 值影响含酯类、酰胺类、苷类等成分的中药制剂的稳定性。（　　）

11. 降低温度可以延缓水解，但不能防止氧化。（　　）

12. 将药物制成粉针、颗粒剂等干燥的固体，是提高药物稳定性的有效措施之一。（　　）

13. 影响中药制剂稳定性的主要因素有光线、温度及水分，所以遮光、低温和干燥有利于中药制剂的稳定。（　　）

14. 调节 pH 值只需要考虑药物的稳定性、溶解度和药效三方面，对用药部位的刺激性可忽略。（　　）

四、术语解释

1. 影响因素试验　2. 长期试验　3. 化学稳定性变化　4. 物理学稳定性变化　5. 生物学稳定性变化

6. 半衰期　7. 有效期　8. 中药制剂的稳定性

五、简答题

1. 简述中药制剂稳定性研究的范畴。

2. 简述延缓中药制剂中有效成分氧化的方法。

3. 如何确定药物最稳定的 pH 值？

4. 简述延缓中药制剂中有效成分水解的方法。

5. 简述中药制剂稳定性如何考察。

6. 写出零级、一级反应速率方程，以及对应的半衰期和有效期。

六、论述题

1. 试述经典恒温法预测药物有效期的实验设计方案。

2. 影响中药制剂稳定性的因素有哪些？

3. 试述中药制剂稳定性试验应注意的问题。

4. 对中药制剂稳定性进行研究有何意义？

七、计算题

1. 某药物在 120℃ 及 pH7.4 时的一级反应速度常数为 $9×10^{-6}\ s^{-1}$，活化能为 95.72 kJ/mol，求有效期。

2. 某药物在 45℃ 下进行加速试验，求得 $t_{0.9}=113d$，设活化能为 83.6 kJ/mol，问该药物在 25℃ 时的有效期。

【参考答案】

一、选择题

（一）单选题

1. D　2. C　3. A　4. B　5. C　6. D　7. E　8. B　9. A　10. D　11. B　12. C　13. A　14. B

15. A　16. C　17. E　18. B　19. C　20. D　21. B　22. A　23. C　24. B　25. C　26. C　27. A

28. A 29. D 30. B 31. B 32. B 33. C 34. D 35. A 36. B 37. C 38. C 39. D 40. D

（二）多选题

1. ABCDE 2. ABCE 3. BCD 4. CE 5. ACE 6. BD 7. ABCD 8. AC 9. CD 10. ABCD
11. DE 12. ABCDE

二、填空题

1. 物理 2. 化学 3. 反应速度 4. 抗氧剂 5. 反应速度常数 6. 6 7. 湿度加速 8. 质量 9. 生物学
10. 生物学 11. 水解 12. 光化降解 13. 氧化 14. 2～4倍 15. 衍生物 包合物 固体 16. 水解反
应 17. 棕色

三、判断题

1. × 2. √ 3. √ 4. √ 5. × 6. √ 7. √ 8. √ 9. √ 10. √ 11. × 12. √ 13. √
5. ×

三、术语解释

1. **影响因素试验** 是在剧烈条件下（高温、高湿、强光照）进行的稳定性研究，目的是探讨影响中药制剂稳定性的因素及所含成分的变化情况，为制剂处方设计、工艺筛选、包装材料和贮存条件的确定提供依据。

2. **长期试验** 是在接近制剂的实际贮存条件下进行的稳定性试验，其目的是为制订制剂的有效期提供依据。

3. **化学稳定性变化** 是指药物由于水解、氧化等化学降解反应，导致其有效物质含量（或效价）降低或丧失，以及颜色发生改变的等有新物质生成的变化。

4. **物理学稳定性变化** 是指制剂的物理性质发生变化的状况，如乳剂型中药制剂出现分层、破乳，混悬型中药制剂出现粒子粗化、沉淀、结块，固体中药制剂出现吸湿、崩解度或溶出度发生改变等物理变化。

5. **生物学稳定性变化** 是指制剂由于受微生物污染，导致制剂腐败、变质现象。

6. **有效期** 是指药物在室温下降解百分之十所需的时间。

7. **半衰期** 是指药物在室温下降解一半所需的时间。

8. **中药制剂的稳定性** 是指中药制剂从生到使用过程中化学、物理及生物学特性发生变化的速度与程度。

五、简答题

1. 简述中药制剂稳定性研究的范畴。

答：中药制剂稳定性研究的范畴包括：①化学稳定性变化；②物理学稳定性变化；③生物学稳定性变化。

2. 简述延缓中药制剂中有效成分氧化的方法。

答：延缓中药制剂中有效成分氧化的方法有：①降低温度；②避免光线；③驱逐氧气如加热驱氧、用惰性气体置换气、抽出空气等；④添加抗氧剂如强还原剂亚硫酸盐类和链反应阻化剂（油溶性抗氧化剂）；⑤控制微量金属离子如加入螯合剂等；⑥调节 pH 值。

3. 如何确定药物最稳定的 pH 值？

答：确定药物最稳定 pH 值的方法有：

（1）以 lg K 对 pH 作图，可得 pH-速度曲线，该曲线的最低点对应的 pH 值即药物最稳定的 pH 值。

（2）利用公式 $pH_m = \frac{1}{2}pK_w - \frac{1}{2}\lg\frac{K_{OH'}}{K_{H'}}$ 计算。

（3）简单加速试验法，将不同 pH 值的样品溶液在高温下加热一定时间，取出，放冷后测定各样品中药物含量变化，变化最小的样品的 pH 值，即为该药物最稳定的 pH 值。

（4）长期试验法，比较室温下不同 pH 值时药剂的稳定性变化。

4. 简述延缓中药制剂中有效成分水解的方法。

答：延缓中药制剂中有效成分水解的方法有：①调节 pH 值；②降低温度；③改变溶剂；④制成干燥固体。

5. 简述中药制剂稳定性如何考察。

答：中药新药报批前需要进行稳定性考察，通常采用初步稳定性试验和稳定性试验。考察方法采用留样观察法和加速试验法两种。初步稳定性试验时在临床试验用包装条件下的常温考察或加速试验，作为临床试验的基础试验之一，考察时间不得少于 3 个月；稳定性试验是指在模拟市售包装条件下室温考察，作为申请生产的基础试验之一,考核的时间因剂型而异。中药新药的稳定性考察至少要考察 3 批以上的样品。

6. 写出零级、一级反应速率方程,以及对应的半衰期和有效期。

答:零级、一级反应速率方程,以及对应的有效期和半衰期如表所示:

反应级数	反应速度方程式	有效期 $t_{0.9}$	半衰期 $t_{1/2}$
零级	$C = -Kt + C_0$	$\dfrac{0.1C_0}{K}$	$\dfrac{C_0}{2K}$
一级	$\lg C = -\dfrac{Kt}{2.303} + \lg C_0$	$\dfrac{0.1054}{K}$	$\dfrac{0.693}{K}$

六、论述题

1. 试述经典恒温法预测药物有效期的实验设计方案。

答:经典恒温法预测药物有效期的实验设计包括:①预试验考核样品的性质及稳定性;②确定稳定性指标的测定方法;③设计试验温度(加速试验温度一般是 3～5 个)与取样时间(每个温度需进行 4 个以上时间间隔的取样测定);④按计划做实验,定时取样测定含量;⑤以 C 或 $\lg C$ 或 $1/C$ 对 t 作图,确定反应级数;⑥继而确定相应温度下的反应常数;⑦以各温度的 $\lg K$ 对 $1/T$ 作图,求出活化能,将直线外推至室温,求出 $K_{25℃}$;⑧计算有效期 $t_{0.9}$。

2. 影响中药制剂稳定性的因素有哪些?

答:对中药制剂稳定性的影响因素有:①温度;②湿度和水分;③溶剂;④pH 值;⑤空气(氧);⑥光线;⑦制剂工艺;⑧包装材料。

3. 试述中药制剂稳定性试验应注意的问题。

答:中药制剂稳定性试验应注意的问题包括:①科学选择稳定性考核指标:应选择能反映一定活性的成分,尤其是其中不稳定的成分作为考核指标;②选择专属、灵敏的测定方法;③注意适用范围:基于 Arrhenius 指数定律的加速试验法只适用于活化能在 41.84～125.52 kJ/mol 的热分解反应,光化反应及某些多羟基药物的降解反应不能用热加速试验预测室温下的稳定性;稳定性加速试验要求加速过程中反应级数和反应机理均不改变;经典恒温法应用于均相系统效果较好,而对非均相系统通常不适用;④有效期的确定:加速试验预测的有效期,与留样观察的结果对照,才能确定产品的实际有效期。

4. 对中药制剂稳定性进行研究有何意义?

答:中药制剂稳定性研究的意义:①稳定性是保证药物有效性与安全性的基础;②稳定性是评价药物制剂质量的重要指标之一;③研究稳定性变化的实质,探讨其影响因素,并采取相应的措施,可避免对患者造成危害,免遭经济损失;④新药申请必须呈报有关稳定性资料;⑤提高中药制剂的科学性和先进性。

七、计算题

1. 某药物在 120℃及 pH7.4 时的一级反应速度常数为 $9×10^{-6} \text{ s}^{-1}$,活化能为 95.72 kJ/mol,求有效期

答:根据 Arrhenius 定律,有以下方程成立:

$$\lg K_{120℃} = -\frac{E}{2.303R} × \frac{1}{T_{120℃}} + \lg A\,(1)\text{同时} \lg K_{25℃} = -\frac{E}{2.303R} × \frac{1}{T_{25℃}} + \lg A\,(2),\text{两式相减得:即得}$$

$\lg \dfrac{K_{120℃}}{K_{25℃}} = -\dfrac{E}{2.303R} × \left(\dfrac{1}{T_{120℃}} - \dfrac{1}{T_{25℃}}\right)$,已知 $K_{120℃} = 9×10^{-6} \text{ s}^{-1}$,$T_{120℃} = 273 + 120 = 393(\text{K})$,$T_{25℃} = 273 + 25 = 298(\text{K})$,$E = 95.72 \text{ kJ/mol}$,$R = 8.314 \text{ kJ/mol}$ 带入各项数据,计算求得 $K_{25℃}$,进而依据一级反应的

有效期公式:$t_{0.9} = \dfrac{0.1054}{K_{25℃}}$,计算 $t_{0.9}$,经计算其有效期 $t_{0.9}$ 为 4.13 年。

2. 某药物在 45℃下进行加速试验,求得 $t_{0.9} = 113\text{d}$,设活化能为 83.6 kJ/mol,问该药物在 25℃时的有效期。

答:因为无论是零级、一级、二级反应,$t_{0.9}$ 均与 K 成反比,因此 $\dfrac{t_{0.9_{45℃}}}{t_{0.9_{25℃}}} = \dfrac{K_{25℃}}{K_{45℃}}$,根据 Arrhenius 定律有以下方程成立:

$\lg \dfrac{K_{25℃}}{K_{45℃}} = -\dfrac{E}{2.303R} \times \left(\dfrac{1}{T_{25℃}} - \dfrac{1}{T_{45℃}} \right)$，因此有 $\lg \dfrac{t_{0.9_{45℃}}}{t_{0.9_{25℃}}} = \lg \dfrac{K_{25℃}}{K_{45℃}} = -\dfrac{E}{2.303R} \times \left(\dfrac{1}{T_{25℃}} - \dfrac{1}{T_{45℃}} \right)$，将 $t_{0.9_{45℃}} = 113d$，$E = 83.6 \text{ kJ/mol}$，$T_{25℃} = 298\text{K}$，$T_{45℃} = 318\text{K}$，$R = 8.314 \text{ kJ/mol}$ 代入式中，求得 $t_{0.9_{25℃}} = 2.6$ 年。

（李秀英）

第二十三章　生物药剂学与药物动力学

（略）

第二十四章 药物制剂的配伍变化

【要点解析】

第一节 药物配伍变化概述

一、药物配伍的概念

在药剂的生产或临床用药过程中,有目的、有规则地将两种或两种以上的药物、辅料等配合在一起使用的过程,称为药物配伍。

药物配伍应用后在理化性质或生理效应方面产生的变化,称为药物配伍变化。

不利于生产、应用和临床治疗的药物配伍变化,称为配伍禁忌,应当避免。

二、药物配伍用药的目的

(1) 使药物之间产生协同作用,增强疗效。

(2) 提高疗效的同时,减少毒副作用。

(3) 利用相反的药性或药物间的拮抗作用,克服药物的偏性或副作用。

三、药物配伍变化的类型

(1) 按配伍变化性质 分为疗效学配伍变化和物理化学配伍变化。

(2) 按配伍变化发生的部位 分为体外配伍变化和体内药物相互作用。

(3) 按药物的特点及临床用药情况 分为中药学的配伍变化、药剂学的配伍变化、药理学的配伍变化。

第二节 药剂学的配伍变化

药剂学的配伍变化属于体外配伍变化,即药物进入人机体前发生的变化,这种变化由物理、化学性质的变化引起,是在药剂生产、贮藏及用药配伍过程中发生的配伍变化。包括体外发生的物理配伍变化、化学配伍变化、药物制剂中辅料与药物的配伍变化、注射液的配伍变化。

一、物理配伍变化

物理配伍变化是指制剂在配伍制备、贮存过程中,发生了物理性质的改变,从而影响制剂的外观或内在质量的变化。

1. 溶解度的改变 ①温度改变:温度对药物的溶解度有直接的影响。②药渣吸附:群药合煎时,一种药物的成分会被其他药渣吸附,影响其在药液中的溶解量和提取率。③盐析作用:在溶液中加入无机盐类可使某些成分溶解度降低而析出。④增溶作用:糊化淀粉对酚性药物会产生增溶作用。⑤改变溶剂:不同溶剂的液体制剂配合在一起,常会析出沉淀。⑥贮藏过程:药液中有效成分或杂质为高分子物质时,在放置过程中,由于受空气、光学等影响,可使胶体"陈化"而析出沉淀。

2. 吸湿、潮解、液化与结块

(1) 吸湿与潮解 发生在易吸潮的药物中,中药干浸膏、颗粒剂、高分子化合物(胃蛋白酶、乳酶生)、无机盐类等与含结晶水的药物相互配伍。若与受潮易分解的药物配伍,可影响后者的稳定性,加速其分解。

(2) 液化 液化常发生在共溶性固体药物间,薄荷脑与樟脑、冰片,很难研细,但配伍后液化,呈分子状态,分散均匀。

(3) 结块 粉体制剂如散剂、颗粒剂由于药物配伍后吸湿性增加而结块,同时也可能导致药物的分解失效。

3. **粒径或分散状态的改变** 粒径或分散状态的改变可直接影响制剂的内在质量。难溶固体的混悬液或液体药物乳浊液与其他药物配伍分散相凝聚或分层,胶体溶液加电解质或其他脱水剂使胶体分散状态破坏而产生沉淀。某些保护胶体中加入浓度较高的亲水性物质如糖、乙醇或强电解质而使保护胶失去作用。吸附性较强的物质如活性炭、白陶土、碳酸钙等,当与剂量较小的生物碱配伍时,能使后者吸附而在机体中释放不完全。

二、化学的配伍变化

化学配伍变化是指药物成分之间发生了化学反应而导致药物成分的改变,以致影响药物制剂的外观、质量和疗效,甚至产生不良反应的配伍变化。

1. **产生浑浊或沉淀** 中药液体制剂在配制和贮藏过程中若配伍不当,可能产生浑浊或沉淀。例如:①生物碱与苷类;②有机酸与生物碱;③无机离子的影响;④鞣质和生物碱;⑤鞣质和其他成分结合。

2. **产生有毒物质** 含朱砂的中药制剂如朱砂安神丸、七厘散、冠心苏合丸等不宜与还原性药物如溴化钾、溴化钠、碘化钾、碘化钠、硫酸亚铁等配伍,否则会产生溴化汞或碘化汞沉淀,有很强的刺激性,导致胃肠道出血等现象。

3. **变色与产气** ①变色,如酚类氧化变色(水杨酸变成黑色、毒扁豆碱变为红色);pH值变化(大黄在碱性条件下变红)。②产气,如碳酸盐、碳酸氢盐与酸类药物配伍发生中和反应生成二氧化碳。

4. **发生爆炸** 强氧化剂与强还原剂(如火硝与雄黄,高锰酸钾与甘油)配伍混合研磨,发生氧化还原反应,导致爆炸。

三、药物制剂中辅料与药物的配伍变化

1. **辅料与药物间的物理配伍变化** ①固体制剂吸潮或软化;②固体制剂药物溶出度下降;③固体制剂药物溶解度改变。

2. **辅料与药物间的化学配伍变化** ①导致药物的水解氧化;②与药物直接发生化学反应;③药物影响辅料的性质;④辅料之间的相互作用。

四、注射剂的配伍变化

1. **中药注射剂临床使用严禁混合配伍使用** 卫生部在《关于进一步加强中药注射剂生产和临床使用管理的通知》中明确规定:临床上严禁将中药注射剂混合配伍使用。若确需联合使用其他药品时,应谨慎考虑与中药注射剂的间隔时间以及药物相互作用等问题。

2. **注射剂配伍变化的分类** 可分为药理学配伍变化和药剂学配伍变化,药剂学配伍变化可分为可见的配伍变化(配伍后出现浑浊、沉淀、结晶、变色等)和不可见的配伍变化(肉眼看不到的,危害性比前者更严重)。

3. **注射剂产生配伍变化的因素** ①溶液组成改变;②pH值的改变;③超出缓冲容量;④原辅料的纯度与盐析作用;⑤成分之间的沉淀反应;⑥混合浓度、顺序对稳定性的影响;⑦附加剂的影响。

第三节 药理学的配伍变化

一、协同作用

协同作用系指两种以上药物合并使用后,使药效效果增加。协同作用包括相加作用、相乘(增强)作用。

二、拮抗作用

拮抗作用系指两种以上药物合并使用后,使药效作用减弱或消失,多数情况下不宜配伍使用。表现为疗效显著下降,可用来纠正主药的副作用。

三、产生不良反应

某些药物配伍后,能增加毒性或副作用,则不宜配伍使用或应慎用。

四、制剂在体内发生的相互作用

1. **吸收过程的相互作用** 药物配伍在吸收部位发生的物理化学反应,包括由于温度、pH、水分、金属离子等作用引起的结构性质改变,影响药物制剂的崩解时间、溶出速率、吸收速度和程度等。

2. 分布过程的相互作用 药剂配伍对分布的影响最常见的是置换作用，即一种药物减少了另一种药物与蛋白的结合。当两种药物在蛋白质某一结合位置上进行竞争时，亲和力强的药物将亲和力弱的药物置换出来。

3. 代谢过程的相互作用 药物在体内受药酶作用发生的配伍变化分为酶促作用或酶抑作用。此外药物还可在肝脏蓄积而造成损害。

4. 排泄过程的相互作用 药物一般以原型药物或代谢物通过肾脏、肝胆系统、呼吸系统及皮肤汗腺分泌等途径排出体外，并大多以肾脏排泄为主。一些弱酸或弱碱类药物均可在肾小管分泌时产生相互竞争而发生变化。

第四节　制剂配伍变化的研究方法

一、预测制剂配伍变化的一般实验方法

1. 可见的配伍变化实验方法 一般是将两种药液混合，用肉眼观察有无产生沉淀、浑浊、结晶、变色、气体等。细小结晶可用显微镜观察。

方法：将两种药液混合，在一定时间内以肉眼观察有无产生浑浊、沉淀、结晶、变色、产生气体等现象。析晶慢.或颗粒细，将配伍一定时间后的药液微孔滤膜滤过，显微镜或电子显微镜观察。

通常混合量比是 $1:1$，也采用 $1:2$ 或 $1:3$。观察时间有 2、4、24 小时等。静脉滴注一般定为 6 小时比较合适。

2. 测定注射剂变化点的 pH 值 许多配伍变化是由于 pH 变化引起的，所以有人推荐用溶液变化点的 pH 作为预报药液配伍参考。

方法：在注射液(10 ml)中加入酸(0.1 mol/L HCl)或碱(0.1 mol/L NaOH)，观察其外观发生变化时的 pH、pH 变动范围及所用的酸碱量。

结果：加入酸或碱而无外观变化，或 pH 移动范围大，或用酸、碱量大的，不易产生可见的配伍变化。反之，容易产生可见的配伍变化。

如配伍后药液的 pH 落入变化区的 pH 内，则可能出现配伍变化。

3. 稳定性实验(不可见的变化实验法) 配伍后在规定时间内效价或含量下降数不超过 10% 则为稳定

方法：将药液配伍后，维持在一定的条件下(如温度、光照等)，测定一定时间内的药物量，并记录其 pH 与外观，从而了解到药物在一定条件下稳定的情况和分解损失 10% 所需的时间。

实验关键：选择合适的定量方法，不受其他成分的干扰，有一定的准确度和灵敏度。

二、固体制剂中药物与辅料配伍变化的一些研究方法

DTA 与 DSC 法；DSC - HSM - SEM 法。

第五节　配伍变化的处理原则与方法

一、处理原则

1. 审查处方，了解用药意图 了解医师的用药意图，明确用药对象的具体情况和给药方案，加以纠正和解决。

2. 制备工艺和贮藏条件的控制 控制温度、光线、氧气、痕量重金属是延缓水解和氧化反应的基本条件。对于挥发油、酚类、醛类、醚类等易氧化的药物或酯类、酰胺类、皂苷类等易水解的药物，宜制成固体制剂增加其稳定性，并应注意控制水分含量，控制温度，避免湿法制粒等，如必须制成注射剂，可设法制成粉针剂，并注意附加剂和包装材料的影响。

无论口服制剂还是注射液，都应注意药物之间，或药物与附加剂之间可能产生的物理、化学或药理的配伍变化。

二、处理方法

改变贮存条件；改变调配次序；改变溶剂或添加助溶剂；调整溶液的 pH 值；改变有效成分或改变剂型。

【同步练习】

一、选择题

（一）单选题

1. 药物配伍应用，可增加药物毒性的是（　　）
A．单行　　　　B．相须　　　　C．相使　　　　D．相杀　　　　E．相反

2. 下列**不属于**物理学配伍变化的是（　　）
A．潮解　　　　B．液化　　　　C．溶解度改变　　D．变色　　　　E．粒子积聚

3. 大黄中鞣质可与黄连中生物碱结合生成黄褐色胶状沉淀属于（　　）
A．物理配伍变化　　　　　　B．环境的配伍变化　　　　　　C．生物配伍变化
D．药理配伍变化　　　　　　E．化学配伍变化

4. 煎煮过程中由于药味的相互作用导致药物溶解度增加属于（　　）
A．物理的配伍变化　　　　　B．化学的配伍变化　　　　　　C．生物学配伍变化
D．溶剂配伍变化　　　　　　E．药理学配伍变化

5. 甘草与芒硝配伍使部分甘草酸析出属于（　　）
A．增溶作用　　B．助溶作用　　C．盐析作用　　D．潜溶作用　　E．吸附作用

6. 下列属于物理配伍变化的是（　　）
A．维生素C与烟酰胺配伍产生红色　　B．颠茄酊剂加入生理盐水产生沉淀
C．朱砂与溴化钾配伍产生溴化汞沉淀，导致赤痢样粪便
D．小檗碱与甘草皂苷混合产生沉淀　　E．碳酸氢钠使大黄粉末变为粉红色

7. 下列说法**不正确**的是（　　）
A．糊化淀粉对酚性药物会产生增溶作用
B．朱砂安神丸可与硫酸亚铁配伍
C．含朱砂的中药制剂可与薄荷发生配伍禁忌
D．麝香草酚与薄荷脑配伍可产生潮解或液化现象
E．多数生物碱与苷类配伍会产生沉淀

8. 氨茶碱与烟酸直接混合析出沉淀是由于（　　）
A．溶剂组成改变引起　　　　B．混合顺序不同引起　　　　C．pH值改变引起
D．盐析作用引起　　　　　　E．成分的纯度引起

9. 硫酸长春新碱注射液与磺胺嘧啶钠等碱性注射液混合时析出沉淀，是由于（　　）
A．混合浓度改变引起　　　　B．混合顺序改变引起　　　　C．pH值改变引起
D．盐析作用引起　　　　　　E．溶剂组成改变引起

10. 药物在配伍制备、贮存过程中，发生分散状态或物理性质的改变为（　　）
A．物理配伍变化　B．化学配伍变化　C．协同作用　　D．拮抗作用　　E．酶促作用

11. 药物成分之间发生氧化、还原、分解、水解等化学反应导致成分的改变为（　　）
A．物理配伍变化　B．化学配伍变化　C．协同作用　　D．拮抗作用　　E．酶促作用

12. 两种以上药物合并使用使药物作用增强的为（　　）
A．物理配伍变化　B．化学配伍变化　C．协同作用　　D．拮抗作用　　E．酶促作用

13. 两种以上药物合并使用使药物作用减弱或消失的为（　　）
A．物理配伍变化　B．化学配伍变化　C．协同作用　　D．拮抗作用　　E．酶促作用

14. 樟脑、冰片与薄荷脑混合时产生（　　）
A．助溶　　　　B．沉淀　　　　C．发生爆炸　　D．液化　　　　E．变色

15. 金银花与黄连共煎时能产生（　　）

　　A．助溶　　　　　B．沉淀　　　　　C．发生爆炸　　　　D．液化　　　　E．变色

16. 鞣质可与蛋白质生成（　　）

　　A．助溶　　　　　B．沉淀　　　　　C．发生爆炸　　　　D．液化　　　　E．变色

17. 含酚羟基的药物与铁盐混合可能产生（　　）

　　A．助溶　　　　　B．沉淀　　　　　C．发生爆炸　　　　D．液化　　　　E．变色

18. 含树脂的醇性制剂与水性制剂配伍时会产生（　　）

　　A．变色　　　　　B．沉淀　　　　　C．发生爆炸　　　　D．产生有毒物质　E．产气

19. 高锰酸钾与甘油混合研磨时可能发生（　　）

　　A．变色　　　　　B．沉淀　　　　　C．发生爆炸　　　　D．产生有毒物质　E．产气

20. 七厘散与碘化钾配伍可能会（　　）

　　A．变色　　　　　B．沉淀　　　　　C．发生爆炸　　　　D．产生有毒物质　E．产气

（二）多选题

1. 下列属于药剂学上的配伍变化是（　　）

　　A．药物配伍后乳剂分层　　　　　　B．药物配伍后产生沉淀

　　C．药物配伍后产生不良反应　　　　D．药物配伍后产生协同作用

　　E．药物配伍后产生液化现象

2. 下列属于化学配伍变化的是（　　）

　　A．结块　　　　　B．产气　　　　　C．沉淀　　　　D．浑浊　　　　E．变色

3. 药物在体内发生的配伍变化主要包括（　　）

　　A．药物在吸收部位发生的配伍变化　B．药物在分布过程发生的配伍变化

　　C．药物在代谢过程发生的配伍变化　D．药物在排泄过程发生的配伍变化

　　E．药物在服用中的配伍变化

4. 注射剂产生配伍变化的因素包括（　　）

　　A．混合浓度及顺序的改变　　　　　B．pH 值改变

　　C．原辅料的纯度不符合要求　　　　D．溶剂组成的改变

　　E．附加剂的影响

5. 配伍变化的处理原则是（　　）

　　A．改变剂型　　　　　　　　B．审查处方，了解用药意图　　　　C．制备工艺的控制

　　D．贮藏条件的控制　　　　　E．调整溶液 pH 值

6. 常见的配伍变化的处理方法有（　　）

　　A．改变剂型　　B．改变储存条件　C．改变溶剂　　D．改变调配次序　E．调节 pH 值

7. 下列说法正确的是（　　）

　　A．黄连与甘草共煎会产生浑浊或沉淀

　　B．凡有拮抗作用的药物临床上均不能合并应用

　　C．人参注射液可加至血液中输血抢救急症病人

　　D．以硬脂酸镁为辅料制备阿司匹林片时不稳定是因为化学配伍变化

　　E．水性液体的变色属于物理配伍变化

二、填空题

1. 具有_____结构的药物与铁盐相遇，易产生变色反应。

2. 药剂配伍对分布的影响最常见的是_____作用。

3. 测定注射剂变化点的 pH，若 pH 值移动范围大，说明该注射剂_____产生 pH 值配伍变化。

4. 稳定性较差的药物若添加到输液剂中时，若在规定的时间内药物效价或含量的降低不超过_____，一般认为是稳定的。

三、术语解释

1. 药物配伍变化　2. 配伍禁忌

四、简答题

1. 简述药物配伍用药的目的。
2. 简述配伍变化的处理方法。

【参考答案】

一、选择题

（一）单选题

1. E　2. D　3. E　4. A　5. C　6. B　7. B　8. B　9. C　10. A　11. B　12. C　13. D　14. D　15. B
16. B　17. E　18. B　19. C　20. D

（二）多选题

1. ABE　2. BCDE　3. ABCD　4. ABCDE　5. BCD　6. ABCDE　7. AD

二、填空题

1. 酚羟基　2. 置换　3. 不易　4. 10%

三、术语解释

1. **药物配伍变化**　系指药物配伍后在理化性质或生理效应方面产生的变化。
2. **配伍禁忌**　不利于生产、应用和临床治疗的药物配伍变化。

四、简答题

1. 简述药物配伍用药的目的。

答：① 使药物之间产生协同作用，增强疗效；② 提高疗效的同时，减少毒副作用；③ 利用相反的药性或药物间的拮抗作用，克服药物的偏性或副作用。

2. 简述配伍变化的处理方法。

答：① 改变贮存条件（密闭、避光、低温）：有些药物在病人使用过程中，由于贮存条件如温度、空气、光线等会加速沉淀、变色或分解，故应在密闭及避光条件下，如贮于棕色瓶，每次发出的药量不宜太多。② 改变调配次序：有些药物混合后产生沉淀现象，可改变混合次序而避免。③ 改变溶剂或添加助溶剂：改变溶剂是指改变溶剂量或改变成混合溶剂。④ 调整溶液的 pH 值：微溶性药物，应将溶液调节在适宜的 pH 值范围内。⑤ 改变有效成分或改变剂型。

（朱立俏）

第二十五章　中药新药研制

（略）

附 录

全真模拟试卷（一）

一、单选题（从四个备选答案中选择一个正确答案，多选、少选、错选均不得分。每题1分，共25分）

1. 盐析法适用于有效成分为以下哪一类药物的精制（　　）
   A. 黄酮类　　　　B. 油脂类　　　　C. 多糖类　　　　D. 蛋白质类

2. 在制备汤剂的过程中，附绒毛的药物应（　　）
   A. 先煎　　　　　B. 包煎　　　　　C. 冲服　　　　　D. 另煎

3. 以下表面活性剂毒性最小的是哪一型表面活性剂（　　）
   A. 阳离子型　　　B. 阴离子型　　　C. 两性离子型　　D. 非离子型

4. 在黑膏药的制备过程中，下丹的量一般为植物油的（　　）
   A. 1倍　　　　　B. 1.5倍　　　　　C. 1/2倍　　　　　D. 1/2～1/3倍

5. 松香在橡胶贴膏剂中的作用是（　　）
   A. 增粘剂　　　　B. 软化剂　　　　C. 填充剂　　　　D. 以上均不是

6. 黏性药物粉碎时多采用的方法是（　　）
   A. 加液研磨　　　B. 水飞　　　　　C. 串料　　　　　D. 串油

7. 红升丹的主要成分是（　　）
   A. Pb_3O_4　　　　　　　　　　B. $2PbCO_3 \cdot Pb(OH)_2$
   C. HgO　　　　　　　　　　　　D. $HgCl_2$

8. 分散相质点在 500 nm～10 μm 之间的液体药剂属于（　　）
   A. 真溶液　　　　B. 胶体溶液　　　C. 乳剂　　　　　D. 混悬剂

9. 药材加水煎煮，去渣浓缩后，加糖或炼蜜制成的稠厚状半流体剂型是（　　）
   A. 糖浆剂　　　　B. 煎膏剂　　　　C. 浸膏剂　　　　D. 流浸膏剂

10. "回收溶剂"是下列哪一药剂的制备过程之一（　　）
   A. 橡胶贴膏剂　　B. 凝胶贴膏剂　　C. 栓剂　　　　　D. 软膏剂

11. 一般采用多少 nm 的紫外线进行灭菌处理（　　）
   A. 210　　　　　B. 190　　　　　C. 254　　　　　D. 400

12. 选阿拉伯胶做黏合剂的片剂一般是（　　）
   A. 分散片　　　　B. 口含片　　　　C. 泡腾片　　　　D. 溶液片

13. 注射剂中既可抑菌，又可减轻疼痛的附加剂是（　　）
   A. 苯甲酸　　　　B. 三氯叔丁醇　　C. 盐酸普鲁卡因　D. 苯酚

14. 凡士林属于软膏剂的哪一类基质（　　）
   A. 油脂　　　　　B. 类脂　　　　　C. 烃类　　　　　D. 硅酮类

15. 球磨机的转速一般采用临界转速的（　　）
   A. 55%　　　　　B. 65%　　　　　C. 75%　　　　　D. 85%

16. 混合的方法**不包括**（　　）
   A. 振动　　　　　B. 研磨　　　　　C. 搅拌　　　　　D. 过筛

17. 能用于分子分离的滤过方法是（　　）
   A. 微孔滤膜滤过法　　　　　　　　B. 垂熔滤过法

C．超滤过　　　　　　　　　D．板框压滤法

18．下列注射剂中**不能**添加抑菌剂的是(　　)

A．肌内注射剂　B．皮下注射剂　C．皮内注射剂　D．静脉注射剂

19．中药柴胡中含挥发油和其他综合成分,制备注射剂时宜选用(　　)

A．蒸馏法　　　B．双提法　　　C．水醇法　　　D．醇水法

20．制备不透光胶囊需加入的遮光剂是(　　)

A．甘油　　　　B．二氧化钛　　C．琼脂　　　　D．食用染料

21．丸剂中疗效发挥最快的剂型是(　　)

A．水丸　　　　B．蜜丸　　　　C．糊丸　　　　D．滴丸

22．可作为片剂吸收剂的成分是(　　)

A．硬脂酸镁　　B．滑石粉　　　C．磷酸氢钙　　D．乳糖

23．吸入用气雾剂要迅速发挥药效,粒径最好为(　　)

A．5～15 μm　B．3～10 μm　C．0.5～1 μm　D．越细越好

24．下列哪一项系用复凝聚法制备微囊所用的囊材(　　)

A．明胶-桃胶　B．CAP－CMC　C．阿拉伯胶-桃胶　D．以上都不是

25．舌下给药途径属于(　　)

A．口服　　　　B．黏膜　　　　C．呼吸道　　　D．皮肤

二、多选题(从五个备选答案中选择二至五个正确答案,多选、少选、错选均不得分。每题1分,共10分。)

1．浸提的过程包括下列哪几个阶段(　　)

A．浸润与渗透　B．溶解　　　　C．扩散　　　　D．解吸　　　　E．结合

2．下列哪几项属于应用流化技术进行干燥的方法(　　)

A．喷雾干燥　　B．真空干燥　　C．沸腾干燥　　D．冷冻干燥　　E．常压干燥

3．浸提溶剂为乙醇时,可采用的浸提方法有(　　)

A．煎煮法　　　B．渗漉法　　　C．浸渍法　　　D．回流法　　　E．水蒸气蒸馏法

4．滴制法一般可用于制备(　　)

A．软胶囊剂　　B．硬胶囊剂　　C．滴丸　　　　D．蜡丸　　　　E．糊丸

5．在中药药剂中单糖浆一般可作为什么来使用(　　)

A．助悬剂　　　B．包糖衣物料　C．黏合剂　　　D．矫味剂　　　E．乳化剂

6．膜剂的处方组成中**不包括**(　　)

A．着色剂　　　B．增塑剂　　　C．乳化剂　　　D．黏合剂　　　E．脱膜剂

7．下列哪些可用作滤过除菌的滤器(　　)

A．微孔薄膜滤器　B．垂熔玻璃滤器　C．石棉网　　D．砂滤棒　　　E．布氏漏斗

8．影响滴眼液药物疗效的因素有(　　)

A．药物的脂溶性　　　　　B．药物的解离度　　　　　C．滴眼液的刺激性

D．滴眼液的表面张力　　　E．滴眼液的黏度

9．丸剂的现代改进剂型有(　　)

A．糊丸　　　　B．滴丸　　　　C．浓缩丸　　　D．蜡丸　　　　E．胶丸

10．影响药物溶解度的因素有哪些(　　)

A．药物的极性　B．溶解温度　　C．药物晶型　　D．粒子大小　　E．溶剂

三、填空题(本大题共10小题,每空1分,共10分)

1．GMP的全称是_____。

2．当两种需混合的药物色泽相差悬殊时,应采用的混合方法为_____。

3．乳剂形成的三要素是油相、水相及_____。

4．_____是渗透与扩散的动力。

5．为防止煎膏剂出现"返砂"现象,蔗糖的转化率宜控制在_____。

6. 高分子溶液溶解时首先发生_____溶胀,然后发生无限溶胀。

7. 注射剂的 pH 值一般应控制在_____范围内。

8. PGE 是指聚乙二醇,在栓剂中称作_____。

9. 蜜丸的制备方法为_____。

10. 表面活性剂的 *HLB* 值越高,其_____越强。

四、判断题(每题 1 分,共 5 分)。

1. 合剂与口服液一般要求灭菌。(　　)

2. 胶体溶液的稳定性主要与水化作用有关。(　　)

3. 气雾剂主要通过肺泡吸收。(　　)

4. 中药制剂的有效期的确定主要通过留样观察法的考察结果而定。(　　)

5. 药剂质量的优劣只与治疗的速度和质量有关,与产品成品和经济效益无关。(　　)

五、术语解释(本大题共 5 小题,每小题 2 分,共 10 分)

1. 中药药剂学　　2. 防腐　　3. 置换价　　4. 脂质体　　5. 胶束

六、简答题(本大题共 4 小题,每小题 5 分,共 20 分)

1. 片剂制粒的目的是什么?

2. 试比较药酒与酊剂的区别。

3. 影响乳剂稳定性的因素有哪些?

4. 简述注射剂附加剂的种类并各举例 2 个。

七、论述题(本大题共 2 小题,每小题 10 分,共 20 分)

1. 水溶性颗粒剂的制备工艺过程及其操作要点。

2. 已知栓模的标示量为 2 g,现制备鞣酸栓 30 粒,每粒含鞣酸 0.2 g,基质为可可豆酯,鞣酸对可可豆酯的置换价为 1.6。试求共需基质多少克?

一、单选题

1. D 2. B 3. D 4. D 5. A 6. C 7. C 8. D 9. B 10. A 11. C 12. B 13. B 14. C 15. C
16. A 17. C 18. D 19. B 20. B 21. D 22. C 23. B 24. D 25. B

二、多选题

1. ABCD 2. AC 3. BCD 4. AC 5. BCD 6. CDE 7. ABD 8. ABCDE 9. BC 10. ABCDE

三、填空题

1. 药品生产质量管理规范 2. 打底套色法 3. 乳化剂 4. 浓度差 5. 40%～50% 6. 有限 7. 4.0～
9.0 8. 水溶性基质 9. 塑制法 10. 亲水性

四、判断题

1. √ 2. √ 3. √ 4. √ 5. ×

五、术语解释

1. **中药药剂学** 以中医药理论为指导，运用现代科学技术，研究中药药剂的配伍理论、生产技术、质量控制与合理应用等内容的一门综合性应用技术学科。

2. **防腐** 以低温或化学药品防止和抑制微生物生长与繁殖的技术。

3. **置换价** 药物的重量与同体积基质的重量之比值。

4. **脂质体** 系将药物包封于类脂质双分子层内而形成的微小囊泡。

5. **胶束** 表面活性剂在水溶液中的浓度较大时，其疏水部分相互吸引、缔合，形成缔合体，这种缔合体称为胶束。

六、简答题

1. **压片前药物制成颗粒的目的是什么？**

答：①增加物料的流动性；②改善可压性；③避免粉末分层；④避免细粉飞扬。

2. **试比较药酒与酊剂的区别。**

答：①所用溶剂不同，药酒以蒸馏酒为溶剂，酊剂以规定浓度的乙醇为溶剂。②所用附加剂不同，药酒可加糖或蜂蜜矫味，酊剂不加。③制法不同，酒剂用冷浸法、热浸法、渗漉法和回流热浸法制备，酊剂用溶解法、稀释法、浸渍法、渗漉法制备。④原料不同，酒剂以饮片为原料，酊剂的原料可以是饮片、流浸膏、浸膏、提取物等。⑤含药量不同，酒剂没有明确规定，酊剂含毒性药的酊剂每100 ml相当于原饮片10 g，其他酊剂每100 ml相当于原饮片20 g，成分明确的酊剂则应符合规定。⑥给药途径不同，酒剂可口服或外用，酊剂多内服，少外用。

3. **影响乳剂稳定性的因素有哪些？**

答：①乳化剂的性质与用量：乳化剂的常用量为0.5%～10%。②分散相的浓度与乳滴大小：乳剂分散相的浓度50%左右最稳定；乳滴越小越稳定，乳滴大小越均匀越稳定。③油相、水相的密度差：密度差越小越稳定。④ζ电位：ζ电位越高越稳定。⑤黏度与温度：乳剂的黏度越大越稳定；最适宜的乳化温度是50℃～70℃。

4. **简述注射剂附加剂的种类并各举例2个。**

答：①增加主药溶解度的附加剂，聚山梨酯80、胆汁等。②帮助主药混悬或乳化的附加剂，助悬剂有明胶、聚维酮等，乳化剂有聚山梨酯80、卵磷脂等。③防止主药氧化的附加剂，包括抗氧剂、惰性气体和金属络合物。

抗氧剂有亚硫酸酸钠、硫代硫酸钠等;惰性气体有 N_2、CO_2;金属络合物有 EDTA、EDTA - Na_2。④抑菌剂,苯酚、三氯叔丁醇等。⑤调整 pH 值的附加剂,盐酸、氢氧化钠等。⑥减轻疼痛的附加剂,盐酸普鲁卡因、三氯叔丁醇等。⑦调整渗透压的附加剂,氯化钠、葡萄糖等。

七、论述题

1. 水溶性颗粒剂的制备工艺过程及其操作要点。

答:(1) 中药的提取。一般采用煎煮法提取有效组分;含挥发油的中药多采用双提法进行提取;热敏性物料及挥发油为主要成分的药材应采用超临界流体提取法等低温动态提取新工艺。

(2) 提取液的纯化。常用水提醇沉法,也可经过高速离心、微孔滤膜滤过、大孔树脂吸附等方法纯化。

(3) 制软材。药物清膏或干膏粉加辅料搅拌均匀,加适量润湿剂制成"手握成团,轻按即散"的软材。一般清膏、糖粉、糊精的比例为1∶3∶1;辅料的用量一般不超过清膏的 5 倍,干膏的 2 倍。

(4) 制颗粒。用干法或湿法制粒,生产上常用湿法制粒,主要有挤出制粒、快速搅拌制粒、沸腾造粒法等。

(5) 干燥。湿法制粒所得湿颗粒应及时干燥,一般以 60℃～80℃为宜;干燥时注意要逐渐升温,使用烘箱干燥应注意颗粒的厚度并及时翻动,以免颗粒结块。

(6) 整粒。湿颗粒干燥后需过筛整粒,一般通过一号筛除去粗大颗粒,四号筛筛去细粉。

(7) 挥发油的加入。挥发性成分溶于适量乙醇中,均匀喷入干燥颗粒中混匀,密闭。或用 β-CD 包合后加入颗粒中混匀。

(8) 包装。整理后的干燥颗粒应及时选用不易透气、透湿的包装材料,如复合铝塑袋、铝箔袋或不透气的塑料瓶包装,防止吸潮。

2. 已知栓模的标示量为 2 g,现制备鞣酸栓 3 000 粒,每粒含鞣酸 0.2 g,基质为可可豆酯,鞣酸对可可豆酯的置换价为 1.6。试求共需基质多少克?

解:每粒栓中含基质为 $X = G - W/f = 1.875\ \text{g}$

共需基质为 $1.875 \times 3\,000 = 5\,625\ \text{g} = 5.625\ \text{kg}$

答:共需 5.625 kg 基质。

全真模拟试卷(二)

一、**单选题**(从四个备选答案中选择一个正确答案,多选、少选、错选均不得分。每题1分,共25分)

1. 维持血压和血容量,防止休克多选用(　　)类输液剂
   A. 电解质　　　　B. 营养　　　　C. 胶体　　　　D. 以上均不是

2. 下列哪项**不是**胶体溶液的制备方法(　　)
   A. 分散法　　　　B. 凝聚法　　　　C. 溶解法　　　　D. 化学反应法

3. 布朗运动和丁达尔现象是什么胶的性质(　　)
   A. 亲水胶　　　　B. 保护胶　　　　C. 疏水胶　　　　D. 凝胶

4. 制剂中主要含有无机汞化合物的是(　　)
   A. 膏药　　　　B. 橡胶贴膏剂　　　　C. 透皮贴剂　　　　D. 丹药

5. 非极性的晶型化合物粉碎时多采用的方法是(　　)
   A. 加液研磨　　　　B. 水飞　　　　C. 串油　　　　D. 串料

6. 乳剂分散相合并而分为油水两相的现象为(　　)
   A. 乳析　　　　B. 破裂　　　　C. 絮凝　　　　D. 转相

7. 乳香、没药宜采用的粉碎方法为(　　)
   A. 串油法　　　　B. 低温粉碎法　　　　C. 串料法　　　　D. 蒸罐法

8. 气雾剂中所用的抛射剂常温常压下为(　　)
   A. 固体　　　　B. 液体　　　　C. 半固体　　　　D. 气体

9. 在胶剂的制备过程中**不包括**的工艺过程是(　　)
   A. 制胶片　　　　B. 收胶　　　　C. 闷胶　　　　D. 开片

10. 毒性药剂制成散剂,剂量在0.01～0.1 g者,可稀释成的倍散比例是(　　)
    A. 1:1　　　　B. 1:10　　　　C. 1:100　　　　D. 1:1 000

11. 橡胶贴膏剂常用的制备方法为(　　)
    A. 溶解法　　　　B. 涂布法　　　　C. 溶剂法　　　　D. 稀释法

12. **不属于**丸剂的制备方法是(　　)
    A. 滴制法　　　　B. 熔融法　　　　C. 塑制法　　　　D. 泛制法

13. 黏性较大的药粉制备蜜丸一般选用什么为黏合剂(　　)
    A. 炼蜜　　　　B. 老蜜　　　　C. 中蜜　　　　D. 嫩蜜

14. 既可做润滑剂,又可做固体粉末乳化剂的是(　　)
    A. 硬脂酸　　　　B. 硬脂酸镁　　　　C. 滑石粉　　　　D. 硅皂土

15. 中药材用规定浓度的乙醇浸出或溶解制得的液体剂型是(　　)
    A. 酒剂　　　　B. 酊剂　　　　C. 醋剂　　　　D. 膏滋

16. 制备软膏剂时,如果基质熔点不同,常温下**不能**混合均匀,一般可采用(　　)
    A. 研合法　　　　B. 熔融法　　　　C. 压制法　　　　D. 乳化法

17. 包肠溶衣的物料是(　　)
    A. CAP　　　　B. PVP　　　　C. PEG　　　　D. EC

18. 下列哪项一般**不作为**片剂的润滑剂使用（　　）
    A. 硬脂酸镁　　　 B. 滑石粉　　　　 C. 氢化植物油　　 D. 淀粉
19. 超临界流体的黏度接近于（　　）
    A. 气体　　　　　 B. 液体　　　　　 C. 半固体　　　　 D. 固体
20. 注射用油应选用（　　）
    A. 挥发油　　　　 B. 植物油　　　　 C. 动物油　　　　 D. 矿物油
21. 除另有规定外，处方药材经提取、纯化、喷雾干燥制成细粉后制颗粒，其辅料用量一般**不超过**干膏量的
    （　　）
    A. 5 倍　　　　　 B. 4 倍　　　　　 C. 3 倍　　　　　 D. 2 倍
22. 片剂硬度检查的根本目的在于（　　）
    A. 保持外观完整　 B. 保证剂量准确　 C. 防止产生粉尘　 D. 防止松片
23. 硬胶囊的内容物，除另有规定外，水分**不得**超过（　　）
    A. 8.0%　　　　　 B. 9.0%　　　　　 C. 12.0%　　　　 D. 15.0%
24. 朱砂安神丸采用的包衣是（　　）
    A. 滑石衣　　　　 B. 药物衣　　　　 C. 肠衣　　　　　 D. 糖衣
25. 下列适用于空气灭菌的方法是（　　）
    A. 微波灭菌　　　 B. γ 射线灭菌　　 C. 紫外线灭菌　　 D. β 射线灭菌

二、**多选题**（从五个备选答案中选择二至五个正确答案，多选、少选、错选均不得分。每题 1 分，共 10 分）
1. 不经胃肠道给药的途径有（　　）
   A. 注射给药　　　 B. 皮肤给药　　　 C. 直肠给药　　　 D. 黏膜给药　　　 E. 呼吸道给药
2. 下列片剂制备过程中**不需要**加入崩解剂的是（　　）
   A. 口含片　　　　 B. 分散片　　　　 C. 舌下片　　　　 D. 咀嚼片　　　　 E. 缓控释片
3. 热敏性药物可采用的干燥方法有（　　）
   A. 烘干法　　　　 B. 吸湿法　　　　 C. 减压干燥法　　 D. 冷冻干燥法　　 E. 喷雾干燥法
4. 用到裱褙材料的外用膏剂有（　　）
   A. 软膏剂　　　　 B. 黑膏药　　　　 C. 白膏药　　　　 D. 橡胶贴膏剂　　 E. 贴膏剂
5. 特殊药品一般指的是哪些药品（　　）
   A. 麻醉　　　　　 B. 精神　　　　　 C. 毒性　　　　　 D. 放射性　　　　 E. 贵重
6. 表面活性剂可作为什么来应用（　　）
   A. 增溶剂　　　　 B. 去污剂　　　　 C. 乳化剂　　　　 D. 助悬剂　　　　 E. 润湿剂
7. 下列可以使液体药物固体化的制药技术或剂型有（　　）
   A. β-环糊精包合　 B. 滴丸　　　　　 C. 软胶囊　　　　 D. 包衣　　　　　 E. 微囊化
8. 下列要求去火毒的药剂有（　　）
   A. 软膏剂　　　　 B. 黑膏药　　　　 C. 白膏药　　　　 D. 贴膏剂　　　　 E. 丹药
9. 在中药药剂中乙醇可作为什么来使用（　　）
   A. 防腐剂　　　　 B. 止痛剂　　　　 C. 消毒剂　　　　 D. 润湿剂　　　　 E. 溶剂
10. 下列属于真溶液型的液体药剂是（　　）
    A. 溶液剂　　　　 B. 芳香水剂　　　 C. 甘油剂　　　　 D. 乳剂　　　　　 E. 醑剂

三、**填空题**（本大题共 10 小题，每空 1 分，共 10 分）
1. 注射剂中防止主药氧化的附加剂有抗氧剂、惰性气体和_____。
2. 中药提取物中的有效部位规定其有效部位含量应占提取物的_____以上。
3. 目前制剂生产应用最广泛的一种灭菌方法是_____。
4. 以_____为原料制成的胶剂为阿胶。
5. 软胶囊的制备方法分为压制法和_____。
6. 硬脂酸镁作片剂的润滑剂时，一般用量_____。

7. 水丸常用的赋形剂除水外还有酒、醋及_____。

8. 中药片剂按其原料特性有下述四种类型,即全粉末、全浸膏片、提纯片、_____。

9. 眼膏剂常用基质为凡士林、液体石蜡、_____(8∶1∶1)混合而成。

10. 沉降体积比_____,混悬剂越稳定。

四、判断题(本大题共 5 小题,每题 1 分,共 5 分)

1. 气压制剂在使用过程中可以保持压力恒定。(   )

2. 调配处方时一次最多调配 2 张处方。(   )

3. 干燥过程除去自由水分及平衡水分。(   )

4. 栓剂可塞于肛门或阴道,起局部或全身治疗作用。(   )

5. 在片剂的制备过程中,颗粒必须要求粒度均匀,否则易松片。(   )

五、术语解释(本大题共 5 小题,每题 2 分,共 10 分)

1. 热原 2. OTC 3. 灭菌 4. 生物利用度 5. 起昙

六、简答题(本大题共 4 小题,每题 5 分,共 20 分)

1. 影响外用膏剂透皮吸收的因素有哪些?

2. 如何应用加速实验法进行有效期的求解?

3. 蜜丸制备过程中影响丸块质量的因素有哪些?

4. 中药"斗谱"的排列原则是什么?

七、论述题或计算题(本大题共 2 小题,每题 10 分,共 20 分)

1. 试述注射剂污染热原的途径及除去注射剂中热原的方法。

2. 现配制 200 ml,药液中含 2‰的盐酸普鲁卡因,含 0.5‰的盐酸麻黄碱,试问加多少克氯化钠可使药液成等渗溶液。已知:1‰盐酸普鲁卡因的冰点降低值为 0.12,1‰盐酸麻黄碱的冰点降低值为 0.16。

一、单选题

1. C 2. D 3. C 4. D 5. A 6. B 7. B 8. D 9. A 10. B 11. C 12. B 13. D 14. B 15. B
16. B 17. A 18. D 19. A 20. B 21. D 22. A 23. B 24. B 25. C

二、多选题

1. ABCDE 2. ACDE 3. CDE 4. BCDE 5. ABCD 6. ABCDE 7. ABE 8. BCE 9. ACE
10. ABCE

三、填空题

1. 金属络合物 2. 50% 3. 热压灭菌法 4. 驴皮 5. 滴制法 6. 0.3%～1% 7. 药汁 8. 半浸膏片
9. 羊毛脂 10. 越大

四、判断题

1. × 2. × 3. × 4. √ 5. ×

五、术语解释

1. **热原** 能引起恒温动物体温异常升高的致热物质。

2. **OTC** 由国务院药品监督管理部门公布的,不需要凭执业医师或执业助理医师处方即可自行判断、购买和使用的药品,又称为柜台发售药品。

3. **灭菌** 采用物理或化学方法将所有致病和非致病的微生物繁殖体和芽孢全部杀灭的技术。

4. **生物利用度** 制剂中药物被吸收进入血液的速率和程度。

5. **起昙** 某些含聚氧乙烯型非离子表面活性剂的溶解度随着温度上升而增大,达到一定温度后,其溶解度急剧下降,溶液出现混浊,甚至分层,冷却后又恢复澄清,这种由澄明变浑浊的现象称为起昙。

六、简答题

1. 影响外用膏剂透皮吸收的因素有哪些?

答:①皮肤条件:种属与个体差异、皮肤的部位、皮肤的健康状况、皮肤的温度与湿度、皮肤的结合与代谢作用。②药物的性质:油水分配系数、分子大小、熔点。③基质的性质:基质的种类与组成、基质对药物的亲和力、基质的pH。④附加剂:表面活性剂、透皮促进剂。⑤其他因素:药物浓度、应用次数、应用时间、用药面积。

2. 如何应用加速实验法进行有效期的求解?

答:①进行不同温度下的加速实验,得出各温度下的C与t值。②计算出不同温度下lg C对t的回归方程。③求出各温度下的K值。④计算出lg K对t的回归方程。⑤求出室温下的K值。⑥计算有效期。

3. 蜜丸制备过程中影响丸块质量的因素?

答:(1)炼蜜程度:应根据处方中药物的性质、粉末的粗细、含水量的高低、工作环境(气温、湿度)等因素来决定,炼蜜过嫩则粉末黏合不好,过老则丸块发硬,难于成丸。

(2)和药蜜温:一般热蜜和药。处方中含有较多树脂、胶质、糖或油脂类饮片,一般多用60℃～80℃的温蜜和药。若处方中含有冰片、麝香等芳香挥发性药物也宜用温蜜;如处方中有大量叶、茎、全草或矿物性物质,由于粉末黏性很小,则需用老蜜趁热加入。

(3)用蜜量:药粉与炼蜜的比例一般为1∶1～1∶1.5。若含糖类、胶质类等黏性强的药粉,用蜜量宜少;若含纤维较多、质地疏松、黏性差的药粉,用蜜量宜多。一般夏季用蜜量宜少,冬季用蜜量宜多。机械制九用蜜量较少,手工制丸用蜜量较多。

4. 中药"斗谱"的编排原则是什么?

答:①按处方需要排列,常用药装入药斗架的中层,不常用者装在最远处或上层,较常用者装在两者中间。②按方剂组成排列,同一方剂内药物宜装在同一药斗或邻近药斗中。③按入药部位排列。④按药物性味功能排列,性味功能基本相仿的,放在同一药斗或邻近的药斗中。⑤按需特殊保管的药物特殊排列,一般不装药斗,用特殊容器储存。

七、论述题或计算题

1. 试述注射剂污染热原的途径及除去注射剂中热原的方法。

答:注射剂污染热原的途径:①溶剂带入:注射剂中出现热原的主要原因。从注射用水中带入热原的原因有两点:一是蒸馏器结构不合理或操作不当,除热原不完全;二是注射用水在贮存中被微生物污染。故应使用新鲜注射溶剂。②原辅料带入:用生物方法制造的原辅料、中药原料易产生热原。③容器或用具带入:生产过程中所使用的用具、器皿、管道、容器均需做清洁或灭菌处理。④制备过程带入:生产环境或生产过程周期长。⑤使用过程带入:注射器具污染。

　　除去注射剂中热原的方法:①除去药液或溶剂中热原的方法:吸附法,常用的吸附剂有活性炭(0.1%~0.5%)、硅藻土等;离子交换法;凝胶滤过法;超滤法;反渗透法;其他方法,如采用二次以上湿热灭菌法,适当提高灭菌温度和时间,采用微波破坏热原。②除去容器或用具上的热原的方法:高温法,适用于耐高温的容器或用具,如干针筒及其他玻璃器皿;酸碱法,适用于耐酸碱的玻璃容器、瓷器或塑料制品。

2. 现配制某药液 200 ml,其中含 2%的盐酸普鲁卡因,含 0.5%的盐酸麻黄碱,试问加多少克氯化钠可使该药液成等渗溶液。

　　已知:1%盐酸普鲁卡因的冰点降低值为 0.12,1%盐酸麻黄碱的冰点降低值为 0.16。

　　解:a=0.12×2+0.16×0.5=0.32

　　w=(0.52-0.32)/0.58=0.34%(g/ml)

　　0.34%×200=0.68(g)

答:加 0.68 g 氯化钠可使药液成等渗溶液。

全真模拟试卷(三)

一、单选题(从四个备选答案中选择一个正确答案,多选、少选、错选均不得分。每题1分,共25分)

1. 浸出方法中的单渗漉法一般包括6个步骤,正确者为(　　)

  A．药材粉碎→润湿→装筒→排气→浸渍→渗漉

  B．药材粉碎→装筒→润湿→排气→浸渍→渗漉

  C．药材粉碎→装筒→润湿→浸渍→排气→渗漉

  D．药材粉碎→润湿→排气→装筒→浸渍→渗漉

2. 泡腾片崩解的其主要作用机理是(　　)

  A．毛细管作用　　B．膨胀作用　　C．产气作用　　D．以上均是

3. 将剂型分为液体、半固体、固体和气体等剂型,所依据的分类法是(　　)

  A．制法　　　　B．物态　　　　C．分散系统　　D．以上均不是

4. GMP的中文全称是(　　)

  A．中药材生产质量管理规范　　　　B．药品安全试验管理规范

  C．药品生产质量管理规范　　　　　D．药品生产设计管理规范

5. 作为静脉乳剂的最佳乳化剂是(　　)

  A．PluronicF－68　B．Tween80　　C．Aerosolot　　D．AerosolMA

6. 下列剂型作用速度最快的是(　　)

  A．舌下给药　　B．静脉注射　　C．透皮吸收　　D．吸入给药

7. 增溶作用源于表面活性剂的下列哪一个作用(　　)

  A．形成胶团　　B．分子极性基团　C．分子亲油基团　D．多分子膜

8. 单糖浆的含糖浓度为多少(g/ml)(　　)

  A．45%　　　　B．85%　　　　C．65%　　　　D．75%

9. 可作为成品液体药物溶媒的是(　　)

  A．乙醚　　　　B．丙三醇　　　C．苯　　　　　D．石油醚

10. 注射剂的渗透压调节剂(　　)

  A．三氯叔丁醇　B．焦亚硫酸钠　C．氯化钠　　　D．HCl

11. 下列关于表面活性剂毒性大小顺序的排列中,正确的是(　　)

  A．阴离子型＞阳离子型＞非离子型　B．阳离子型＞阴离子型＞非离子型

  C．非离子型＞阴离子型＞阳离子型　D．阴离子型＞非离子型＞阳离子型

12. 传统中药散剂制备注重色泽,制备时采用(　　)

  A．等量递增　　B．多次过筛　　C．快速混合　　D．打底套色法

13. 制剂稳定性研究中,有效期的含义是(　　)

  A．药物溶解一半所需要的时间

  B．药物含量降低一半所需要的时间

  C．药物人体吸收后代谢掉一半所需要的时间

  D．药物在室温时含量降低10%所需要的时间

14. 下列哪一项既能做稀释剂又能做崩解剂(　　)
　　A. 淀粉　　　　　B. 糊精　　　　　C. 氧化镁　　　　　D. PVP
15. 关于返砂的论述,**错误**的是(　　)
　　A. 返砂是煎膏剂常出现的一种问题　　　B. 返砂与糖的品种有关
　　C. 返砂与炼糖的不适有关　　　　　　　D. 返砂不影响煎膏剂的质量
16. W/O 型的乳化剂是(　　)
　　A. 三乙醇胺皂　　B. Tween80　　　C. 月桂醇硫酸钠　D. Span80
17. 制备汤剂需后下的药物是(　　)
　　A. 黄柏　　　　　B. 大黄　　　　　C. 蒲黄　　　　　D. 薄荷
18. 可作为注射用水的是(　　)
　　A. 单蒸馏水　　　B. 交换水　　　　C. 纯水　　　　　D. 重蒸馏水
19. 制备阿胶的原料是(　　)
　　A. 猪皮　　　　　B. 牛皮　　　　　C. 牛肉　　　　　D. 驴皮
20. 白升丹的主要成分为(　　)
　　A. HgO　　　　　B. Hg_2Cl_2　　　　C. PbO　　　　　D. $HgCl_2$
21. 下列属于软胶囊的是(　　)
　　A. 苏冰滴丸　　　B. 牡荆油胶丸　　C. 全天麻胶囊　　D. 洋参胶囊
22. 栓剂中常用的油脂性基质为(　　)
　　A. 甘油明胶　　　　　　　　　　　　B. S-40
　　C. 半合成脂肪酸甘油酯　　　　　　　D. 泊洛沙姆
23. 乳糖在片剂中所起的作用是(　　)
　　A. 润滑剂　　　　B. 崩解剂　　　　C. 稀释剂　　　　D. 黏合剂
24. 颗粒剂的水分**不得**超过(　　)
　　A. 6%　　　　　　B. 9%　　　　　　C. 10%　　　　　D. 8%
25. 膜剂中以哪种物质成膜性最好(　　)
　　A. 聚乙烯醇　　　B. 聚乙二醇　　　C. 阿拉伯胶浆　　D. 合成脂肪酸甘油酯

二、多选题(从五个备选答案中选择二至五个正确答案,多选、少选、错选均不得分。每题 1 分,共 10 分。)

1. 以下属于水溶性栓剂基质的是(　　)
　　A. 甘油明胶　　　B. 凡士林　　　　C. 可可豆脂　　　D. 香果酯　　　　E. 聚乙二醇 4 000
2. 影响栓剂中药物吸收的因素是(　　)
　　A. 塞入直肠的深度　　　　　　　B. 直肠液的酸碱性
　　C. 药物的溶解度　　　　　　　　D. 药物的粒径大小　　　　　E. 药物的脂溶性
3. 延缓药物溶液氧化的措施有(　　)
　　A. 避免光线　　　　　　　　　　B. 加防腐剂　　　　　　　　C. 加抗氧剂
　　D. 调节溶液 pH 值　　　　　　　E. 通惰性气体
4. 以下属于片剂中用作黏合剂的是(　　)
　　A. 硫酸钙　　　　B. 滑石粉　　　　C. 淀粉糊　　　　D. 糊精　　　　　E. 糖浆
5. 下列关于表面活性剂性质的叙述**错误**的是(　　)
　　A. 表面活性剂 HLB 值愈高,其亲水性愈强
　　B. 非离子型表面活性剂均具有起昙现象
　　C. 阴离子型表面活性剂的毒性一般最小
　　D. 阳离子型和阴离子型的表面活性剂有较强的溶血作用
　　E. 静脉给药时表面活性剂的毒性比口服给药大
6. 片剂包衣物料包括(　　)
　　A. 糖浆　　　　　B. 胶浆　　　　　C. 滑石粉　　　　D. 石膏　　　　　E. 白蜡

7. 药剂"五方便"指（　　）

　　A．便于携带　　　　B．便于贮存　　　　C．便于运输　　　　D．便于生产　　　　E．服用方便

8. 片剂中可用的附加剂为（　　）

　　A．稀释剂　　　　　B．助悬剂　　　　　C．润湿剂　　　　　D．等渗调节剂　　　　E．吸收剂

9. 胶剂制备时加入冰糖的作用是（　　）

　　A．降低胶黏度　　　B．增加透明度　　　C．矫味作用　　　　D．增加硬度　　　　E．消除气泡

10. 可作为片剂肠溶衣物料的是（　　）

　　A．虫胶　　　　　　　　　　　　　B．羧甲基纤维素　　　　　　　　　　C．丙烯酸树脂 2 号

　　D．聚乙二醇　　　　　　　　　　E．邻苯二甲酸醋酸纤维素

三、填空题（本大题共 5 小题，每空 1 分，共 10 分）

1. 描述颗粒的流动性用＿＿＿＿和＿＿＿＿。

2. 干燥过程一般分＿＿＿＿和＿＿＿＿两个阶段，首先出现＿＿＿＿阶段。

3. 颗粒剂按其溶解性能和溶解状态可分为三种类型＿＿＿＿、混悬颗粒和＿＿＿＿。

4. 微生物限度检查时，对于致病菌外用药中不得检出＿＿＿＿和＿＿＿＿。

5. 湿法制粒时，"软材"的标准为＿＿＿＿，轻按即散。

四、判断题（本大题共 5 小题，每题 1 分，共 5 分）

1. 糖衣片、浸膏素片与肠溶衣片应在包衣前检查片芯的重量差异。（　　）

2. 为了使胶剂干燥彻底，干燥过程中需要进行闷胶操作。（　　）

3. 凡能够降低两相间表面张力的物质，称作表面活性剂。（　　）

4. CAP 代表低取代羟基纤维素，其主要用途做肠溶衣物料。（　　）

5. 氯化钠等渗当量是与 100 g 药物成等渗效应的氯化钠的量。（　　）

五、术语解释（本大题共 5 小题，每小题 2 分，共 10 分）

1. 置换价　**2.** 临界胶束浓度　**3.** 低共熔现象　**4.** 昙点　**5.** 控释制剂

六、简答题（本大题共 4 小题，每小题 5 分，共 20 分）

1. 中药剂型的选择的基本原则是什么？

2. 延缓中药制剂水解的方法有哪些？

3. 制作倍散时加入着色剂的作用是什么？对倍散的稀释剂有什么要求？常用的稀释剂有哪些？

4. 影响湿热灭菌的主要因素有哪些？

七、论述题或计算题（本大题共 2 小题，每小题 10 分，共 20 分）

1. 处方：单硬脂酸甘油酯 120 g，硬脂酸 240 g，白凡士林 100 g，液体石蜡 300 g，月桂醇硫酸钠 2 g，甘油 200 g，尼泊金乙酯 0.5 g，三乙醇胺 6 g，加蒸馏水至 2 000 g。

请回答下列问题：①处方中哪些用料属于油相？②处方中哪些用料属于水相？③乳化剂是什么？④防腐剂是什么？⑤基质是 O/W 型还是 W/O 型？

2. 计算：配制复方金银花输液 300 ml，其含黄芩素 0.6 g，绿原酸 3 g，用氯化钠调成等渗溶液，需加氯化钠多少克？

注：已知：1% 黄芩素水溶液冰点降低值 0.09，1% 绿原酸溶液冰点降低值 0.28。

一、单选题

1. A 2. C 3. B 4. C 5. A 6. B 7. A 8. B 9. B 10. C 11. B 12. D 13. D 14. A
15. D 16. D 17. D 18. D 19. D 20. A 21. B 22. C 23. C 24. D 25. A

二、多选题

1. AE 2. ABCDE 3. ACDE 4. BC 5. BD 6. ABCE 7. ABCDE 8. ACE 9. BCD 10. ACE

三、填空题

1. 休止角　流速　2. 等速阶段　降速阶段　等速阶段　3. 可溶颗粒　泡腾颗粒　4. 绿脓杆菌　金黄色葡萄球菌　5. 手捏成团

四、判断题

1. ×　2. √　3. √　4. ×　5. ×

五、术语解释

1. 置换价　是指药物的重量与同体积基质的重量之比值。

2. 临界胶团浓度　表面活性剂分子的疏水部分与水的亲和力较小，当浓度较大时疏水部分相互吸引、缔合在一起，形成缔合体这种缔合体称为胶团或胶束。开始形成胶束时溶液的浓度称为临界胶团浓度。

3. 低共熔现象　两种或两种以上的药物经混合后有时出现润湿或液化的现象。

4. 昙点　通常温度升高溶解度增大，但某些含聚氧乙烯基的非离子型表面活性剂的溶解度开始随温度的上升而加大，达到某一温度后，其溶解度急剧下降，使溶液变浑浊，甚至产生分层，冷却后又能恢复澄明。这种由澄明变浑浊的现象称为起昙。其转变点的温度称为昙点。

5. 控释制剂　系指药物在规定释放介质中，按要求缓慢地恒速或接近恒速释放，其与相应的普通制剂比较，给药频率比普通制剂减少一半或给药频率比普通制剂有所减少，血药浓度比缓释制剂更加平稳，且能显著增加患者依从性的制剂。

六、简答题

1. 中药剂型的选择的基本原则是什么？

答：(1) 根据防治疾病的需要。①因为病有缓急，证有表里，须因病施治，对症下药，因此，对剂型的要求也各不相同。②为了适应给药部位的特点需要，也须有不同剂型。③为了发挥和增强药物的疗效，加速或延缓药物的作用，或增强药物对某些系统的指向性、靶组织的滞留性、对组织细胞的渗透性，以适应治疗的需要，可以加入各种赋形剂，采用新技术制备新剂型。

(2) 根据药物的性质选择。中药的药物性质主要包括药性特点、理化性质、生物药剂学性质等方面的内容，在很大程度上影响着剂型的选择。

(3) 根据"五方便"的要求选择。即根据便于服用、携带、生产、运输、贮藏等要求选择适当的剂型。

2. 延缓中药制剂水解的方法有哪些？

答：①调节适宜 pH 值；②降低温度；③改变溶剂；④制成干燥固体。

3. 制作倍散时加入着色剂的作用是什么？对倍散的稀释剂有什么要求？常用的稀释剂有哪些？

答：作用：为了保证散剂的均匀性与未稀释原药的区别，一般将稀释散剂着色。

要求：无明显的药理作用，且不与主药发生反应，不影响主药含量测定的惰性物质。

常用稀释剂：乳糖、淀粉、糊精、蔗糖、葡萄糖，以及无机物如硫酸钙、碳酸钙、氧化镁等。

4. 影响湿热灭菌的主要因素有哪些?

答：①微生物的种类和数量;②药物与介质的性质;③蒸汽的性质;④灭菌时间。

七、论述题或计算题

1. 答：①油相包括：单硬脂酸甘油酯、硬脂酸、白凡士林、液体石蜡、尼泊金乙酯。②水相包括：甘油、三乙醇胺、蒸馏水。③乳化剂是硬脂酸与三乙醇胺反应之后生成的硬脂酸三乙醇胺皂,单硬脂酸甘油酯作为辅助乳化剂应用。④防腐剂是尼泊金乙酯。⑤最终生成的基质是 O/W 型。

2. 答：黄芩素含量为 $0.6/300 \times 100\% = 0.2\%$

绿原酸含量为 $3/300 \times 100\% = 1\%$

氯化钠的浓度为 $(0.52 - 0.2 \times 0.09 - 0.28 \times 1)/0.58 = 0.38\%$

需要加入氯化钠的量为 $0.38\% \times 300 = 1.14$ g。